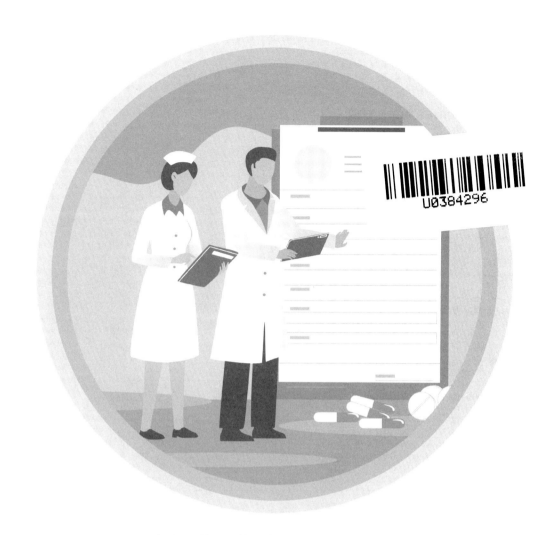

名誉主编◎游　潮　徐建国　陈茂君
主　　编◎蒋　艳　樊朝凤　崔文耀

神经外科护士成长手册
——从新手到专家（初阶）

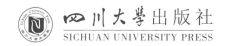
四川大学出版社
SICHUAN UNIVERSITY PRESS

图书在版编目（CIP）数据

神经外科护士成长手册：从新手到专家．初阶 / 蒋
艳，樊朝凤，崔文耀主编． -- 成都：四川大学出版社，
2024．7． --（专业护理系列丛书）． -- ISBN 978-7
-5690-7052-1

Ⅰ．R473.6-62

中国国家版本馆 CIP 数据核字第 2024AX4381 号

书　　名：神经外科护士成长手册——从新手到专家（初阶）
　　　　　Shenjing Waike Hushi Chengzhang Shouce——Cong Xinshou dao Zhuanjia（Chujie）
主　　编：蒋　艳　樊朝凤　崔文耀
丛 书 名：专业护理系列丛书

选题策划：周　艳
责任编辑：倪德君
责任校对：张　澄
装帧设计：裴菊红
责任印制：王　炜

出版发行：四川大学出版社有限责任公司
　　　　　地址：成都市一环路南一段 24 号（610065）
　　　　　电话：（028）85408311（发行部）、85400276（总编室）
　　　　　电子邮箱：scupress@vip.163.com
　　　　　网址：https://press.scu.edu.cn
印前制作：四川胜翔数码印务设计有限公司
印刷装订：成都市川侨印务有限公司

成品尺寸：185mm×260mm
印　　张：28
字　　数：671 千字

版　　次：2024 年 7 月 第 1 版
印　　次：2024 年 7 月 第 1 次印刷
定　　价：148.00 元

本社图书如有印装质量问题，请联系发行部调换

扫码获取数字资源

四川大学出版社
微信公众号

编委会

名誉主编：游　潮　徐建国　陈茂君
主　　编：蒋　艳　樊朝凤　崔文耀
副主编：曹　华　段丽娟　刘闻捷
编　　者（按姓氏笔画排序）：

于艾平　王　莎　王　燕　尹　瑶
付　苏　向　翠　孙文静　李旻露
杨巧钰　杨前美　吴书文　何双红
张　悦　陈欣竹　林　洁　林容旭
罗　针　周良珍　赵小燕　赵静瑾
段　丹　唐光容　崔　凤

秘　　书：李旻露

前　　言

　　神经系统解剖与生理的复杂性、临床护理和病情观察技能的特殊性，使神经外科护理成为医学体系中的重要实践专科，充满风险和挑战。新入职神经外科护士尚未完成由护生到护士的角色转变，专业知识不足、实践技能较弱，短期内难以胜任神经外科护理的工作。《神经外科护士成长手册——从新手到专家》系列丛书，围绕神经外科护士职业发展脉络编写，以期成为新入职护士踏入神圣神经外科护理殿堂的引路人。

　　本册聚焦新入职神经外科护士需掌握的要点，定位初阶学习。以新入职护士需求为导向，从神经外科的临床护理实际出发，全面介绍神经外科疾病的专业理论、专业知识和专业技能，充分展现专科护理特色。本书包含"神经外科基础知识及专科操作"和"神经外科常见疾病的护理"两个篇章，包含神经系统专科护理评估、营养支持、导管护理、常见检查和治疗的护理等重点难点问题，技术性和规范性相结合，具有一定的实操价值。同时，每个知识点设置护理思维导图，能让新入职护士快速、全面地明晰知识体系。本书可作为新入职护士学习神经外科专科护理知识的工具书，也可供有志于神经外科的护生学习使用。

　　参与本书编写的均为具有一定科研能力且临床经验丰富的一线神经外科临床护理专家和专科护理人员，编写过程中参阅了国内外大量的医学文献资料，以认真严谨的态度，力求全面概括神经外科疾病的护理要点。但由于时间仓促，书中难免有所疏漏，恳请各位读者给予批评指正，使之日臻完善，不胜感激！

主编：蒋艳、樊朝凤、崔文耀

2024 年 7 月

目　　录

上篇　神经外科基础知识及专科操作

上篇

神经外科基础知识及专科操作

第一章 神经系统解剖生理

第一节 头皮

一、头皮的分层

头皮为覆盖于颅骨之外的软组织，在解剖上共分为五层。

（一）皮肤层

皮肤层是头皮最外层，含有大量毛发、皮脂腺和汗腺，含有丰富的血管和淋巴管，外伤时出血多，但愈合较快。额部皮肤较薄，枕部皮肤较厚。

（二）皮下组织层

皮下组织层较为致密，将皮肤层和帽状腱膜层紧密相连。此层含有大量的脂肪、血管及神经，在头皮发生撕裂伤时，此层的血管容易受损而导致大量出血。

（三）帽状腱膜层

帽状腱膜层为覆盖于颅顶上部的大片腱膜结构，前连于额肌，后连于枕肌，中间大部分为坚韧的腱膜。两侧为一薄层，延续为颞筋膜，止于颧弓。

（四）腱膜下层

腱膜下层由纤细而疏松的结缔组织构成，由于其质地疏松，有血管通过，发生外伤时此层容易撕脱。如果发生头皮感染，细菌容易沿着此层传播。腱膜下层发生出血，易形成帽状腱膜下血肿。婴幼儿的帽状腱膜下血肿可能导致失血性休克。

（五）骨膜层

骨膜层紧贴颅骨外板，可自颅骨表面剥离，但在骨缝处黏附较为紧密，故当颅骨骨折伴骨膜下血肿时，血肿范围常以骨缝为界。

二、头皮的血管、神经、淋巴

（一）血管

头皮的血管位于皮下组织内，供应头皮的血管主要来自眼动脉及颈外动脉。

（二）神经

除枕额肌由面神经运动支支配外，头皮的神经均为感觉神经。头皮的感觉神经主要源于三叉神经及颈丛神经。

（三）淋巴

头皮淋巴管较丰富，其中枕部的淋巴注入枕淋巴结，然后再流入颈上深淋巴结，而颅顶前半部的淋巴则注入颌下和耳前淋巴结，颅顶后半部的淋巴注入乳突淋巴结。若上述淋巴结肿大疼痛，常常提示头皮中存在隐藏感染灶。

第二节　颅骨

颅骨分为容纳大脑的脑颅骨和面颅骨，彼此借骨缝或软骨构成一个牢固的整体。颅骨可分为颅盖和颅底两部分，其分界线为自枕外隆凸沿着双侧上项线、乳突根部、外耳孔上缘、眶上缘至鼻根的连线。分界线以上为颅盖，分界线以下为颅底。

一、颅盖

颅盖由扁骨构成。颅盖由骨缝将额骨、顶骨、颞骨及枕骨连接成穹隆样结构。主要的骨缝有矢状缝、冠状缝、人字缝及鳞状缝。

二、颅底

颅底内面凹凸不平，由高到低呈阶梯状，蝶骨嵴和岩骨嵴将颅底分为颅前窝、颅中窝和颅后窝。

三、颅骨的厚度

颅骨厚度不一，在额、顶结节处最厚，颞枕鳞部最薄。在颅骨的穹隆部，内骨膜与颅骨内板结合不紧密，因而颅顶骨折时易形成硬膜外血肿。在颅底部，内骨膜与颅骨内板结合紧密，故颅底骨折时硬脑膜易撕裂，产生脑脊液漏。

四、颅骨的血液供应与再生

颅骨的血液除由硬脑膜的血管供给，主要由附着于颅骨上的肌肉内血管供给。颅骨再生能力较弱，颅骨骨折数周内，骨折线间为纤维组织连接。婴儿约需 4 个月才达骨性愈合，小儿约需 1 年，成人需 2～5 年。

第三节 脑膜

颅骨与脑间有三层膜，由外向内分别为硬脑膜、蛛网膜和软脑膜。三层膜合称脑膜。

一、硬脑膜

硬脑膜由两层坚韧的纤维组成。内层较外层厚，两层之间有丰富的血管和神经。外层为颅骨的内骨膜，仅疏松地附于颅盖，特别是在枕部与颞部处附着更疏松，故当颅骨骨折并伤及硬脑膜血管时，可在硬脑膜和颅骨之间形成硬膜外血肿。但硬脑膜在颅底和骨缝处与颅骨连接紧密，故当颅底发生骨折时，易将硬脑膜和其内面的蛛网膜同时撕裂，使脑脊液外漏。

二、蛛网膜

蛛网膜由菲薄的结缔组织构成，为一层半透明的膜，缺乏血管和神经，位于硬脑膜深部，其间有潜在性腔隙，为蛛网膜下腔。硬脑膜与蛛网膜之间形成硬脑膜下腔，腔内含有少许淋巴液，在脑搏动时减少脑与硬脑膜的摩擦。

三、软脑膜

软脑膜为紧贴于脑表面的一层透明薄膜，富有血管，并伸入沟裂，对脑的营养起重要作用。在脑室的一定部位，软脑膜及其血管与该部位的室管膜上皮共同构成脉络组织，其上的血管反复分支成丛，连同其表面的软膜和室管膜上皮一起突入脑室，形成脉络丛，为产生脑脊液的主要结构。

第四节 中枢神经

中枢神经由位于颅腔内的脑和位于椎管内的脊髓组成。脑可分为大脑、间脑、脑干和小脑等部分。脊髓由含神经细胞的灰质和含上、下行传导束的白质组成。不同的神经结构受损后，临床症状各有特点。

一、大脑

大脑包括左、右两个半球及连接两个半球的中间部分，即第三脑室前端的终板。两侧大脑半球的功能不完全对称，按功能分优势半球和非优势半球。优势半球为在语言、逻辑思维、分析综合及计算功能等方面占优势的半球，多位于左侧，只有一小部分右利手和约半数左利手者可能位于右侧。非优势半球主要在音乐、美术、综合能力及视觉记忆功能等方面占优势。大脑不同部位的损害可产生不同的临床症状。

每侧大脑半球可有三面、三极和五叶。三面为内侧面、上外侧面和下面；三极为额极、颞极和枕极；五叶为额叶、枕叶、顶叶、颞叶、岛叶。

（一）五叶

1. 额叶

额叶是中央沟以前、外侧沟以上的部分，位于颅前窝内，占大脑半球表面的前三分之一，是大脑半球主要功能区之一。额叶主要功能与精神、语言和随意运动有关。

2. 枕叶

枕叶是顶枕沟以后的部分，位于小脑上方。枕叶主要与视觉有关。

3. 顶叶

顶叶是中央沟与顶枕沟之间、外侧沟以上的部分，位于顶骨深方。顶叶主要有以下功能分区：①皮质感觉区，中央后回为深浅感觉的皮质中枢，接受对侧肢体的深浅感觉信息。②运动中枢，位于优势半球的缘上回，与复杂动作和劳动技巧有关。③视觉语言中枢，又称阅读中枢，位于角回，靠近视觉中枢，为理解文字和符号的皮质中枢。

4. 颞叶

颞叶是外侧沟以下的部分，位于颅中窝内。颞叶的主要功能区：①感觉性语言中枢，位于优势半球颞上回后部。②听觉中枢，位于颞上回中部及颞横回。③嗅觉中枢，位于钩回和海马回前部，接受两侧嗅觉神经纤维的传入。④颞叶前部，与记忆、联想和比较等高级神经活动有关。⑤颞叶内侧面，此区属于边缘系统，海马是其中的重要结构，与记忆、精神、行为和器官功能有关。

5. 岛叶

岛叶位于外侧沟深部，外面覆以额、顶、颞叶皮质。岛叶的功能与器官感觉和运动有关。岛叶损害多引起器官运动和感觉障碍。

（二）大脑半球深部结构

1. 基底核

基底核位置靠近脑底，位于大脑半球内部的白质中，包括尾状核、豆状核、屏状核、杏仁核。基底核是锥体外系的中继站，基底神经节与大脑皮质、小脑协同调节随意运动、肌张力和姿势反射，也参与复杂行为的调节。

2. 内囊

内囊是位于背侧丘脑、尾状核与豆状核之间的白质纤维板，属于投射神经纤维。在大脑水平切面上，内囊形成尖端向内的钝角，分为前肢、后肢和膝部。内囊是大脑半球内的重要结构，特别是内囊后肢内有传导躯干、肢体感觉和随意运动信息的神经纤维束通过，而脑出血疾病又常常累及内囊各部，因而当内囊周围脑血管破裂出血时，虽然病灶范围不大，但影响却非常严重。如内囊后肢受损时，可出现对侧偏瘫、偏身感觉障碍及偏盲，称为三偏综合征。

二、间脑

间脑位于脑干之上，尾状核和内囊的内侧。间脑可分为五个部分：丘脑、上丘脑、下丘脑、底丘脑和后丘脑。间脑病变多无明显定位体征，此区占位性病变表现与脑室内肿瘤相似，临床上常称为中线肿瘤，主要表现为颅压增高，临床定位较为困难，需要全面分析。

（一）丘脑

丘脑位于下丘脑的背侧和上方，两者间以第三脑室侧壁上的下丘脑沟为界。丘脑为间脑最大的核团，由两个卵圆形的灰质团块组成，位于第三脑室的两侧，左右核团之间借丘脑间粘合相连，其前端的突出部为丘脑前结节，后端膨大称丘脑枕。丘脑是各种感觉（嗅觉除外）传导的皮质下中枢和中继站，其对运动系统、边缘系统、上行网状系统和大脑皮质的活动发挥着重要的影响。丘脑受损时将导致感觉障碍及痛觉过敏、自发性疼痛等症状。

（二）后丘脑

后丘脑包括内侧膝状体和外侧膝状体，在丘枕的后下方、中脑顶盖的外上方。

（三）上丘脑

上丘脑位于间脑的背侧部与中脑顶盖的移行区，包括松果体、缰三角和丘脑髓纹。松果体为内分泌腺，能产生褪黑素，具有抑制生殖腺和调节生物钟的功能。上丘脑病变常见于松果体肿瘤，可出现由肿瘤压迫中脑四叠体而引起的帕里诺（Parinaud）综合征。

（四）底丘脑

底丘脑又称腹侧丘脑，位于间脑和中脑被盖的过渡区域，内含底丘脑核，与黑质、红核、苍白球有密切纤维联系，参与锥体外系的调节功能。底丘脑受损时可出现对侧以上肢为主的舞蹈运动，表现为连续的、不能控制的投掷运动，称为偏身投掷运动。

（五）下丘脑

下丘脑位于丘脑下方，构成第三脑室的前下壁和侧壁，由前向后依次包括视交叉、灰结节、漏斗、脑垂体和乳头体。下丘脑主要核团：①视上核，在视交叉外端的背外侧。②室旁核，在第三脑室上部的两侧。③漏斗核，位于漏斗深面。④视交叉上核，在中线两侧，视交叉上方。⑤乳头体核，在乳头体内。

下丘脑是调节器官活动和内分泌活动的皮质下中枢，下丘脑的某些细胞既是神经元又是内分泌细胞，它将神经调节和体液调节融为一体，是皮质下自主中枢，对体温、摄食、生殖、水盐平衡和内分泌活动等进行广泛的调节，同时也参与情绪的调节。

三、脑干

脑干上与间脑相连、下与脊髓相连，自上而下分为中脑、脑桥和延髓三部分。内部结构主要有神经核、上下行传导束和网状结构。脑干病变大都出现交叉性瘫痪，即病灶侧脑神经周围性瘫痪和对侧肢体中枢性瘫痪（即感觉障碍）。脑干病变多见于血管疾病、肿瘤和多发性硬化等。

四、小脑

小脑位于颅后窝，小脑幕下方，脑桥及延髓的背侧。其上面借小脑幕与大脑的枕叶相隔，下方为小脑延髓池，腹侧为脑桥和延髓，其间为第四脑室。小脑借上、中、下三对脚与脑干相连。小脑的功能主要是调节下行运动通路和活动、控制姿态和步态、调节肌张力和协调随意运动的准确性。

五、脊髓

脊髓位于椎管内，为脑干向下延伸部分。上端在枕骨大孔处与脑相连，下端在成人平第 1 腰椎体的下缘，全长 40～45cm，新生儿脊髓下端可平第 3 腰椎。脊髓发出 31 对脊神经分布到四肢和躯干，同时也是神经系统的初级反射中枢。每对脊神经所连的一段脊髓称脊髓节段。脊髓可分为相应的 31 个节段，即 8 个颈节、12 个胸节、5 个腰节、5 个骶节和 1 个尾节。脊髓的功能主要表现为以下两方面。

（一）传导功能

来自躯干、四肢和部分器官的感觉冲动，经脊神经后根传入脊髓后，除完成脊髓的反射活动外，还通过脊髓的上行传导纤维将感觉信息传递到脑。

（二）反射功能

脊髓的固有反射，即不通过脑，在脊髓内即可完成的反射活动。

第五节　周围神经

周围神经指脊髓及脑干软脑膜以外的所有神经结构，即除嗅神经、视神经以外的所有脑神经和脊神经。其中与脑相连的为脑神经，与脊髓相连的为脊神经。多数周围神经为混合神经，包含感觉神经、运动神经、交感神经、副交感神经，还包被有结缔组织膜、血管及淋巴等。

一、脊神经

脊神经共 31 对，分布于躯干和四肢，按部位分类分为 8 对颈神经、12 对胸神经、5 对腰神经、5 对骶神经和 1 对尾神经。

（一）脊神经病变导致的运动障碍

神经末梢损害表现为四肢远端对称性下运动神经元性瘫痪。如呼吸肌有关的脊神经根受累，会出现呼吸肌麻痹引起的呼吸困难。

（二）脊神经病变导致的感觉障碍

脊神经病变可出现分布区内的感觉障碍。神经丛和神经干损害表现为分布区的感觉障碍，常伴有疼痛、下运动神经元性瘫痪和自主神经功能障碍，神经末梢损害为四肢远端对称性分布的手套样、袜套样感觉障碍，常伴有运动和自主神经功能障碍。

（三）脊神经病变导致的反射变化

可出现浅反射及深反射减弱或消失。腱反射消失为脊神经病变的早期表现，尤以踝反射消失最为常见。

（四）脊神经病变导致的自主神经功能障碍

可出现多汗、无汗、黏膜苍白或发绀、皮温降低、皮肤水肿、皮下组织萎缩、角化过度、色素沉着、皮肤溃疡、毛发脱落、指甲无光泽、甲质变脆、突起增厚及关节肿大。

（五）脊神经病变导致的其他症状

1. 动作性震颤

多见于某些多发性神经病。

2. 周围神经肿大

多见于麻风、神经纤维瘤及慢性脱髓鞘性神经病。

3. 畸形

慢性周围性神经病若发生在生长发育停止前可致手足和脊柱畸形，出现马蹄足、爪形手和脊柱侧弯等。

4. 营养障碍

由于失用、血供障碍和感觉丧失，皮肤、指（趾）甲、皮下组织可发生营养障碍，以远端为明显，加之肢体远端痛觉丧失而易发生灼伤，可造成手指或足趾无痛性缺失或溃疡，常见于遗传性感觉性神经病。

二、自主神经

自主神经主要分布于器官、心血管和腺体，可分为中枢自主神经和周围自主神经。根据形态、结构、功能及中枢部位的不同，周围自主神经又分为交感神经和副交感神经，两者在大脑皮质的调节下通过下丘脑、脑干及脊髓各节段既拮抗又协调地共同调节器官的生理活动。

（一）中枢自主神经

中枢自主神经包括大脑皮质、下丘脑、脑干的副交感神经核团及脊髓各节段侧角区。下丘脑是自主神经的皮质下中枢，前区是副交感神经代表区，后区是交感神经代表区，共同调节机体的糖、水、电解质、脂肪代谢，以及体温、睡眠、呼吸、血压和内分泌功能。

（二）周围自主神经

1. 交感神经系统

节前神经起始于$C_8 \sim L_2$脊髓侧角核团，交感神经的周围部包括交感干、交感神经节，以及由交感神经节发出的分支和交感神经丛等。交感神经兴奋时，机体消耗增加、器官活动增强。

2. 副交感神经系统

节前神经起始于脑干和$S_2 \sim S_4$脊髓侧角核团，周围部的副交感神经节称为器官旁节和器官内节。副交感神经与交感神经互相拮抗，兴奋时可抑制机体耗损、增加储能。

第六节　脑神经

脑神经共 12 对。脑神经除嗅神经和视神经由胚胎时期的脑室壁向外突出演化而成外，其他的均与脊神经的发生形式相似。脑神经按功能可分为感觉神经、运动神经、混合神经。有些脑神经中还含有副交感神经。

一、嗅神经

嗅神经为特殊器官感觉神经，上鼻甲上部和鼻中隔上部黏膜内的嗅细胞中枢突聚集成 20 多条嗅丝（即嗅神经），穿筛孔入颅，进入嗅球，传导嗅觉。

二、视神经

视神经为特殊的躯体感觉神经，传导视觉冲动，由视网膜节细胞的轴突在视神经乳头汇聚，穿巩膜而构成。视神经连接视交叉，经视束止于间脑。视神经从构造来看，并无周围神经的神经鞘膜结构，因此视神经不属于周围神经。视神经是胚胎发育时间脑向外突出形成视器过程中演化而成，故视神经外面包有三层脑膜延续而来的三层被膜，脑蛛网膜下腔也随之延续到视神经周围，所以颅压增高时，常出现视神经乳头水肿，若视神经周围的蛛网膜下腔闭塞，则不出现视神经乳头水肿。

三、动眼神经

动眼神经为运动神经，含有躯体运动神经和器官运动神经两种神经纤维。躯体运动神经起于中脑动眼神经核，器官运动神经起于动眼神经副核。动眼神经自脚间窝出脑，经海绵窦侧壁，再经眶上裂入眶，分为上下支。下支分出一个小支连接睫状神经节短根，在睫状神经节交换神经元后，分布于睫状肌和瞳孔括约肌，参与瞳孔对光反射和调节反射。

四、滑车神经

滑车神经为躯体运动神经，起于滑车神经核，经中脑背侧前髓帆处出脑，绕大脑脚向前行，穿入海绵窦外侧壁，在动眼神经下方继续前行，经动眼神经外上方穿眶上裂入眶，支配上斜肌。

五、三叉神经

三叉神经为混合神经，含有躯体感觉神经和特殊器官运动神经两种神经纤维。躯体感觉神经支配面部、口腔及头顶部的感觉，特殊器官运动神经支配咀嚼肌的运动。

六、展神经

展神经为躯体运动神经，起于展神经核，于脑桥、延髓之间正中线两旁离脑，通过海绵窦，继而经眶上裂内端入眶，支配外直肌。展神经损伤可引起外直肌瘫痪，产生内斜视。

七、面神经

面神经为混合神经，其主要成分是运动神经，司面部的表情运动；次要成分为中间神经，含有器官运动神经、特殊器官感觉神经和躯体感觉神经，司味觉和腺体的分泌，以及内耳、外耳道等处的皮肤感觉。面神经由两个根组成，一个是较大的运动根，另一个是较小的中间神经根，两根在脑桥延髓沟的外侧出脑后进入内耳门，合成一干后穿内耳道底进入面神经管，再经茎乳孔离颅，最后穿腮腺到达面部。

八、前庭蜗神经

前庭蜗神经由蜗神经和前庭神经两部分组成，是特殊躯体感觉神经，传导平衡觉和听觉。前庭神经起自内耳前庭神经节的双极细胞，终止于脑桥和延髓的前庭神经核群。前庭神经的功能为反射性调节机体的平衡。蜗神经起自内耳螺旋神经节的双极神经元，终止于脑桥尾端的蜗神经前后核。蜗神经的功能为传导听觉。

九、舌咽神经

舌咽神经为混合神经。舌咽神经的根丝自延髓橄榄后沟出脑，经颈静脉孔出颅。舌咽神经含五种纤维成分：特殊器官运动神经纤维、一般器官运动神经纤维、特殊器官感觉神经纤维、一般器官感觉神经纤维和一般躯体感觉神经纤维。舌咽神经麻痹主要表现为咽部感觉减退或丧失、咽反射消失、舌后三分之一味觉丧失和咽肌轻度瘫痪。

十、迷走神经

迷走神经为混合神经，是行程最长、分布范围最广的脑神经，含有四种纤维成分：一般器官运动神经纤维、一般器官感觉神经纤维、一般躯体感觉神经纤维和特殊器官运动神经纤维。迷走神经以根丝自延髓橄榄后沟后部出脑，经颈静脉孔出颅，在此处有膨大的上、下神经节。迷走神经麻痹时出现声音嘶哑、构音障碍、软腭不能提升、吞咽困难、咳嗽无力和心动过速等。

十一、副神经

副神经为特殊器官运动神经，由颅根和脊髓根组成。颅根在迷走神经根丝的下方出延髓橄榄后沟与脊髓根同行，经颈静脉孔出颅。脊髓根由脊神经前后根之间出脊髓，在椎管内经枕骨大孔入颅，与颅根汇合一起出颅。一侧副神经损伤后，同侧胸锁乳突肌及斜方肌麻痹，造成头颈不能向对侧旋转，患侧肩下垂并耸肩无力。双侧副神经损伤后，头前屈无力，直立困难，多呈后仰位，仰卧时不能抬头。

十二、舌下神经

舌下神经为运动神经，主要由一般躯体运动神经纤维组成，起自延髓舌下神经核，经椎体和橄榄体出脑，再经舌下神经管出颅，支配全部舌内肌和舌外肌。一侧舌下神经病变表现为患侧舌肌瘫痪，伸舌偏向患侧；两侧舌下神经病变则伸舌受限或不能，同时伴有舌肌萎缩。

第七节　脑室系统与脑脊液循环

一、脑室系统

脑室是脑内的空腔，包括侧脑室、第三脑室和第四脑室，互相以孔或管相连，称为脑室系统。

（一）侧脑室

侧脑室位于大脑半球深部，左右各一。侧脑室脉络丛位于中央部和下角，在室间孔处与第三脑室脉络丛相连，是产生脑脊液的主要部分。

（二）第三脑室

第三脑室位于左右丘脑间狭长的腔隙。第三脑室前端有视隐窝和漏斗隐窝，后端有松果体隐窝和松果体上隐窝。

（三）第四脑室

第四脑室位于脑桥和延髓的背侧、小脑的腹侧，底部呈菱形，又称菱形窝。窝的上部分为脑桥背侧，下部是延髓的敞开部，两侧有上、中、下三对脚，顶部由前髓帆、小脑和后髓帆构成。

二、脑脊液循环

（一）脑脊液的产生

脑脊液为无色透明的液体，充满整个脑室系统、蛛网膜下腔和脊髓中央管，内含各种浓度不等的无机离子、葡萄糖、微量蛋白质和少量的淋巴细胞，有防震、保护、支持、营养和转运代谢产物、调节颅压等功能。脑脊液主要由脑室脉络丛产生，少量由室管膜上皮和毛细血管产生。平均每分钟可产生 0.35mL，每天分泌量为 400～700mL。

（二）脑脊液循环途径

左、右侧脑室→室间孔→第三脑室→中脑导水管→第四脑室→正中孔和左、右外侧孔→蛛网膜下腔→蛛网膜粒→上矢状窦。

脑脊液处于不断产生、循环和回流的平衡状态。脑脊液在脑蛛网膜下腔内的流动较为迅速，而在脊髓周围的蛛网膜下腔内流动较为缓慢。脑脊液大约每天循环 3 次。脑脊液循环途径若发生阻塞，可导致脑积水和颅压升高，甚至形成脑疝危及生命。

第八节 脑的血液供应

一、脑的血液供应特点

1）脑的血液供应极其丰富：脑的血液供应来自颈内动脉及椎－基底动脉两个系统。人的脑重量仅约占体重的 2%，但脑的耗氧量却约占全身总耗氧量的 20%，脑血流量约占心搏出量的 1/6。当脑血流减少或中断可导致脑细胞缺氧，甚至坏死，造成严重的神经精神障碍。严重缺氧可导致脑水肿、昏迷以至死亡。因此，良好的血液供应是维持正常大脑功能的重要条件。

2）脑动脉壁很薄，弹性组织很少，平滑肌层薄，在动脉分叉处有肌膜缺损（称中膜缺损），此处是血管壁结构上和力学上的薄弱点，是动脉瘤好发部位。

3）脑静脉壁也很薄，缺乏平滑肌。

4）脑动脉与脑静脉多不伴行。

5）脑浅层的毛细血管很丰富。

6）脑毛细血管的内皮连接紧密，神经元的物质交换有血－脑屏障，此屏障具有重要的临床意义。

二、脑的动脉

脑的动脉源于颈内动脉和椎－基底动脉，以顶枕沟为界，大脑半球前2/3和部分间脑由颈内动脉供应，大脑半球后1/3及部分间脑、脑干和小脑由椎－基底动脉供应。两系动脉又都可以分为皮质支和中央支，前者供应大脑皮质及其深面的髓质，后者供应基底核、内囊及间脑等。

（一）颈内动脉

左、右颈总动脉在平甲状软骨上缘水平分出左、右颈内动脉，走行于颅底，进入颈动脉管，经破裂孔上方入颅。颈内动脉按其行程可分为4部分：颈部、岩部、海绵窦部和前床突上部。海绵窦部和前床突上部合称虹吸部，常呈"U"字形或"V"字形弯曲，是动脉硬化的好发部位。颈内动脉的主要分支包括以下几部分。

1. 后交通动脉

在视束下往后行，与大脑后动脉吻合，是颈内动脉系统与椎－基底动脉系统的吻合支。

2. 脉络膜前动脉

沿视束下面向后行，经大脑脚与海马旁回沟之间向后进入侧脑室下角，终止于脉络丛。沿途发出分支供应外侧膝状体、内囊后肢的后下部、大脑脚底的中1/3及苍白球等结构。因该动脉细小，行程较长，易被血栓阻塞。

3. 大脑前动脉

在视神经上方向前内行，进入大脑纵裂，与对侧的同名动脉借前交通动脉相连，然后沿胼胝体上面向后行。皮质支分布于顶枕沟以前的半球内侧面和额叶底面的一部分，以及额、顶两叶上外侧面的上部。中央支自大脑前动脉的近侧段发出，经前穿皮质进入脑实质，供应尾状核、豆状核前部和内囊前肢。

4. 大脑中动脉

颈内动脉的直接延续，向外行，进入外侧沟内，其皮质支营养大脑半球上外侧面的大部分和岛叶。若该动脉若发生痉挛或阻塞，将导致躯体的运动、感觉和语言中枢产生严重功能障碍。大脑中动脉穿皮质时，发出一些细小的中央支，垂直向上穿入脑实质，供应尾状核、豆状核、内囊膝和后肢的前上部。其中，沿豆状核外侧上行至内囊的豆状核纹状体动脉较粗大，在动脉硬化和高血压时容易破裂而导致脑出血，出现严重功能障碍。

5. 眼动脉

起始后即经视神经管进入眼眶，分布于框内结构。

（二）椎-基底动脉

椎-基底动脉起自锁骨下动脉，穿过 C_6 ~ L_1 颈椎的横突孔经枕骨大孔入颅，后合成基底动脉，供应大脑半球后 1/3 及部分间脑、脑干和小脑。椎-基底动脉主要分支包括以下几部分。

1. 椎动脉的主要分支

①脊髓前、后动脉。②小脑下后动脉：为椎动脉颅内段最大的分支，在两侧椎动脉汇合成基底动脉之前发出，供应小脑下面后部和延髓后外侧部。该动脉行程弯曲，较易发生栓塞而出现同侧面部浅感觉障碍、对侧躯体浅感觉障碍（交叉性麻痹）和小脑共济失调等。

2. 基底动脉的主要分支

①小脑下前动脉：自基底动脉始段发出，营养小脑下面的前部。②迷路动脉：又名内听动脉，很细，伴随面神经和前庭蜗神经进入内耳门，营养内耳迷路。③脑桥动脉：为一些细小分支，行向外侧，营养脑桥基底部。④小脑上动脉：近基底动脉的末端分出，行向外侧绕过大脑脚向后，营养小脑上部。⑤大脑后动脉：为基底动脉的终末分支，在脑桥上缘附近发出，在小脑上动脉的上方并与之平行向外，绕大脑脚向后，沿海马旁回沟转至颞叶和枕叶内侧面。皮质支分布于颞叶的内侧面、底面及枕叶。中央支由根部发出，由脚间窝穿入脑实质，营养背侧丘脑，内、外膝状体，下丘脑、底丘脑等。大脑后动脉借后交通动脉与颈内动脉末端交通。大脑后动脉与小脑上动脉根部之间夹有动眼神经，当颅压增高时，颞叶海马旁回沟移至小脑幕切迹下方，使大脑后动脉移位，压迫、牵拉动眼神经，可致动眼神经麻痹。

三、脑的静脉

脑的静脉无瓣膜，不与动脉伴行。大脑的静脉分为浅、深两组，浅组（大脑浅静脉）收集脑皮质及皮质下髓质的静脉血液，深组（大脑深静脉）收集大脑深部髓质、基底核、间脑、脑室脉络丛等处的静脉血液。浅、深两组静脉之间吻合丰富，最终经硬脑膜窦汇入颈内静脉。

（一）大脑浅静脉

从皮质穿出的皮质小静脉，互相连接形成软脑膜静脉网，以后再汇合成较大的支，在软脑膜内行一短程，穿至蛛网膜下腔，再吻合成较大的静脉。大脑浅静脉按部位分为大脑上静脉、大脑浅中静脉和大脑下静脉。

1) 大脑上静脉：每侧半球有 8~12 条，位于外侧沟的上方，收集半球外侧和内侧面皮质和髓质的静脉血液，注入上矢状窦。

2) 大脑浅中静脉：位于外侧沟前段内，收集半球外侧面皮质和髓质的静脉血液，向前下注入蝶顶窦或海绵窦。大脑浅中静脉可以与大脑上静脉吻合，形成 Trolard 吻合，也可以与大脑下静脉吻合，形成 Labbe 吻合。

3）大脑下静脉：位于外侧沟的下方，收集半球外侧面下部和底部皮质及髓质的静脉血，注入横窦和大脑大静脉。大脑下静脉较小，一般分布于大脑半球外侧面下部，由前上斜向后下方，颞叶下面的血液有时导入岩下窦或基底静脉。

（二）大脑深静脉

大脑深静脉由大脑大静脉系统、大脑内静脉系统和基底静脉系统组成，收集大脑深部髓质、基底核、内囊、间脑及脑室脉络丛等处的静脉血液。大脑深静脉从周围流向中央，最后集中于大脑大静脉，汇入直窦。

1. 大脑大静脉

大脑大静脉是接受大脑深静脉的主干，很短，管壁极薄，收集两侧大脑静脉血液，在胼胝体压部的后下方汇入直窦。此外，大脑大静脉还接受枕静脉、大脑后静脉、小脑前中央静脉、上蚓静脉、松果体静脉和丘体静脉的小支。若出现脑中央局限性肿瘤，大脑半球浅层的动脉和静脉均不受影响，但往往可以引起大脑大静脉移位。

2. 大脑内静脉

成对，是导出大脑半球深部静脉的主干。起于室间孔，向后上行于第三脑室顶壁上方，两者距中线 2mm，至第三脑室后部合并成大脑大静脉。沿途收集侧脑室周围的半球深部的静脉血液。

3. 基底静脉

基底静脉为深静脉中一条重要主干静脉，又叫 Rosenthal 静脉。基底静脉由大脑前静脉、大脑中深静脉合成，并接受丘纹下静脉、侧室下静脉、大脑脚静脉、中脑外侧静脉和其他属支。它有众多的属支，收集额叶底面和内侧面的静脉血液。在颅底左右，基底静脉与大脑内静脉、前交通静脉和后交通静脉吻合组成颅底静脉环。

（三）脑干和小脑的静脉

脑干静脉分成纵行和横行两组，纵横连接。小脑静脉与动脉不伴行，脑的静脉血液最终汇入颅内静脉窦，经颈静脉孔移行为颈内静脉、左右无名静脉和上腔静脉，进入右心房。小脑静脉主要包括以下几部分。

1. 小脑上静脉

收集小脑上面和深部小脑核的血液，汇入大脑大静脉和横窦。

2. 小脑下静脉

收集小脑下面的血液，注入岩上窦、横窦或乙状窦。

3. 小脑前中央静脉

收集小脑上蚓部的血液注入大脑大静脉。

4. 小脑下内静脉

收集小脑下蚓部和小脑内侧的血液，左右两支靠中绕并行，注入直窦或横窦。

参考文献

陈茂君，蒋艳，游潮. 神经外科护理手册［M］. 2 版. 北京：科学出版社，2015.

游潮，黄思庆. 颅脑损伤［M］. 北京：人民卫生出版社，2014.

贾建平，陈生弟. 神经病学［M］. 8 版. 北京：人民卫生出版社，2018.

陈孝平，汪建平，赵继宗. 外科学［M］. 9 版. 北京：人民卫生出版社，2018.

王延华，田恒力，赵楠. 脑外伤比较图谱［M］. 北京：科学出版社，2018.

约翰·T. 汉森. 奈特简明人体解剖学图谱［M］. 张卫光，主译. 北京：北京大学医学出版社，2022.

羊惠君. 实地解剖学［M］. 2 版. 北京：人民卫生出版社，2011.

小 结

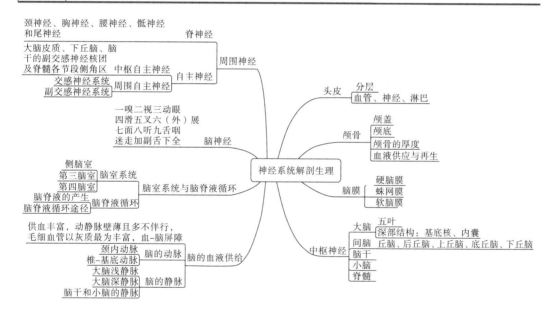

第二章 神经系统专科护理评估

第一节 生命体征评估

生命体征包括体温、脉搏、心率、呼吸和血压，是机体内在活动的客观反映，是衡量机体的健康状况的重要指标。监测生命体征的变化，对神经系统疾病的伤情判断极为重要。

一、体温

体温是体内产热与散热平衡的结果。体温一般以摄氏温度（℃）和华氏温度（℉）来表示。摄氏温度与华氏温度的换算公式：℃＝（℉－32）×5/9；℉＝℃×9/5＋32。人的正常体温通常指的不是某一个具体数值，而是指一定范围内的温度。健康成人不同部位的平均温度见表2-1-1。若无特殊说明，本书所说体温均指腋温。

表2-1-1 健康成人不同部位的平均温度

部位	平均温度
口腔	37.0℃（98.6℉）
直肠	37.5℃（99.5℉）
腋窝	36.7℃（98.1℉）

正常情况下，个体的体温在平均温度基础上会有0.3~0.6℃的波动，24h内体温波动一般不超过1℃。神经系统疾病患者常见的体温变化包括体温升高和体温降低。

（一）体温升高

体温升高又称发热，是各种原因使下丘脑体温调定点上移，机体产热增加而散热减少，导致体温升高超过正常范围。临床上发热大致可分为感染性发热和非感染性发热。感染性发热一般多见于各种病原体（如病毒、细菌、真菌、螺旋体、立克次体、支原体、寄生虫等）感染引起的发热。非感染性发热包括无菌性坏死性物质的吸收热、变态反应性发热、体温调节中枢功能失常引起的中枢性发热。

1. 发热分度

按照温度的高低，发热可分为：①低热，37.5～37.9℃。②中等热，38.0～38.9℃。③高热，39.0～40.9℃。④超高热，41℃及以上。

人体最高耐受温度为40.6～41.4℃，42℃以上超高热持续2～4h可导致休克及严重并发症。

2. 发热过程

临床上发热过程一般分为三个阶段。

1）体温上升期：产热大于散热，体温升高。主要表现为皮肤发白、干燥无汗、畏寒、疲乏，有时伴有寒战。

2）高热持续期：产热和散热在较高水平上趋于平衡。主要表现为皮肤潮红、灼热，呼吸加快，心率增快（体温每增高1℃，心率增加10～15次/分），可出现食欲减退、恶心、呕吐、尿少、便秘、腹胀、口干，头痛、头晕甚至惊厥、谵妄、昏迷。

3）体温下降期：散热大于产热，体温恢复正常。主要表现为大汗、皮肤潮湿，偶有血压下降、脉搏细速的脱水表现。

3. 热型分类

1）稽留热：体温持续高于正常，24h内波动不超过1℃。

2）弛张热：体温持续高于正常，24h内波动在1℃以上。

3）间歇热：24h内体温波动很大，可能突然上升又突然下降至正常或以下，24h内出现数次。有时可能间隔数天不发热（即高热和无热期交替出现）。

4）不规则热：发热无规律，持续时间不定。

在神经外科，体温轻度升高多见于脑挫裂伤、蛛网膜下腔出血。

中枢性高热较为多见。中枢性高热指由下丘脑或脑干病变所致的一种非感染性高热，在发热早期体温可骤然升至39℃以上，多呈稽留热，无寒战，可有体温分布不均匀、四肢皮温不高，而头部和躯干部温度高、皮肤干燥无汗等表现。中枢性高热多见于下丘脑损伤、广泛性脑挫裂伤、脑干损伤、脑室出血、持续性癫痫发作、去大脑强直、脑疝等，此时主要以物理降温为主。

继发性发热多见于蛛网膜下腔再出血、脑挫裂伤后脑软化坏死的毒素和代谢产物刺激、脑内血肿液化吸收、颅内外感染、肺部感染、尿路感染等，可采取化学降温或物理降温。

（二）体温降低

体温降低是各种原因引起的产热减少或散热增加导致体温低于正常范围。当体温低于35℃时，称为体温不升。

1. 常见伴随症状

皮肤发白、口唇耳垂呈紫色、轻度颤抖、心率呼吸减慢、血压降低、尿量减少、意识障碍甚至昏迷。

2. 临床分度

轻度：32.1～35.0℃。

中度：30.0～32.0℃。

重度：<30.0℃，可出现瞳孔散大及对光反射消失。

致死温度：23.0～25.0℃。

在神经外科，体温降低多见于休克、革兰阴性菌败血症、一氧化碳中毒、低血糖、第三脑室肿瘤、甲状腺功能减退、肾上腺皮质功能减退、冻伤或镇静安眠药物过量，可采取保暖措施。

二、脉搏与心率

（一）脉搏

脉搏的产生主要是由于心脏的舒缩及动脉管壁的弹性。左心室收缩将血液泵入主动脉，由于主动脉的弹性回缩及外周阻力，使泵入的血液暂时存留而引起内压升高、管壁扩张。左心室舒张时无血液泵出，动脉管壁恢复，形成了血管的搏动。搏动沿动脉系统传播，如波浪式向前推进，我们可以用手指在皮肤表面触及浅表的动脉搏动，这就是脉搏。一般在检查时选择浅表动脉，如桡动脉、颞动脉、股动脉、足背动脉等，通常选择桡动脉。脉率是每分钟脉搏的次数，正常情况下与心率一致，与呼吸的比例约为（4∶1）～（5∶1）（表2-1-2）。脉律是指脉搏的节律，是左心室收缩节律的反映。正常的脉搏是规则、均匀的，间隔时间、跳动的力量稳定。

表 2-1-2　脉率的正常范围及平均脉率

年龄	脉率正常范围（次/分）		平均脉率（次/分）	
	男	女	男	女
出生～1个月	70～170		120	
2～12个月	80～160		120	
1～3岁	80～120		100	
3～6岁	75～115		100	
6～12岁	70～100		90	
12～14岁	65～105	70～110	85	90
14～16岁	60～100	65～105	80	85
16～18岁	55～95	60～100	75	80
18～65岁	60～100		72	
65岁以上	70～100		75	

（二）心率

正常成人在安静状态下心率范围为 60～100 次/分，男性稍慢，女性稍快，儿童更快，小于 3 岁的儿童多在 100 次/分以上。

1. 中枢性心率改变

常见于中枢性心律失常，即与中枢神经活动有关的一类心律失常，主要是由于病变累及脑内血管运动调节中枢，包括延髓、扣带回及部分额叶皮质、脑干损伤，脑室出血或脑疝。

2. 非中枢性心率改变

主要见于患者有原发性心脏病史，有效血容量不足，以及其他原因引起的心功能不全，如失血、补液不足、缺氧、大量出汗、过度脱水等多种原因引起的心力衰竭。心率和体温在神经系统受损后呈正相关性发展。

3. 神经系统常用药物对心率的影响

1）去乙酰毛花苷注射液：快速强心药物，能够增强心肌收缩力、减慢心率。

2）硫酸阿托品：主要解除平滑肌的痉挛、抑制腺体分泌、解除迷走神经对心脏的抑制，使心率加快、瞳孔散大、眼压升高。

3）盐酸肾上腺素：激动心肌、传导系统和窦房结的 β 受体，使心肌收缩力增强，心排血量增加，传导加速和心率增快。

4）盐酸异丙肾上腺素：作用于心脏 $β_1$ 受体，使心肌收缩力增强，心率加快，传导加速，心排血量和心肌耗氧量增加。

5）去甲肾上腺素：激动 α 受体，引起血管收缩、血压升高、冠状动脉血流增加，激动 β 受体，使心肌收缩力增强、心排血量增加。

6）氢化可的松：扩张痉挛收缩的血管和兴奋心脏，增强心肌收缩力。

（三）心率和脉率的关系

脉搏是浅表动脉的搏动，是能用手指在皮肤表面的浅表动脉触及的搏动，触诊可测。心率是正常人安静状态下每分钟心跳的次数，需要借助医疗工具测得，如听诊器。通常情况下，正常人的心率与脉率一致，脉率就反映了心率。而在某些病理情况下，脉率可能会与心率不一致，如心律失常、心房颤动等。

三、血压

血压是心脏收缩和舒张时，流动的血液对血管壁所施加的侧压力。血压分为动脉血压和静脉血压，我们平常所说的血压一般指动脉血压，以 kPa 或 mmHg 为单位（换算公式：1kPa＝7.5mmHg）。

临床上测量血压一般以肱动脉血压为准。在安静状态下，正常成人的血压的范围：90mmHg≤收缩压≤139mmHg，60mmHg≤舒张压≤89mmHg（表 2-1-3、表 2-1-4）。儿童血压的计算公式：收缩压＝80＋年龄×2，舒张压＝收缩压×2/3。

表2-1-3　各年龄组的平均血压

年龄	血压（mmHg）
1个月	84/54
1岁	95/65
6岁	105/65
10～13岁	110/65
14～17岁	120/70
成年人	120/80
老年人	140～160/80～90

表2-1-4　血压水平的定义和分类

类别	收缩压（mmHg）	舒张压（mmHg）
理想血压	<120	<80
正常血压	<130	<85
正常高值	130～139	85～89
1级高血压（轻度）	140～159	90～99
亚组：临界高血压	140～149	90～94
2级高血压（中度）	160～179	100～109
3级高血压（重度）	≥180	≥110
单纯收缩期高血压	≥140	<90
亚组：临界收缩期高血压	140～149	<90

异常血压一般分为高血压、低血压及脉压异常。

（一）高血压

高血压是很常见的心血管疾病，多见于原发性高血压、颅压增高、脑出血、脑梗死、尿毒症或蛛网膜下腔出血，以及脑血管病患者因血管痉挛所致的血压升高。

（二）低血压

低血压为血压低于正常范围，有明显的血容量不足的表现，如头晕、心悸等。低血压多见于脱水过度、感染、休克等所致的有效循环血量不足，心血管调节中枢受损导致血压下降。

（三）脉压异常

脉压异常分为脉压增大和脉压减小。脉压增大多见于主动脉瓣关闭不全、主动脉硬化等，脉压减小多见于心包积液、缩窄性心包炎等。颅脑损伤后出现血压下降，脉搏细弱、快速，呼吸浅慢且可于短时间内恢复，多见于创伤性休克或脑功能障碍。颅脑损伤后逐渐出现脉搏缓慢而洪大有力，伴血压进行性升高，特别是收缩压升高，多见于颅内继发性血肿或严重脑水肿，也是颅压增高的临床表现。

四、呼吸

呼吸是机体与外界环境之间进行气体交换的总过程。呼气指气体排出体外的过程，吸气指气体进入肺的过程。

正常呼吸指正常成人在安静状态下自发的呼吸，节律规则、均匀、无声且不费力，每分钟 10～20 次。异常呼吸包括频率异常、深度异常和节律异常。

（一）频率异常

1）呼吸过速：呼吸频率加快，>24 次/分，节律规则。
2）呼吸过缓：呼吸频率减慢，<10 次/分，节律规则。

（二）深度异常

1）呼吸过度：呼吸深度增加，节律规则。
2）呼吸浅快：呼吸浅表，节律不规则。

（三）节律异常

1）潮式呼吸：呼吸由浅慢到深快，再由深快到浅慢，经过一段时间的呼吸暂停，又重复以上周期性呼吸，如潮水涨退样的呼吸节律。
2）叹气样呼吸：呼吸中断一段时间后做一次深呼吸，伴叹气声。
3）点头样呼吸：呼吸时，头随呼吸上下移动。
4）间断呼吸：有规律的呼吸几次后突然停止呼吸，间隔很短时间后又开始呼吸，如此交替反复。

呼吸过速或孤立性呼吸过速多见于原发性脑干损伤。呼吸浅快，继而变得慢而深长，然后不规则，直至突然呼吸暂停，多见于急性颅压升高所致的呼吸中枢衰竭。孤立而持续的呼吸过缓、节律不齐，多见于下丘脑损伤、上脑干损伤或酸中毒。呼吸困难伴分泌物增多，血性泡沫样痰，唇、指发绀，肺部有湿啰音，为肺水肿或肺梗死，多见于重型颅脑损伤、延髓损伤或呼吸中枢衰竭。

呼吸紊乱形式与相应的脑损伤类型见表 2－1－5。

表 2－1－5　呼吸紊乱形式与相应的脑损伤类型

呼吸紊乱形式	脑损伤类型
潮式呼吸	多见于重症脑缺氧、双侧大脑半球病变、间脑病变
叹气样呼吸	多见于脑桥上部被盖部损伤，精神紧张，神经症；反复发作叹气样呼吸是临终前的表现
点头样呼吸	多见于濒死状态
间断呼吸	多见于脑炎、颅压增高、剧烈疼痛

五、神经系统疾病患者生命体征综合评估

（一）生命体征监测注意事项

监测的时间间隔应按病情而定，凡是对病情理解得尚不够充分，或者生命体征不稳定的情况下，监测间隔时间宜短，一般在术后或者伤后 24～72h 内，每 30～60min 监测 1 次。

应从呼吸计数开始，接着测脉搏，然后是血压，避免患者因刺激而躁动，影响检测数据进而影响测定结果的准确性。

除测定和观察各项数值，还应该了解各项指标的动态变化，比如呼吸，应注意有无节律的变化、深浅程度如何、呼吸紊乱类型等。

监测时应尽量排除可干扰结果的因素，如进食、活动、冷热敷、吸烟、情绪激动等。

（二）常见特殊生命体征征象

1. 颅压增高各期的生命体征变化

颅压是指脑组织、脑脊液和脑血流在颅内产生的压力。正常成人的颅压为 70～200mmH$_2$O，儿童为 50～100mmH$_2$O。

颅压增高的代偿期内，颅压增高，脑灌注压下降，脑血管自动调节功能存在，脑血管扩张和脑血管阻力下降，使脑血流保持稳定。颅压增高至失代偿期，当脑灌注压低于 50mmHg 后，脑血管自动调节功能失效，脑血流量下降，从而导致脑缺血。颅压增高后可出现脉搏减慢、呼吸节律减慢、血压升高，即库欣反应。

2. 脑心综合征

脑心综合征是因急性脑病（如脑出血、蛛网膜下腔出血、急性颅脑外伤）累及下丘脑、脑干自主神经中枢所引起的各种心脏功能障碍的统称，如急性心肌梗死（AMI）、心内膜下出血、心肌缺血、心律失常或心力衰竭。临床表现为急性心肌梗死、严重的心律失常、偏瘫、失语、局限性抽搐等。严重时可突然昏迷，因脑水肿或颅内出血，发生脑疝而死亡。

3. 神经源性肺水肿

神经源性肺水肿指在无原发性心、肺、肾疾病的情况下，由颅脑损伤或中枢神经系统其他疾病引起的突发性颅压增高而导致的急性肺水肿，亦称为中枢性肺水肿。临床表现为在意识障碍的基础上，突发呼吸急促、发绀、口鼻腔有大量粉红色泡沫样分泌物，双肺可闻及湿啰音及哮鸣音。

4. 垂体危象

垂体危象即垂体卒中，指垂体肿瘤突发瘤内出血、梗死、坏死，致瘤体膨大，引起的急性神经内分泌病变。急性垂体卒中出血迅猛、出血量大，直接影响下丘脑，患者可伴有脑水肿及明显的颅压增高症状。

第二节　神经系统专科评估

一、意识

意识是大脑活动的综合表现，是中枢神经系统对内外环境中各种刺激产生的有意义的应答。意识属于高级神经活动的一种。意识状态包括觉醒水平和意识内容两个部分。正常意识指觉醒水平和意识内容都处于正常状态，语言流畅、思维敏捷、表达准确、行为及情绪正常，对事物的刺激反应敏捷。意识障碍是脑和脑干功能活动的抑制状态，是机体对环境和自身的知觉发生障碍或者感知环境的精神活动发生异常或障碍。意识障碍分级见表2-2-1。

表2-2-1　意识障碍分级

意识状态	语言刺激反应	痛刺激反应	生理反应	大小便自理	配合检查
清醒	灵敏	灵敏	正常	能	能
嗜睡	迟钝	灵敏	正常	有时不能	尚能
昏睡	迟钝	灵敏	正常	有时不能	不能
浅昏迷	无	迟钝	正常	不能	不能
中昏迷	无	无防御	减弱	不能	不能
深昏迷	无	无	无	不能	不能

（一）以觉醒水平改变为主的意识障碍

1. 嗜睡

嗜睡是意识障碍的早期表现。表现为对周围事物淡漠，反应迟钝，唤醒后不能迅速理解和回答问题，尚能配合部分检查，接受简单指令，对各种物理刺激均有反应，生理反射及生命体征正常，有时不能自理大小便。

2. 昏睡

昏睡是相较于嗜睡更为严重的意识障碍。昏睡意识状态更模糊，正常的外界刺激不能将患者唤醒，只有强刺激才能唤醒，然后很快又进入熟睡状态，有时不能自理大小便。

3. 昏迷

昏迷是一种最为严重的意识障碍。患者意识完全丧失，各种强刺激不能使其觉醒，无目的性自主活动，不能自发睁眼。根据严重程度，昏迷可分为以下三级。

1）浅昏迷：对语言刺激无反应，对痛刺激有防卫和逃避反射，存在一定的有目的、有意义的动作，不能配合检查，生理反射正常，生命体征偶有轻度改变，不能自理大小便。

2）中昏迷：语言刺激无反应，对痛刺激反应弱，自发动作很少，无防卫和逃避反应，生理反射减弱，生命体征有明显变化，常出现大小便失禁或尿潴留。

3）深昏迷：对外界刺激无任何反应，双侧瞳孔散大固定，对光反射消失，一切生理反射消失，生命体征有明显变化，呼吸不规则或不能自主呼吸，血压波动大，脉搏细弱、或快或慢，高热或体温不升，处于濒死状态。

（二）以意识内容改变为主的意识障碍

1. 意识模糊

意识模糊表现为注意力减退，情感反应淡漠，定向力障碍，活动减少，语言缺乏连贯性，对外界刺激可有反应，但低于正常水平。

2. 谵妄

急性或亚急性起病的注意障碍（即指向、聚焦、维持和转移注意的能力减弱）和意识障碍（即对环境的定向力减弱），在1天内症状常出现波动，并伴随记忆、语言、视空间功能或感知觉等认知功能障碍，可影响睡眠觉醒周期。发生谵妄的常见神经系统疾病包括脑血管病、脑炎、脑外伤及代谢性脑病等，水、电解质和酸碱失衡，营养缺乏，高热及中毒等也会引起谵妄。

（三）特殊类型的意识障碍

特殊类型的意识障碍包括去皮质综合征、去大脑强直、无动性缄默症和植物状态等。针对意识障碍的病因，神经外科护士应针对具体问题加以分析，尤其注意意识障碍所伴发的不同症状和体征。同时，我们需注意意识障碍和闭锁综合征、意志缺乏症、木僵等综合征的鉴别。

（四）意识障碍评估要点

针对意识障碍患者，采集病史的时候要简明扼要，重点询问昏迷发生的缓急、昏迷前是否有其他症状、外伤史及其他既往史或疾病史等。在进行全身和神经系统检查时，应迅速、准确，在判断有无意识障碍和临床分级时，应先通过视诊观察患者的自发活动和姿势，通过问诊和查体评估意识障碍程度，明确意识水平，以及是否有意识内容改变，如意识模糊或谵妄等。

格拉斯哥昏迷评分（Glasgow coma scale，GCS）可用于评估意识障碍程度，最高15分，最低3分，分数越低则意识障碍越严重（表2-2-2）。通常8分以上恢复机会较大，7分以下预后不良，3~5分者有潜在死亡风险。饮酒、癫痫和使用镇静剂等都会影响格拉斯哥昏迷评分。

表 2-2-2 格拉斯哥昏迷评分

检查项目	临床表现	评估结果
睁眼反射（E）	自动睁眼	4 分
	呼之睁眼	3 分
	疼痛引起睁眼	2 分
	不睁眼	1 分
	因眼肿、骨折等不能睁眼	C
言语反应（V）	定向正常	5 分
	应答错误	4 分
	言语错乱	3 分
	言语难辨	2 分
	不语	1 分
	气管插管或切开而无法正常发声	T
	平素有言语障碍史	D
运动反应（M）	能按指令做出动作	6 分
	对刺激能定位	5 分
	对刺激能躲避	4 分
	刺痛肢体出现屈曲反应	3 分
	刺痛肢体出现过伸反应	2 分
	无动作	1 分

二、眼征

（一）瞳孔

检查瞳孔的大小、形状、对称性以及直接或间接的对光反射。瞳孔的变化是反映颅脑损伤程度及病情变化的重要标志。检查前应注意全身或者局部是否使用过影响瞳孔的药物，如吗啡、氯丙嗪、毒扁豆碱等药物可使瞳孔缩小，阿托品、后马托品、去氧肾上腺素、麻黄碱等药物可使瞳孔散大。

瞳孔对光反射检查：让患者注视前方，分别以瞳孔笔的光直接照射两眼瞳孔。感光侧瞳孔缩小，称为直接对光反射。未感光侧瞳孔亦同时缩小，称为间接对光反射。

调视反射检查：嘱患者注视远方，然后用一支笔尖或手指对准其鼻根，由远而近地逐渐向患者眼前移动，此时双侧眼球内收，双侧瞳孔缩小，即为调视反射。

对眼睑肿胀的患者，用手指压住上睑下缘处向上推开，都能达到观察瞳孔的目的。

1. 双侧瞳孔等大

正常成人的瞳孔直径为 3~4mm，呈圆形，大小对称，双侧对光反射灵敏。

1）若双侧瞳孔等大，但超出正常范围，对光反射减弱或者消失，可能是伤后早期伴随初期昏迷而出现的双侧瞳孔散大，对光反射减弱。当患者意识恢复后，双侧瞳孔缩回至正常范围，为一时性双侧瞳孔散大，无特殊临床意义。

2）早期出现双侧瞳孔散大，对光反射消失，眼球固定，深度昏迷，呼吸微弱，伴去大脑强直发作或全身肌张力减低，多为原发性脑干损伤或濒死表现，预后差。

3）若原本瞳孔正常或者一度瞳孔不等大，晚期突然出现双侧瞳孔散大，同时伴有脑干损害征象时，多为脑疝所致继发脑干损害进入中枢衰竭阶段的表现。

4）双侧瞳孔虽等大，但均较正常范围小，如双侧瞳孔极度缩小，伴中枢性高热、深度昏迷等，可能是由于脑桥损伤，也可能是由于蛛网膜下腔出血刺激动眼神经，或是由于不适当地使用某些药物。

2. 双侧瞳孔不等大

一般可分为一侧瞳孔散大、一侧瞳孔缩小和交替性一侧瞳孔散大或缩小。

1）一侧瞳孔散大若是伤后立即出现，多是局部原发性损伤所致，其主要特征是瞳孔的变化多保持相对恒定。造成伤后立即出现一侧瞳孔散大的原因：①外伤性散瞳，即眼部直接挫伤，虽然对光反射消失，但无眼外肌瘫痪。②视神经损伤，多为颅前窝骨折所致，直接对光反射消失，间接对光反射存在，且伴有视力障碍，眼球活动正常。③动眼神经挫伤，除对光反射消失外，伴有其支配的眼外肌麻痹。④脑皮质损伤，瞳孔虽然有散大，但对光反射仍属正常。

2）一侧瞳孔散大若是继发出现，除因做眼底检查不恰当使用散瞳药物，多系继发性病变引起的脑疝征象之一，其主要特征为瞳孔呈进行性改变，即患侧瞳孔渐进性散大，伴眼外肌麻痹。患侧瞳孔散大至固定，继而对侧瞳孔随之发生相应变化，并伴有意识恶化、生命体征紊乱。这种表现具有重要的临床意义，需要进行紧急处理，必要时做好术前准备。

3）若早期出现一侧瞳孔缩小，对光反射存在，伴眼睑变窄、眼球内陷、同侧面部少汗或者无汗，可能是颈交感神经节损伤所致。

4）若逐渐出现一侧瞳孔缩小，可为动眼神经受压，刺激副交感神经纤维所致的激惹性缩瞳，为动眼神经继发性损害，也是进行性瞳孔散大的前兆。

（二）眼底

评估方法：患者背光坐或者仰卧，嘱其注视前方某一固定目标，勿转动眼球，检查者右手持检眼镜，用右眼观察患者右侧眼底，反之则用左手持检眼镜，用左眼观察患者左侧眼底。

检查时应注意视神经乳头的形状、颜色、生理凹陷及其边缘是否清楚，视网膜动静脉的大小、形态、比例及反光强度，有无静脉搏动、新生血管，以及视网膜是否有水肿、出血、渗出等，是否有视神经乳头水肿、出血。

1. 正常的眼底

视神经乳头呈圆形或卵圆形，淡红色，鼻侧较颞侧颜色略深，边缘清楚，有时鼻侧边缘稍模糊，颞侧边缘常有色素环存在，乳头中央有一个生理凹陷，大小不一，略呈圆形，清晰，色略白。视网膜中央动脉较细，色鲜红，反光强；静脉较粗，色暗红。正常动静脉比例为2∶3，有时可见静脉搏动。视网膜常为棕红色或者豹纹状，在乳头颞侧2~3个乳头直径距离处，有一血管少、色稍暗、中心有一强反光的亮点，即黄斑。

2. 视神经乳头水肿

一般认为颅压增高影响了视网膜中央静脉回流，因而导致视神经乳头水肿。可见于颅脑损伤后继发性颅内血肿、严重脑挫裂伤伴脑水肿、外伤性脑脓肿、外伤性脑室系统或蛛网膜下腔闭塞、上矢状窦血栓形成等。视神经乳头水肿容易与视神经炎和假性视神经炎相混淆，应加以区别。

3. 玻璃体膜下片状或者块状出血

多见于蛛网膜下腔出血。

（三）眼球位置与运动

注意观察眼球是否有突出或者内陷，有无搏动，有无眼球异位。眼球各方位运动有无障碍，双侧眼球运动是否协调，有无眼球震颤与复视。颅脑损伤后，随着伤情的不断变化，眼睑、瞳孔、眼球位置及眼球运动常有进行变化，应做好连续性观察。

1）受伤后若一侧眼球不能外展，只能内收，向外侧注视时复视加重，表示展神经损伤。若眼球可以内收，但不能转向鼻下方，表示滑车神经损伤。

2）受伤后双侧眼球同向凝视，表示额中回后部损伤。若为刺激性损伤，双侧眼球会向对侧同向凝视。若为破坏性损伤，双眼球会向同侧同向凝视。

3）受伤后有不自主、有节律、往返摆动性眼球运动即眼球震颤。暂时性、粗大的水平性眼球震颤，向损伤侧注视时运动幅度减慢而振幅增大，震颤更为明显，可见于颅后窝血肿或小脑挫裂伤。持久的、水平性或旋转性眼球震颤，可见于前庭神经损伤。旋转性或垂直性眼球震颤，亦可见于脑干损伤。

4）眼球突出多见于甲状腺功能亢进（简称甲亢）、动眼神经麻痹和眶内肿瘤等。眼球内陷多见于 Horner 征、颈髓病变及瘢痕收缩等。

5）受伤后瞳孔变化、眼球位置变化和眼球运动障碍，也可能是眼眶骨折、眶内出血、眼外肌损伤所致，应注意鉴别。

三、脑神经功能

（一）嗅神经

检查方法：先清洁鼻腔，嘱患者闭眼，以手指压迫一侧鼻孔，检查者用樟脑、薄荷、烟草、香水、松节油等置于患者鼻孔下，检查患者能否闻出气味，并说出测试物的名称。如此反复测试双侧。醋酸、酒精和甲醛溶液等刺激性物质可刺激三叉神经末梢，不宜用于嗅觉检查。鼻腔有炎症或者阻塞时不能做此项检查。常见异常嗅觉如下。

1. 嗅觉丧失或者减退

头面部外伤累及嗅神经导致双侧嗅觉丧失。嗅沟处病变如脑膜瘤等压迫嗅球、嗅束多引起一侧嗅觉丧失。嗅觉减退也可见于帕金森病和阿尔茨海默病等。

2. 嗅觉过敏

多见于癔症。

3. 幻嗅

嗅觉中枢的刺激性病变可能引起幻嗅发作，如颞叶癫痫。幻嗅亦可见于精神分裂症、酒精戒断或者阿尔茨海默病等。

（二）视神经

1. 视力检查

视力代表视网膜黄斑中心凹处的视敏度，可分为远视力和近视力，通常采用标准视力表检查。检查方法如下。

1）远视力：标准视力表自上而下分为12行，被检查者距视力表5m，1.0这一行与被检查者的眼睛在同一高度，分别检查两眼，把能分辨的最小视标记录下来。视力的计算公式为 $V=d/D$，V 为视力，d 为实际看见视标的距离，D 为正常眼应该能看见视标的距离。注意，戴眼镜的被检查者必须测裸眼视力和矫正视力。

2）近视力：被检查者眼距视标30cm，在充足的照明下，分别检查左眼和右眼，自上而下逐行认读视标，直到分辨不出的一行为止，前一行标注的视力即为被检查者的实际视力。受伤后单眼视力丧失，多见于视神经直接损伤或颅前窝骨折累及视神经管时损伤视神经。

2. 视野检查

视野指单眼向正前方注视一固定目标时该眼所看到的整个范围。其中白色视野最大，蓝色视野次之，红色更小，绿色最小，各依次缩小10°。白色视野为颞侧90°，下方70°，鼻侧60°，上方60°。

检查方法：应在视野计上测定，但临床上一般采用手试法，即被检查者背光与检查者相对而坐，距离约60cm，被检查者以一手遮盖其同侧眼睛，另一只眼固定注视检查者的眼睛（被检查者左手遮住左眼，右眼注视检查者的左眼，反之亦然）。检查者以手指在被检查者视野外界逐渐向中心移动，嘱被检查者看到手指时立即说明。对于卧床的被检查者，可采用面部轮廓法粗测其视野。

常见视野缺损：①单侧全盲，单侧视神经损伤。②双颞侧偏盲，视交叉中部损伤，产生双颞侧伴视野缺损。③双侧鼻侧偏盲，视交叉双侧损伤，可导致双侧鼻侧半视野缺损。④右同侧偏盲，左侧视束、外侧视束、外侧膝状体、视放射或者枕叶皮质视觉分析器损伤时，会导致双眼右半侧视野缺损，反之为左同侧偏盲。⑤右上象限盲，颞叶损伤累及视放射的腹侧束，产生双眼右侧上1/4视野缺损，反之称为左上象限盲。⑥右下象限盲，左顶叶损伤累及视放射的背侧束，产生双眼右侧下 1/4 视野缺损，反之称为左下象限盲。

（三）三叉神经

1. 运动

检查方法为观察两侧颞肌和咀嚼肌有无萎缩，嘱其张口时观察下颌有无偏斜。被检查者做咀嚼动作时，检查者可用手指触摸颞肌和咀嚼肌，感受其收缩力。当三叉神经运动支有周围性瘫痪时，则损伤侧颞肌、咀嚼肌萎缩、肌力减弱或者消失，张口下颌偏向患侧。伴有三叉神经感觉障碍时，见于颅中窝骨折。

2. 感觉

检查方法为分别用针、冷热水和棉花等，测定面部不同区域的痛觉、温觉和触觉。检查时，应分左右两侧，并分别以三叉神经周围型或节段型分布区域进行对比。周围型感觉障碍表示三叉神经干受损，可见于颅中窝骨折。节段型感觉障碍表示三叉神经脊髓束核损害。面部感觉障碍时出现分离现象，即痛觉、温觉消失，而触觉尚存。感觉核前部受损时，其排列呈环状，感觉障碍表现于口及鼻周围。核后部受损时，感觉障碍表现于颜面周围及颈上部，比较罕见，病因为脑桥或延髓直接损伤。

3. 角膜反射

检查方法为嘱被检查者双眼向上侧视，用棉花分别刺激两侧角膜外缘，引起同侧瞬目动作，称为直接角膜反射。同时引起对侧瞬目动作，称为间接角膜反射。注意此检查必须在三叉神经和面神经功能健全的情况下进行。刺激伤侧角膜时两侧均无瞬目动作表现，刺激健侧角膜时引起双侧角膜反射，则为单侧三叉神经受损。

（四）面神经

1. 运动

检查方法为观察两侧额纹、睑裂、鼻唇沟及嘴角是否对称。嘱被检查者做皱额、挤眉、闭眼、鼓腮、吹哨、示齿、笑等动作，观察额肌、眼轮匝肌、面肌活动是否对称，有无瘫痪，若有瘫痪应注意瘫痪的程度和性质。

2. 感觉

检查方法为嘱被检查者伸舌，检查者以纱布擦净被检查者舌面，轻轻拉住舌尖，然后分别用糖、盐、醋、奎宁等溶液少许，涂于舌前 2/3 的一侧，被检查者以预定的手势表示其味觉。每次检查后，必须漱口方可再次检查。

中枢性面瘫只造成眼裂以下的面肌瘫痪，可见于脑桥小脑脚肿瘤、颅底及脑干病变等。周围性面瘫常为同侧颅中窝底部骨折损伤面神经所致。

（五）前庭蜗神经

前庭蜗神经分为蜗神经和前庭神经。

1. 蜗神经

在检查前应注意外耳道有无阻塞、有无鼓膜穿孔，并询问被检查者自觉听力情况。检查方法有如下几种。

1）任内（Rhinne）试验：将震动的音叉（频率 128 次/分或 256 次/分）置于被检查者乳突部测其骨传导，直至听不到声音后，立即移至外耳道口 2~3cm 处，继续测其气传导，气传导大于骨传导为阳性，骨传导大于气传导则为阴性，表示存在传导性聋。若气传导与骨传导都相应缩短，而气传导仍大于骨传导，或两者都消失，多为神经性聋。

2）韦伯（Weber）试验：将震动的音叉置于被检查者的前额正中，正常时双耳听力相同，音响居中。患侧音响较大，则表示有传导性聋。健侧音响较大，表示有神经性聋。

3）施瓦巴赫（Schwabach）试验：将震动的音叉交替置于被检查者两耳乳突上，反复对比测定两耳骨传导，直至被检查者听不到声响为止。神经性聋时，骨传导显著缩短或丧失。传导性聋时，骨传导反而延长。

2. 前庭神经

检查方法：检查时可观察患者的自发性症状如眩晕、呕吐、眼球震颤和平衡障碍等，也可进行冷热水试验（也叫变温试验）和转椅试验。

1）冷热水试验：被检查者取仰卧位，头部抬起 30°，灌注热水时眼球震颤快相向同侧，灌注冷水时快相向对侧。正常时眼球震颤持续 1.5~2.0s，前庭神经受损时该反应减弱或者消失。

2）转椅试验：让被检查者闭目坐在旋转椅上，头部前屈 80°，向一侧快速旋转后突然停止，让被检查者睁眼注视远处，正常应出现快相与旋转方向相反的眼球震颤，持续约 30s，若小于 15s 则提示前庭功能障碍。

（六）舌咽神经与迷走神经

二者在解剖与功能上关系密切，常同时受累，故而同时检查。检查方法：检查前先了解被检查者有无吞咽困难，饮水时有无呛咳，发音时有无嘶哑。检查时嘱被检查者发"啊"音，观察双侧软腭抬举是否一致，悬雍垂是否偏斜。迷走神经损伤可导致吞咽困难、呛咳、声嘶、鼻音重、心动过速等。舌咽神经与迷走神经损伤偶见于颅后窝骨折。

（七）副神经

检查方法：被检查者用力对抗检查者做耸肩和旋转头颈部动作，以检查胸锁乳突肌和斜方肌上部功能，比较双侧的肌力和坚实度。副神经损伤偶见于颅后窝骨折。

（八）舌下神经

检查方法：观察舌在口腔内的位置及形态，舌肌有无萎缩和震颤，伸舌时有无偏斜。嘱被检查者闭口，以舌尖分别向两侧口颊部用力顶住检查者的手指，比较两侧舌肌的肌力。中枢性舌瘫多见于脑挫裂伤和颅内继发性血肿。周围性舌瘫偶见于脑干损伤和颅后窝骨折。

四、肌力与肌张力

（一）肌力

肌力指肌肉的收缩力。一般以关节为中心检查肌群的伸、屈、外展、内收、旋前及旋后等功能。检查方法：让被检查者依次做有关肌肉收缩运动，检查者施以阻力，或者嘱被检查者用力维持某一姿势时，检查者用力改变其姿势来判断肌力。

肌力的 6 级记录法如下：

0 级，完全瘫痪，肌肉无收缩。

1 级，肌肉可收缩，但不能产生动作。

2 级，肢体能在床面上移动，但不能抵抗自身重力，即不能抬起。

3 级，肢体能抵抗重力离开床面，但不能抵抗阻力。

4 级，肢体能做抗阻力动作，但不完全。

5 级，正常肌力。

（二）肌张力

肌张力是肌肉松弛状态的紧张度和被动运动时遇到的阻力。检查方法：嘱被检查者肌肉放松，触摸感受肌肉硬度，并被动屈伸肢体感知阻力。肌张力增强时，表现为肌肉较坚硬，被动运动时阻力加大，甚至难以进行被动运动。肌张力减弱时，表现为肌肉松软，被动运动时阻力减小或者消失，关节松弛而运动范围扩大，常见于周围神经损伤、小脑损伤等。

五、感觉功能

感觉的产生是不同的感受器在各种刺激作用下通过感觉传导通路，经传入纤维传至神经中枢，形成特定感觉或相应的反射。感觉主要分为特殊感觉（视觉、听觉、味觉、嗅觉）和躯体感觉，后者又分为浅感觉（痛觉、触觉、温度觉）、深感觉（运动觉、位置觉和振动觉）和复合觉（定位觉、两点辨别觉、图形觉和实体觉）。

（一）浅感觉

1. 痛觉

检查时使用针尖轻刺被检查者皮肤，询问疼痛是否减弱、消失或疼痛过敏。

2. 触觉

用棉签轻触被检查者皮肤询问其感觉。

3. 温度觉

用分别装冷水（0～10℃）和热水（40～50℃）的两个试管分别接触被检查者皮肤，

询问其冷感、热感。

（二）深感觉

1. 运动觉

被检查者闭目，检查者用手指夹住并扳动被检查者的手指或足趾，使其做伸屈运动，询问其被夹手指、足趾的名称及被扳动的方向。

2. 位置觉

被检查者闭目，检查者将其肢体摆成某一姿势，请被检查者描述或模仿该姿势，以辨别和感知关节的空间位置。

3. 振动觉

检查者将振动的音叉柄放于被检查者骨隆起处，如手指、鹰嘴、锁骨等，询问振动感。

（三）复合觉

1. 定位觉

被检查者闭目，检查者用棉签或手指轻触被检查者皮肤，让其指出接触部位。

2. 两点辨别觉

用圆规的两个尖端轻触被检查者皮肤，让被检查者感觉两点距离，再缩小距离，以测定被检查者辨别两点距离的能力。

3. 图形觉

被检查者闭目，检查者用钝针在其皮肤上画出简单图形，如三角形、圆形等，让被检查者分辨。

4. 实体觉

嘱被检查者闭目，让其用手触摸常用的物品如钥匙、钢笔、硬币等，分辨物体的大小、方圆、硬度。

六、吞咽功能

神经系统疾病常累及支配口腔、食管运动的相关神经及肌肉，出现吞咽功能障碍，表现为液体或固体食物进入口腔、吞下过程中发生障碍或吞下时发生呛咳，易导致被检查者发生误吸、吸入性肺炎、营养不良等，严重者可危及被检查者生命。可用下述方法对被检查者进行吞咽功能评估。

（一）视频荧光造影

视频荧光造影是目前最可信的吞咽功能评估方法，先调制不同黏度的造影剂，让被检查者吞服，然后在荧光屏幕下摄录整个吞咽过程，评估吞咽障碍的程度及部位。

（二）反复唾液吞咽测试

被检查者取坐位，检查者将手指放于被检查者喉结及舌骨处，观察30s内被检查者的吞咽次数及活动度，正常能完成5~8次，如果少于3次，提示需做进一步检查。

（三）洼田饮水试验

被检查者取坐位，以水杯盛温水30mL，嘱被检查者如往常一样饮用，注意观察被检查者饮水过程，并记录饮水所用时间，一般可分为5级（表2-2-3）。

表2-2-3　洼田饮水试验的分级及表现

分级	表现
1级	一次喝完，无呛咳
2级	两次及以上喝完，无呛咳
3级	一次喝完，有呛咳
4级	两次及以上喝完，有呛咳
5级	多次发生呛咳，不能将水喝完

正常：1级，5s之内。可疑：1级5s以上或2级。异常：3、4、5级。

注意：≥3级，禁止经口进食，遵医嘱安置胃管或鼻肠管。

七、反射功能

（一）浅反射

浅反射指刺激皮肤或黏膜引起肌肉快速收缩，包括角膜反射、咽反射、腹壁反射和肛门反射等。

1. 角膜反射

嘱被检查者向内上方注视，检查者用细棉签由角膜边缘轻触被检查者的角膜，正常可有刺激症状或回避表现，异常表现为迟钝或没感觉。

2. 咽反射

用压舌板轻触被检查者咽后壁，正常时引起恶心反射（咽肌收缩），有神经损害者则反射迟钝或消失。

3. 腹壁反射

被检查者取仰卧位，双下肢屈曲并拢，放松腹部。检查者用钝针在被检查者肋缘下（T_7~T_8）、脐水平（T_9~T_{10}）、腹股沟上（T_{11}~T_{12}）三个部位由外向内轻划腹壁皮肤，查看腹壁肌肉收缩情况。

4. 肛门反射

用棉签轻划肛门周围皮肤，正常反应为肛门外括约肌收缩。

（二）深反射

深反射包括肱二头肌反射、肱三头肌反射、桡骨膜反射、膝反射、踝反射等。

1. 肱二头肌反射

被检查者取坐位或者卧位，肘关节屈曲，检查者用拇指按住被检查者的肱二头肌肌腱，用叩诊锤叩击拇指，阳性反应为前臂屈曲。

2. 肱三头肌反射

被检查者取仰卧位，肘关节屈曲呈直角，检查者用叩诊锤叩击被检查者肱三头肌的稍上方，阳性反应为前臂伸直。

3. 桡骨膜反射

被检查者取坐位或者卧位，肘关节屈曲，检查者用左手托住被检查者的右手，叩击桡骨茎突，阳性反应是肘关节弯曲、旋前。

4. 膝反射

被检查者取仰卧位或者坐位，小腿自然下垂，检查者叩击被检查者的股四头肌肌腱，出现小腿上抬或伸直为阳性反应。

5. 踝反射

被检查者取仰卧位，膝关节轻微屈曲、向外部展开，检查者用手扶住被检查者的足尖，使其轻微背屈，用叩诊锤叩击其跟腱，阳性反应为足部轻度跖屈。

（三）病理反射

病理反射主要包括巴宾斯基征和奥本海姆征。

1. 巴宾斯基征

被检查者取仰卧位，用一钝针轻划被检查者的足外侧缘，由足跟向前至小趾根部再转向内侧，引起踇趾背屈，其余四趾跖屈及扇形展开，称"开扇征"，是典型的巴宾斯基征阳性表现。

2. 奥本海姆征

用拇指和食指沿被检查者胫骨前自上而下加压推移，其反射表现和巴宾斯基征相同。

（四）脑膜刺激征

脑膜刺激征包括颈项强直、克尼格征和布鲁津斯基征。

1. 颈项强直

被检查者取坐卧位或者平卧位，颈部放松，检查者用手托起被检查者枕部使其头部前屈。正常人屈颈可触及胸骨柄，被动屈曲受限称为颈项强直。

2. 克尼格征

被检查者取平卧位，下肢抬起屈髋 90°，然后把膝关节伸直，膝关节伸直至≥135°属正常。如果<135°为克尼格征阳性。

3. 布鲁津斯基征

被检查者取平卧位，下肢自然伸直，头部前屈，阳性表现为两侧膝关节和髋关节屈曲。

参考文献

贾建平，陈生弟. 神经病学［M］. 8 版. 北京：人民卫生出版社，2018.

李小寒，尚少梅. 基础护理学［M］. 7 版. 北京：人民卫生出版社，2022.

万学红，卢雪峰. 诊断学［M］. 9 版. 北京：人民卫生出版社，2018.

陈茂君，段丽娟，李莉. 神经外科护理难点突破［M］. 成都：四川大学出版社，2020.

李兴泽. 神经外科临床诊疗方法［M］. 北京：科学技术文献出版社，2019.

陈兴梅，阳桃鲜，王萍仙，等. 神经外科临床护理管理与实践［M］. 昆明：云南科技出版社，2021.

中南大学湘雅医学院. 神经系统检查法——感觉功能、反射功能和自主神经功能检查［M］. 北京：化学工业出版社，2003.

刘丽萍，陈玮琪，段婉莹，等. 中国脑血管病临床管理指南（节选版）——缺血性脑血管病临床管理［J］. 中国卒中杂志，2019，14（7）：709－725.

牛丽，李彦杰，秦合伟，等. 脑卒中后吞咽障碍康复评估和治疗研究进展［J］. 中国医药导报，2020，17（28）：48 51，63.

武文娟，毕霞，宋磊，等. 洼田饮水试验在急性脑卒中后吞咽障碍患者中的应用价值［J］. 上海交通大学学报（医学版），2016，36（7）：1049－1053.

小 结

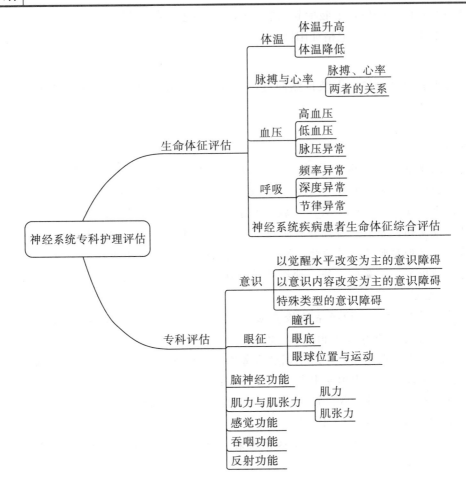

第三章 颅压增高的管理

第一节 颅压增高概述

颅压（intracranial pressure，ICP）指颅腔内容物对颅腔壁所产生的压力。成人颅腔是由颅骨形成的半封闭体腔，容积为 1400~1500mL，其主要内容物包括脑组织、脑脊液和血液。脑组织体积为 1150~1350cm³，占颅腔容积的 80％，主要包括大脑、脑干和小脑；脑脊液总体积约 150mL，占颅腔容积的 10％；血液占 2％~11％，变化较大。颅腔的容积基本恒定，颅腔内容物总体积也基本保持稳定，若脑组织、脑脊液、血液三者中有一种体积增大，其他两种内容物体积则相应减小（Monroe－Kellie 原理），从而维持正常的颅压。成人正常的颅压为 70~200mmH$_2$O，儿童为 50~100mmH$_2$O。

颅压增高（increased intracranial pressure）指颅腔内容物总体积增加超过颅腔可代偿容量的 8％~10％，导致成人颅压持续高于 200mmH$_2$O，儿童高于 100mmH$_2$O。颅压增高是神经外科常见疾病共有的一组症候群。如不能及时诊断和解决引起颅压增高的病因，或采取措施降低颅压，患者往往由于脑疝而死亡。

一、常见病因

（一）颅脑损伤

颅脑损伤引起颅内血肿，脑挫裂伤伴脑水肿是最常见的原因。另外，蛛网膜下腔出血伴脑血管痉挛、脑梗死、脑脊液循环通路不畅、大片凹陷骨折致颅腔狭小也可以引起颅压增高。

（二）颅内肿瘤

一般肿瘤体积越大，颅压增高越明显。但是，中线部位、脑室部位肿瘤，即使体积不大，因容易堵塞室间孔、中脑导水管及第四脑室等脑脊液循环通路，产生梗阻性脑积水，因而早期即可出现明显的颅压增高症状。

（三）脑血管病

多种原因引起的脑出血常有明显的颅压增高，如颅内动静脉畸形、动脉瘤等。

（四）颅脑先天性疾病

如狭颅症、颅底凹陷、先天性颅脑畸形、先天性脑积水等。

（五）颅内感染

如脑脓肿、化脓性与病毒性脑膜炎等多伴有颅压增高。

（六）脑缺氧

各种原因造成的脑缺氧如窒息、麻醉意外、一氧化碳中毒，以及某些全身性疾病如肺源性脑病、癫痫持续状态、重度贫血等，均可造成脑缺氧，进一步引起血管源性及细胞毒性脑水肿。

（七）其他

如脑寄生虫病、良性颅压增高、颅内静脉窦血栓形成等。

二、临床表现

（一）头痛、呕吐、视神经乳头水肿

头痛、呕吐、视神经乳头水肿是颅压增高的三大症状。头痛多为胀痛，多位于双颞侧或前额，为持续性疼痛、阵发性加重，夜间或清晨加重，任何使胸压、腹压增高的因素均可诱发或加重疼痛。呕吐常伴随头痛发生，呕吐多为喷射性，呕吐后头痛会有所缓解。视神经乳头水肿是颅压增高的客观征象，表现为视物模糊，严重时可发生眼底出血。

（二）生命体征变化

颅压增高早期生命体征变化不明显。高峰期可出现血压增高、脉压增大、脉搏缓慢、呼吸深慢等库欣反应。临床通常只出现血压或脉搏一种变化，需注意鉴别。晚期，随着颅压进行性增高，出现血压降低、心率增快、呼吸不规则等表现。

（三）精神与意识障碍

颅压增高患者常表现为头晕、复视（展神经麻痹）、一过性黑蒙、神志淡漠、反应迟钝等症状。急性颅压增高患者通常表现为重度颅压增高，出现严重的意识障碍。

（四）其他

可有癫痫发作、一侧或双侧展神经麻痹、复视等。儿童可见头颅增大、颅缝增宽、

前囟隆起、头皮静脉怒张等。

三、辅助检查

（一）病因诊断

CT 或者 MRI 检查以明确颅压增高的病因。

（二）腰椎穿刺测压

腰椎穿刺测压结果仅代表单位时间内压力，同时需排除以下禁忌证：①脑疝者为绝对禁忌证。②颅后窝病变或颅内占位性病变有颅压增高表现者。③开放性颅脑损伤伴脑脊液漏者。④穿刺处皮肤感染或腰椎畸形者。⑤严重感染或躁动不配合操作者等。

（三）脑室穿刺

脑室穿刺引流，同时测压。

（四）颅压监测

使用颅压监测仪持续动态监测颅压。

四、治疗与护理

（一）治疗

颅压增高的治疗包括手术治疗和非手术治疗。手术治疗是去除病因根本、有效的治疗方法。非手术治疗适用于颅压增高病因不明，或虽已查明病因但仍需非手术治疗，以及作为术前准备的患者，包括限制液体入量、脱水治疗、激素治疗、亚低温疗法、辅助过度换气等。

（二）护理措施

1. 一般护理措施

1) 抬高床头 $15°\sim30°$，卧床休息。

2) 予清淡饮食。

3) 遵医嘱控制补液，不能进食者，成人每天补液量不超过 2000mL，保持每天尿量不少于 600mL，以防水、电解质失衡。

4) 持续或间断低流量吸氧，改善脑缺氧使脑血管收缩，降低脑血流量。

5) 协助进行生活护理。

2. 病情观察

1) 密切观察患者意识、瞳孔的变化，有无头痛、呕吐、视神经乳头水肿及库欣反应出现。

2）正确判断高颅压与低颅压征，必要时复查 CT。条件允许的情况下监测颅压。

3. 用药及治疗护理

1）遵医嘱使用脱水剂、激素等药物治疗，以及亚低温疗法、辅助过度换气等治疗措施降低颅压、减轻脑水肿。

2）用药过程中要注意观察患者的尿量、用药反应。

3）使用亚低温疗法过程中注意其适应证、禁忌证，防止并发症发生。

4）使用辅助过度换气治疗时注意适当调节参数，定时血气分析。过度换气时间不超过 24h。

4. 颅压管理

1）防止颅压骤然增高：①指导患者抬高床头 15°～30°，卧床休息，以利于颅内静脉回流。②保持病房安静，清醒患者也不要突然坐起，要保持情绪稳定，避免因情绪激动引起血压骤升致颅压增高。③保持呼吸道通畅，避免剧烈咳嗽。④鼓励患者多吃蔬菜和水果，促进肠蠕动，以免发生便秘。⑤便秘者，应遵医嘱使用开塞露、缓泻剂，切忌用力屏气排便及高压灌肠。⑥控制及预防癫痫发作，癫痫发作可加重脑缺氧及脑水肿，导致颅压增高。⑦积极排除躁动因素，避免患者躁动造成颅压增高。

2）做好颅压增高患者的健康教育，以确保其安全，防止颅压再次增高危及生命。

第二节　颅压增高与脑疝

颅压增高超过一定的代偿能力或继续增高时，脑组织、脑血管及脑神经结构受压，从高压力区向低压力区移位，并通过一些解剖上的裂缝挤入压力较低的间隙或孔道中去，引起相应的症状，形成脑疝（brain hernia）。颅压增高若不能及时诊断，不采取措施降低颅压和去除其病因，疝出的脑组织压迫周围组织，阻塞脑脊液循环通道使颅压持续增高，病情恶化，最终就会因脑干功能衰竭而危及生命。

一、脑疝的病因

颅内任何占位性病变发展到一定程度均可导致颅内各分腔压力不均而引起脑疝。常见的病因：①外伤所致的颅内血肿，如硬膜外血肿、硬膜下血肿、脑内血肿。②颅内肿瘤尤其是颅后窝、中线部位及一侧大脑半球肿瘤等。③急性脑血管病，如高血压脑出血、脑动静脉畸形等。④医源性因素，如高颅压状态下行腰椎穿刺放液等。⑤其他因素，如脑脓肿、颅内寄生虫等。

二、脑疝的分类

颅腔被大脑镰、小脑幕分为幕上左、右及幕下三个腔室。幕上与幕下通过小脑幕切迹相通，两侧大脑半球由大脑镰下裂隙相通，幕下与椎管通过枕骨大孔相通。根据移位的脑组织及其通过的硬脑膜间隙和孔道，脑疝可分为小脑幕切迹疝（transtentorial herniation）、枕骨大孔疝（foramen magnum hernia）及大脑镰下疝。

小脑幕切迹疝又称为颞叶钩回疝，是幕上的脑组织（颞叶的海马回、钩回）通过小脑幕切迹被挤向幕下。枕骨大孔疝又称小脑扁桃体疝，是幕下的小脑扁桃体及延髓经枕骨大孔被挤向椎管内。大脑镰下疝又称扣带回疝，是一侧半球的扣带回经大脑镰下裂隙被挤入对侧分腔，一般较为少见。

脑疝的出现是颅内疾病及颅脑损伤引起颅压增高及颅压增高加剧的必然结局，是一种极其严重的危象。早期预防和治疗颅压增高，减轻脑组织水肿，使脑干损害可逆，方能使患者获得良好的预后。

三、脑疝的临床表现

（一）小脑幕切迹疝

临床症状和体征分为早、中、晚期。

1. 早期

①颅压增高：在原有病变基础上出现加剧的头痛，并伴躁动不安、频繁呕吐。②瞳孔变化：初期由于患侧动眼神经受刺激可导致患侧瞳孔变小，此过程持续时间较短，只有在早期可观察到。随病情进展患侧动眼神经麻痹，患侧瞳孔逐渐散大，对光反射迟钝。③意识障碍：患者意识由清醒逐渐发展为嗜睡或意识模糊。④锥体束征：一般表现为轻度的对侧上下肢肌力稍弱和肌张力增高。⑤生命体征变化：表现为轻微的脉搏、呼吸减慢。

2. 中期

①瞳孔变化：患侧上下睑下垂，眼球内斜，瞳孔散大，对光反射消失，对侧瞳孔大小可正常，但对光反射已明显减弱。②意识障碍进行性加重，由嗜睡转为浅昏迷至中昏迷，呼之不应，但有刺痛反应。③锥体束征，由于同侧大脑脚受压，病变对侧肢体出现肌力减弱或瘫痪，肌张力增加，病理征阳性。④生命体征：出现明显的库欣反应，表现为呼吸深而慢，脉搏慢而有力，血压升高，体温升高。

3. 晚期

晚期又称为中枢衰竭期。①患者双侧瞳孔散大，对光反射消失，呈去大脑强直状态。②意识呈深昏迷，对所有刺激均无反应。③生命中枢开始衰竭，出现潮式或叹气样呼吸，脉搏微弱，血压和体温下降，直至呼吸停止。

（二）枕骨大孔疝

因颅后窝容积较小，对颅压增高的代偿能力也小，所以其病情变化较快。但枕骨大孔疝也有急慢性之分，临床表现也有急缓之分。急性枕骨大孔疝发作时，以延髓急性损害症状为主，脑神经和颈神经损害症状次之。慢性枕骨大孔疝则表现为渐进性过程，主要特点：严重颅压增高症状，出现剧烈头痛、频繁呕吐、颈项强直或强迫头位。因受压部位常位于延髓，其特征为生命体征紊乱出现较早、意识障碍出现较晚，患者早期可没有瞳孔改变而突发呼吸骤停。

四、脑疝的紧急治疗与护理

对于脑疝应立即采取紧急降低颅压的措施，为手术争取时间。具体操作如下：

1）立即静脉推注 20～40mg 呋塞米，继用 20％甘露醇快速静脉滴入，要求 250mL 甘露醇在 15～30min 内滴完。

2）吸氧、保持呼吸道通畅，准备好气管插管、气管切开用物及呼吸机。

3）留置导尿管，密切观察脱水效果及尿量。

4）做好急诊手术准备。

5）密切观察病情变化。

参考文献

蔡卫新，贾金秀. 神经外科护理学［M］. 北京：人民卫生出版社，2018.

陈茂君，蒋艳，游潮. 神经外科护理手册［M］. 2 版. 北京：科学出版社，2015.

马克·S. 格林伯格. 神经外科手册：原著第 9 版［M］. 赵继宗，主译. 南京：江苏凤凰科学技术出版社，2021.

陈茂君，段丽娟，李莉. 神经外科护理难点突破［M］. 成都：四川大学出版社，2020.

小 结

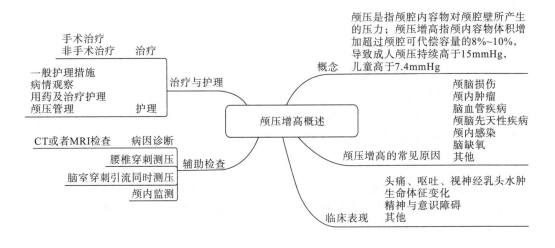

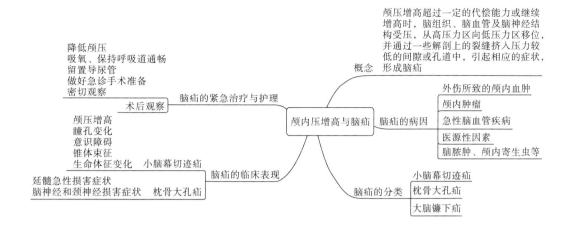

降低颅压
吸氧、保持呼吸道通畅
留置导尿管
做好急诊手术准备
密切观察
　　　　术后观察　　脑疝的紧急治疗与护理

颅压增高
瞳孔变化
意识障碍
锥体束征
生命体征变化　小脑幕切迹疝
延髓急性损害症状
脑神经和颈神经损害症状　枕骨大孔疝
　　　　　　　　　脑疝的临床表现

颅内压增高与脑疝

概念　颅压增高超过一定的代偿能力或继续增高时，脑组织、脑血管及脑神经结构受压，从高压区向低压力区移位，并通过一些解剖上的裂缝挤入压力较低的间隙或孔道中，引起相应的症状，形成脑疝

脑疝的病因
外伤所致的颅内血肿
颅内肿瘤
急性脑血管疾病
医源性因素
脑脓肿、颅内寄生虫等

脑疝的分类
小脑幕切迹疝
枕骨大孔疝
大脑镰下疝

第四章　生命体征的管理

生命体征包括体温、脉搏、呼吸和血压等，是评估人体生命活动存在和质量的重要征象。它们是维持机体正常活动的支柱，缺一不可，不论哪项异常均预示严重或致命的疾病，同时某些疾病也可导致生命体征的变化。生命体征的管理就是监测这些体征，并使其维持在目标范围。

第一节　体温的管理

目前临床上体温管理主要指目标体温管理，定义是通过积极治疗将个体体温调节至目标范围并保持稳定，包括建立低体温状态（亚低温脑保护）和保持正常体温（低体温患者复温）。

一、亚低温脑保护

（一）定义与分类

低温脑保护为通过物理方法降低患者全身体温或者局部脑温，进而降低脑耗氧量、促进脑功能恢复的一种治疗方法。目前国际上将低温划分为轻度低温（33～35℃）、中度低温（28～32℃）、深度低温（17～27℃）、超深度低温（4～16℃）。其中轻度低温和中度低温属于亚低温，临床应用最为普遍。

（二）原理

利用具有中枢神经系统抑制作用的药物，使患者进入睡眠状态，再配合物理降温减少脑耗氧量和能量代谢，从而降低颅脑损伤患者的颅压。

（三）适用范围

心脏外科体外循环术中的脑保护，以及脑灌注压下降相关的颅脑损伤、心肺复苏后脑病、新生儿缺氧缺血性脑病、颅脑损伤（创伤性颅脑损伤，广泛脑挫裂伤出血后脑水肿、颅脑损伤，急性癫痫持续状态等）、缺血性脑卒中、脑出血、蛛网膜下腔出血、各种高热状态（中枢性高热病、高热惊厥、脑炎）等。

（四）方法

亚低温脑保护方法主要包括全身体表降温、血管内降温及局部降温等。亚低温脑保护治疗越早，降温速度越快，治疗效果越好。颅脑损伤患者的亚低温脑保护治疗时间应至少维持 3～5 天。

（五）复温

患者清醒、病情稳定后即可考虑开始复温。可逐渐自然复温，外源性复温可采用温暖毛毯、热水袋、温水毯等。内源性复温方法为成人输注温热液体或使用体外循环等血液变温设备。避免过快复温，应缓慢持续复温，防止出现反弹性高温，以免加重颅脑损伤。推荐每 4～6h 复温 1℃，12～24h 内将温度（肛温）恢复至 36～37℃。复温过程中适当给予镇静、肌松药，预防肌肉震颤导致的颅压增高。

（六）亚低温的并发症

肌肉震颤、免疫功能低下、呼吸道感染、压疮、心律失常 [心动过缓、室性期前收缩（早搏）、心室纤颤等]、循环不稳定（低血压）、反跳性颅压增高、凝血功能障碍（低凝和出血倾向）、电解质失衡（高钠、低钾、低镁、低氯、低钙等）。理论上讲，温度越低，脑保护效果越明显，不良反应也越明显。因此，设置的温度应综合考虑脑保护作用和亚低温的并发症。

（七）亚低温的监测与护理

1）保持肛温在 33～35℃。监测呼吸、有创动脉压、心率、血氧等生命体征的变化。间断或持续监测脑电图。有条件可监测躯体感觉诱发电位（SSEP）、脑氧饱和度。监测血红蛋白，定期行血气分析，保持电解质平衡和内环境稳定。

2）基础护理：注意有无寒战，物理降温时避免低温冻伤。盐酸异丙嗪易造成呼吸道分泌物变黏稠，因此，要加强气管插管患者的呼吸道管理。此外，卧床患者容易出现各种合并症，应切实做好皮肤护理，防止压疮的发生。观察患者有无腹胀、便秘等胃肠道症状，及时对症处理。

二、保持正常体温

低体温指体温低于正常范围。

（一）原因

1. 散热过多

长时间暴露在低温环境中，使机体散热过多、多快。在寒冷环境中大量饮酒，使血管过度扩张，散热过多。

2. 产热减少

重度营养不良、极度衰竭，使机体产热减少。

3. 体温调节中枢受损

常见于中枢神经系统功能不良，如颅脑外伤、脊髓受损；药物中毒，如麻醉剂、镇静剂；重症疾病，如败血症、大出血等。

（二）围术期低体温防治

围术期低体温的定义：围术期各种原因导致机体核心体温低于 36℃。

围术期低体温可导致手术切口感染、心血管不良事件、凝血功能下降、麻醉苏醒时间延长、住院时间延长等不良结局。围术期患者的体温管理尤为重要，以减少术中和术后相关并发症的发生。

1）术前体温保护措施：术前应尽快实施主动加温，即使患者术前体温≥36℃，也应于麻醉诱导前实施至少 20min 的主动体温保护措施。维持环境温度不低于 23℃。保持麻醉前核心体温不低于 36℃。

2）术中体温保护措施：包括被动保温和主动保温。被动保温包括覆盖手术单、保温毯等。主动保温措施包括：①压力暖风毯是目前国内外文献、专家共识及指南报道安全、有效和广泛使用的主动保温方法。②输液加温设备，包括各类隔热静脉输液管道、水浴加温系统、金属板热交换器、对流加温系统等低流速或高流速加温设备。③其他保温措施包括体腔灌洗液加温至 38～40℃、提高手术室温度至 21℃及以上等。

3）术后体温保护措施：一般情况下，患者体温≥36℃方可离开麻醉恢复室。患者返回病房即应监测并记录体温，随后每 4h 监测一次。指导患者及其家属继续做好体温保护，如使用温水、毛毯、衣物及升高病房温度等。如患者体温<36℃，应立即采用主动加温措施，复温期间需每隔 30min 监测一次体温，直至恢复正常。

第二节　脉搏及血压的管理

一、脉搏的管理

脉搏是在每个心动周期中，由于心脏的收缩和舒张，动脉内的压力和容积也发生周期性的变化，导致动脉壁产生的有节律的搏动。通过监测脉搏的变化，间接了解心脏状况，有助于疾病诊断，为预防、治疗、康复及护理提供依据。

（一）脉搏的观察

神经外科护士应当注意观察以下几项特征：①脉率，即搏动次数，正常成人在安静状态下脉率为 60～100 次/分。②脉律，即脉搏节律，需节律均匀、规则、间隔时间相等。③脉搏的强弱，取决于心排血量、动脉的充盈程度、动脉管壁的弹性和脉压大小。④动脉管壁应光滑、柔软，有弹性。

需掌握脉搏的生理性变化。正常情况下，脉率与心率一致，受许多因素影响，脉率在一定范围内发生变化。①性别：女性比男性稍快。②年龄：儿童比成人快，老年人稍慢。③运动：一般运动后脉率会加快，休息、睡眠时减慢。④情绪：兴奋、恐惧、焦虑时脉率会加快，镇静时会减慢。⑤饮食、药物：进食、饮浓茶、咖啡和使用兴奋剂均可使脉率加快，禁食、使用镇静剂或洋地黄类药物可使脉率减慢。⑥体型：身材细高者比矮胖者脉率慢。

（二）异常脉搏

1. 频率异常

成人脉率超过 100 次/分，称为速脉（心动过速），脉率少于 60/分，称为缓脉（心动过缓）。

2. 节律异常

1）间歇脉：在正常均匀的脉搏中出现一次提前而较弱的搏动，其后有一较正常的延长间歇。

2）二联律：每隔一个正常搏动出现一次期前收缩。

3）三联律：每隔两个正常搏动出现一次期前收缩。

4）脉搏短促（绌脉）：在同一单位时间内脉率少于心率，常见于心房颤动。

3. 强弱异常

1）洪脉：当心排血量增加，动脉充盈度和脉压较大时，脉搏强大有力，常见于高热、甲亢等。

2）细脉或丝脉：当心排血量减少，动脉充盈度降低时，脉搏细弱无力，常见于心功能不全、大出血、休克等。

3）交替脉：节律正常而强弱交替出现的脉搏。

4）水冲脉：脉搏骤起骤降，急促而有力，常见于主动脉关闭不全、甲亢等。

5）奇脉：吸气时脉搏明显减弱或消失，常见于心包积液和缩窄性心包炎。

（三）测量脉搏的方法

1. 测量部位

浅表、靠近骨骼的大动脉均可作为测量部位，首选桡动脉。

2. 测量方法

1）患者取仰卧位或坐位，手腕伸展，手臂置于舒适位置。

2）将食指、中指、无名指并拢，指端轻按于桡动脉处，勿用拇指诊脉。

3）计数 30s，所得数值乘 2，脉搏异常或危重患者应测 1min。

4）脉搏短促测量：两位护士一人听心率，另一人测脉率，由听心率者发出"起""停"口令，两人同时开始，测 1min。记录心率/脉率。

3. 注意事项

1）不可用拇指诊脉，以防拇指小动脉与患者脉搏混淆。

2）偏瘫患者测量脉搏时，应当选择健侧肢体。

3）脉搏异常、危重患者应测 1min，脉搏细弱难以触诊时应测量心尖搏动 1min。

4）测量前 30min，患者无过度活动，处于安静状态，避免情绪紧张、恐惧等。

（四）异常脉搏的护理

1）观察要点：严密观察患者的脉搏的频率、节律、强弱，动脉管壁的弹性及其他生命体征和其他相关症状；指导患者按时吃药，并观察疗效及不良反应。

2）嘱患者增加卧床休息时间，减少心肌耗氧量。

3）根据病情可适当吸氧。

4）协助进行各项检查，如心电图等。

5）急救准备：危重患者备好急救设备及药品。

6）健康教育：指导患者保持情绪稳定，戒烟限酒，饮食宜清淡；教会患者及其家属自我监测脉搏的方法，使其掌握简单的自救技巧等。

二、血压的管理

高血压是脑血管病重要、独立的危险因素，约 70％ 的脑血管病患者都有高血压病史，其中半数以上收缩压在 160mmHg 以上。在脑血管病急性期，控制好患者的血压可以改善预后。在脑血管病恢复期，血压的科学管理不仅有利于减少脑血管病的复发，更有利于提高患者的生活质量。

（一）脑血流的调节机制

大脑自身调节系统可调节脑血流量，维持脑灌注压（cerebral perfusion pressure，CPP）在 60～150mmHg。脑灌注压与平均动脉压（mean arterial pressure，MAP）和颅压的关系：脑灌注压＝平均动脉压－颅压。

脑灌注压和脑血管阻力（cerebral vascular resistance，CVR）决定脑血流量（cerebral blood flow，CBF）。当平均动脉压为 50～160mmHg 时，大脑自身调节系统能维持脑血流量相对稳定。平均动脉压小于 50mmHg 时，小动脉扩张到最大程度，脑血流量与平均动脉压成比例下降，导致脑缺血。平均动脉压大于 160mmHg 时，小动脉收缩功能衰竭，导致脑水肿和颅内出血。长期高血压患者平均动脉压升高，大脑自身调节曲线右移，脑血流量自动调节的上下限均升高，故高血压患者能耐受较高血压，而不能耐受较低血压。

（二）血压管理原则

1）平稳降压，避免血压过度波动。降压宜缓慢进行，防止血压降得过快、过低。

2）个体化降压，因为每个患者的基础血压不同，并且可能合并其他疾病，需根据具体情况选用降压药和控制降压程度。

3）降压过程中严密监测血压变化，发现异常及时处理。

4）为维持降压效果平稳，尽量避免血压波动，用长效降压药为佳。

5）降压过程中注意保护心、脑、肾等重要器官。

（三）急性期血压管理策略

对于脑血管病急性期患者，不同类型（出血或缺血）患者其血压的控制范围仍待进一步研究。应根据现有指南中的建议进行血压管理。

1）缺血性脑血管病的血压管理：《中国急性缺血性脑卒中诊治指南 2014》指出准备溶栓者，血压控制在收缩压≤180/100mmHg。血压持续升高，收缩压≥200mmHg 或舒张压≥110mmHg，或伴有严重心功能不全、主动脉夹层、高血压脑病的患者，可予降压治疗，并严密观察血压变化。脑卒中后若病情稳定，血压持续≥140/90mmHg，无禁忌证，可于起病数天后恢复使用发病前服用的降压药或开始启动降压治疗。溶栓或介入治疗的血压管理：闭塞血管再通前应维持收缩压在 140～180mmHg，舒张压＜105mmHg；闭塞血管再通后，根据影像学结果确定降压目标，但血压下降程度不应低于基础值的 20％。

2）脑出血的血压管理：急性脑出血时由于颅压增高，血压反射性增高，多数患者血压较高、波动大，护士应严密观察血压的变化，根据血压情况遵医嘱采取合理的降压措施。对于血压相对平稳却突然升高的患者要警惕，应同时观察患者有无其他体征，注意是否脑水肿加重或发生再次出血，并做好颅压监测，进行患者的病情观察和记录，发现病情变化时及时报告医生。对自发性脑出血患者血压升高时的治疗建议：①如果收缩压＞200mmHg 或平均动脉压＞150mmHg，考虑持续静脉给药积极降低血压，每 5min 测量一次血压。②如果收缩压＞180mmHg 或平均动脉压＞130mmHg，并且有证据支持或怀疑颅压升高，考虑监测颅压，同时间断性或持续性静脉给药降低血压，并保持脑灌注压＞60mmHg。③如果收缩压＞180mmHg 或平均动脉压＞130mmHg，但没有证据支持或怀疑颅压升高，考虑应用间断性或持续性静脉给药适当降压（即目标平均动脉压110mmHg 或目标血压 160/90mmHg）。

3）动脉瘤性蛛网膜下腔出血（aneurysmal subarachnoid hemorrhage，aSAH）的血压管理：美国麻醉医师协会（American Society of Anesthesiologists，ASA）/美国心脏协会（American Heart Association，AHA）的《动脉瘤性蛛网膜下腔出血的治疗指南（2012）》针对预防 aSAH，推荐应用降压药治疗高血压，以预防缺血性脑卒中、脑出血（1 级推荐，A 级证据）；针对预防 aSAH 再出血，推荐从 aSAH 发病到动脉瘤修补期间，应使用静脉滴注药物控制血压，以降低脑卒中与高血压相关性再出血风险，并维持脑灌注压。降低再出血风险的血压控制目标尚不明确，但将收缩压降至 160mmHg 以下是合理的（1 级证据，B 级推荐）。常规静脉滴注尼莫地平，既能降低血压，又能防止脑动脉痉挛。

4）恢复期的血压管理：脑血管病治疗后病情稳定的患者，严格的血压管理可显著降低其再发的风险。改变不良生活方式，注意血压监测。控制血压应注意降压不要过急过快，使患者收缩压尽可能缓慢降至＜140mmHg。根据患者情况，制订个体化降压目标。

（四）常见降压药及用法

降压药的选择要个体化，根据患者具体情况确定给药方式，急性期先静脉给药，迅速控制高血压，逐渐过渡到口服给药。

1. 静脉给药

1）盐酸乌拉地尔：具有外周和中枢双重降压作用，适用于高血压危象、重度和极重度高血压和难治性高血压。

2）盐酸尼卡地平（佩尔地平）：短效钙通道阻滞剂，是二氢吡啶类药物，可有效地扩张全身血管，对脑血管具有选择性，适用于原发性高血压、冠心病及各类心绞痛。

3）硝普钠：用于临床上各类急性高血压，半衰期短，停药后血压很快恢复至原来水平。

4）硝酸甘油：用于快速控制高血压，停药后数分钟作用消失，主要用于高血压急症。

2. 口服给药

1）利尿剂：常用的有氢氯噻嗪，可减少细胞外液容量、降低心排血量，并通过利钠功效降低血压，降压功效弱，起效缓慢，主要用于轻、中度高血压。血糖、血脂异常患者慎用，痛风患者禁用。

2）α受体阻滞剂：常用的有哌唑嗪、多沙唑嗪等，特点是不影响血脂、血糖代谢，主要的不良反应是直立性低血压。

3）β受体阻滞剂：代表药物有美托洛尔，它既能降压，又能降心率，应用很广泛；降压功效弱，起效时间长，适用于轻、中度高血压。心动过缓、心脏传导阻滞的高血压患者禁用。

4）钙通道阻滞药：常用的有硝苯地平、尼群地平、氨氯地平等。这类药在降压的同时，不降低重要器官的血液供应，对血糖、血脂的代谢没有影响，适用于老年高血压患者，已有心、脑、肾损害或合并稳定性心绞痛的高血压患者。

5）血管紧张素受体阻滞剂：主要是各种沙坦类药物，包括氯沙坦、厄贝沙坦等，这类药物不良反应较少见，偶有头昏、肢体水肿等反应。

（五）健康指导

1. 用药指导

学会自我监测血压，根据医嘱规范服用，不能突然停药、换药、减量。注意药物疗效和不良反应，观察有无并发症的发生。若有不适，及时就诊。

2. 饮食指导

高血压患者宜选择清淡、低盐饮食。选择易消化、低脂、高维生素的食物。高血压患者需戒烟、限酒。

3. 规律生活

良好的生活习惯是保持健康、维持正常血压的重要条件，如保证足够的睡眠、养成定时排便的习惯、注意保暖、避免冷热刺激等。

4. 控制情绪

精神紧张、情绪激动、烦躁、焦虑、忧愁都是诱发高血压的精神因素，应加强自我修养，随时调节情绪，保持心情舒畅。

5. 坚持运动

积极参加力所能及的体力劳动和适当的体育运动，以改善血液循环，增强心血管功能。

第三节　呼吸道的管理

神经外科的危重患者多存在不同程度的意识障碍和（或）呼吸道保护性反射（如吞咽、咳嗽反射等）异常，且重型颅脑外伤及复杂的神经外科手术也会对患者机体构成较为严重的刺激，这些危险因素使得神经外科的危重患者常因存在呼吸中枢功能障碍、呼吸道不畅、呼吸功能不全等导致或加重缺氧。早期建立人工气道，有利于及时排痰、改善呼吸道阻塞、减少肺部感染，从而改善心、脑、肾功能，减少因缺氧而引起的脑水肿，降低脑疝形成的风险，并可以有效地减少后遗症的发生，降低患者的死亡率。本节将主要介绍开放呼吸道、人工气道的种类、人工气道的护理、人工气道相关并发症等。

一、开放呼吸道

建立人工气道的第一步是开放呼吸道。急救开放呼吸道手法是指在没有辅助装置的情况下以徒手方式保持呼吸道畅通，目的是解除由于舌根后坠造成的上呼吸道梗阻，从而保持呼吸道通畅。常用开放呼吸道手法包括仰头抬颌法、仰头抬颈法和双手抬颌法。

（一）仰头抬颌法

患者仰卧，操作者站于患者一侧，将一手小鱼际放于患者前额处，用力下压使患者头部后仰，另一手食指与中指并拢置于患者下颌，帮助患者头部后仰，开放呼吸道。注意手指不要压迫患者颈前软组织，以免压迫气管。

（二）仰头抬颈法

患者仰卧，操作者站于患者一侧，将一手小鱼际放于患者前额处，将其头部向后下方推，将另一手置于患者颈后将颈部上抬，使其头部后伸，从而开放呼吸道。

（三）双手抬颌法

操作者站在患者头侧，将双手置于患者双侧下颌角下方将其下颌向前上方托起，使患者头部后仰、下颌骨前移，开放呼吸道。对颈部外伤患者可用该手法，但需注意不能将头后仰及左右转动，而只是单纯抬下颌以开放呼吸道。

二、人工气道的种类

（一）咽部气道

咽部气道可分为口咽通气道和鼻咽通气道。

1. 口咽通气道

口咽通气道又称口咽通气管，多为用塑料或橡胶制成的无创性通气管道。口咽通气道能防止舌后坠，起到迅速开放、建立临时人工气道，改善患者通气的作用，是一种开放呼吸道的辅助设施。缺点：口咽通气道质地较硬，长时间置管患者容易发生口腔糜烂和黏膜溃疡，所以有条件时应尽快改用其他方法来保持呼吸道开放。

1) 口咽通气道的适应证：因舌后坠造成的完全或部分上呼吸道梗阻，有自主呼吸且呼吸节律尚规则，暂时不需要气管插管或气管切开者。

2) 口咽通气道的禁忌证：有较强咳嗽反射或呕吐、误吸风险者。

2. 鼻咽通气道

鼻咽通气道由乳胶或聚乙烯制成，外侧端稍外张，以防滑入鼻腔。鼻咽通气道是一种放置于鼻腔至口咽部的通气管，相对口咽通气道较易被患者耐受，质地柔软，损伤较小。缺点：需要每天更换，以防鼻腔损伤、压迫坏死，而且鼻咽通气道易阻塞鼻窦开口，引发炎症。

1) 鼻咽通气道的适应证：清醒、半清醒或浅麻醉、开口受限、牙关紧闭或口咽损伤的患者。

2) 鼻咽通气道的禁忌证：出血性疾病、凝血功能异常、颅底骨折、脑脊液漏、接受经蝶窦手术、鼻骨畸形、鼻部感染者。

（二）喉罩

喉罩是一种安置于咽喉腔，用气囊封闭食管和咽喉腔，经喉腔通气的人工气道。其前端为硅胶质地的扁长型套，形状大小恰好能遮住喉头。喉罩操作简单、置入成功率高、无需喉镜和肌松药辅助，尤其适于手术室外需要紧急建立气道的情况。患者可通过喉罩自主呼吸，也可行控制通气。缺点：没有气囊，密闭性较差，实施正压通气时容易漏气；使用喉罩时吸痰较困难。

1) 喉罩的适应证：①对无呕吐、反流危险的困难插管病例，喉罩可作为紧急有效的通气管。②喉罩可用于行支气管镜声带、气管支气管内小肿瘤激光手术。③对颈椎不稳定的患者行气管插管有困难时宜以喉罩通气。

2) 喉罩的禁忌证：①呕吐、反流风险高的患者（如饱胃、腹压过高者）。②咽喉部结构不正常或存在感染者。③有声门下气道梗阻者。

（三）球囊面罩

球囊面罩是机械通气最原始的状态，主要用于急救现场短期通气。不同型号呼吸球囊的容积不同：成人型呼吸球囊的容积/输出容积为 1600/1300mL，儿童型呼吸球囊为 500/350mL，婴儿型呼吸球囊为 280/100mL。

1) 球囊面罩的适应证：对于准备行气管插管前的预氧合、发生呼吸停止的患者，自主通气不足时辅助患者呼吸，减少做功。

2) 球囊面罩的禁忌证：除手法开放呼吸道的禁忌证外，面部创伤、饱胃及存在误吸风险都是使用球囊通气的禁忌证。

（四）气管插管

气管插管能有效封闭呼吸道，带有气囊，既可连接患者和呼吸机保障有效通气，又可防止误吸。气管插管操作简便易行，不需要特殊的仪器设备，通常作为机械通气或急救时的首选途径。

1) 气管插管分类：按气管插管的路径不同，分经鼻气管插管和经口气管插管两种。既往有研究表明，患者对于经鼻气管插管的耐受性强于经口气管插管，其保留时间也更长，但近年的研究结果表明，经鼻气管插管非但不能改善患者对于气管插管的耐受性，还会带来诸多不良后果，如鼻窦炎、鼻出血及由痰痂堵塞所致"堵管"现象（经鼻气管插管管径选择一般较细，吸痰管不易置入进行吸引）。颅底损伤、脑脊液漏和经蝶窦手术患者，禁忌进行经鼻气管插管，儿童也不建议实施经鼻气管插管。因此，经口气管插管应是神经外科危重患者的首选途径，操作简便、易掌握，管径较大，便于分泌物引流及气管镜检查等。缺点：下颌活动容易造成导管移位、脱出；口腔护理不方便；长时间插管可能会发生喉损伤。

2) 气管插管的适应证：①上呼吸道梗阻。②呼吸道保护机制受损，生理性的吞咽、呕吐、咳嗽反射减弱或消失，建立人工气道可防止反流、误吸。③呼吸道分泌物潴留，气管插管可及时清除呼吸道分泌物。④对呼吸衰竭需行有创通气的患者，气管插管为其提供连接通路。

3) 气管插管的禁忌证：①气管黏膜损伤严重。②喉头水肿。③肺大疱。④气胸。⑤颅底损伤、脑脊液漏和经蝶窦手术患者，禁忌进行经鼻气管插管。

（五）气管切开导管

气管切开导管是一种切开颈段气管，放入气管套管的创伤性通气技术。临床上用于解决上呼吸道梗阻。对于长期昏迷或不能主动排痰的患者，则用于充分吸除呼吸道分泌物，防治呼吸道梗阻、肺部感染，降低呼吸机相关性肺炎的发生率。作为连接呼吸机的人工气道，其特点为无效腔最小，套管易于固定，便于呼吸道分泌物吸引，患者对气管切开的耐受程度好，可长期带管。缺点：气管切开是损伤最大的人工气道，患者会丧失呼吸道的保湿功能，增加呼吸道感染的机会，时间过久易致气管出血、溃烂及狭窄等并发症。

1) 气管切开导管适应证：①头颈部大手术或严重创伤、烧伤而需要保证呼吸道通畅者。②下呼吸道分泌物多，长期自主清除能力差者，或者吞咽反射障碍、喉反射受抑制者，为防止误吸，可行气管切开。③预期需要较长时间机械通气治疗者。④上呼吸道长期或永久性梗阻者。⑤咽喉部狭窄或阻塞而无法气管插管者。

2）气管切开导管禁忌证：①气管切开部位存在感染。②气管切开部位存在恶性肿瘤。③解剖标志难以辨别。

三、人工气道的护理

（一）环境管理

人工气道的建立使气管直接向外界开放，失去了正常情况下呼吸道对病原体的过滤和非特异性免疫保护作用，或造成细菌沿气管-支气管树移行，气囊上滞留物下流，发生感染机会增加。应将患者安排在有空气净化设施的病房内，如无此条件，应尽量安排在单人病房，每天消毒房间、地面、空气1~2次，限制留陪与探视。外人进入病房应戴口罩、帽子，谢绝上呼吸道感染者进入。病房内温度最好控制在18~20℃，相对湿度50%~60%。

（二）气道温湿化

人工气道的建立破坏了上呼吸道对吸入气体的过滤加温及湿化功能，长时间吸入干燥的气体可使呼吸道水分大量丢失，导致呼吸道黏膜充血水肿、纤毛运动障碍，进而导致痰液清除功能下降。加之湿化不足，痰液黏稠度增加，甚至形成痰痂/痰栓，从而进一步增加患者窒息程度。呼吸道黏膜充血水肿导致呼吸道管腔变窄、呼吸道阻力增加、呼吸做功增加，进而导致呼吸衰竭或原有呼吸衰竭进一步加重。所以，气道温湿化是人工气道管理中的一个极其重要的环节。建立人工气道的患者必须充分温湿化，才能保持呼吸道黏液-纤毛系统的正常生理功能和防御功能，避免相关并发症的发生。

1. 温湿化方法

临床上常用的湿化装置分为气泡式湿化器、加热湿化器、热湿交换器及雾化加湿器等。常用湿化液是灭菌水和蒸馏水，不推荐使用生理盐水，因其会在湿化罐底部形成盐垢。气管插管患者使用的加热湿化器至少应提供30mg/L以上的绝对湿度，加温至少达到32℃±2℃，但一般不超过37℃。超过37℃时，不但增加呼吸道灼伤的风险，还会导致湿化液在呼吸道内冷凝而导致湿化过度。为减少冷凝水的聚集，可采用积水杯收集冷凝水，并在机械通气时将积水杯置于最低位。管道内的冷凝水含有大量细菌，一旦误吸进入呼吸道将增加患者院内感染的风险，所以，积水杯满后应及时倾倒，积水杯内的液体应视作感染性废物处理。

2. 湿化效果评价

湿化效果可从患者的表现如痰液的性状来判断，根据吸痰过程中痰液在吸痰管内的形状及其附壁情况评估结果如下。①湿化满意：痰液稀薄，能顺利通过吸痰管，管内无结痂，患者安静，呼吸道通畅。②湿化不足：痰液黏稠结痂，吸引困难，发绀加重，呼吸困难。③湿化过度：痰液过分稀薄，咳嗽频繁，需不断吸引，听诊肺部和气管内痰鸣音多，患者烦躁不安，发绀加重。

另外，Ricard 等通过 Y 形接头和气管插管间连接软管内的积水与客观监测指标（绝对湿度、相对湿度、温度）之间的关系，发现在软管间的可见积水与湿度有明显的关联性。软管内湿度的判断方法如下：1＝干燥；2＝仅能看到湿气；3＝能看到湿气及少许水滴；4＝能看到湿气及较多水滴；5＝能看到湿气及大量水滴；6＝能看到积水（形成水流）。

（三）吸痰指征及吸痰前评估

痰液潴留会给患者造成危害，盲目地吸引也会给患者带来不必要的风险和痛苦，尤其是神经外科患者呼吸道内吸引产生的刺激可以导致血压和颅压明显升高，加重继发性脑损伤。在高颅压和血压不稳定的情况下，强烈的呼吸道刺激可能导致灾难性后果。因此，在吸痰前应对患者进行评估，把握吸痰指征，真正做到"适时吸痰、按需吸痰"。操作前后给予充分氧合，操作过程中应严格无菌操作，应注意对患者的心律、呼吸形式、脉搏血氧饱和度（SpO_2）、口唇和肢端颜色等进行监测，保障患者的生命安全。根据患者对吸痰刺激的反应评估其咳嗽能力。沿人工气道插入吸痰管，送入时应快速轻柔，患者咳嗽或者遇到阻力时立即停止。当遇到阻力时，勿反复抽送吸痰管试探，以免刺激迷走神经而发生心脏抑制。此时应先退回少许后再开始施加负压，边后退吸痰管边旋转，有助于各个方向上的分泌物吸出，吸痰时间不超过 15s。

（四）导管固定

一旦确定导管的位置正确，应立即予以妥善固定，以预防意外拔管。应遵循下列原则选择不同的固定方法。

1）经口插管后应放置牙垫或口咽通气管，以防患者咬导管或呼吸道阻塞。导管保持中立位，牙垫勿压迫嘴唇。注意保护充气管，避免将其夹在气管插管与牙垫之间，防止打折受压。

2）为便于吸引和口腔护理，不能用胶布、丝线或其他工具完全堵塞口腔。所选固定方法应具有预防导管意外推进或拉出的作用。

3）固定导管时要尽可能减少对皮肤特殊部位的压力，以预防长时间压迫所致的并发症。胶布固定时应无张力粘贴，高危患者可在胶布粘贴处使用皮肤保护膜或水胶体隔离。

4）使用胶布固定时，注意固定患者头部及气管插管，操作前后检查气管插管的刻度及患者口腔情况，注意松动牙齿先用丝线固定，并在护理记录单上记录插管的深度。胶布应定时更换，发现松脱或潮湿后随时更换，避免管道脱出和移位。常用的固定方式：①"8"字形胶布固定法，准备一根棉带（长 70～80cm）、两条绢丝胶布（长 20～25cm，宽约 1.2cm）。将棉带缠绕气管插管一圈并打结，长端 50cm，短端 30cm，在门齿处与牙垫一起缠绕一圈后再次打结。棉带过颈后，在侧颈部与短端打活结，注意松紧度以能容纳一指为宜。第一条胶布从上方开始，缠绕气管插管与牙垫一圈进行交叉固定。第二条胶布从下方开始，同样缠绕气管插管及牙垫一圈进行交叉固定。②双"H"形固定法，准备两条绑扎胶布（长 16～18cm，宽 3cm，两端分别分成两等分，中间保留 2～3cm 不剪开）。撕开绑扎胶布中间的离型纸。将上段胶带无张力粘贴在口唇上方，使用下端胶带的近端自下而上固定导管。对侧胶带由对侧向近侧缠绕气管插管及牙垫一圈，并在末端 0.3cm 处反折固定。取另一条同规格胶带，将下端胶带粘贴在口唇下方，上端胶带的两头分别自上而下固定导管。③使用专用的导管固定器。

5）气管切开患者应选择口径适合的套管；切口不能过大、过低，否则气管导管容易脱出；固定带松紧度适中，以能伸入一指为宜。如气管切口过大，则需在固定套管前进行局部缝合，缝合时应注意观察有无皮下气肿及其他损伤。

（五）气囊管理

1）气囊的作用：首先是防止正压通气时出现漏气，保证潮气量的供给。其次是防止误吸，特别是气管插管后患者的吞咽受限，导致口腔分泌物及胃食管反流物易通过声门进入下呼吸道，造成污染。气囊可以防止误吸，分泌物会滞留在气囊上方形成气囊上滞留物（也称声门下滞留物）。患者只要存在防止漏气或误吸的需求，气囊就必须完全充气。对于气管插管患者，由于气管导管的存在影响其咳嗽和吞咽，因此气囊需要始终保持充气以防误吸。在不使用呼吸机时，气囊用于防止漏气的作用不再需要。此时，是否需要气囊取决于患者的自主气道保护能力。若患者已接受气管切开，并且神志清楚，可自主进食、饮水无呛咳等，不再需要气囊用于防止其误吸，就可以将气囊完全放气或者更换为无气囊气切套管。

2）气囊压力管理：气囊若充气量过大、压力过高，气管黏膜压迫时间过长会影响该处的血液循环，导致气管黏膜缺血性损伤，引起气管黏膜糜烂、出血、溃疡，严重可出现气管软化、气管狭窄或气管食管瘘。气囊压力过低将增加口咽部分泌物吸入的风险，且正压通气时易出现漏气。因此，保持合适的气囊压力至关重要。国内外指南最新推荐气囊压力范围为 25～30cmH$_2$O。同时，应每 4～6h 监测一次气囊压力，以保证气囊合适的充盈度。临床上还有一些评定气囊压力的方法，如手指捏感法和固定注气法等，这些方法均不完全可靠，气管黏膜受到的压力容易超过气管黏膜毛细血管的灌注压，对气管黏膜损伤很大。专用气囊测压表可精确监测气囊压力，方法可靠，操作简单。

3）气囊漏气的处理：临床上有多种原因可以导致气囊漏气，且处置的方法各不相同。当气囊出现漏气时，不应简单地给气囊充气或增加气囊压力来减少漏气，而应明确原因，进行有针对性的处理。首先是各种原因导致的气囊对气管壁压力降低，如气囊充气不足导致气囊压力过低，可通过给气囊充气，维持一定的气囊压力来解除；气囊、气囊连接线、指示气囊中任何一个部件出现破损，导致气囊压力不能维持，可通过更换人工气道来解除。其次是气囊位置不佳，气囊与气管的正常位置关系消失。例如，气管插管出现外移、气囊位于喉腔、气管切开套管出现移位时，部分气囊可外移至气管切开窦道处。此类气囊漏气可以通过重新调整气管插管或气管切开套管位置来解除。

四、人工气道相关并发症

(一) 气道黏膜损伤

吸痰时动作过大,用力过猛,插管次数过多、过深,负压过高,停留时间较长均可导致黏膜损伤出血。因此,宜选用管壁光滑、富有弹性的吸痰管,吸痰管的直径应小于气管导管内径的50%。操作时动作要轻柔。吸痰负压不可过高,做到"适时吸痰、按需吸痰",一次吸痰时间不超过15s。

(二) 人工气道移位

人工气道移位患者常出现低氧血症、支气管痉挛、肺膨胀不全和剧烈咳嗽等。造成人工气道移位常见原因:人工气道置入过深或过浅,患者疼痛或不耐管等原因导致躁动,牵拉人工气道而致移位。因此,护士在工作中应观察插管深度和患者的呼吸状况,如有双侧胸廓起伏不对称,一侧呼吸音减弱或消失,伴有脉率、SpO_2降低,应及时通知医生,可进行X线检查确定导管位置。

(三) 感染

保持室内空气新鲜、温湿度适宜,避免灰尘飞扬。护理操作应轻柔,严格执行无菌操作,防止个体间交叉感染。气管插管患者做好口腔护理、保持呼吸道通畅。气管切开患者切口处及周围皮肤保持清洁、干燥,每天更换切口敷料,观察切口渗血渗液情况,如果发现呼吸困难和出血量增多应及时通知医生,配合处理。如敷料有污染应及时更换。分泌物较多时,要及时吸干净,以免从切口处溢出而污染切口。一次性吸痰管避免重复使用,封闭式吸痰管每天更换,定期留取痰标本进行培养。

(四) 喉头水肿

常见于插管过程中声门暴露不佳,较短时间内因反复插管对喉部软组织和声门的反复刺激发生急性喉头水肿,导致气道狭窄。床边备气管切开包、呼吸球囊和急救物品,严密观察患者呼吸频率、节律及面色的变化,发现异常要及时通知医生,配合医生及时处理,解除呼吸道梗阻,防止患者发生呼吸衰竭或窒息死亡。

(五) 呼吸道狭窄或梗阻

呼吸道狭窄或梗阻后患者常出现SpO_2降低、呼吸急促、血压升高和心率加快等症状。造成呼吸道狭窄或梗阻的常见两类原因:人工气道折角和痰栓堵塞。人工气道折角常见于部分材质较差、管壁较薄的气管插管,当长时间放置时口内部分插管温度较高而发生软化折角,导致部分阻塞,严重时发生梗阻,导致通气困难甚至窒息。也见于部分患者咬合力较强导致插管被咬闭。为避免此种情况,除采用较好材质的插管,应遵医嘱合理使用镇静、镇痛剂,日常进行插管维护时也要时刻注意气道的通畅情况(如吸痰时口内部分置管是否顺畅、牙垫位置是否合理等)。在进行深度调整时,一定在喉镜可视下进行，否则容易进入食管和误入气管内。痰栓堵塞则主要是由于气道温湿化不足和气道内吸引不到位。防止此类并发症的最佳方法是规范的吸入气温湿化和有效吸痰。

第四节　疼痛的管理

一、疼痛概述

疼痛是一种与实际或潜在的组织损伤相关的不愉快的感觉和情绪情感体验，或与此相似的经历。疼痛是人类的一种主观体验，通常是一种适应性和保护性感受，同时受到生物学、心理学及社会环境等多方面因素的影响。

（一）影响对疼痛反应及耐受力的因素

受患者的年龄、社会文化背景、情绪状况、疼痛经历等因素影响，患者对疼痛的反应及耐受力多有不同。

1. 年龄

年龄稍大的人对疼痛的敏感度降低、阈值增高。老年人如罹患周围血管病或糖尿病时其神经传导会受影响，也影响其对疼痛的反应。

2. 社会文化背景

社会文化背景很大程度上影响着人们对疼痛的反应。人们在推崇勇敢和忍耐精神的文化氛围中会更善于耐受疼痛。文化素养不同，人们对疼痛的反应和表达方式也会有所差异。

3. 情绪状况

情绪状况对疼痛的影响主要表现在精神高度集中的人可降低对疼痛的敏感度，而焦虑、恐惧、失眠等则使人对疼痛的敏感度增高。

4. 疼痛经历

个体的疼痛经历及对疼痛的认知也会导致他们对疼痛做出不同的反应与表达。

（二）疼痛的分类

疼痛表现千差万别，目前尚无统一分类标准。按照疼痛持续时间可分为急性疼痛和慢性疼痛，按疼痛的性质及原因可分为伤害性疼痛、神经病理性疼痛、炎性疼痛、心因性疼痛等。

1. 急性疼痛

急性疼痛起病急，由损伤和疾病引起，往往因焦虑或恐惧而加重。手术后的切口、骨折、扭伤、烧伤及不稳定型心绞痛等都会引起急性疼痛。急性疼痛持续时间较短，一般少于 3 个月。如果没有预先处理，急性疼痛在换药、翻身、活动、咳嗽和深呼吸时加重。急性疼痛处理不当会变成慢性疼痛。

2. 慢性疼痛

慢性疼痛持续时间长或间断发作，没有特效的治疗方法，一般指疼痛持续时间在 3 个月及以上。

3. 伤害性疼痛

伤害性疼痛指有害刺激如物理、化学等刺激作用于感受器而导致的疼痛，通常与实际或潜在的组织损伤有关。

4. 神经病理性疼痛

神经病理性疼痛的致痛源在神经系统，与脑损坏有关。神经病理性疼痛常表现为持续性或阵发性等特点，患者常表述为电击样、麻刺感、烧灼样等表现。引起神经病理性疼痛的原因可有血管损伤、肿瘤、创伤和炎症等。

5. 炎性疼痛

炎性疼痛指炎症引起的疼痛，如骨关节炎、强直性脊柱炎等。

6. 心因性疼痛

心因性疼痛指在没有确切病变的情况下感到疼痛，通常为心理障碍引起的疼痛。心因性疼痛是真实的，可导致生理方面的改变，常伴有失眠、困倦、抑郁等表现。

（三）疼痛的管理目标

1）确保患者安全的前提下，持续、有效镇痛，使患者的疼痛评分维持在 4 分以下。
2）减少由疼痛导致的颅内出血、颅内感染、肺部感染等并发症。
3）在有效镇痛的前提下减少镇痛引起的不良反应。
4）提高患者住院的舒适度，促进其加速康复，提升患者及其家属的满意度。

（四）疼痛的治疗原则

疼痛是个体的主观体验，也是一种疾病，若不及时治疗，会成为影响身心康复的重要因素。疼痛的有效治疗是术后加速康复的有力保障。疼痛的治疗主要遵循以下原则。

1. 预防性镇痛

预防性镇痛即在疼痛发生前采取有效措施，在整个围术期都予以预防性镇痛措施，以减轻患者术后疼痛强度，有效抑制中枢敏化，加速患者康复。

2. 多模式镇痛

多模式镇痛指将作用机制不同的镇痛剂及镇痛方法组合在一起运用，以充分发挥协同镇痛作用，从而降低单一用药的剂量或不良反应，同时提高机体对镇痛剂的耐受性，延长镇痛时间。较为理想的镇痛方法包括多个阶段、多种途径、多种药物的联合应用，既达到理想的镇痛效果，又可以较大程度地减轻不良反应。

3. 个体化镇痛

因患者对疼痛的感受不同，对药物的反应也存在差异，因此，在应用镇痛剂的时候要因人而异，在预防性镇痛的过程中要及时评估药物疗效，调整药物剂量、给药方法及途径，争取用最低的药物剂量达到最佳的镇痛效果。

4. 按阶梯给药

应根据患者疼痛的严重程度，分别选择第一、第二、第三阶梯的相应镇痛剂。

二、神经外科患者需要镇痛的原因和镇痛指征

相比其他科室，神经外科围术期疼痛管理相对复杂，如存在担心镇痛剂干扰患者神经系统、呼吸系统监测，以及术后意识障碍患者无法准确评估等。因此神经外科的镇痛需在医生、护士甚至麻醉科、疼痛科、药剂科等多学科专家的联合评估下方可执行。

（一）神经外科患者需要镇痛的原因

疼痛可引起交感神经系统兴奋与应激反应，从而诱发体内各种促炎因子如白细胞介素-1（interleukin-1，IL-1）、肿瘤坏死因子-α、IL-6、IL-8 的释放，这些细胞因子的超量释放可产生神经细胞毒性作用，导致细胞肿胀和死亡，致使血-脑屏障破坏，还可间接诱导其他炎性介质的超量释放，诱发或加重脑水肿。有效的镇痛治疗可明显抑制应激反应的发生，降低脑耗氧量、改善脑血流量、提高脑组织对缺血缺氧的耐受性。

镇静剂、镇痛剂的联合使用可在以下几个方面降低颅压：①降低脑耗氧量，减少脑血容量，从而降低颅压。②减轻疼痛和缓解焦虑，避免动脉高压和颅压激增。③提高患者对气管插管的耐受性，减少咳嗽使胸压激增导致颈静脉反流引起的颅压增高。另外，合理的镇痛治疗也可减少患者非计划拔管的风险。镇静、镇痛、肌肉松弛等治疗对于躁动、谵妄、机械通气的患者已成为必不可少的部分。其不仅可以减少机械通气造成的人机对抗，也可减轻医源性操作及病房内物理环境刺激给患者带来的焦虑、烦躁、恐惧及疼痛等不适感。

（二）神经外科患者的镇痛指征

1. 疼痛

神经外科患者的疼痛主要是由于神经组织损伤或炎症刺激，或因痛苦而产生不适感觉。诱发疼痛的因素包括原发疾病，各种监测、治疗手段及长期卧床制动等。疼痛造成的不适感可导致机体应激、睡眠不足和代谢改变，进而出现疲劳、定向力障碍、心动过速、组织耗氧量增加、免疫抑制等。镇痛是为了减轻或消除机体对痛觉刺激的应激及病理生理损害所采取的药物治疗措施。

2. 焦虑

调查研究显示，有50%以上的神经外科患者可出现焦虑症状，表现为心悸、出汗及紧张感。导致患者焦虑的原因：①对疾病和生命安全的担忧。②病房环境，包括噪声、灯光刺激，室温等。③过多的医源性刺激。④疼痛。⑤原发疾病本身的损害。⑥对

诊断治疗措施的不了解与担忧。

3. 躁动

有文献报道，神经外科患者有 20% 以上发生过躁动。引起焦虑的原因均可引起躁动。此外，一些药物的不良反应、低氧血症、低血糖、带机患者发生人机对抗以及其他药物的戒断反应等都是引起躁动的常见原因。研究显示，易使神经外科患者发生焦虑、躁动的原因依次是疼痛、失眠、气管插管、失去支配自身能力的恐惧感以及各种管道限制活动。

4. 谵妄

神经外科患者因焦虑、麻醉、代谢异常、缺氧、循环不稳定或神经系统改变等，可能出现谵妄。谵妄主要表现为精神状态突然改变或情绪波动，注意力不集中，思维紊乱和意识状态改变等，伴或不伴有躁动状态，还可以出现整个白天觉醒状态、睡眠周期失衡或昼夜睡眠周期颠倒等。当患者出现谵妄时应及时处理。

5. 睡眠障碍

睡眠障碍可能延缓组织修复、降低细胞的免疫功能。出现睡眠障碍的原因：①持续的噪声，如监测仪器的报警声、工作人员操作工具发出的声响等。②灯光刺激。③过多的医源性刺激，如频繁地测量生命体征、查体、被迫更换体位等。④疾病本身的损害及患者对自身疾病的担忧等。若患者出现睡眠障碍，应尽量采用各种非药物措施排除干扰因素，若患者仍然不能入睡，需要结合镇痛、镇静治疗予以改善。

三、神经外科患者的疼痛评估

（一）清醒患者疼痛评估方法

对清醒患者而言，其主诉是疼痛评估的金标准。疼痛的评估应包括疼痛的部位、强度、性质、加重及减轻疼痛的因素等。对清醒患者常用的评估方法如下。

1. 语言分级评分法（verbal rating scale，VRS）

以 0 分（不痛）至 10 分（疼痛难忍）的分值代表疼痛的程度，由患者自己选择分值来量化疼痛的程度。

2. 视觉模拟评分法（visual analogue scale，VAS）

用一条 10cm 长的水平直线，两端分别定为不痛和最痛。由患者在最接近自己疼痛程度的地方画垂直标记，以此来量化疼痛的程度。VAS 已被证实是一种评价老年人急、慢性疼痛的有效、可靠的方法。

3. 数字分级评分法（numerical rating scale，NRS）

以 0~10 共 11 点来描述疼痛强度，0 表示无疼痛，10 表示最剧烈的疼痛。由患者从上面选一个数字描述疼痛程度。1~3 为轻度疼痛，4~6 为中度疼痛，7~10 为重度疼痛。

4. 面部表情评分法（face pain scale，FPS）

面部表情评分法由 6 种面部表情图形构成，程度从不痛到疼痛难忍。由患者选择图形来反映最接近的疼痛程度。

5. 术后疼痛评分法

该方法从 0~4 分共分为 5 级（表 4－4－1）。对于术后气管切开或保留气管导管不能说话的患者，可在术前训练患者用 5 个手指来表达自己的选择。分值越高，疼痛程度越高。

表 4－4－1　术后疼痛评分法

分值	描述
0	咳嗽时无疼痛
1	咳嗽时有疼痛
2	安静时无疼痛，深呼吸时有疼痛
3	安静状态下有轻微疼痛，可以忍受
4	安静状态下有剧烈疼痛，难以忍受

（二）特殊患者疼痛评估方法

当患者处于昏迷、深度镇静、麻醉或接受肌松剂情况下，常常不能主观表达疼痛的程度。在此情况下，患者的疼痛相关行为如运动、面部表情、姿态，以及生理指标如心率、血压和呼吸频率等的变化也可反映疼痛的程度，但需要仔细观察，与其他因素所致改变进行辨别。常用的评估方法如下。

1. 行为疼痛评估量表（behavioral pain scale，BPS）

行为疼痛评估量表是为机械通气患者设计的量表。该量表主要是从患者的面部表情、上肢动作和呼吸机顺应性进行评估（表 4－4－2）。总分 3 分为不痛，3~5 分为轻度疼痛，6~8 分为重度疼痛，≥9 分为重度疼痛，12 分为最痛。患者的分值越高，疼痛越严重。

表 4－4－2　行为疼痛评估量表

项目	描述	分值（分）
面部表情	放松	1
	部分紧绷（如皱眉）	2
	完全紧绷（如眼睛紧闭）	3
	扭曲	4

项目	描述	分值（分）
上肢动作	无动作	1
	部分弯曲	2
	完全弯曲且手指屈曲	3
	固定持久的回缩	4
呼吸机顺应性	可耐受	1
	咳嗽但大部分时间可耐受	2
	对抗呼吸机	3
	无法通气	4

2. 重症监护疼痛观察工具（critical-care pain observation tool，CPOT）

CPOT 主要用于无法交流的重症患者。CPOT 包括面部表情、肢体活动、肌张力、发音及呼吸机顺应性 5 个项目（表 4-4-3）。其中呼吸机顺应性和发音分别用于气管插管患者和非气管插管患者。每个项目评分 0~2 分，总分为 10 分，0 分为无痛，10 分为最痛，当评分>2 分时应该予以疼痛干预。

表 4-4-3　重症监护疼痛观察工具

项目	0 分	1 分	2 分
面部表情	放松，无表情	紧张面容	表情扭曲，做鬼脸
肢体活动	无活动，正常体位	保护性动作	烦躁，焦虑乱动
肌张力	放松	紧张、僵硬（有部分阻力）	非常紧张、僵硬（完全对抗阻力）
发音（非气管插管患者）	正常语调讲话或无声	叹气、呻吟	大喊或哭泣
呼吸机顺应性（气管插管患者）	耐受呼吸机运动	呛咳但能耐受	对抗呼吸机

3. 儿童疼痛行为量表（the face，legs，activity，cry，consolability behavioral tool，FLACC）

FLACC 主要适用于 2 个月至 7 岁患儿术后的疼痛评估，包括面部表情、腿部动作、活动度、哭闹和安抚 5 个评估项目（表 4-4-4），每项 0~2 分，5 个评估项目的评分相加为总分，最低 0 分，最高 10 分，得分越高，疼痛或不适越明显。0 分为舒适，1~3 分为轻度不适或疼痛，4~6 分为中度疼痛，7~10 分为重度疼痛。

表4-4-4　儿童疼痛行为量表

项目	0分	1分	2分
面部表情	微笑或无特殊表情	偶尔皱眉、面部扭曲、淡漠	常有下颌颤抖或紧咬下唇
腿部动作	放松体位	紧张、不安	踢腿或腿部拖动
活动度	静卧或活动自如	来回动，扭动，紧张	身体痉挛、成弓形、僵硬
哭闹	无	呻吟、呜咽、偶诉痛	持续哭，哭声大，经常诉痛
安抚	无需安抚	轻拍可安抚	很难安抚

4. CRIES 评分量表（crying，require O_2 saturation，increased vital signs，expression，sleeplessness）

CRIES 评分量表用于评估孕 32 周以上新生儿的术后疼痛。CRIES 评分量表由哭闹、氧饱和度、生命体征增加值、面部表情和失眠 5 项内容组成（表4-4-5），每项内容 0~2 分，将每项内容的评分相加为总分，最低 0 分，最高 10 分，得分越高，疼痛或不适越明显。

表4-4-5　CRIES 评分量表

项目	0分	1分	2分
哭闹	没有	音量高	不能安抚
氧饱和度（SpO_2 达到 95% 所需要的吸入氧浓度）	不需要	吸入氧浓度<30%	吸入氧浓度≥30%
生命体征增加值（与术前相比）	心率或者血压与术前相当或者降低	心率或者血压增加<20%	心率或者血压增加≥20%
面部表情	没有	表情痛苦	表情痛苦并且吵闹
失眠	没有	经常惊醒	频繁惊醒

5. 早产儿疼痛评分表（preterm infant pain profile，PIPP）

PIPP 主要用于评估早产儿和足月儿，包括 7 个条目：2 个状态指标（矫正胎龄和行为状态）、2 个生理指标（心率最大值和氧饱和度下降值）、3 个行为指标（皱眉、挤眼、鼻唇沟加深或弯曲）（表4-4-6）。每个条目 0~3 分，总分为 7 个条目之和，一般认为总分<6 分为无痛或轻微疼痛，7~12 分为中度疼痛，>12 分为重度疼痛。

表4-4-6　PIPP

PIPPP	指标	0分	1分	2分	3分
时间	矫正胎龄	≥36 周	32~35 周	28~31 周	<28 周
观察婴儿 15s	行为状态	活动/清醒 睁眼 有面部运动	安静/清醒 睁眼 没有面部运动	活动/睡觉 闭眼 有面部运动	安静/睡觉 闭眼 没有面部运动

续表

PIPPP	指标	0分	1分	2分	3分
观察基础心率	心率最大值	每分钟增加0~4次	每分钟增加5~14次	每分钟增加15~24次	每分钟增加25次及以上
氧饱和度	氧饱和度下降值	减少0~2.4%	减少2.5%~4.9%	减少5.0%~7.4%	减少≥7.5%
观察婴儿30s	皱眉 挤眼 鼻唇沟加深或弯曲	持续0~9%*的时间	持续10%~39%的时间	持续40%~69%的时间	持续≥70%的时间

注：常规每4h评估一次，以及需要时随时评估（prn）；

* 0~9%：在观察婴儿的30s内，有0~9%的时间（0~2.7s）存在皱眉、挤眼、鼻唇沟加深或者弯曲，其他以此类推。

四、神经外科患者镇痛治疗

镇痛治疗包括药物治疗和非药物治疗。

（一）药物治疗

镇痛的药物治疗应遵循按阶梯给药原则。

1）非阿片类药物+非药物治疗：适用于疼痛评分≤3分的轻度疼痛患者。临床上的非阿片类药物主要以非甾体类抗炎药（NSAIDs）为主，常用药物包括阿司匹林、吲哚美辛（消炎痛）、塞来昔布、对乙酰氨基酚等。值得注意的是，当患者使用一种NSAIDs疼痛得不到缓解时，不宜更换同类其他药物，而需要给予下一阶梯药物。

2）弱阿片类+NSAIDs+非药物治疗：适用于疼痛评分为4~6分的中度疼痛患者。临床上常用的弱阿片类药物包括盐酸布桂嗪（强痛定）、曲马多等。需要注意的是，弱阿片类药物的安全使用剂量常受到有封顶效应的NSAIDs剂量的影响，所以当该阶梯药物疗效不明显时，可单一给予强阿片类药物或进行第三阶梯给药。

3）强阿片类+NSAIDs+非药物治疗+辅助用药治疗：适用于疼痛评分≥7分的重度疼痛患者。临床上常用的强阿片类药物包括吗啡、哌替啶（杜冷丁）等。值得注意的是，强阿片类药物使用剂量无上限，因此，效果不佳时，应增加剂量而不是增加另一个同类药物，但长期使用可引起欣快症状和成瘾性。常用的辅助药物包括镇静剂、抗抑郁药、抗焦虑药或肌松药等。

4）其他：激素类药物、抗精神病类药物、抗代谢类药物、镇静催眠药物与抗惊厥类药物等。通常神经外科患者术后会联合使用激素类、镇静类、抗癫痫类等药物，如甲泼尼龙、地塞米松、右美托咪定、苯巴比妥、丙戊酸钠等。

（二）非药物治疗

非药物治疗包括心理治疗、物理治疗等。研究表明，疼痛的成因既包括生理因素，又包括心理因素。因此，在疼痛治疗中，应首先去除疼痛诱因，积极采用非药物治疗与药物治疗结合的方式。

参考文献

贾建平，陈生弟. 神经病学 [M]. 8 版. 北京：人民卫生出版社，2018.

陈茂君，段丽娟，李莉. 神经外科护理难点突破 [M]. 成都：四川大学出版社，2020.

陈兴梅，阳桃鲜，王萍仙，等. 神经外科临床护理管理与实践 [M]. 昆明：云南科技出版社，2021.

Alexander S A，高雯. 目标体温管理在脑保护中的应用研究进展 [J]. 中华急危重症护理杂志，2020，1 (5)：468−474.

张军，郑英莉，舒仕瑜. 降温毯在高热病人体温管理中的应用 [J]. 护士进修杂志，2004，19 (7)：663−664.

李琦，林建萍，曾丙香. 神经外科重症患者的呼吸道管理 [J]. 解放军护理杂志，2009，26 (11)：53−54.

胡娜，厉春林，杜晓亮，等. 神经外科昏迷患者人工气道管理方案的制订及实践 [J]. 中华护理杂志，2019，54 (6)：839−843.

肖峰，任美华，任浩，等. 神经外科无痛病房多学科疼痛管理模式构建与实施 [J]. 中国医学装备，2020，17 (10)：150−154.

马世龙，樊香，潘兰霞. 神经外科手术后疼痛管理方法探讨 [J]. 中医临床研究，2017，9 (25)：115−117.

艾登斌，谢平，许慧. 简明疼痛学 [M]. 北京：人民卫生出版社，2016.

曹烨君. 疼痛管理与合理用药 [M]. 北京：化学工业出版社，2020.

周阳. 疼痛评估实用手册 [M]. 北京：化学工业出版社，2020.

鲁媛. 神经外科择期手术患者术后疼痛预见性护理的临床分析 [J]. 临床医药文献电子杂志，2019，6 (43)：116.

覃馥敏，李玲. 多模式镇痛护理对脊柱融合术后疼痛的控制效果观察 [J]. 当代护士（下旬刊），2021，28 (8)：54−56.

国家麻醉专业质量控制中心，中华医学会麻醉学分会. 围手术期患者低体温防治专家共识（2017）[J]. 协和医学杂志，2017，8 (6)：352−358.

小 结

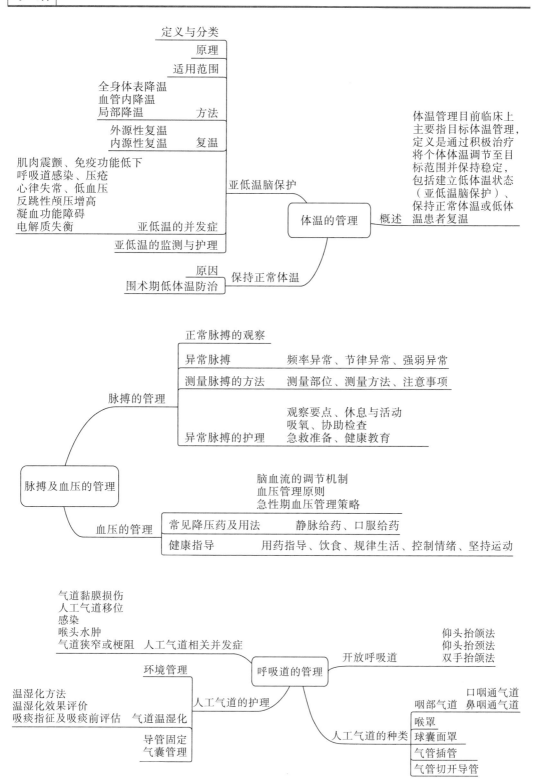

定义与分类
　　原理
适用范围
全身体表降温
血管内降温
局部降温　　方法
外源性复温
内源性复温　　复温
体温管理目前临床上主要指目标体温管理，定义是通过积极治疗将个体体温调节至目标范围并保持稳定，包括建立低体温状态（亚低温脑保护）、保持正常体温或低体温患者复温

肌肉震颤、免疫功能低下
呼吸道感染、压疮
心律失常、低血压
反跳性颅压增高
凝血功能障碍
电解质失衡　　亚低温的并发症
亚低温的监测与护理
亚低温脑保护

体温的管理　　概述

原因　　保持正常体温
围术期低体温防治

正常脉搏的观察
异常脉搏　　频率异常、节律异常、强弱异常
测量脉搏的方法　　测量部位、测量方法、注意事项
脉搏的管理
异常脉搏的护理　　观察要点、休息与活动　吸氧、协助检查　急救准备、健康教育

脉搏及血压的管理

血压的管理　　脑血流的调节机制　血压管理原则　急性期血压管理策略
常见降压药及用法　　静脉给药、口服给药
健康指导　　用药指导、饮食、规律生活、控制情绪、坚持运动

气道黏膜损伤
人工气道移位
感染
喉头水肿
气道狭窄或梗阻　人工气道相关并发症
环境管理
呼吸道的管理　　开放呼吸道　　仰头抬颌法　仰头抬颈法　双手抬颌法
人工气道的护理
温湿化方法
温湿化效果评价
吸痰指征及吸痰前评估　气道温湿化
导管固定
气囊管理
人工气道的种类　　咽部气道　口咽通气道　鼻咽通气道　喉罩　球囊面罩　气管插管　气管切开导管

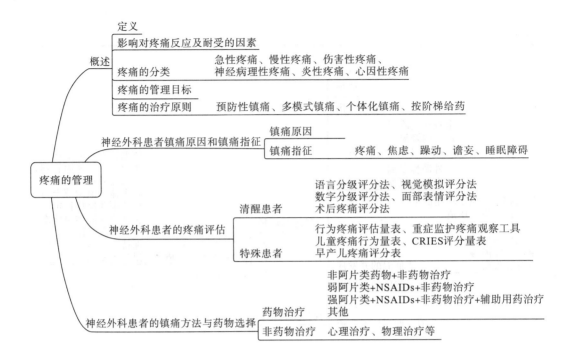

第五章　体液管理

第一节　概述

一、体液组成与分布

人体的体液主要由水和电解质组成，还包括不能离解的非电解质，如葡萄糖、尿素等。总体液量受性别、年龄和胖瘦影响，体液占体重的百分比随年龄增长和体内脂肪的增加而下降：儿童为70%～80%，成人为55%～60%；男性约为60%，女性约为50%。

体液包括细胞内液和细胞外液。细胞内液占体重的35%～40%，细胞外液占体重的20%～25%。细胞外液又可分为组织间液和血浆，分别占体重的15%～20%和4%～5%。组织间液分为功能性组织间液和无功能性组织间液。功能性组织间液指能迅速与血管内液体或细胞内液进行交换，维持水、电解质平衡的液体。无功能性组织间液为存在于体内各腔隙中的小部分液体，如脑脊液、关节腔液、胸腔液、腹腔液等，虽也有一定的生理功能，但对体液平衡的调节作用较小。

体液中的溶质分为电解质和非电解质两类。细胞内液和细胞外液中均有阳离子、阴离子和蛋白质，其中细胞外液中主要的阳离子是Na^+，主要的阴离子是HCO_3^-和Cl^-。细胞内液中主要的阳离子是K^+和Mg^+，主要的阴离子是HPO_2^-。体液中的阳离子总数与阴离子总数相等，从而使体液保持电中性。

体液内溶质分子个数总量的浓度称为渗透浓度（osmolarity），单位是 mOsm/L（毫渗量/升）。1mmol/L 的溶质产生 17mmHg 的渗透压，即 1mOsm/L。临床上以 mOsm/L 或 mOsm/（kg·H_2O）表示体液的渗透压。血浆渗透压正常范围为 280～310mOsm/L，低于280mOsm/L 为低渗，高于310mOsm/L 为高渗。Na^+ 为血浆中的主要阳离子，占血浆阳离子总量的 92%，是维持血浆渗透压平衡的主要因素。

二、体液平衡及其调节

（一）体液平衡

水是体液中的主要成分，也是人体内含量最多的物质。体液广泛分布于机体细胞内外，细胞内液是物质代谢的主要部位，细胞外液则是机体各细胞生存的内环境。保持体液容量、分布和组成的动态平衡，是保证细胞正常代谢、维持各种器官生理功能的必需条件。正常人每天水的排出与摄入保持动态平衡。正常成人每天需水量1500～2500mL（其中生理需要量1500mL），也可按每天30～40mL/kg或每天摄入的热量（约1mL/kcal）估算。

正常成人每天的水平衡见表5-1-1。

表5-1-1　正常成人每天的水平衡

途径	摄入量（mL）	途径	排出量（mL）
饮水	500～1200	尿	650～1600
食物	700～1000	皮肤蒸发	500
内生水（氧化水）	300	呼吸道蒸发	300
合计	1500～2500	粪便	50～100
		合计	1500～2500

（二）体液平衡调节

体液平衡主要通过肾脏调节来维持，从而保持内环境稳定。调节机制有两种：一种是通过下丘脑－垂体后叶－抗利尿激素系统来恢复和维持体液的正常渗透压，体内水缺乏或丧失时，细胞外液渗透压增高，刺激下丘脑－垂体后叶－抗利尿激素系统，产生口渴感，机体主动增加饮水。同时抗利尿激素分泌增加，使肾远曲小管和集合管上皮细胞加强对水的重吸收，于是尿量减少，水分被保留在体内，从而使细胞外液渗透压降至正常。另一种是通过肾素－醛固酮系统来恢复和维持血容量，当循环血量减少和血压下降时，可刺激肾素分泌增加，进而刺激肾上腺皮质分泌醛固酮，后者可促进肾远曲小管对Na^+的重吸收和K^+、H^+的排泄，水的重吸收增多、尿量减少，使细胞外液增加、循环血量和血压恢复正常。

三、电解质平衡及其调节

（一）钠平衡及其调节

正常人体钠含量为58mmol/kg，其中45%在细胞外液，10%在细胞内液，45%在骨骼中。血清钠浓度为135～150mmol/L。人体主要以摄入食盐补充机体所需的钠，世界卫生组织（World Health Organization，WHO）推荐正常人每天摄入食盐5～6g。钠主要由肾排出，每天排出量为100～250mg，随粪便排出不足10mg。抗利尿激素、肾素－血管紧张素－醛固酮系统、心房利钠肽均可参加钠平衡调节。

钠在人体内有助于血压、神经功能、肌肉功能的调节。钠是细胞外液中主要的阳离子，能够参与水的代谢，维持体内水的平衡。钠还可以参与维持体内酸碱平衡。它是胰液、胆汁、汗液和泪液的组成成分。

人体缺乏钠会引致生长缓慢、食欲减退、昏睡、低血糖、心悸等症状，导致哺乳期女性乳汁分泌减少、肌肉痉挛、恶心、腹泻和头痛等。钠过多则会引起水肿、血压高等。

（二）钾平衡及其调节

钾是细胞内液的主要阳离子，体内98％的钾存在于细胞内。心肌和神经肌肉都需要有相对恒定的钾浓度来维持正常的应激性。血清钾过高时，对心肌有抑制作用，可使心跳在舒张期停止，血清钾过低能使心肌兴奋，可使心跳在收缩期停止。血清钾浓度对神经肌肉的影响则与心肌相反。

正常成人钾含量为31~57mmol/kg，其中70％分布在肌肉，10％分布在皮肤，8％分布在骨内，其余分布在细胞、脑和其他器官。细胞外液中的钾占体内钾的2％，血清钾浓度正常为3.5~5.5mmol/L。细胞内液中的钾占体内钾的90％，浓度约为150mmol/L。机体每天摄入钾2~4g，主要由小肠吸收。钾90％通过肾排出，10％随粪便排出，随汗液排出极少。机体钾平衡调节见表5-1-2。

表5-1-2　机体钾平衡调节

方式	机制
肾小管上皮细胞内外跨膜电位差	跨膜电位差负值增加，促进钾排出
细胞内外调节	通过细胞膜上钠泵（Na^+-K^+-ATP酶）的作用，细胞内钾维持高浓度；细胞内外 K^+-H^+ 交换
肾调节	血清钾浓度增高时，醛固酮分泌增加，肾远曲小管和集合管重吸收钠和排钾增多。血清钾浓度降低，则肾排钾减少。肾小管远端流速增加，可因肾小管内钾浓度降低而促进肾小管上皮细胞对钾的分泌
细胞外液酸碱度	远曲小管和集合管上皮细胞对 Na^+-H^+ 和 Na^+-K^+ 交换有竞争作用，酸中毒时肾小管上皮细胞代偿性分泌 H^+、重吸收 $NaHCO_3$ 增多，同时分泌钾减少，引起血清钾浓度增高。相反，碱中毒时则分泌 H^+ 减少，分泌钾增多，引起血钾降低

四、酸碱平衡及其调节

（一）酸碱平衡

酸碱平衡指在正常生理状态下，血液的酸碱度（pH值）通常维持在一个范围内，即动脉血 pH 值稳定在 7.35~7.45（平均7.40）。体内酸碱产生过多或不足，引起血液 pH 值改变，称为酸碱失衡。体内精细的酸碱平衡或内环境稳定对维持基本的生命活动十分重要，即使是微小的失衡，也可能在很大程度上影响机体的代谢和重要器官的功能。

（二）酸碱平衡调节

人体通过血液中的缓冲系统、肺的呼吸和肾的调节作用，使血液 pH 值维持在 7.35～7.45。血液中的缓冲对主要包括 HCO_3^-/H_2CO_3、$HPO_4^{2-}/H_2PO_4^-$ 和 Pr^+/HPr，其中 HCO_3^-/H_2CO_3 是最重要的一对缓冲对。HCO_3^- 平均值为 24mmol/L，H_2CO_3 平均值为 1.2mmol/L，$HCO_3^-/H_2CO_3=20$，该比值使血浆 pH 值保持在 7.40。

肺通过呼吸排出 CO_2 调节血中的 H_2CO_3 浓度。肾则通过 H^+-Na^+ 交换，重吸收 HCO_3^-，分泌 NH_3 并与 H^+ 结合成 NH_4^+ 排出，以及尿液酸化排出 H^+ 来维持血浆 HCO_3^- 浓度稳定，是体内主要的酸碱平衡调节系统。

第二节　水、电解质失衡患者的护理

一、水、钠代谢紊乱

（一）分类

1. 等渗性失水

等渗性失水又称急性失水或混合性失水，特点是水、钠成比例丧失，血清钠在正常范围，细胞外液渗透压正常，常发生于外科患者。

2. 低渗性失水

低渗性失水又称慢性失水或继发性失水，特点是水、钠同时丧失，但失钠多于失水，故血清钠低于正常范围，细胞外液呈低渗状态。

3. 高渗性失水

高渗性失水又称原发性失水，特点是水、钠同时丧失，但失水多于失钠，故血清钠高于正常范围，细胞外液呈高渗状态。

4. 水过多

水过多又称水中毒（water intoxication）或稀释性低血钠，特点是体内水潴留，引起细胞外液渗透压下降和循环血量增加。

（二）病因

1. 等渗性失水

常见病因：①呕吐、腹泻、胃肠引流（减压）、胃肠瘘道（造口）、胃肠梗阻等病理情况下，大量消化液丢失，引起失水。②反复大量放胸膜腔积液、腹膜腔积液，胸、腹腔炎性渗出液引流等。③大面积烧伤、剥脱性皮炎等渗出性皮肤病变导致皮肤失水。

2. 低渗性失水

常见病因：①补充水分过多，治疗高渗性或等渗性失水时，补充过多水分而忽略钠的补充。②肾丢失，过量使用排钠性利尿剂，以及肾疾病尤其肾小管疾病导致肾对钠的重吸收功能降低。③长期胃肠减压、反复呕吐或慢性肠瘘，导致大量钠丢失。④大面积创面慢性渗液。

3. 高渗性失水

病因包括以下两类。

1）水分摄入不足：①各种原因导致淡水供应不足，如沙漠迷路、海难、地震等。②渴感中枢迟钝或渗透压感受器不敏感导致饮水量减少，如脑外伤、脑卒中等。③昏迷、创伤、厌食等疾病导致吞咽困难，饮水减少。

2）水分丢失过多：①使用非溶质性利尿剂、糖尿病酮症酸中毒、非酮症性高渗性昏迷、高钙血症、中枢性尿崩症、肾性尿崩症等导致大量水分从尿中排出。②长期鼻饲高蛋白质流质，使用高渗葡萄糖溶液、甘露醇、山梨醇、尿素等脱水剂导致溶质性利尿。③剧烈运动、环境高温、高热等导致大量出汗。④烧伤、开放性治疗丢失大量低渗液，过度换气、哮喘持续状态、气管切开等使肺呼出的水分明显增多。

4. 水过多

见于抗利尿激素分泌过多、肾功能不全、水分摄入过多或大量静脉输液等。

（三）病理生理

1. 等渗性失水

细胞外液量减少，刺激肾入球小动脉壁压力感受器和远曲小管钠感受器，引起肾素－血管紧张素－醛固酮系统兴奋，醛固酮分泌增加，增加远曲小管对水和钠的重吸收，以恢复细胞外液量。由于水、钠成比例丧失，细胞内、外液渗透压无明显变化，对细胞内液容量影响不大。失水持续时间过久，细胞内液将外移，出现细胞内缺水。

2. 低渗性失水

机体失钠多于失水，细胞外液渗透压低于细胞内液。细胞外液中的水向细胞内转移，使细胞肿胀，发生水中毒。另外，因血清钠浓度降低，抑制抗利尿激素释放，使肾排水增加，以提高细胞外液渗透压，导致细胞外液量进一步减少。当循环血量受到影响时，将牺牲体液渗透压优先保持和恢复血容量。

3. 高渗性失水

机体失水多于失钠，细胞外液渗透压高于细胞内液，细胞内液向细胞外液转移，出现细胞内失水，体液渗透压升高，通过渗透压感受器反射使抗利尿激素分泌增加，肾小管重吸收水分增加，导致少尿和尿比重增高。

4. 水过多

水分摄入过多或排出过少，水潴留在体内。首先是细胞外液量过多，渗透压下降，水从细胞外向细胞内转移，细胞水肿，出现水中毒。同时，细胞外液量增加抑制醛固酮分泌，使肾远曲小管和肾小球对钠重吸收减少，尿钠增加，使血清钠浓度下降，细胞外液渗透压进一步下降。

（四）临床表现

1. 等渗性失水

等渗性失水有少尿、厌食、恶心、乏力、舌干、眼球下陷、皮肤干燥松弛等表现。短期内体液丧失达体重的 5% 以上时，也就是丧失细胞外液的 25% 时，患者出现脉搏细速、肢端湿冷、血压不稳定或下降等血容量不足表现。当体液继续丧失，达体重的 6%~7%，相当于细胞外液的 30%~35% 时，休克表现严重，常伴有代谢性酸中毒。如丧失的体液主要为胃液，因有大量氯丧失，可伴代谢性碱中毒，出现碱中毒表现。

2. 低渗性失水

早期即发生有效循环血量不足、尿量减少，但无口渴表现。严重者导致细胞内低渗和细胞水肿。根据缺钠程度分为轻、中、重三度。

1）轻度失水：血清钠<135mmol/L，血压可在 100mmHg 以上，表现为头晕、无力、表情淡漠、尿多、尿比重低、尿中氯化物减少等，尿钠极低或测不出。

2）中度失水：血清钠<130mmol/L，血压降至 100mmHg 以下，除上述症状外，出现恶心、呕吐、心率增快、血压不稳定或下降、脉压变低、浅表静脉塌陷，尿量减少，尿中几乎不含钠和氯。

3）重度失水：血清钠<120mmol/L，血压降至 80mmHg 以下，出现四肢发凉、体温低、脉细弱快等休克表现，患者多已神志不清、肌肉抽搐、腱反射减弱或消失、木僵、惊厥，严重者昏迷。

3. 高渗性失水

高渗性失水根据失水程度分为轻、中、重三度。

1）轻度失水：失水量达体重的 2%~4%。因渴感中枢兴奋而出现口渴，多无其他症状。

2）中度失水：失水量达体重的 4%~6%，口渴严重，唇干舌燥，声音嘶哑，皮肤干燥、弹性下降，眼窝凹陷，伴乏力、头晕、有效循环血量不足、心率加快，常有烦躁，尿少、尿比重高。

3）重度失水：失水量达体重的 7%~14%。除上述症状外，出现脑功能障碍症状，如躁狂、幻觉、谵妄、定向力失常、晕厥、脱水热等。当失水量超过 15% 时，可出现低血容量性休克、高渗性昏迷、尿闭及急性肾衰竭。

4. 水过多

1）急性水过多和水中毒：起病急，脑细胞肿胀和脑组织水肿造成颅压增高，引起精神神经症状，如头痛、失语、精神错乱、定向力失常、嗜睡、躁动、惊悸、谵妄，甚至昏迷、脑疝。

2）慢性水过多和水中毒：出现软弱无力、恶心、呕吐、嗜睡等，但往往被原发疾病症状所掩盖。患者体重明显增加，皮肤苍白而湿润，有时唾液、泪液增生，一般无凹陷性水肿。

（五）辅助检查

1. 等渗性失水

血清钠浓度135~150mmol/L，血浆渗透压280~310mOsm/L，尿比重高。血液浓缩，红细胞计数、血红蛋白和血细胞比容均明显增高。

2. 低渗性失水

血清钠<135mmol/L，血浆渗透压<280mmol/L，尿比重低于1.010，尿钠、氯明显减少。红细胞计数、血红蛋白、血细胞比容及尿素氮均增高。血尿素氮/肌酐（单位均为mg/dL）比值>20（正常为10）。

3. 高渗性失水

血清钠浓度升高，多在150mmol/L以上。血浆渗透压>310mOsm/L，尿比重高。红细胞计数、血红蛋白、血细胞比容轻度增高。

4. 水过多

血液稀释，红细胞计数、血红蛋白、血细胞比容和血浆蛋白均降低，血浆渗透压下降，平均红细胞体积增大等。

（六）治疗原则

1. 失水

积极寻找并消除病因，治疗原发疾病。避免不适当的脱水、利尿、鼻饲高蛋白质饮食等。防止或减少水分的继续丢失，并积极补液。补液的量、途径、速度和溶液种类应根据体液丢失量、速度和类型决定，同时注意患者的其他情况，如心肾功能等，密切观察治疗反应，及时调整治疗方案。

1）等渗性失水：补充等渗溶液为主，补液中含钠液体约占1/2。首选0.9%氯化钠注射液，但因其氯含量高于血清氯含量，大量补充可引起高氯性酸中毒。平衡液中电解质含量与血浆相似，用于治疗更为安全、合理，常用的有复方氯化钠和复方乳酸氯化钠溶液。

2）低渗性失水：补充高渗液为主，补液中含钠液体约占2/3。轻、中度失水患者一般补充5%葡萄糖氯化钠溶液。重度失水患者，应先输晶体液（如等渗盐水、复方乳酸氯化钠溶液），后输胶体液（如右旋糖酐溶液、血浆、羟乙基淀粉等），补充血容量，然后再输高渗盐水，以进一步恢复细胞外液渗透压。

3）高渗性失水：补水为主，补钠为辅，补液中含钠液体约占1/3。经口进食、鼻饲者可直接补充水分，经静脉营养者可补充5%葡萄糖溶液、5%葡萄糖氯化钠溶液或0.9%氯化钠注射液。适当补充钾及碱性液。

2. 水过多

积极治疗原发疾病，控制水的摄入量和避免补液过多。轻症水过多或水中毒患者只需限制水摄入量，使水摄入量少于尿量。可适当使用依他尼酸（利尿酸）或呋塞米等祥利尿剂。急重症水过多或因水中毒出现高容量综合征者以脱水为主，减轻心脏负荷。可静脉输注高渗盐水缓解细胞肿胀和低渗状态，必要时应用呋塞米或依他尼酸等祥利尿剂。危急病例可采取血液超滤治疗。低渗血症（特别是已出现精神神经症状）者应迅速纠正细胞内低渗状态，除限水、利尿外，应使用3％～5％氯化钠溶液，同时用利尿剂减少血容量，注意纠正钾代谢紊乱及酸中毒。

二、钾代谢紊乱

（一）分类

1. 低钾血症

低钾血症指血清钾<3.5mmol/L的一种病理生理状态。

2. 高钾血症

高钾血症指血清钾>5.5mmol/L的一种病理生理状态。

（二）病因

1. 低钾血症

1）摄入不足：长期禁食、少食，每天摄入量<3g，并持续2周以上。

2）排出过多：因消化液丢失而失钾，见于长期大量呕吐、腹泻、胃肠引流或造口等。急性肾衰竭多尿期、肾小管性酸中毒、原发性或继发性醛固酮增多症，使用排钾利尿剂，或甘露醇、山梨醇、高渗糖液等渗透性利尿剂，某些抗生素，如青霉素、庆大霉素、多黏菌素等会导致钾从肾丢失过多。

3）细胞外钾内移：代谢性或呼吸性碱中毒或酸中毒的恢复期、颅脑外伤、心肺复苏后反复输入冷存洗涤过的红细胞等导致细胞外钾转移至细胞内。

4）其他：水过多和水中毒，或过多过快补液而未及时补钾，细胞外液水潴留，血钾浓度相对降低，但机体总钾量和细胞内钾水平正常。

2. 高钾血症

1）摄入过多：在少尿的基础上，因服用含钾丰富的药物、静脉补钾过多过快或输入大量库存血等导致摄入钾过多。

2）肾排钾减少：急性肾衰竭少尿型、慢性肾衰竭等导致肾小球滤过率下降。肾上腺皮质功能减退症、肾小管性酸中毒、氮质血症或长期使用潴钾性利尿剂、β受体阻滞剂或血管紧张素转换酶抑制剂等导致肾小管排钾减少。

3）细胞内钾外移：重度溶血性贫血、大面积烧伤、严重失水、休克、酸中毒、缺氧、剧烈运动、癫痫持续状态、血液透析等导致细胞内钾释放或转移到细胞外。

（三）临床表现

1. 低钾血症

1）肌无力：全身性肌无力，先出现于四肢，后发展至躯干和呼吸肌，表现为肢体软瘫，腱反射减弱或消失，甚而膈肌、呼吸肌麻痹，呼吸困难、吞咽困难，严重者可窒息。可伴麻木、疼痛等感觉障碍。

2）心脏传导和节律异常：早期心肌应激性增强，心动过速，可有房性、室性期前收缩，严重者呈低钾性心肌病，心肌坏死、纤维化。典型的心电图改变为 T 波低平、变宽、双相或倒置，ST 段降低、QT 间期延长和出现 U 波。严重者可因心室扑动、心室颤动、心搏骤停或休克而猝死。

3）消化道症状：肠蠕动减弱，可伴恶心、呕吐、腹胀和肠麻痹等。

4）代谢性碱中毒：血清钾过低时，K^+ 由细胞内移出，与 Na^+、H^+ 交换增加，细胞外液 H^+ 浓度降低，而远曲肾小管排 K^+ 减少、排 H^+ 增多，发生碱中毒，但尿呈酸性（反常性酸性尿）。

2. 高钾血症

一般无特异性症状，有时有轻度神志模糊或淡漠、感觉异常、四肢软弱等。严重高钾血症时出现微循环障碍和心电图异常，典型心电图改变为早期 T 波高而尖，QT 间期延长，随后出现 QRS 波增宽，PR 间期延长。

（四）治疗原则

1. 低钾血症

积极治疗原发疾病，对缺钾性低钾血症患者应及时补钾。原则为尿量>40mL/h 后开始补钾，一般补钾不超过 200mmol（15g 氯化钾）。轻者口服 10% 氯化钾溶液或氯化钾控释片。静脉补钾速度以 20～40mmol/h 为宜，不超过 50～60mmol/h，浓度不超过 0.3%。鼓励进食含钾丰富的食物。

2. 高钾血症

积极治疗原发疾病，控制钾摄入，促进钾排泄，迅速降低血钾，保护心脏。停用含钾药物和液体，禁食含钾高的食物，避免输入库存血。高糖高脂饮食或使用静脉营养，减少分解代谢释放钾。清除体内积血或坏死组织，控制感染，减少细胞分解。积极对抗钾的心脏抑制作用，可采用 10% 葡萄糖酸钙溶液 10～20mL 加等量 25% 葡萄糖溶液，缓慢静脉注射。急重症时，立即用 11.2% 乳酸钠溶液 60～100mL（或 4%～5% 碳酸氢钠溶液 100～200mL）静脉滴注，也可用 3%～5% 氯化钠溶液 100～200mL 静脉滴注。用 25%～50% 葡萄糖溶液，按每 4g 葡萄糖给予 1IU 普通胰岛素持续静脉滴注，使血清钾转移至细胞内。使用 β_2 受体激动剂（如沙丁胺醇）促进钾转入细胞内。对于肾衰竭伴急重症高钾血症者，可行血液透析或腹膜透析。

三、钙、镁和磷代谢紊乱

（一）分类

根据血清钙、镁和磷的浓度不同，其代谢紊乱可分为以下几种。
1）低钙血症：血清钙浓度低于 2.25mmol/L。
2）高钙血症：血清钙浓度高于 2.75mmol/L。
3）低镁血症：血清镁浓度低于 0.75mmol/L。
4）高镁血症：血清镁浓度高于 1.25mmol/L。
5）低磷血症：血清磷浓度低于 0.96mmol/L。
6）高磷血症：血清磷浓度高手 1.62mmol/L。

（二）病因

1. 低钙血症

可发生于甲状旁腺功能减退、急性重症胰腺炎、肾衰竭、坏死性筋膜炎、消化道瘘、肠吸收不良、成骨细胞性转移瘤、降钙素分泌亢进、高磷酸血症及维生素 D 缺乏或抵抗的患者。

2. 高钙血症

多见于甲状旁腺功能亢进，如甲状旁腺增生或腺瘤患者。也可见于骨转移性癌，特别是接受雌激素治疗的骨转移性乳腺癌患者。也可见于维生素 D 或其代谢产物服用过多、肾衰竭、甲状腺功能亢进、肢端肥大症的患者。

3. 低镁血症

多见于长期禁食、摄入不足、吸收障碍综合征、长期胃肠道消化液丢失（如肠瘘）、慢性腹泻、使用利尿剂、醛固酮增生、甲亢、高钙血症，以及长期静脉输液未补充镁制剂的患者。

4. 高镁血症

多见于肾功能不全的患者，偶可见于应用硫酸镁治疗子痫者。也可见于烧伤早期、大面积损伤或外科应激反应、严重细胞外液不足和严重酸中毒的患者。

5. 低磷血症

常见于甲状旁腺功能亢进、严重烧伤或感染、慢性腹泻、吸收不良综合征、维生素 D 缺乏、肾小管性酸中毒、大量葡萄糖及胰岛素输入导致磷进入细胞内及长期肠外营养未补充磷制剂者。

6. 高磷血症

临床上很少见，可发生在急性肾衰竭、甲状旁腺功能减退、服用维生素 D 过量、酸中毒、接受细胞毒性化疗药物治疗的患者。

（三）临床表现

1. 低钙血症

临床表现与血清钙浓度降低后神经肌肉兴奋性增强有关，患者可表现为易激动、有口周和指（趾）尖麻木及针刺感、手足抽搐、肌痛、腱反射亢进，以及面部叩击征（Chvostek 征）和低钙束臂征（Trousseau 征）阳性。

2. 高钙血症

早期症状无特异性，表现为厌食、疲乏、软弱、恶心、呕吐和体重下降。随着血清钙浓度进一步增高，出现严重头痛、背痛、四肢疼痛、口渴和多尿等，甚至室性期前收缩和自发性室性节律。

3. 低镁血症

可表现为神经、肌肉功能亢进，与低钙血症很相似，如肌震颤、手足抽搐、眼球震颤及 Chvostek 征阳性等。还可表现为精神紧张、易激动，可伴记忆力减退、高血压、心动过速，严重者出现烦躁不安、神志不清、谵妄及惊厥等。

4. 高镁血症

疲倦、乏力、腱反射减弱或消失、血压下降等。血清镁浓度明显增高时可发生心脏传导障碍，心电图改变与高钾血症相似，可出现 PR 间期延长、QRS 波增宽和 T 波增高。晚期可出现呼吸抑制、昏迷，甚至心搏骤停。

5. 低磷血症

临床表现缺乏特异性，常被忽视，可表现为神经肌肉症状，如厌食、头晕、肌无力等。严重者可有精神错乱、抽搐、昏迷，甚至可因呼吸肌无力而危及生命。

6. 高磷血症

由于高磷血症常继发于低钙血症，临床表现不典型，有时仅表现出低钙血症的一系列临床症状。可因异位钙化而出现肾功能受损表现。

（四）治疗原则

1. 低钙血症

以治疗原发疾病和补钙为原则。可同时用 10% 葡萄糖酸钙溶液 10～20mL 或 5% 氯化钙溶液 10mL 静脉注射，必要时 8～12h 后重复注射。纠正可能同时存在的碱中毒，以利于提高血清中离子钙的含量。需长期治疗者，可逐渐以口服钙剂及维生素 D 替代。

2. 高钙血症

以治疗原发疾病及促进肾排泄为原则。对甲状旁腺功能亢进者应实施手术治疗，切除腺瘤或增生的腺组织之后，可彻底治愈。静脉注射硫酸钠可能使钙经尿排出增加，但作用不明显。

3. 低镁血症

轻者予口服镁剂，严重者可按 0.25mmol/（kg·d）的剂量静脉补充氯化镁或硫酸镁。补镁时应避免过量和速度过快，以防急性镁中毒。

4. 高镁血症

停用含镁制剂，静脉缓慢输注10％葡萄糖酸钙溶液10～20mL或氯化钙溶液，以对抗镁对心脏和肌肉的抑制作用，同时积极纠正缺水和酸中毒。效果不佳者，可采用透析治疗。

5. 低磷血症

预防很重要，长期静脉输液者需注意补充磷。对甲状旁腺功能亢进者，针对病因的手术治疗可使低磷血症得到纠正。严重低磷血症者可酌情增加含磷制剂用量，但要密切监测血清磷浓度。

6. 高磷血症

除积极治疗原发疾病外，可针对低钙血症进行治疗。急性肾衰竭伴明显高磷血症者，可行透析治疗。

四、观察要点

1）观察并记录患者的生命体征、中心静脉压、意识状态、出入量、电解质的变化，以作为液体补充的依据。
2）维持皮肤黏膜完整性。
3）预防并发症。

五、护理措施

（一）维持体液平衡

密切观察并记录患者意识、生命体征，每天测体重、出入量、尿比重，监测电解质水平，合理应用利尿剂减轻脑水肿。

（二）原发疾病处理

遵医嘱积极处理原发疾病，减少体液和电解质丢失。

（三）液体疗法

根据临床表现和实验室检查结果，采取定性、定量、定法的液体疗法。
1）定性：根据体液失衡类型，遵医嘱使用电解质、非电解质、胶体和碱性溶液。原则上是"缺什么，补什么"，但"宁少勿多"，以充分发挥机体的代偿调节作用，避免矫枉过正导致更复杂的体液失衡。
2）定量：补液量＝生理需要量＋已丧失量＋继续丧失量。
（1）生理需要量：按体重计算，第1个10kg为100mL/(kg·d)，第2个10kg为50mL/(kg·d)，其余体重为20mL/(kg·d)。一般成人每天生理需要量为2000～2500mL。

（2）已丧失量：有三种计算方法。①依据失水程度，适用于高渗性失水和等渗性失水患者。轻度失水补充的体液量为体重的 2%～4%，中度为 4%～6%，重度为 6% 以上。②依据体重减少量，与原体重比较，体重下降的重量即为失水量。③依据血钠浓度，适用于低渗性失水患者。已丧失量＝（实测血清钠－正常血清钠）×现体重×0.6/正常血清钠。

（3）继续丧失量：就诊后继续发生的病理丢失量，如大量出汗、肺呼出、呕吐等。一般大汗淋漓浸透衣物需补水 1000mL。气管切开患者每天经呼吸道蒸发水分 800～1200mL。

3）定法：补液是液体疗法的重要环节，先盐后糖，先晶后胶，先快后慢，种类交替，见尿补钾。尤其补钾时，注意尿量＞40mL/h 才能补充，浓度不超过 40mmol/L，成人静脉滴注速度＜60 滴/分，24h 补充总量不超过 6g。严禁静脉推注。

4）疗效观察：严密观察疗效和不良反应，包括 24h 出入量；嗜睡、乏力、烦躁等精神神经症状改善情况；口渴、皮肤弹性下降、眼窝内陷等脱水征象恢复程度；血压、脉搏、呼吸等生命体征改善情况；尿比重、血常规、血清电解质、肝肾功能、中心静脉压、心电图等指标的变化趋势。

（四）增强患者活动耐力，降低受伤危险

1）监测患者意识状况，适当约束躁动者，加强监护。

2）监测血压，低血压患者改变体位时易出现眩晕而致跌伤。

3）与患者共同制订活动计划，根据肌张力和肌力改善情况，逐渐增加活动量、活动时间和活动内容，增强活动耐力。

4）注意环境安全，降低意外受伤风险。

（五）维持皮肤黏膜完整性

1）观察患者的皮肤黏膜状况，发现异常及时处理。

2）协助患者做好个人卫生，指导患者保护水肿皮肤，如衣着宽松、清洗时水温适当等。

3）避免擦伤、撞伤、跌伤、烫伤等。

（六）预防并发症

密切观察患者生命体征、电解质等相关实验室检查结果，一旦病情加重或有休克、脑水肿、脑疝、窒息、心律失常等并发症先兆，立即通知医生，积极配合抢救。

（七）健康指导

向患者及其家属解释体液平衡对维护健康的重要性。指导患者积极治疗易导致水、电解质失衡的原发疾病，避免诱因。教会患者准确记录出入量。肾功能减退者和长期使用保钾利尿剂（如螺内酯、氨苯蝶啶等）的患者，应限制含钾高的食物和药物摄入，定期复诊，监测电解质浓度。

第三节 酸碱失衡患者的护理

一、分类

（一）代谢性酸中毒

代谢性酸中毒为临床最常见的酸碱失衡。由于细胞外液 H^+ 增加或 HCO_3^- 丢失而引起血浆 HCO_3^- 原发性减少。

（二）代谢性碱中毒

体内 H^+ 丢失过多或 HCO_3^- 原发性增多。

（三）呼吸性酸中毒

肺泡通气功能减弱，不能充分排出体内生成的 CO_2 以致动脉血 CO_2 分压（$PaCO_2$）增高，引起高碳酸血症。

（四）呼吸性碱中毒

肺通气过度使血浆 H_2CO_3 或 $PaCO_2$ 原发性减少，导致血 pH 值升高。

二、病因

（一）代谢性酸中毒

1）酸性物质产生过多：机体严重损伤（如败血症、挤压综合征、肌溶解综合征、休克）、抽搐、心搏骤停、某些毒物（甲醇、酒精、乙二醇、水杨酸）中毒等，均可产生大量酸性物质。胰岛素严重缺乏或长期不能进食引起酮体堆积可致酮症酸中毒。急性循环衰竭、组织缺血缺氧、肝功能损害等可致乳酸性酸中毒。治疗上过多使用氯化铵、盐酸精氨酸或盐酸等也可引起酸中毒。

2）HCO_3^- 丢失过多：腹泻、肠瘘、胰瘘或胆瘘等导致肠道 HCO_3^- 丢失，肾小管重吸收 HCO_3^- 减少。

3）酸性物质排出障碍：肾衰竭、醛固酮缺乏或应用肾毒性药物可使内生性 H^+ 不能从体内排出，导致酸中毒。

（二）代谢性碱中毒

1）氯丢失：机体在短时间内（一般数分钟、数小时内）丢失大量体液。丢失的体液中含有大量 H^+、Cl^-，机体血 H^+、Cl^- 减少，来自胃壁、肠液、胰腺的 HCO_3^- 无

法与 H^+ 中和而被重吸收入血，导致血浆中 HCO_3^- 浓度升高。例如，妊娠剧吐、胃部幽门梗阻、肠道的先天性高氯性腹泻、小肠黏膜腺瘤病等。

2）利尿剂应用不当：噻嗪类或袢利尿剂过量使用导致肾髓袢升支对 Cl^- 的主动重吸收减少，HCO_3^- 重吸收增加。噻嗪类或袢利尿剂导致低钾血症，血浆中 H^+ 向细胞内移动，也使 HCO_3^- 重吸收增加。此外，利尿剂过量导致机体有效循环血量不足，体内 HCO_3^- 浓度升高，也会引起代谢性碱中毒。

3）服用过量碱性药物：大量口服或静脉输入碱性药物如碳酸氢钠。大量输入库存血。血液透析时大量使用碱性物质。

4）盐皮质激素过多：如原发性醛固酮增多症、皮质醇增多症、肾动脉狭窄、肾上腺皮质增生或肿瘤均可增加盐皮质激素分泌，盐皮质激素又会刺激机体分泌 H^+，也可通过保钠排钾促进 H^+ 排泌，从而造成低钾性碱中毒。

5）酸中毒过快纠正：当发生呼吸性酸中毒或代谢性酸中毒时，肾通过排出 H^+ 起到代偿作用。当使用呼吸机或过度补充碱性药物时，机体酸中毒得到迅速纠正，而肾未停止排出 H^+，HCO_3^- 浓度仍然保持高水平，导致碱中毒。

（三）呼吸性酸中毒

1）急性呼吸性酸中毒：见于呼吸中枢抑制，如脑外伤、脑内病变（脑疝、脑炎）或过多使用抑制呼吸中枢的药物、心搏骤停后、部分极度肥胖患者等；呼吸肌或胸壁障碍，如周期性瘫痪急性发作、重症肌无力、严重低钾或低磷血症；吉兰－巴雷综合征等；肺部疾病，如急性呼吸窘迫综合征、急性心源性肺水肿、严重支气管哮喘或肺炎、气胸、血胸等；上呼吸道阻塞。

2）慢性呼吸性酸中毒：见于慢性弥漫性肺部病变，如慢性阻塞性肺疾病或肺组织广泛纤维化、重度肺不张等；慢性支气管病变，如支气管哮喘、慢性支气管炎等；胸廓病变，如严重胸廓畸形。

（四）呼吸性碱中毒

1）中枢性换气过度：非低氧因素，如脑血管意外、癔症、脑部外伤、感染、肿瘤、药物中毒、体温过高、环境高温、肝性脑病、酸中毒等；低氧因素，如高空、高原、潜水、剧烈运动、肺炎、肺间质疾病、支气管阻塞、胸膜及胸廓疾病、肺气肿、心力衰竭、休克、严重贫血等。

2）外周性换气过度：见于胸外伤、肋骨骨折、呼吸道阻塞突然解除、呼吸机管理不当等。

三、病理生理

（一）代谢性酸中毒

代谢性酸中毒时 HCO_3^- 减少，血浆中 H_2CO_3 相对过多。H^+ 浓度增高刺激呼吸中枢，使呼吸加深加快，加速 CO_2 的排出，使 $PaCO_2$ 降低，HCO_3^-/H_2CO_3 重新接近

20，从而维持血 pH 值在正常范围，此为代偿性代谢性酸中毒。同时，肾小管上皮细胞中的碳酸酐酶和谷氨酰转移酶活性开始增高，增加 H^+ 和 NH_3 的生成，H^+ 与 NH_3 形成 NH_4^+ 后排出，使 H^+ 的排出增加。

（二）代谢性碱中毒

体内碱性物质增多，使 HCO_3^- 消耗、H^+ 浓度下降，抑制呼吸中枢，呼吸变弱变浅，CO_2 潴留，使 $PaCO_2$ 升高。同时，肾小管上皮细胞中的碳酸酐酶活性减弱而 H^+ 形成和排泌减少，$NaHCO_3$ 重吸收也减少，使 HCO_3^-/H_2CO_3 代偿性恢复到 20，从而维持血 pH 值在正常范围。

（三）呼吸性酸中毒

呼吸性酸中毒时，通过血液的缓冲系统，血液中的 H_2CO_3 与 Na_2HPO_4 结合，形成 $NaHCO_3$ 和 NaH_2PO_4，后者从尿排出，使 H_2CO_3、H^+ 减少，HCO_3^- 增多。肾也发挥有效的代偿作用，肾小管上皮细胞中的碳酸酐酶和谷氨酰转移酶活性增高，H^+ 和 NH_3 生成增加。H^+ 与 Na^+ 交换、H^+ 与 NH_3 形成 NH_4^+，使 H^+ 排出增加和 $NaHCO_3$ 再吸收增加。细胞外液 H_2CO_3 增多，可使钾由细胞内移出，钠和 H^+ 移入细胞内，使酸中毒程度减轻。

（四）呼吸性碱中毒

CO_2 减少，抑制呼吸中枢致呼吸变浅、变慢，使 CO_2 潴留，H_2CO_3 升高而代偿。持续较久时，肾排 H^+ 减少，HCO_3^- 排出增多，HCO_3^-/H_2CO_3 在低水平达到平衡，血 pH 值接近或维持在正常范围。

四、临床表现

（一）代谢性酸中毒

代谢性酸中毒的临床表现包括原发疾病的临床表现、代偿性反应和代谢性酸中毒本身对机体的影响，主要是对呼吸、心血管和神经系统的影响。呼吸系统最主要的表现是呼吸加深加快，称为 Kussmaul 呼吸，呼吸频率有时可高达 40～50 次/分，呼出气带有酮味。心血管系统表现为面色潮红、心率加快、血压常偏低。神经系统表现为腱反射减弱或消失、疲乏、眩晕、烦躁或感觉迟钝，严重者可有嗜睡、神志不清或昏迷。常伴有缺水症状，因酸中毒可降低心肌收缩力和周围血管对儿茶酚胺的敏感性，患者容易发生心律不齐、肾功能不全和休克，一旦发生则很难纠正。

（二）代谢性碱中毒

轻微代谢性碱中毒引起轻微的血 pH 值升高可没有任何症状，随着病情进展，HCO_3^- 水平下降就会抑制呼吸中枢导致烦躁不安。血清钙浓度水平下降导致神经肌肉兴奋性增高，出现喉头痉挛、四肢抽搐，血清钾浓度下降会引起口周及肢体麻木、软瘫，进一步下降可引起室上性或室性心律失常。大量体液丢失引起低血压，严重时可引起昏迷。

（三）呼吸性酸中毒

呼吸性酸中毒的临床表现有胸闷、呼吸困难、气促、发绀、头痛等。随着酸中毒加重，可出现嗜睡、神志不清、谵妄、昏迷、突发心室纤颤，还可出现肺脑综合征。

（四）呼吸性碱中毒

多无明显症状，主要表现为换气过度和呼吸加快。急性轻症患者可有口唇、四肢发麻、刺痛，肌肉震颤、手足抽搐及 Trousseau 征阳性。严重者有眩晕、晕厥、视物模糊、抽搐，可伴胸闷、胸痛、口干、腹胀等。有基础心脏病者可出现心律失常。

五、辅助检查

（一）代谢性酸中毒

动脉血气分析：标准碳酸氢盐（SB）、实际碳酸氢盐（AB）、缓冲碱（BB）均降低，剩余碱（BE）负值加大，pH 值下降，$PaCO_2$ 继发性降低，AB<SB。

（二）代谢性碱中毒

动脉血气分析可以检测出代谢性碱中毒。血、尿液离子检测可以评估有无离子代谢紊乱，以便于了解是否需要补充相关离子进行治疗。抽血检查内分泌系统激素如皮质醇、醛固酮、促肾上腺皮质激素、血管紧张素等，能够发现原发疾病。

（三）呼吸性酸中毒

动脉血气分析：$PaCO_2$ 增高，pH 值下降，SB、AB 及 BB 均升高，AB>SB，BE 正值加大。

（四）呼吸性碱中毒

动脉血气分析：$PaCO_2$ 降低，pH 值升高，AB<SB。代偿后，代谢性指标继发性降低，AB、SB 及 BB 均降低，BE 负值增大。血电解质检查可发现患者的血钙下降、血钾下降等。碱中毒使氧解离曲线左移，氧释放困难，使机体缺氧、代谢障碍。尿电解质检测表现为泌酸减少和排 HCO_3^- 增加，相应排钾增加，排氯减少。随着时间延长，尿 pH 值显著升高。

六、治疗原则

（一）代谢性酸中毒

轻度代谢性酸中毒（血浆 HCO_3^- 在 16~18mmol/L）经消除病因和补充液体后，可自行纠正，无需碱剂治疗。血浆 HCO_3^- <10mmol/L 的患者，应用适量碱剂。常用

的碱剂是5%碳酸氢钠溶液，可根据公式估算用量：HCO_3^-需要量（mmol）＝［HCO_3^-正常值（mmol/L）－HCO_3^-测得值（mmol/L）］×体重（kg）×0.4。一般首次剂量为100~250mL，用后2~4h复查动脉血气分析和血电解质，根据结果决定是否继续补碱。

（二）代谢性碱中毒

以治疗原发疾病为主，轻者补生理盐水和钾即可纠正。严重患者（pH值＞7.6，血浆HCO_3^- 45~50mmol/L）应考虑补酸。可选用稀盐酸、氯化铵或盐酸精氨酸。

（三）呼吸性酸中毒

应根据病情严重程度和起病缓急决定治疗方案。对急性呼吸性酸中毒者主要是使CO_2能有效排出，并治疗低氧血症，包括清除口腔及气管内分泌物，行气管插管和使用呼吸机。对慢性呼吸性酸中毒者主要是采取各种措施改善肺功能，但不宜高浓度吸氧，以免呼吸中枢对缺氧的敏感度降低，抑制呼吸。

（四）呼吸性碱中毒

积极治疗原发疾病的同时对症治疗。用纸袋罩于患者口鼻外使患者吸回呼出的CO_2有一定作用，也可采取短暂强迫闭气法、含5%CO_2的氧气吸入法。

七、观察要点

1）维持正常的气体交换形态。
2）关注动脉血气分析和pH值等相关实验室检查结果。

八、护理措施

（一）病情观察

观察神经及精神方面的异常表现，监测动脉血气分析及血清电解质浓度改变。

（二）维持正常的气体交换形态

监测生命体征和意识状态，注意呼吸频率、深度和呼吸困难程度的变化，协助患者采取合适体位，改善呼吸状况，训练深呼吸及有效咳嗽，保持呼吸道通畅，必要时吸痰及呼吸机辅助呼吸。

（三）预防并发症

密切观察患者生命体征、动脉血气分析、pH值等相关实验室检查结果，一旦病情加重或有休克、脑水肿、脑疝、窒息、心律失常等并发症先兆，立即通知医生，积极配合抢救。

（四）心理护理

护士应加强与患者的沟通，减轻其思想顾虑，增强患者对治疗的信心。

参考文献

陶仲为. 对有关低钠血症诊治观点的商榷 [J]. 中国实用内科杂志，2007，27（8）：630−633.

费舟，杨悦凡. 颅脑创伤后水与电解质代谢紊乱及其调节 [J]. 中华创伤杂志，2015，31（9）：786−788.

Mohsen G，Görtzen−Patin J. Summary of the PLUS study on administration of balanced multi−electrolyte solutions or NaCl on the ICU [J]. Anaesthesiologie，2022，71（6）：483−484.

马春园，王桂杰. 酸碱平衡紊乱的程序化分析：附4例案例分析 [J]. 中华危重病急救医学，2017，29（5）：436−441.

王岚，尤琳浩，常彦忠. 人体维持酸碱平衡的机制 [J]. 生物学通报，2013，48（2）：1−2.

张家骧. 在酸碱平衡紊乱诊断中判断主要酸碱失衡的方法 [J]. 小儿急救医学，2004，11（1）：54−55.

何新华. 低渗性、等渗性和高渗性脱水的补液治疗 [J]. 中国临床医生，2000（1）：10.

小 结

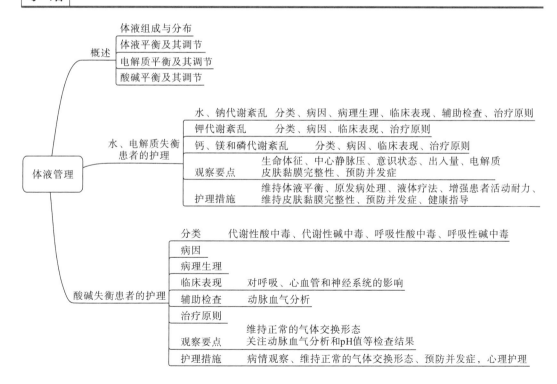

第六章 营养支持

第一节 营养支持的评估

营养支持（nutritional support）指经口、胃肠道或肠外途径为患者提供适宜的营养素的方法。其目的是使人体获得营养素，保证新陈代谢正常进行，抵抗疾病侵袭进而改善患者的临床结局，包括降低感染性并发症发生率、缩短住院时间等，使患者受益。营养支持方式包括肠内营养（enteral nutrition，EN）和肠外营养（parenteral nutrition，PN）等。

机体正常代谢及良好的营养状况是维持生命活动的重要保证。任何代谢紊乱或营养不良都可影响组织器官功能，进一步恶化可致器官功能衰竭。疾病、创伤或手术等所致的进食不足及代谢紊乱是影响患者营养状况的重要因素，如营养管理不善会增加不良临床结局风险。

一、神经外科患者的代谢变化

正常情况下，机体进行生命活动需要不断摄取各种营养物质，转化和利用以维持机体新陈代谢。食物中碳水化合物、脂肪、蛋白质、水、电解质、微量元素和维生素等营养物质进入人体后，参与体内代谢过程，通过合成代谢使人体结构生长、发育、修复及再生，并为机体生命活动提供必不可少的能量。

体内的能量来源包括糖、脂肪和蛋白质。通常情况下，体内能量主要来自糖和脂肪的氧化。应急状态下，机体首先利用肝及肌肉中的糖原贮备供能，直至糖原耗尽，然后再依赖糖异生作用分解肝及肌肉蛋白质，随后主要分解脂肪，形成酮体供能，减少肌肉蛋白质分解，尽可能保存机体蛋白质，从而延续生命。

神经外科患者因为疾病或手术等，常处于饥饿或感染、创伤等应急状态，受神经-内分泌调节，可发生一系列物质代谢及能量代谢变化，以满足机体疾病状态下组织、器官功能及生存所需。特点是静息能量消耗增高、高血糖及蛋白质分解增强。

（一）糖代谢特点

糖的主要生理功能是供给机体生命活动所需要的能量。人体所需能量的 50%~

70%由糖的氧化分解提供。在氧供充足的情况下，葡萄糖进行有氧氧化，生成 CO_2 和水。在缺氧情况下，葡萄糖进行无氧酵解，生成乳酸。正常成人脑组织则主要依赖葡萄糖的有氧氧化供能，当发生低血糖或缺氧时，可引起脑功能障碍，出现头晕等症状，严重者可发生抽搐甚至昏迷。

糖原是葡萄糖的多聚体，是糖在体内的储存形式，主要有肌糖原和肝糖原两种形式。当空腹血糖浓度降低时，肝糖原可转变为葡萄糖，使血糖浓度升高到正常水平。当血糖浓度升高时，血糖则在肝中合成肝糖原储存起来，使血糖浓度下降到正常水平。体内肝糖原的储存量较少，仅供机体在饥饿 24~48h 内的能量消耗。

应激状态下糖代谢主要变化是内源性葡萄糖异生作用明显增加，组织、器官对葡萄糖的氧化利用下降，以及外周组织对胰岛素抵抗，从而出现高血糖。血糖升高水平与疾病或损伤的严重程度相关。

（二）脂肪代谢特点

脂肪在体内的主要功能是储存和供给能量，是机体能源物质储存的主要形式。一般情况下机体消耗的能量有 30%~50% 来自脂肪。在体内每克脂肪氧化所释放的能量约为每克糖的 2 倍。通常成人储存的脂肪所提供的能量可供机体使用 10 余天至 2 个月。在应激状态下，机体主要由体内储存的脂肪氧化分解供能，从而减少蛋白质分解，保存机体蛋白质。

（三）蛋白质代谢特点

蛋白质的基本单位是氨基酸。不论是由肠道吸收的氨基酸，还是由机体自身蛋白质分解所产生的氨基酸，都主要用于合成细胞，以实现组织的自我更新，或用于合成酶、激素等生物活性物质。为机体提供能量则是氨基酸的次要功能。在应激状态下，如长期不能进食或体力极度消耗时，机体才依靠蛋白质分解供能，以维持基本的生理功能。蛋白质分解增加，大量氮自尿中排出，呈现负氮平衡，其程度和持续时间与创伤前营养状态、年龄、应激后营养摄入有关，受体内激素反应水平制约。

二、营养评价

营养评价通过健康史、人体测量、实验室检查及多项综合营养评价手段，判定机体营养状况，确定营养不良的类型和程度，预测营养不良所致风险，并监测营养支持的疗效。

营养不良即营养不足，由摄入不足或利用障碍引起的能量或营养素缺乏的状态，进而引起机体成分改变、生理和精神功能下降，导致不良临床结局。根据发生原因可分为 4 类：第一类是由饥饿引起的原发性营养不良，可以作为独立的疾病诊断。第二类是由各种疾病或治疗引起的继发性营养不良，作为疾病的并发症诊断及处理。第三类是年龄相关营养不良，包括肌肉减少症和衰弱。第四类是以上原因的不同组合引起的混合型营养不良。

营养不良评估即营养不足评估，是对有营养风险的患者进一步了解其营养状态的过程。其目的在于制订营养支持计划，开具营养处方。

（一）健康史

了解患者年龄、身高、体重，既往病史，近期有无较大手术、严重创伤、严重感染。

（二）人体测量指标

1. 体重

体重是营养评价中最简单、直接而又可靠的指标，但应排除胸膜腔积液、腹膜腔积液、水肿或脱水等因素的影响。体重测量必须应用经校准的体重秤，称体重时患者脱鞋，去除身上的物件。如果患者卧床无法测量体重，可采用差值法，如家属抱患者的总质量减去家属体重。如有条件可选用具有测量体重功能的医疗用床。个体体重与理想体重相比，<80%为消瘦，80%～90%为偏轻，90%～110%为正常，110%～120%为超重，≥120%为肥胖。

2. 体重改变百分比

由于体重个体差异较大，临床上通常使用体重改变百分比作为营养状况评价的指标。未控制体重情况下，体重丢失>10%（无时间限定）或3个月内体重丢失>5%，即存在营养不良。

3. 体质指数（body mass index，BMI）

BMI是公认的反映营养不良及肥胖的可靠指标，计算公式：BMI=体重（kg）/身高^2（m^2）。2013年，国家卫生和计划生育委员会提出了18岁以上中国成人BMI标准，正常范围为18.5～24.0kg/m^2，18.5kg/m^{2}以下为体重过低，24～28kg/m^{2}为超重，28kg/m^{2}以上为肥胖。

4. 皮褶厚度与臂围

通过三头肌皮褶厚度、上臂中点周径及上臂肌肉周径测定可以估计机体脂肪及肌肉总量，间接反映机体营养状况。三头肌皮褶厚度正常值：男性11.3～13.7mm，女性14.9～18.1mm，较正常值低10%则提示营养不良。上臂肌肉周径可反映全身肌肉及脂肪的状况。用软皮尺于上臂中点先测量上臂中点周径，上臂肌肉周径可由下式计算得出：上臂肌肉周径（cm）=上臂中点周径（cm）-3.14×三头肌皮褶厚度（cm）。正常值：男性22.8～27.8cm，女性20.9～25.5cm。

5. 握力

握力是反映肌肉功能的有效指标，肌肉力度与机体营养状况和手术后恢复程度有关，是机体营养状况评价中一个良好的客观测量指标。握力可以反复测定，随访变化过程。正常男性握力≥35kg，女性握力≥23kg。

（三）实验室检查

1. 血清蛋白质

血浆蛋白质水平可以反映机体蛋白质营养状况、疾病严重程度和手术风险程度。临床上常用的血浆蛋白质指标主要有白蛋白、前白蛋白、转铁蛋白和视黄醇结合蛋白等。由于白蛋白的半衰期为 18 天，营养支持对其浓度的影响需要较长时间才能表现出来，很难反映急性期的营养变化，因此，很少用作急性期营养评价指标。血清前白蛋白、转铁蛋白和视黄醇结合蛋白的半衰期相对较短，血清含量少且全身代谢池小，能够反映急性期体内蛋白质的变化水平，是反映营养状况更敏感、更有效的指标。

2. 营养代谢产物

如肌酐的测定：尿中排出的肌酐反映了机体肌肉状况。肌酐是肌酸的代谢产物（肌酸绝大部分存在于肌肉中，每 100g 肌肉含肌酸 400～500mg），其排出量与肌肉总量、体表面积和体重密切相关，不受输液与体液潴留的影响，比氮平衡、血浆白蛋白等指标灵敏。当存在蛋白质营养不良、消耗性疾病和肌肉消瘦时，肌酐生成量减少，尿中排出量亦随之降低。正常情况下健康成人 24h 肌酐排出量为男性 23mg/kg 体重和女性 18mg/kg 体重。24h 肌酐排出量可以用来计算肌酐-身高指数。在肾功能正常时，肌酐-身高指数是测定肌蛋白消耗量的一项生化指标。

肌酐-身高指数测定方法：准确地收集患者 24h 尿，分析其 24h 肌酐排出量，与相同身高的健康人 24h 肌酐排出量对比，以肌酐-身高指数衡量骨骼肌亏损程度。

3. 氮平衡

氮平衡是评价机体蛋白质代谢状况的可靠指标，用于评判体内蛋白质合成与分解代谢状况。氮平衡＝摄入氮量－排出氮量。当摄入氮量大于排出氮量时为正氮平衡，摄入氮量小于排出氮量时为负氮平衡。较为精确的氮排出量可用凯氏微量定氮法则测定 24h 尿、粪便及其他排泄物中的氮量。正氮平衡时机体合成代谢大于分解代谢，意味蛋白质净合成。负氮平衡时机体分解代谢大于合成代谢。

4. 免疫功能

总淋巴细胞计数是评价细胞免疫功能的简易方法，测定简便快速，适用于各年龄段。总淋巴细胞计数正常范围为（2.5～3.0）×10^9/L，计数为（0.9～1.5）×10^9/L 提示机体轻度营养不良，计数<0.9×10^9/L 提示机体严重营养不良。机体营养不良时，白细胞计数、抗体、补体等免疫指标都受到影响。

（四）营养筛查与评估

营养风险指现存或潜在的与营养因素相关的导致患者出现不利临床结局的风险。营养风险与生存率、病死率、并发症发生率、住院时间、住院费用、成本-效益比及生活质量等密切相关。营养筛查是合理营养干预的前提。营养筛查要求方法简单快速，并且有较高的灵敏度，以发现全部或几乎全部有营养风险的患者。应用量表化的工具初步判断患者营养状态的过程，是进行营养支持的第一步。目的在于确定患者是否具有营养不良或发生营养不良的风险，以进一步进行营养不良评定或制订营养支持计划。常用的营养筛查工具有以下几种。

1. 营养风险筛查 2002（nutritional risk screening 2002，NRS2002）

NRS2002 是欧洲肠外肠内营养学会推荐的住院患者营养风险筛查首选工具，应用相对简单。NRS2002 从三方面评估患者的营养风险：营养状态受损（0~3 分）、疾病严重程度（0~3 分）、年龄（年龄≥70 岁加 1 分）。

评估方法：以下任一答案为"是"，则使用表 6-1-1 进行下一步评估；以下所有答案为"否"，则每周复评 1 次。

1）BMI<20.5kg/m² ？

2）近 3 个月有体重下降吗？

3）近 1 周有摄食减少吗？

4）患有严重疾病吗（如在重症监护病房接受治疗）？

表 6-1-1 NRS2002

评分		内容
A. 营养状态受损评分（取最高分）		
1 分（任一项）		近 3 个月体重下降>5%
		近 1 周内进食量减少>25%
2 分（任一项）		近 2 个月体重下降>5%
		近 1 周内进食量减少>50%
3 分（任一项）		近 1 个月体重下降>5%
		近 1 周内进食量减少>75%
		BMI<18.5kg/m² 及一般情况差
B. 疾病严重程度评分（取最高分）		
1 分（任一项）		一般恶性肿瘤、髋部骨折、长期血液透析、糖尿病、慢性病（如肝硬化、慢性阻塞性肺疾病）
2 分（任一项）		血液恶性肿瘤、重症肺炎、腹部大型手术、脑卒中
3 分（任一项）		重症颅脑损伤、骨髓移植、重症监护、急性生理与慢性健康评分（APACHE Ⅱ）>10 分
C. 年龄评分		
1 分		年龄≥70 岁

注：营养风险筛查评分为 A+B+C。

评估结果：总分≥3 分，提示患者存在营养风险，应立即开始营养支持。总分<3 分，应每周用此法复查其营养风险。

2. 主观全面营养评估（subjective global assessment，SGA）

1987 年 Detsky 首先提出 SGA，根据患者的病史（体重丢失、饮食情况、消化系统症状、活动能力)、疾病营养需求和体检结果(3个维度、8个条目),按评价标准对患者进行营养状态分级。A级为营养良好,B级为轻中度营养不良,C级为重度营养不良。

3. 微型营养评定(mini－nutritional assessment,MNA)

这是一种评价老年人营养状况的简单快速方法,包括人体测量、整体评定、膳食问卷及主观评定等18项内容,评分相加即为MNA总分。分级标准如下:①MNA总分≥24分表示营养状况良好。②17分≤MNA总分<24分表示存在营养不良风险。③MNA总分<17分表示有确定的营养不良。

4. 营养不良通用筛查工具(malnutrition universal screening tools,MUST)

MUST包括3方面内容:①BMI(0~2分)。②体重变化情况(0~2分)。③急性疾病影响情况(如果已经存在或将会无法进食>5天者加2分)。总评分=上述三个部分评分之和,0分为低风险、1分为中等风险、2分及以上为高风险。

(五)其他指标

1. 吞咽障碍

吞咽障碍是导致摄入不足的首要原因,而脑卒中、颅脑外伤、神经变性、神经肌肉疾病患者中发生神经性吞咽障碍的比例高达30%~81%。将吞咽障碍患者筛查出来,予以合理的管饲营养,既可保证营养供给,又可降低肺炎风险。在决定营养支持方式前应首先判断吞咽功能,目前,临床上可采用的吞咽障碍筛查工具多达数十种,但洼田饮水试验(表6-1-2)最为常用。1~4级者可自主进食,5级者推荐管饲。

表6-1-2　洼田饮水试验

饮水吞咽试验分级	表现
1级	能顺利1次咽下
2级	2次以上咽下,无呛咳
3级	1次咽下,有呛咳
4级	2次以上咽下,有呛咳
5级	频繁呛咳,不能咽下

2. 胃肠道功能

重症患者可能遭受多种病理生理过程的冲击,如炎症介质大量释放、毛细血管渗漏、液体大量渗出及血管舒缩功能障碍,这些因素都可能对胃肠道功能造成影响。胃肠道功能的损害会进而影响营养物质的消化吸收,改变肠道菌群及其代谢产物的吸收和调节功能,并对胃肠道的内分泌与免疫功能产生负面影响。

针对重症患者的急性胃肠损伤(acute gastrointestinal injury,AGI),临床上有一套详细的分级系统,根据损伤的严重程度将其分为四个等级(表6-1-3)。

表 6-1-3 　胃肠道功能评估 AGI 分级

AGI 分级	胃肠道功能	特点	腹压（mmHg）	举例	处理
I	有发生障碍的风险	一过性，随一般情况好转可恢复	<12	休克早期或术后肠鸣音异常	· 改善一般情况 · 48h 内肠内营养
II	障碍	消化吸收弱，给予针对性治疗可好转	12～14	胃轻瘫、腹泻、胃液或便中带血	· 胃肠促动药 · 正常肠内营养（明显不耐受者减量） · 按需给予支持性肠外营养
III	衰竭	消化吸收差，给予针对性治疗无法改善	15～20	胃肠道麻痹、肠扩张	· 监测腹压 · 治疗原发疾病 · 停用胃肠促动药 · 滋养性肠内营养＋早期肠外营养
IV	衰竭并恶化	胃肠道情况恶化，危及生命	>20	肠缺血坏死、休克、腹腔间隔室综合征	· 立即干预，挽救生命 · 暂不考虑营养

注：1. 腹压，采用膀胱测压间接反映腹压是目前临床较常用的方法。

2. 胃轻瘫，胃潴留>200mL 或反流。

3. 腹泻，每天>3 次稀便且>200g/d。

4. 胃肠道麻痹，喂养下停止排便 3 天或更久。

5. 肠扩张，X 线或 CT 检查显示小肠直径>3cm 或结肠直径>6cm。

第二节　营养支持的实施

营养支持能够使人体获得营养素，保证新陈代谢正常进行，抵抗疾病侵袭及修复损伤，进而改善患者的临床结局。临床实际应用中包括肠内营养和肠外营养等方式。

一、肠内营养

肠内营养指通过口服或管饲的方法，经胃肠道途径为机体提供代谢需要的各种营养素的营养支持方式。根据给予肠内营养的途径，分为口服营养补充和管饲。随着对胃肠道功能研究的不断深入，人们逐步认识到胃肠道在免疫防御中的重要作用。较之肠外营养，肠内营养的优点除体现在营养素的吸收、利用更符合生理状态，给予方便，费用低廉，无严重并发症，食物的直接刺激还有利于维持肠黏膜结构和肠屏障功能的完整性，能改善临床结局（缩短住院时间和降低医疗费用）。肠内营养是临床营养支持的首选方法。

（一）适应证

如果患者胃肠道功能存在，但不能进食或进食量不足以满足自身营养需求，就应考虑通过各种途径给予肠内营养。如果胃肠道功能部分受损，可给予特殊的肠内营养制剂，既可克服胃肠道的不耐受，又可避免使用肠外营养。主要适应证包括以下几种。

1）胃肠道功能正常，但营养摄入不足或不能摄入者，如吞咽和咀嚼困难、昏迷、复杂大手术后、严重感染、创伤及大面积烧伤、非胃肠道危重病症、慢性消耗性疾病的患者等。

2）胃肠道功能不良者，如消化道瘘、短肠综合征、重症急性胰腺炎等患者。消化道瘘者采用以肽类为主的肠内制剂，并经瘘口远端肠道输注，可减轻对消化液分泌的刺激作用，避免营养液大量漏出后导致脱水、酸碱失衡、电解质失衡，感染加重。急性重症胰腺炎病情稳定（发病 3~4 周）后，可经空肠造口管或鼻－空肠管输注肠内营养制剂，既可避免刺激十二指肠引起胰液分泌增加而加重病情，又可防止肠屏障功能损害及细菌移位的发生。

3）胃肠道功能基本正常，但伴有其他器官功能不良者，如糖尿病或肝肾衰竭者，原则上只要胃肠道功能基本正常，此类患者均应采用肠内营养支持。

（二）禁忌证

1）由于衰竭、严重感染及手术后消化道麻痹所致的肠功能障碍。
2）完全性肠梗阻。
3）无法经肠道给予营养，如严重烧伤、多发性创伤。
4）高流量的小肠瘘。

此外，有可能增加机会性感染的情况为管饲的相对禁忌证，如上颚－面部手术（腭裂修复术等）。

（三）实施

因为营养剂的类型、患者的病情和耐受程度等不同，肠内营养途径分为口服营养补充和管饲两种方式。

1. 输注途径

1）口服营养补充：由于口服的肠内营养能刺激唾液分泌，具有抗菌作用，故优于管饲营养。一般来说，对于消化道功能正常或具有部分消化功能的患者，如果普通进食无法满足热量需求，优先选择口服营养补充。作为饮食的补充，在老年人中比较常见。是否选择口服肠内营养制剂，主要取决于有无吞咽能力和食管、胃肠道是否梗阻。另外，营养制剂的口味仍然是影响口服依从性的重要问题。

2）管饲：对于口服营养补充无法达到热量及蛋白质目标量，或无法经口进食的患者，应选择通过管饲进行肠内营养。

管饲分为以下两大类，主要根据患者原发疾病病程、需要肠内营养的持续时间及喂养管的应用习惯进行选择。

一是无创的置管技术，主要是指经鼻－胃途径放置喂养管。根据病情需要，喂养管远端可放置在胃、十二指肠或空肠中。这种方式简单易行，是临床上使用最多的管饲方法。鼻－胃管喂养的优点在于胃容量大，对营养液的渗透压不敏感，适合于各种完全性营养配方。缺点是有反流与吸入气管的风险。鼻－十二指肠管和鼻－空肠管减少了反流风险。鼻－胃管、鼻－肠管适用于短期（4周内）的肠内营养支持，长期置管可出现咽部红肿、不适，呼吸系统并发症增加。

二是有创的置管技术，常用于需要长时间进行肠内营养的患者，具体有手术造口或经皮内镜辅助胃/空肠造口，后者具有不需要剖腹与麻醉、操作简便、创伤小等优点。

2. 输注方式

肠内营养制剂可通过间歇推注、间歇性重力滴注和连续性经泵输注三种方法输注，但喂养量和速度应根据患者的耐受程度加以调整，通常采用肠内营养输注泵控制营养液的输注速度。

1）间歇推注：将一定量的营养液在一定时间内用注射器缓慢推注入喂养管内，速度不能快于30mL/min，每次200mL左右，每天6~8次。此种方法多用于需长期家庭内营养的鼻－胃管或胃造口患者。

2）间歇性重力滴注：将配制好的营养液与肠道喂养管连接，借重力将营养液缓慢滴入胃肠道内，每次250~400mL，每天4~6次，24h循环滴注，但有间歇休息期，如输注3h，然后休息2h，如此循环重复。这种方法可让患者有较大的活动度、较多的自由活动时间，类似正常饮食。

3）连续性经泵输注：应用肠内营养输注泵于12~24h均匀、不间断地输注营养液，是临床上推荐的肠内营养输注方式，胃肠道不良反应相对较少，疾病急性期和重症脑卒中患者推荐采用该方式。

（四）并发症

肠内营养支持是一种相对安全的过程，并发症较少，通常是不恰当的配方选择和使用的途径及速度不当所致，也可由本身疾病或治疗间接引起。

1. 感染性并发症

感染性并发症主要与营养液误吸有关。吸入性肺炎是肠内营养最严重的并发症，多见于低龄、年老体弱、昏迷或存在胃内容物潴留者，常发生于经鼻－胃管喂养的患者。其重要原因包括胃排空迟缓、喂养管移位、体位不当造成营养液反流、咳嗽和呕吐反射减弱或消失、意识障碍等。防止胃内容物潴留及反流是预防吸入性肺炎的重要措施，一旦发现误吸需积极治疗。

2. 胃肠道并发症

胃肠道并发症是肠内营养最常见的并发症，包括恶心、呕吐、腹胀、腹痛、便秘和腹泻等症状。主要原因：①营养液的输注速度过快或温度过低。②营养液的浓度过高。③营养液的渗透压过高。④营养液污染。⑤细菌过度生长或感染（如艰难梭菌）等。这些症状大多数能够通过合理的操作来预防和及时纠正、处理。

3. 机械性并发症

①鼻咽部和食管黏膜损伤，可因喂养管质地硬、管径粗、置管时用力不当或放置时间较长，压迫并损伤鼻咽部黏膜所致。②营养液较黏稠、未调匀或流速缓慢，其固体成分黏附于管壁；灌注药物未研碎、添加药物与营养液不相容形成凝结块；喂养管管径太细等均可引起喂养管阻塞。③还可能发生喂养管拔出困难、造口并发症等。

4. 代谢性并发症

代谢性并发症比较少见，主要是由营养制剂类型不当或水、电解质及酸碱失衡等引起糖代谢异常，微量元素、维生素及脂肪酸缺乏，各器官功能异常。

（五）护理

1. 预防误吸

误吸的高风险因素包括高龄（＞70岁）、鼻－胃管肠内营养期间、机械通气期间、吞咽功能障碍、意识丧失/下降、声门或贲门关闭功能遭到破坏、合并神经系统疾病或精神类疾病、使用镇静或肌松药、院内外转运等。应早期识别误吸的风险因素，以便采取预防策略。

1）体位管理：输注营养液时，患者应取半卧位，床头抬高30°～45°，以防反流引起误吸。

2）有误吸高风险的重症患者，有条件者应行幽门后喂养。对于机械通气患者，推荐根据患者的胃肠耐受性动态调整肠内营养的量及速度来避免胃扩张，进而减少误吸的风险。

3）监测胃内残留量（gastric residual volume，GRV）：对于误吸高风险患者，或当患者存在胃肠动力极其不佳、明显呕吐、腹胀等特殊情况时，建议监测胃内残留量。建议选择注射器回抽法，有条件者可选用超声监测。

2. 误吸的观察和处理

若患者突然出现呛咳、呼吸急促或咳出类似营养液的痰，应疑有喂养管移位、呕吐物或分泌物误吸。应立即停止输注，同时鼓励和刺激患者咳出气管内的液体，或采用吸痰法吸出气管内的营养液，并立即通知医生做进一步的检查和处理。

3. 减少胃肠道症状

肠内营养液输注时应循序渐进，开始采用低浓度、低剂量、低速度，随后逐渐增加营养液浓度、滴注速度及喂养量。

1）开始滴注时速度一般为25～50mL/h，以后每12～24h增加25mL/h，最大滴注速度为125～150mL/h。

2）控制营养液的浓度和渗透压。营养液浓度和渗透压过高可引起胃肠道不适、恶心、呕吐、肠痉挛和腹泻，故应从低浓度开始，可将营养液稀释至等渗，然后根据患者胃肠道适应情况逐步递增，使胃肠道有逐步适应、耐受肠内营养液的过程。

3）营养液的温度以接近体温为宜，输入体内的营养液温度应保持在37℃左右。过热可能灼伤胃肠道黏膜，过冷则刺激胃肠道，引起肠痉挛，导致恶心、呕吐、腹胀、腹痛或腹泻。加热营养液的方法很多，可采用热水瓶、热水袋或恒温器在喂养管近端自管外加热营养液。

4）避免营养液污染、变质。配置营养液或喂养前应洗手，所用的输注器具应保持清洁、无菌，每天进行清洁和消毒处理。营养液现配现用，除非封闭系统，否则每组营养液的输注时间不应超过 8h。若营养液内含有牛奶及易腐败成分，放置时间应更短。每 24h 更换一次输注器具，喂养管和输注管接口处应每天用酒精消毒，喂养完毕后用清洁纱布包裹。

4. 喂养管的护理

1）妥善固定：在喂养管进入鼻腔或腹壁处做好标记，每班或喂养前应仔细检查，以判断有无喂养管移位。若患者突然出现腹痛、胃或空肠造口管周围有类似营养液渗漏、腹腔引流管引流出类似营养液的液体，应怀疑喂养管移位，营养液进入腹腔，必须立即停输营养液，尽可能清除或引流出渗漏的营养液，并按医嘱应用抗生素以避免继发性感染。

2）保持喂养管通畅：告知患者卧床或翻身活动时注意避免喂养管扭曲、折叠、受压。连续喂养时，应每 2～4h 采用 20～30mL 温开水或生理盐水冲洗，间断输注或临时输注药物时，应在每次开始和结束后冲洗。若需经喂养管给药，应将药物研碎，加水溶解后注入喂养管，以免与营养液不相容而凝结成块黏附于管壁，堵塞管腔。

5. 维持黏膜和皮肤完整性

长期留置喂养管，可因其压迫鼻咽部黏膜而引起压疮，应定期检查皮肤及黏膜情况。对造口者，应保持造口周围皮肤清洁、干燥，每 2～3 天换药一次并更换敷料，必要时涂擦皮肤保护剂，防止胃液或肠液腐蚀导致皮肤糜烂。

6. 其他少见并发症的观察与处理

与肠外营养支持相比，肠内营养支持的代谢性并发症发生率和严重程度都较低，但部分肠内营养制剂中糖类或脂肪含量较高，有糖尿病或高血脂的患者可出现糖代谢和脂肪代谢紊乱。应及时了解相关指标的检测结果，及时报告医生，并按医嘱调整配方或输注方式。

7. 健康指导

1）告知营养不良对机体的危害及合理营养支持的临床意义。

2）介绍肠内营养对维护肠道结构与功能、避免肠源性感染的重要意义，在病情允许的情况下，鼓励患者尽早经口进食。

3）介绍肠内营养支持常见的并发症及自我观察和护理配合方法。

二、肠外营养

肠外营养是一种通过静脉注射营养物质（如氨基酸、葡萄糖、脂肪、电解质、维生素和微量元素）的营养支持方法。肠外营养可分为两类：全部营养从肠外供给称全肠外营养。补充性肠外营养又称部分肠外营养，指肠内营养无法满足能量和蛋白质目标（通常为≤60％）时，通过静脉途径补足所需营养素。补充性肠外营养可以在肠内营养维护肠屏障功能的基础上，通过肠外营养来满足患者对能量和蛋白质的需求，促进蛋白质合成，纠正营养不足或维持营养状态，以减少并发症，改善临床结局。

（一）适应证

凡是需要营养支持，但又不能或不宜接受肠内营养者都是肠外营养的适应证。

1）超过5～7天不能进食或胃肠道功能障碍或不能耐受肠内营养者。

2）通过肠内营养无法达到机体需要的目标量。

（二）禁忌证

1）严重水、电解质、酸碱失衡。

2）休克、器官功能衰竭终末期。

（三）肠外营养的实施

1. 输注途径

肠外营养的输注途径包括中心静脉途径和周围静脉途径，需根据患者病情、营养液组成、输液量及护理条件等进行选择。

1）中心静脉途径：适用于需要长期肠外营养，需要高渗透压营养液的患者，可分为颈内静脉途径、锁骨下静脉途径、经头静脉或贵要静脉插入中心静脉导管（PICC）途径。PICC是硅化橡胶或聚氨酯导管，经肘正中静脉或贵要静脉穿刺，经腋静脉到达上腔静脉留置导管。PICC的主要优点是可减少直接经颈静脉或锁骨下静脉插管引起的并发症，并且穿刺容易。

2）周围静脉途径：对于短期进行肠外营养、有中心静脉置管禁忌证或不能实施中心静脉置管的患者，可选择周围静脉输注营养液，要求输注的营养液渗透压不大于900mOmol/L、外周静脉条件较好。周围静脉途径具有应用方便、安全性高、并发症少而轻等优点，适用于只需短期（＜2周）肠外营养者。

2. 输注方式

1）持续输注：各种营养素混合后在24h内持续匀速输注。优点是各种营养素同时按比例输入，对机体氮源、能量及其他营养素的供给处于持续状态，对机体的代谢及内环境的影响较小。

2）循环输注：在持续输注营养液的基础上缩短输注时间，使患者每天有一段时间不输液，适用于病情稳定、需长期肠外营养而肠外营养量无变化者。

（四）并发症

1. 静脉导管相关并发症

静脉导管相关并发症分为非感染性并发症及感染性并发症两大类。非感染性并发症大多数发生在中心静脉置管过程中，如气胸、空气栓塞、血管神经损伤等，少数是长期应用、导管护理不当或拔管操作所致，如导管脱出、折断、堵塞等。感染性并发症主要指中心静脉导管相关感染、周围静脉血栓性静脉炎。

2. 代谢性并发症

如高血糖、低血糖、氨基酸代谢紊乱、高血脂、电解质及酸碱失衡、必需氨基酸缺乏、再喂养综合征、肝功能损害、维生素及微量元素缺乏等。

（五）护理

肠外营养支持患者的护理目标：①维持体温正常、无局部或全身感染征象。②无气胸、血管或胸导管损伤、空气栓塞、导管移位、糖或脂肪代谢紊乱等并发症发生，或并发症能被及时发现并处理。

1. 代谢性并发症的预防和护理

1）控制滴注速度：当葡萄糖、脂肪和氨基酸的滴注速度超过人体的代谢能力时，患者可出现高血糖、高血脂、高热、心率加快或渗透性利尿。因此，需严格控制滴注速度。加强临床观察，一旦发现患者尿量突然增多、神志改变，应疑有高渗性非酮症昏迷。若患者脉搏加速、面色苍白及四肢湿冷，应疑有低血糖性休克。出现以上异常情况，应立即抽血送检血糖并协助医生积极处理。

2）定期进行生化监测：根据患者临床营养状况和所处的肠外营养阶段，定期进行生化监测。所有患者应在肠外营养之前进行血和尿液的实验室检查，记录基线值，用于以后进行比较，评估患者有无发生水、电解质失衡及肝肾功能损害。

2. 导管护理

1）周围静脉置管护理：为减轻每天穿刺的痛苦，建议使用静脉留置针。注意保持局部敷料清洁、干燥，发现敷料被浸湿或者污染，应立即更换，并注明更换日期。营养液输注前后均应以生理盐水冲管，并检查穿刺部位及静脉走行部位有无红肿、压痛。如有异常，及时更换穿刺部位，并根据医嘱做相应处理。

2）PICC置管护理：①操作者严格遵守无菌操作及消毒隔离制度。②PICC必须定期冲洗，在给予与肝素不相容的药物或液体前后均应使用10mL及以上注射器脉冲式推注生理盐水进行冲洗，以免发生药物配伍禁忌。长时间连续输注肠外营养液时，应每6~8h冲管1次。③输液完毕后正压技术封管，100U/mL稀释肝素液，成人1~2mL，在注射器内剩余0.5mL封管液时，采用边推注边退针的方法，拔出注射器针头。④每隔3~4天更换1次敷料，如敷料潮湿、被污染或揭开，应立即更换，并在敷料标签上注明更换时间。⑤更换敷料时应对穿刺点和局部皮肤进行评估，确定有无触痛和感染征象。⑥如给药时感觉有阻力、输注困难、无法抽到回血，应检查导管是否打折，患者体位是否恰当，如发现导管阻塞，可用肝素液或尿激酶溶栓，严禁用力推注或冲管，否则易致导管破裂或血栓脱落引起器官栓塞等严重后果。

3. 感染的预防与护理

严格按照无菌原则进行营养液配制和更换，防止感染。营养液输注系统和输注过程应保持连续性，其间不宜中断，以防污染。治疗过程中密切观察患者体温变化，注意有无局部及全身感染征象，发现异常及时报告医生并配合处理。部分患者在肠外营养液输注过程中可出现发热，若与营养素产热有关，一般可自行消退，部分患者可予物理降温或遵医嘱应用退热药。但若因感染所致，则需做相应处理，并遵医嘱应用抗生素治疗。

4. "全合一"营养液的保存和输注

"全合一"营养液中所含成分达几十种，在常温、长时间搁置或过多添加二价或三价阳离子的情况下，其某些成分可出现降解、失稳定或产生颗粒而沉淀。因此，营养液需现配现用，配制后应在24h内输完，若暂时不输，应保存于4℃冰箱内。为避免营养液成分降解，禁忌添加其他治疗用药，如抗生素等。

5. 健康指导

1）向患者或家属讲解静脉穿刺置管操作的目的，以及治疗的必要性和安全性。

2）告知肠外营养支持的效果、常见并发症、自我观察和医疗护理配合方法。

参考文献

四川大学华西循证护理中心，中华护理学会护理管理专业委员会，中华医学会神经外科学分会. 中国卒中肠内营养护理指南［J］. 中国循证医学杂志，2021，21（6）：628－641.

中华医学会肠外肠内营养学分会神经疾病营养支持学组，中华医学会神经病学分会神经重症协作组，中国医师协会神经内科医师分会神经重症专业委员会. 神经系统疾病肠内营养支持中国专家共识（第二版）［J］. 中华临床营养杂志，2019，27（4）：193－203.

中华医学会创伤学分会神经创伤专业学组. 颅脑创伤患者肠内营养管理流程中国专家共识（2019）［J］. 中华创伤杂志，2019，35（3）：193－198.

中华医学会肠外肠内营养学分会，中国医药教育协会加速康复外科专业委员会. 加速康复外科围术期营养支持中国专家共识（2019版）［J］. 中华消化外科杂志，2019，18（10）：897－902.

李磊，李欣，朱明炜. 肠外营养静脉输注途径的规范应用［J］. 中华临床营养杂志，2018，26（2）：115－118.

中华医学会肠外肠内营养学分会. 成人补充性肠外营养中国专家共识［J］. 中华胃肠外科杂志，2017，20（1）：9－13.

中华医学会肠外肠内营养学分会. 成人围手术期营养支持指南［J］. 中华外科杂志，2016，54（9）：641－657.

中华医学会肠外肠内营养学分会老年营养支持学组. 中国老年患者肠外肠内营养应用指南（2020）［J］. 中华老年医学杂志，2020，39（2）：119－132.

中国急诊危重症患者肠内营养治疗专家共识组. 中国急诊危重症患者肠内营养治疗专家共识［J］. 中华急诊医学杂志，2022，31（3）：281－290.

中华医学会肠外肠内营养学分会. 中国成人患者肠外肠内营养临床应用指南（2023版）［J］. 中华医学杂志，2023，103（13）：946－974.

小 结

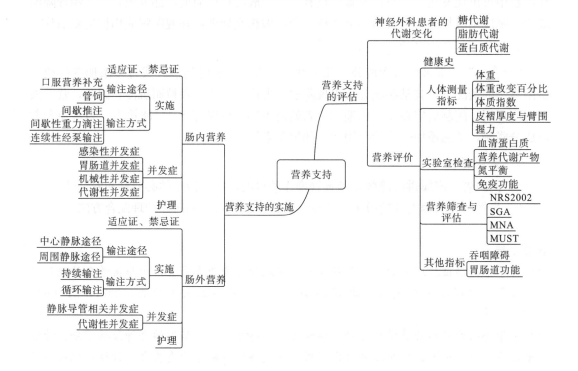

第七章　管道护理

第一节　神经外科专科引流管的护理

一、脑室引流管

（一）概述

脑室引流指经颅骨钻孔或椎孔穿刺侧脑室，放置引流管，将脑脊液引流至体外。脑室引流是颅脑术后常用的降低颅压、排出脑室积血、预防切口脑脊液漏的治疗措施之一，同时用于各种原因的脑室出血，是神经外科临床上常用的治疗方法。

（二）目的

1）用于排放脑脊液，暂时缓解由各种病变导致的脑脊液循环通路受阻及脑室系统扩大，是脑积水、脑疝形成的一种紧急抢救措施。

2）开颅手术时或术后可以降低脑张力和引流血性脑脊液，减轻脑膜刺激症状，预防脑膜粘连和蛛网膜粘连，以保持日后脑脊液正常循环及吸收功能。

3）颅内肿瘤合并高颅压症状患者，术前可行脑室引流，以降低颅压，防止开颅术中颅压骤然降低而引发脑疝。

4）脑室内注入药物，用于治疗颅内感染。

5）自引流管注入造影剂进行脑室系统的检查，注入放射性核素进行检查，以明确诊断及定位。

6）抽取脑脊液做生化和血细胞检查等。

（三）护理

1. 病情观察

密切观察患者意识、瞳孔、生命体征、肢体活动、切口敷料、引流液等情况。观察有无头痛、呕吐等高颅压的表现。

2. 固定与保护

妥善固定引流管、引流瓶（袋）。引流管的长度应适宜，使患者的头部有适当的活动空间。在翻身、活动或搬运患者时，防止引流管牵拉、滑脱。进行护理操作时动作应轻柔，应先将引流管安置妥当，避免发生意外。预防非计划拔管，对于烦躁不配合患者，应给予约束，必要时应用镇静剂。若导管意外脱出，切勿自行安置，应检查残端是否完整，立即通知医生并协助重新置管。

1）引流管的固定：在头部对引流管进行二次固定，采用高举平台法，用胶布将引流管固定在头部。

2）引流瓶（袋）的固定：将引流瓶（袋）悬挂在高于侧脑室平面（外耳道水平）10～15cm处，根据引流液的颜色、性状和量，遵医嘱调节引流瓶（袋）的高度。体位改变时应重新调节引流瓶（袋）的高度。

3. 控制引流速度和量

术后若引流过快、过多，可使颅压骤然降低，导致脑室内出血、硬膜外或硬膜下出血或诱发小脑幕上疝。正常成人每天分泌脑脊液400～500mL，每天引流量以不超过500mL为宜。颅内感染患者脑脊液分泌增多，引流量可适当增加，但同时应注意补液，以免水、电解质失衡。

4. 保持引流通畅

防止引流管受压、扭曲、成角、折叠或阻塞。注意观察引流管是否通畅，若引流管内不断有脑脊液流出，管内的液面随患者呼吸、脉搏等上下波动，表明引流管通畅。若引流管无脑脊液流出，应查明原因。可能的原因：①颅压低于150mmH$_2$O（1.47kPa），证实的方法是将引流瓶（袋）降低高度后有脑脊液流出。②引流管在脑室内盘曲成角，可请医生对照X线片，将过长的引流管缓慢向外抽出至有脑脊液流出，再重新固定。③管口吸附于脑室壁，可将引流管轻轻旋转，使管口离开脑室壁。④引流管被小凝血块或挫碎的脑组织阻塞，可在严格消毒管口后，用无菌注射器轻轻向外抽吸，切不可注入生理盐水冲洗，以免管内阻塞物被冲至脑室系统，引起脑脊液循环受阻。经上述处理后若仍无脑脊液流出，必要时更换引流管。

5. 观察并记录

每天定时倾倒引流液，观察并记录引流液的颜色、性状和量。正常脑脊液无色透明、无沉淀，术后1～2天脑脊液可略呈血性，以后转为橙黄色。若脑脊液中有大量血液，颜色逐渐加深，常提示脑室内出血，应行CT检查，必要时紧急手术止血。若脑脊液混浊呈毛玻璃状或有絮状物，提示颅内感染，应将脑脊液标本送检。

6. 预防感染

引流管的护理操作应严格遵循无菌原则，保持整个装置无菌状态。更换引流瓶（袋）及倾倒引流液时先夹住引流管，防止空气进入或脑脊液反流入颅内。保持切口敷料清洁、干燥，有渗血渗液时应及时更换，预防感染。需要搬动患者时，或患者外出检查时，应将引流管暂时夹闭，防止脑脊液反流入颅内引起感染。必要时做脑脊液常规检查或细菌培养。

7. 拔管

引流管一般放置 3～4 天，此时脑水肿已消退，颅压逐渐降低。引流管放置时间不宜超过 5～7 天，以免时间过长发生颅内感染。拔管前行头颅 CT 检查，并试行抬高引流瓶（袋）或夹闭引流管 24h，以了解脑脊液循环是否通畅。若颅压再次增高，并出现头痛、呕吐等症状，立即放低引流瓶（袋）或开放夹闭的引流管，并通知医生。拔管时先夹闭引流管，以免管内液体反流入颅内引起感染。拔管后加压包扎切口，观察切口有无渗血渗液，观察患者的意识、瞳孔、生命体征及肢体活动等情况，发现异常及时通知医生。

8. 健康教育

向患者及其家属讲解引流管的相关知识。告知患者及其家属不能随意调节引流瓶（袋）的高度。讲解非计划拔管的危害性及预防措施。

二、腰大池引流管

（一）概述

腰大池脑脊液持续引流是采用常规腰椎穿刺技术，使用硬膜外套管针穿刺至腰大池蛛网膜下腔，将软质硅胶管置入腰大池内 4～6cm，外接引流调节装置和无菌引流瓶（袋）。腰大池脑脊液持续引流是治疗脑积水、中枢系统感染、蛛网膜下腔出血等疾病的一种方法。

（二）目的

1）治疗颅内感染：将感染的脑脊液持续引流至体外，可促进脑脊液分泌，起到对有炎症反应的脑脊液进行冲洗置换的作用，并且缓慢引流脑脊液能带走部分细菌、毒素及坏死组织等。鞘内注射药物可治疗颅内炎症或进行化疗。

2）治疗脑脊液漏：蛛网膜下腔引流可以达到分流减压的目的，通过持续低流量引流脑脊液，降低颅压，有利于硬膜破口的修复，也有利于漏口和皮肤切口的修复。

3）了解颅脑外伤、脑血管疾病等患者有无蛛网膜下腔出血及评估出血转归。

4）可行颅压检测，有效控制颅压。

5）脑脊液动力学检查。

（三）护理

1. 病情观察

严密观察患者意识、瞳孔、生命体征及有无头痛、呕吐、肢体活动障碍、伤口渗血渗液、腰椎穿刺术后并发症等情况。

2. 体位

术后去枕平卧 4～6h，防止引起低颅压性头痛，正确区分高颅压性与低颅压性头痛。低颅压性头痛的特点：在抬高床头或坐立时疼痛加重，平卧后疼痛减轻，予以放低床头及停止引流或减缓引流速度的处理后，头痛得到缓解。高颅压性头痛剧烈，呈喷射性呕吐，脑膜刺激征阳性。

3. 固定与保护

妥善固定引流管及引流瓶（袋）。在翻身、活动或搬运患者时防止引流管牵拉、滑脱。进行护理操作时动作应轻柔，应先将引流管安置妥当，避免意外发生。预防非计划拔管，烦躁不配合的患者应给予约束，必要时使用镇静剂。若导管意外脱出，切勿自行安置，应检查残端是否完整，立即通知医生并协助重新置管。标明引流管的名称和留置时间。

1）引流管的固定：用透明敷料固定引流管于患者背部，以便观察引流管的情况以及穿刺处有无渗血渗液，同时采用高举平台法做好二次固定。

2）引流瓶（袋）的固定：引流瓶（袋）应妥善固定于床旁，不可触地。

4. 观察并记录

每天定时倾倒引流液，观察并记录腰大池引流液的颜色、性状和量。正常腰大池引流液无色透明、无沉淀。若引流液呈鲜红色，提示颅内有出血。若混浊呈毛玻璃状或有絮状物，提示有颅内感染，应将标本送检。

5. 控制引流速度和量

留置引流管的关键之处在于控制引流速度，若对引流速度不加以控制，引流脑脊液过多，除造成低颅压，还可出现气颅等并发症。应严格控制引流速度小于 10 滴/分，一般以 2~5 滴/分为宜，每天引流量应在 200~300mL。注意保持匀速引流，防止引流速度大幅度变化引起颅压较大波动而导致脑疝等严重并发症。可通过两种方式控制引流速度：一是压力控制，二是流量控制。压力控制一般是将引流装置放在固定高度，如将引流瓶（袋）放置于距外耳道 10cm 左右处，在脑脊液增多、颅压超过特定压力时即可自动引流。流量控制是通过随时调节引流瓶（袋）高度控制脑脊液引流量。

6. 保持引流通畅

防止引流管受压、扭曲、成角、折叠或阻塞，注意观察引流管是否通畅。若引流管内无引流液流出，可放低引流瓶（袋），看是否有引流液流出。检查引流管是否扭曲、受压及有无血凝块堵塞。若引流管堵塞，可在严格消毒管口后，用无菌注射器轻轻向外抽吸，切不可注入生理盐水冲洗。

7. 预防感染

监测体温，减少室内人员，保持切口清洁、干燥，合理使用抗生素，严格无菌操作。搬动患者时，或患者外出检查时，应将引流管暂时夹闭，防止引流液反流引起感染。定期留取脑脊液做常规及生化检查，必要时做细菌培养。

8. 拔管

脑脊液色泽变得清亮、蛋白质含量下降、细胞计数减少、脑脊液漏停止、脑脊液引流量<50mL/d 时，应及时拔出引流管。拔管前先试行夹管 24~48h，观察患者意识、

瞳孔、生命体征的变化，如无异常，则可拔出引流管。拔管后应继续观察患者意识、瞳孔、生命体征等的变化，注意置管处有无脑脊液漏。

9. 健康教育

向患者及其家属讲解引流管的相关知识。告知患者及其家属不能随意调节引流瓶（袋）的高度。讲解非计划拔管的危害性及预防措施。

三、皮下引流管

（一）概述

头部皮下引流是指头部手术后行皮肤缝合时，在头皮下方放置引流管，引流头皮下积血和积液，促进切口愈合。

（二）目的

1）引流头皮下积血和积液，及时闭合死腔。
2）加速切口愈合，防止感染。

（三）护理

1. 病情观察

密切观察患者意识、瞳孔、生命体征、肢体活动、切口敷料、引流液等情况。观察有无头痛、呕吐等高颅压的表现。

2. 固定与保护

妥善固定引流管、引流瓶（袋）。采用高举平台法对引流管进行二次固定。皮下引流瓶（袋）的高度应低于切口平面，可放置于头旁枕上或枕边，也可悬挂于床头。引流瓶（袋）应固定于床旁，不可触地。在患者翻身、活动或搬运患者时防止引流管牵拉、滑脱。进行护理操作时动作应轻柔，应先将引流管安置妥当，避免意外发生。预防非计划拔管，烦躁不配合的患者应给予约束，必要时使用镇静剂。若引流管意外脱出，切勿自行安置，应检查残端是否完整，立即通知医生并协助重新置管。标明引流管的名称和留置时间。

3. 观察并记录

每天定时倾倒引流液，观察并记录皮下引流液的颜色、性状和量。正常情况下手术当天引流液为暗红色，以后引流液逐渐变浅、变清。若术后 24h 后仍有新鲜血液流出，应立即通知医生。

4. 控制引流速度和量

引流速度不可过快，引流量不可过多，可根据引流量的多少遵医嘱调节引流瓶（袋）的高度。若量多、色浅，应适当抬高引流瓶（袋）。若量少，引流液呈血性、色深，应适当降低引流瓶（袋）。

5. 保持引流通畅

注意观察引流管是否通畅，防止引流管受压、扭曲、成角、折叠或阻塞。若引流管内无引流液流出，可放低引流瓶（袋），看是否有引流液流出，并检查引流管是否扭曲、受压及有无血凝块堵塞。若引流管堵塞，可用双手顺行挤捏引流管或在严格消毒管口后，用无菌注射器轻轻向外抽吸，切不可注入生理盐水冲洗。

6. 预防感染

倾倒引流液、更换引流瓶（袋）等护理操作时应严格遵循无菌原则，保持整个装置的无菌状态。保持切口敷料清洁、干燥，如有渗血渗液应及时更换。需要搬动患者时，或患者外出检查时，应将引流管暂时夹闭，防止引流液反流入颅内引起感染。

7. 拔管

一般术后2～3天，引流液颜色变浅、量减少即可考虑拔管。拔管后加压包扎切口，观察切口敷料有无渗血渗液，以及患者的意识、瞳孔、生命体征及肢体活动等情况。

8. 健康教育

向患者及其家属讲解引流管的相关知识。告知患者及其家属不能随意调节引流瓶（袋）的高度。讲解非计划拔管的危害性及预防措施。

四、颅内创腔引流管

（一）概述

颅内创腔引流指颅内占位性病变，如颅内肿瘤切除术后，在残留的创腔内放置引流管。

（二）目的

1）引流手术残腔内的血液和气体，使残腔逐渐闭合。
2）减小局部积液或形成假性囊肿的风险。

（三）护理

1. 病情观察

密切观察患者意识、瞳孔、生命体征、肢体活动、切口敷料、引流液等情况。观察有无头痛、呕吐等高颅压的表现。

2. 固定

妥善固定引流管，做好二次固定。防止引流管牵拉、滑脱。预防非计划拔管。做好引流管的标识。

3. 引流瓶（袋）高度管理

术后早期，创腔引流瓶（袋）放置在与头部创腔一致的位置，以保持创腔内一定的液体压力，以免脑组织移位。特别是位于顶后枕部的创腔，术后48h内绝不可随意放低引流瓶，否则腔内液体被引出后，脑组织将迅速移位，有可能撕断大脑上静脉，引起颅内血肿。另外，创腔内暂时积聚的液体可以稀释渗液，使血性液自引流管流出。术后48h后，可将引流瓶（袋）略微放低，由于此时脑水肿进入高峰期，故要引流出创腔内残留的液体，使脑组织膨起，以减小局部残腔。如创腔引流与脑室相通且早期引流量多，可视实际情况抬高引流瓶（袋）。

4. 控制引流速度和量

引流速度不可过快，引流量不可过多，可根据引流量的多少遵医嘱调节引流瓶（袋）的高度。

5. 观察并记录

观察并记录引流液的颜色、性状和量。引流液可为血性引流液和血性脑脊液，应注意鉴别，后者要注意低颅压的发生。

6. 保持引流通畅

保持引流管通畅，防止引流管受压、扭曲、成角、折叠或阻塞。

7. 预防感染

各项护理操作均必须严格遵循无菌原则。切口敷料有渗血渗液时应及时更换。防止逆行感染。

8. 拔管

一般创腔引流管于术后3~4天拔除，与脑室相通的创腔引流管在血性脑脊液转清时，及时拔管，以免形成脑脊液漏。拔管后加压包扎切口，观察切口敷料有无渗血渗液及患者的意识变化。

9. 健康教育

向患者及其家属讲解引流管的相关知识。告知患者及其家属不能随意调节引流瓶（袋）的高度。讲解非计划拔管的危害性及预防措施。

五、硬膜外引流管

（一）概述

神经外科开颅手术因客观原因不能对硬膜进行有效缝合时，硬膜下组织液、血液及血性分泌物会经漏口流向硬膜外，在硬膜外形成血肿，压迫脑组织，进而发生脑水肿、脑积水、颅压增高，严重时会危及患者生命。为预防开颅术后硬膜外血肿的发生，或者颅脑外伤后，经CT检查已有硬膜外血肿形成的患者，在手术治疗过程中需要常规置入直径2mm的引流管于硬膜外腔（硬膜与颅骨内板之间形成的腔隙），外接引流瓶（袋）或负压引流器，从而排除积液，消除硬膜外血肿。

（二）目的

引流硬膜外腔的组织液、血液及血性分泌物，减轻对脑组织的压迫，防止发生脑水肿及高颅压。

（三）护理

1. 病情观察

密切观察患者意识、瞳孔、生命体征、肢体活动、切口敷料、引流液等情况。观察有无头痛、呕吐等高颅压的表现。

2. 固定

妥善固定引流管，做好二次固定。防止牵拉、滑脱。预防非计划拔管。做好标识。引流瓶（袋）低于创腔，固定于床旁。

3. 观察并记录

每天定时倾倒引流液，观察并记录引流液的颜色、性状和量。如引流量较多，主要为血液，应通知医生给予止血处理。硬膜外引流在引流组织液、血液及血性分泌物的同时，也可引流出部分脑脊液，此时引流液性质应为血性脑脊液，应注意鉴别。如为血性脑脊液，应将患者头部降低，取平卧位，且不可外接负压引流器，应接引流瓶（袋），防止患者出现低颅压症状。

4. 保持引流通畅

保持引流管通畅，防止引流管受压、扭曲、成角、折叠或阻塞。

5. 预防感染

各项护理操作均必须严格遵循无菌原则。切口敷料有渗血渗液时应及时更换。防止逆行感染。

6. 拔管

引流液小于50mL，术后1~2天可拔管。拔管后观察患者的意识、瞳孔、生命体征、切口敷料等情况。

7. 健康教育

向患者及其家属讲解引流管的相关知识。告知患者及其家属不能随意调节引流瓶（袋）的高度。讲解非计划拔管的危害性及预防措施。

六、硬膜下引流管

（一）概述

硬膜下血肿好发于小儿及老年人，由于此类患者头部损伤轻微、出血缓慢，故伤后常有数周至数月的中间缓解期，可以无明显症状。一旦临床上怀疑此症，应尽早行头颅CT检查以确诊。对有硬膜下血肿且出现颅压增高症状的患者，应行手术治疗。可选择CT片中血肿最大、层面最厚点对应头皮位置，局部麻醉后经皮锥颅，置入直径2mm的引流管于硬膜下腔（硬膜与蛛网膜之间形成的腔隙），多方向反复冲洗，特别是将血凝块冲洗排出，能有效防止复发，待血肿腔充满生理盐水后，固定引流管，外接引流袋。也可用"Y"形双腔引流管，克服单腔引流管易堵塞致引流不畅、血肿清除不彻底，使血肿易复发并影响脑组织膨胀复位的缺点。

（二）目的

引流硬膜下积血，促进脑组织膨胀，尽快使硬膜下血肿腔闭合，减轻脑组织受压引起的相应症状。

（三）护理

1. 病情观察

密切观察患者意识、瞳孔、生命体征、肢体活动、切口敷料、引流液等情况。观察有无头痛、呕吐等高颅压的表现。

2. 体位

为促使脑组织膨胀，术后取头低足高、患侧卧位或平卧位2~3天。超过50岁患者可取自然舒适体位。昏迷患者应平卧，且头偏向一侧。引流瓶（袋）低于创腔30cm，引流瓶（袋）固定于床旁。

3. 固定

妥善固定，做好二次固定并标识清楚。防止牵拉、滑脱。预防非计划拔管。

4. 观察并记录

每天定时倾倒引流液，观察并记录引流液的颜色、性状和量。

5. 保持引流通畅

保持引流管通畅，防止引流管受压、扭曲、成角、折叠或阻塞。术后引流不畅、复查CT仍有血肿残留时，用生理盐水3mL加尿激酶2万~5万U间断注入血肿腔，闭管2h后开放。

6. 预防感染

各项护理操作均必须严格遵循无菌原则。切口敷料有渗血渗液时应及时更换。防止逆行感染。

7. 拔管

患者术后3天，CT检查血肿消退即可拔管。

8. 健康教育

向患者及其家属讲解引流管的相关知识。告知患者及其家属不能随意调节引流瓶（袋）的高度。讲解非计划拔管的危害性及预防措施。

9. 其他

术后患者未出现高颅压，则不使用脱水剂、不限制水分摄入，因为低颅压会使硬膜下腔隙不易闭合。

第二节　神经外科常用静脉导管的护理

一、经外周静脉置入中心静脉导管

经外周静脉置入中心静脉导管（peripherally inserted central venous catheter, PICC）指经外周静脉，如上肢的贵要静脉、头静脉、肘正中静脉，下肢的大隐静脉（新生儿），颈外静脉等穿刺置管，导管尖端位于上腔静脉或下腔静脉的中心静脉导管。目的是保证患者长期静脉输液治疗，保护外周静脉，减少反复穿刺。

（一）适应证和禁忌证

1. 适应证

1）长期静脉输液的患者（>7天）。
2）输注刺激性药物，如肠外营养液、抗生素、化疗药物等。
3）外周静脉通道建立困难者。
4）早产儿、低体重新生儿。
5）慢性病患者。
6）家庭、社区长期需要输液治疗的患者。

2. 禁忌证

1）穿刺部位皮肤有感染或损伤。
2）预置管部位静脉硬化，有静脉血栓形成史、血管外科手术史。
3）上腔静脉压迫综合征。
4）严重出血性疾病。
5）乳腺癌根治术和腋下淋巴结清扫侧手臂。
6）瘫痪侧肢体。
7）患者的体型不适合预置入的器材。
8）确诊或疑似对器材的材质过敏者。

（二）静脉选择

1. 贵要静脉

PICC置管的首选静脉，90%的PICC放置于此。该静脉直、粗，静脉瓣较少，当手臂与躯干垂直时为最直接的途径。

2. 肘正中静脉

PICC置管的次选静脉。该静脉粗、直，但个体差异较大，静脉瓣较多，血管分支多，易汇入小血管。

3. 头静脉

PICC 置管的第三选择静脉，前粗后细，且高低起伏，在锁骨下方汇入锁骨下静脉。

4. 肱静脉

肱静脉位置较深、固定，粗、直，肉眼看不见，在血管彩超引导下可见，为血管彩超引导下穿刺置管常用的血管。

（三）维护

1. 导管的一般维护

1）密切观察导管穿刺处有无渗血渗液，敷料有无潮湿、松动或卷边，导管有无移位或脱出，周围皮肤有无水疱或皮疹等。

2）严格执行无菌操作，预防导管相关性感染。

3）妥善固定导管，防止导管脱出。烦躁患者应适当约束，预防非计划拔管。

4）保持管道的通畅性，输入化疗药物、氨基酸、脂肪乳等高渗、刺激性药物或输血前后应及时冲管，预防导管堵塞。

5）每次输液前均应抽回血并冲洗导管，以评估导管功能，预防并发症。

6）抽回血时，应缓慢回抽，并观察血液颜色、黏稠度。回血不可抽至接头或预充式导管冲洗器内。

7）每次输液后应冲洗导管，并对导管的每个管腔进行封管，减少导管内堵管和导管相关性血流感染。

8）PICC 留置时间一般不超过 1 年。

2. 冲管

1）方法：脉冲式冲管，使用 10mL 及以上的注射器，采用将注射器针柄推一下停一下的操作手法。体外研究表明，以脉冲式冲管技术分 10 次每次输注 1mL 液体，更有利于固体沉积物的清除，相比连续低流量技术更有效。

2）冲管液的选择：使用不含防腐剂的生理盐水冲洗。

3）容积：冲管溶液的最小用量相当于导管系统（如导管加上附加装置）内部容积的 2 倍。

4）时机：输液患者每 6h 冲洗一次，输液开始与结束时，连续输注的药液不相容时，输注黏稠、高渗、中药制剂、抗生素等对血管刺激性较大的液体后，抽回血或采血后等。

3. 封管

1）封管液的选择：使用不含防腐剂的生理盐水（如 10mL 预充式导管冲洗器）或 10U/mL 肝素对导管进行封管（Ⅰ级证据）。新生儿 PICC 使用不含防腐剂的生理盐水或 0.5~10U/mL 肝素封管。

2）封管液的使用剂量：导管和附加装置内部容积的 120%。

3）封管步骤：PICC 采用 SASH 封管步骤（生理盐水－药物－生理盐水－肝素钠稀

释液）。

4）封管方法：使用正压封管技术（Ⅰ级证据），将注射器针尖或头皮针针尖斜面退至肝素帽内，待注射器（非预充式冲洗器）内液体余0.5～1.0mL封管液时，以边推边退针的方法拔出注射器或头皮针针头，使导管内保持正压状态。

4. 更换敷料

1）建议使用无菌透明敷料固定。

2）置管后24h更换一次敷料，之后至少每7天更换一次敷料。

3）如果发现敷料被污染或可疑污染、潮湿、浸血、脱落或危及导管，应及时更换。更换时遵循无菌原则。

4）如患者对透明敷料出现皮肤过敏，可使用纱布敷料，应每48h更换一次。除非置管部位未被遮挡，否则位于透明敷料下的纱布也被视为纱布敷料。

5）揭去敷料时必须一手拇指轻压穿刺点，沿敷料周边0°平行牵拉敷料，自下而上（或逆导管方向180°反折）去除敷料，以防导管脱出。尽可能不要污染敷料下皮肤和导管。

6）消毒范围以穿刺点为中心直径15cm（大于敷料面积）。用酒精和碘伏棉棒分别由内向外螺旋式擦拭消毒3次，方向为顺时针—逆时针—顺时针。酒精棉棒避开导管和穿刺点直径约1cm，在残胶处停留，浸润清除残胶。碘伏棉棒以穿刺点为中心，并在穿刺点处稍停留。

7）消毒剂的选择：皮肤消毒首选氯己定含量>0.5%的酒精氯己定溶液。如果患者禁忌使用酒精氯己定溶液，也可以使用碘酒、碘伏或70%的酒精。在贴敷料前皮肤消毒剂需要充分干燥，酒精氯己定溶液至少干燥30s，碘伏干燥1.5～2.0min。对于早产儿和小于2个月的幼儿，应谨慎使用氯己定，因为存在皮肤刺激和化学烧伤的风险。

8）贴敷料时以穿刺点为中心，无张力粘贴，敷料应完全覆盖PICC导管与思乐扣。粘贴好后应塑形，并用指腹从中间向四周抚平整片敷料，去除纸质边框时边去除边按压。

9）固定时逆血管方向摆放（L形或U形）导管，4P法（皮肤处理、按压、撕开、贴放）固定思乐扣。胶带蝶形交叉固定导管出口于贴膜下缘，再以胶带横行固定蝶形交叉，胶带横行固定外露导管。

10）在胶带上标注操作者姓名、PICC名称、置管和换药日期、置入和外露长度，贴于透明敷料下缘或上缘。

5. 更换无针接头

1）更换无针接头时应严格遵守无菌原则。

2）更换无针接头的间隔时间为不超过96h或根据制造商的使用指示。缩短间隔时间不会增加任何好处，并已被证明增加了导管相关性血流感染（CABSI）的风险。非治疗期间可每周更换一次。

3）如无针接头内有血液残留、完整性受损、被污染或疑似污染，均应更换。

4）选择表面光滑和结构透明的输液接头，易于消毒和可视冲洗效果。

5）无针接头冲洗顺序：负压接头－冲洗、夹闭、断开；正压接头－冲洗、断开、夹闭；平衡压力和防回流接头－无需遵循特定顺序。

6）连接到导管的无针接头，均需对连接面和螺口消毒，用75％酒精棉片包裹消毒，以正反揉搓法持续消毒接头15s。

7）避免使用无针接头进行红细胞输血。

（四）拔管

1. 拔管指征

1）双向血培养阳性，确诊导管感染所致败血症。

2）静脉炎经处理后症状无改善并加重。

3）怀疑导管感染，将导管尖端5～6cm做细菌培养。

4）患者治疗完毕，原则上不再保留导管。

5）导管出现断裂、沙眼样漏液、血栓、堵塞，溶栓等处理不能再通。

6）错位的导管不能调整至适宜位置。

2. 拔管方法

护士戴手套，轻轻去除胶布及敷料。用5mL空针回抽1～2mL血（避免导管尖端附着的纤维蛋白鞘脱落，形成血栓）。缓慢抽出导管，用敷料覆盖并按压穿刺点5～10min，注意预防空气栓塞。导管拔出后，评估穿刺部位皮肤、血管，导管长度及导管是否完整。拔管时如遇阻力，嘱患者放松、深呼吸、休息，湿热敷手臂，变换手臂位置。24h后去除敷料或纱布。

（五）注意事项

1）预充式导管冲洗器是冲封管的首选，可降低CABSI的风险。

2）必须正确进行冲封管，防止导管相关并发症。

3）勿暴力冲管，PICC禁止使用小于10mL的注射器冲管。

4）除耐高压导管（紫色）外，其他PICC不能用于高压注射泵推注造影剂。

5）导管维护时应在肘窝上10cm处测量臂围。

6）禁止在置管侧手臂测量血压。

7）去除敷料时，注意手法正确、轻柔，以免导管脱落。

8）消毒剂充分待干后，才能无张力粘贴透明敷料。

9）将体外导管歪曲放置，以降低导管张力，避免导管脱出。

（六）健康教育

1）置管后第一个24h内尽量减少穿刺侧手臂活动，避免穿刺点出血。

2）指导患者置管24h后用弹力球做握拳活动，以增加置管侧手臂的血液循环。

3）指导患者观察穿刺处皮肤有无渗血渗液、红、肿、热、痛和硬结等情况。

4）输液时勿使液体低于手臂，以免造成回血，血液在导管内凝固、堵管。

5）指导患者在日常生活中注意保护置管侧手臂和导管。

6）置管侧手臂勿负重，避免提大于 3kg 的重物。

7）避免剧烈运动，限制浸泡于水中的活动。

8）穿衣时先穿置管侧，再穿对侧，脱衣时先脱对侧，再脱置管侧。

9）每天饮水量在 2000mL 以上。

10）淋浴前做好保护措施，如用薄膜敷料或胶套包裹好导管。

11）出院后定期到 PICC 门诊做导管维护。

二、中心静脉导管

中心静脉导管（central venous catheter，CVC）是通过皮肤穿刺颈内静脉、锁骨下静脉、股静脉，将导管插至上、下腔静脉。CVC 能够满足患者几天至几周的静脉治疗需要。

（一）适应证及禁忌证

1. 适应证

1）间歇性、连续性或长时间静脉输液治疗者。

2）需留管 1~4 周者。

3）需静脉给予刺激性药物、静脉高营养液及血液净化治疗、化疗等的患者。

4）较大手术、严重失血性休克的危重患者。

5）用于血流动力学监护。

6）外周静脉条件差的患者。

2. 禁忌证

1）有中心静脉置管困难史的患者。

2）锁骨下静脉、颈内静脉曾经发生过血栓的患者。

3）血小板减少或凝血功能障碍者。

4）穿刺部位有炎症、感染、损伤或血管通路阻塞者。

5）免疫力低下，严重心、肺疾病患者。

（二）血管选择

血管选择顺序依次为右锁骨下静脉、右颈内静脉、左锁骨下静脉、左颈内静脉。锁骨下静脉置管可发生较严重的并发症，如血胸、气胸等，因此置管后建议行 X 线检查确认导管末端是否留于上腔静脉，同时也可检查是否存在气胸。

（三）维护

1. 导管的一般维护

1）置管日严密观察患者的体温、呼吸、心率、血压等情况，观察有无血胸、气胸等置管并发症的发生。

2）密切观察导管、穿刺处及周围皮肤情况。

3）严格执行无菌操作、无接触技术和手卫生消毒。

4）妥善固定导管，防止脱出。

5）保持管道的通畅性，及时冲封管。

6）每次输液前冲管并回抽血。

7）缓慢回抽，回血不可抽至接头或预充式导管冲洗器内。

8）每次输液后应冲管，并对导管的每个管腔进行封管。

9）采用免缝线固定方法，CRBSI 发生率更低。

10）CVC 留置时间一般不超过 4 周。

2. 冲管、封管、更换敷料、更换无针接头

同 PICC。

（四）拔管

1. 拔管指征

1）治疗结束，不再需要导管。

2）插管部位有分泌物、感染。

3）发生导管相关性感染。

4）导管阻塞，不能再通。

5）发生静脉血栓。

2. 拔管方法

去除胶布及敷料后用 5mL 空针回抽 1~2mL 血，然后缓慢抽出导管的同时嘱患者适当屏气。用敷料覆盖并按压 10min，嘱患者平卧休息 1h。用敷料覆盖 3 天。检查拔出导管的完整性并记录。

三、中等长度静脉导管

中等长度静脉导管（midline catheter，MC）又称中线导管、中长导管，是在无菌技术下经外周静脉将导管穿刺置入腋静脉，尖端位于腋静脉胸段或可达锁骨下静脉，但未达上腔静脉。与其他血管通路装置相比，经 MC 输注的药物性质与外周静脉留置针相同，但 MC 留置的时间长于外周静脉留置针，静脉炎发生率低于外周静脉留置针，导管相关性血栓、血流感染发生率低于 CVC。MC 还具有穿刺速度快、成本较低等优势，为患者提供了一种经济、安全的静脉输液方式。

（一）适应证及禁忌证

1. 适应证

1）预计静脉输液治疗时间为 1~4 周的患者。

2）持续输注等渗或接近等渗药物的患者。

3）外周静脉条件较差的患者。

2. 禁忌证

1）持续输注发泡性药物、pH 值低于 5 或高于 9 的液体、渗透压高于 600mOsm/L 的液体。

2）穿刺部位有感染或损伤。

3）插管途径有放射治疗史、血栓形成史、外伤史、血管外科手术史。

4）乳腺手术清扫腋窝淋巴结、淋巴水肿的患者。

（二）血管选择

常选择肘部上下 2~5cm 的血管（贵要静脉、头静脉、肘正中静脉），避免在关节部位置管。

（三）维护

1. 导管的一般维护

1）密切观察穿刺处有无渗血渗液，导管有无移位或脱出，局部组织有无红、肿、热、痛等症状。

2）严格执行无菌操作、无接触技术和手卫生消毒，预防感染。

3）妥善固定导管，预防脱落。

4）保持管道通畅，预防堵管。

5）每次输液前先抽回血再脉冲式冲管，输液结束后应脉冲式冲管且正压封管。

6）MC 可以滴注肠外营养液等刺激性液体，但需谨慎。输注前后需用生理盐水冲管，避免刺激局部血管。

7）冲洗有阻力时，考虑导管堵塞，切忌用力推注，以免将导管内的血凝块推进血管内引起栓塞。此时应考虑拔管。

8）导管置入早期，嘱患者手臂湿热敷，或做捏球、握拳运动，以预防相关并发症。

9）保持敷料清洁、干燥，出现潮湿、卷边、松动或污染时及时更换。

10）加强对导管接头、输液接头的消毒及更换。

11）定期测量双侧臂围。

12）做好患者的健康教育，向患者及其家属介绍导管相关知识。

13）留置时间建议为 1~4 周。

2. 冲管、封管、更换敷料、更换无针接头

同 PICC。

（四）拔管

1. 拔管指征

1）明确不需要治疗者。

2）导管尖端位置不再适合继续治疗者。

3）当患者主诉与 MC 相关的不适或疼痛，进行评估并处理后仍不能解决者。

2. 拔管方法

去除敷料后，用 5mL 空针回抽 1～2mL 血，缓慢拖出导管，用敷料覆盖穿刺点并局部按压 10min，24h 后去除敷料。检查拔出导管的完整性并记录。

四、静脉留置针

静脉留置针作为头皮针的换代产品，以其操作简单、套管柔软、套管在静脉内留置时间长且不易穿破血管等特点，被临床广泛应用。静脉留置针可用于静脉输液、输血、注射等，尤其对短期输液、年老体弱、血管穿刺困难的患者，静脉留置针具有诸多优越性。

（一）适应证及禁忌证

1. 适应证

1）短期的静脉输液治疗，输液量较多的患者。

2）老年人、儿童、躁动不安的患者。

3）输全血或血液制品的患者。

4）每天需要多次推注无刺激性药物的患者。

2. 禁忌证

1）静脉推注或滴注刺激性药物。

2）发泡性药物。

3）肠外营养液。

4）pH 值低于 5 或高于 9 的药液。

5）渗透压高于 600mOsm/L 的液体。

6）乳腺癌、腋窝淋巴清扫术后患侧手臂。

（二）静脉选择及留置针选择

1. 静脉选择

选择粗、直、血流丰富的手臂、前臂静脉，避免在有静脉瓣、关节部位处置管。新生儿和儿童还有头部、颈部和下肢静脉可供选择。成人首选上臂静脉，不宜选择下肢静脉。

2. 留置针选择

根据患者静脉条件及输液方案，在满足输液治疗需要的前提下，原则上选择型号最小的留置针，减少机械性静脉炎的风险。

（三）维护

1）使用静脉留置针时，必须严格执行无菌操作。

2）妥善固定静脉留置针，预防导管脱落。

3）严密观察静脉留置针有无脱出、漏液、断裂，局部有无红、肿、热、痛等静脉炎表现并及时处理。

4）保持穿刺部位清洁、干燥，如敷料有潮湿、渗血和卷边应及时更换。

5）避免水肿、血栓形成，避免偏瘫侧肢体及关节处、皮肤破损处等部位置管。

6）输液过程中注意保护输液侧的肢体，尽量避免肢体下垂，以免造成回血堵塞导管。

7）推注有阻力时，应考虑导管堵塞，此时应拔出静脉留置针，切忌用力推注。

8）输液完毕，及时且正确进行冲封管。

9）每次输液前后检查穿刺部位，评估有无并发症发生，并询问患者有无不适，发现异常及时处理。

10）向患者及其家属宣教静脉留置针的相关知识，嘱患者避免剧烈运动、用力过度，以防回血堵管。

11）留置时间为72~96h。

（四）拔管

预防静脉炎的方法之一是定期更换血管内导管。浅表静脉留置针的研究显示，导管置入时间＞72h，血栓性静脉炎和导管细菌定植的发生率会增加。

拔管过程中，先轻轻除去敷料，将棉签轻放于穿刺点，拔除静脉留置针。向心方向按压距穿刺点1~2cm处，按压2~5min。凝血功能差者需要延长按压时间。

五、静脉导管常见并发症及其处理

（一）导管相关性感染

1. 原因

未严格遵守无菌原则；患者抵抗力低下；留置时间过长；穿刺或带管时，微生物沿导管移行；血源性感染；溶液被污染。

2. 临床表现

局部感染表现为穿刺处红肿、疼痛、硬结，严重者有脓液流出。全身感染表现为患者出现菌血症或真菌血症，并伴有发热、寒战或低血压等感染表现。

3. 预防

选择管径最细、管腔最少的导管；提高一次性穿刺成功率；严格执行手卫生和无菌操作，置管时建立最大无菌屏障；定期更换无菌敷料，更换时严格遵守无菌原则；正确冲封管；使用无针装置；每天常规评估是否出现感染症状。

4. 处理

加强对导管的维护，严格无菌操作；密切监测体温；采集血培养；遵医嘱使用敏感抗生素；更换输液部位；必要时拔出静脉导管。

（二）静脉炎

1. 原因

引起静脉炎的主要原因为机械性损伤、药物刺激及感染。

2. 临床表现

局部组织红、肿、热、痛，沿静脉走行出现条索状红线，或伴有脓液渗出，触诊时有发热、发硬感，有时伴有畏寒、发热等全身症状。

3. 预防

置管时选择合适规格、长度、材质柔软的导管。穿刺及送管时动作轻柔，避免反复穿刺损伤静脉血管内皮。输入刺激性、高浓度液体时可适当减慢输液速度，每次输注前后均需用生理盐水冲管。导管穿刺及维护时消毒液一定要风干，使用酒精消毒应避开穿刺点 1cm。导管脱出后勿再送入血管内，以防细菌侵入血管。保持穿刺处敷料清洁、干燥，定时进行导管维护。严格无菌操作，预防感染。有计划地更换输液部位。

4. 处理

停止经此导管输液，更换输液部位。抬高患肢并制动。先间断冷敷后用多磺酸黏多糖（喜辽妥）外涂 3~4 次/天，或水胶体敷料外敷。超短波理疗。中药治疗。合并感染时遵医嘱使用敏感抗生素。必要时拔出 CVC 做细菌培养。

（三）导管相关性静脉血栓形成

1. 原因

由于患者因素（年龄＞60 岁、肥胖、恶性肿瘤、脑卒中、凝血因子异常、血栓史等）、导管因素（导管直径、导管腔数、尖端位置）及输入的药物性质等，导致血流瘀滞、血液呈高凝状态、血管内皮损伤，从而诱发静脉血栓形成。

2. 临床表现

置管侧肿胀、疼痛、皮肤温度增高、浅静脉扩张，健侧和患侧臂围相差 2~4cm。

3. 预防

对于静脉血栓形成以预防为主。置管前全面评估患者的一般状况。严格掌握置管适应证。选择合适的导管型号和血管。避免置入多腔管道。确保导管/血管比例至少不超过 45%。熟练掌握操作技术，避免反复穿刺。做好冲封管，减少导管内回血的发生。避免在下肢和患侧肢体穿刺。非药物预防静脉血栓（如上肢抗阻运动）。每天评估穿刺部位和皮肤情况。定期测量臂围，＞2cm 可考虑为血栓的早期征象。

4. 处理

抬高患肢，禁止揉搓，无需绝对制动。更换输液部位。复查血常规、凝血常规，判断患者有无抗凝禁忌。遵医嘱给予抗凝治疗至少 3 个月。必要时拔出 CVC，但不建议在血栓急性期的初始阶段拔管。

（四）液体渗漏

1. 原因

外周静脉导管发生液体渗漏与血管选择不当、老年人血管弹性较差、儿童血管过细、穿刺角度过小、肢体活动过度、输液时间较长、输入高渗液体、多次穿刺造成静脉损伤等有关。CVC 发生液体渗漏与患者自身营养状况、体内导管破裂、导管纤维蛋白鞘形成、淋巴导管损伤等有关。

2. 临床表现

穿刺处有液体渗出，液体呈无色、黄色或血性。如液体渗入皮下，可表现为局部组织肿胀、疼痛，严重者表现为皮肤发白、发凉、紧绷，水肿范围扩大，可有凹陷性水肿、循环障碍等。

3. 预防

正确选择血管，避开关节及有静脉瓣处，避免反复穿刺。输入刺激性较强的药物时，确定静脉通道在血管内且有回血的情况下再接高渗性药物，输入前后均应用生理盐水冲洗管路。在输液过程中，密切观察穿刺部位有无液体渗漏等情况发生。躁动患者和年龄较小的患儿，应该对穿刺部位加以固定，避免因肢体活动过度造成液体渗漏。PICC 置管后应规范化使用和维护，无回血要及时干预。

4. 处理

外周静脉导管渗漏时，应立即停止输液，边回抽边将留置针退出，并抬高患肢，针对不同药物进行局部外敷〔硫酸镁湿热敷、马铃薯切成薄片外敷、多磺酸黏多糖（喜辽妥）外敷等〕和局部拮抗封闭疗法，并更换输液部位。CVC 渗漏时，切忌盲目拔管，应仔细分析原因并给予相应的处理：可根据渗漏情况进行换药，穿刺点用多层纱布加压，同时外加弹性绷带加压包扎。PICC 置管时可由原来横行破皮改为沿导丝纵行破皮，以减少淋巴管损伤。应用防渗漏装置。

（五）导管堵塞

1. 原因

没有及时正确冲封管；导管折叠、受压、扭曲；患者胸压及腹压高；导管移位；导管所处部位解剖结构异常；导管尖端贴在血管壁上；导管尖端血栓或纤维蛋白鞘形成；输入高浓度药物；留置时间过长；回血堵塞。

2. 临床表现

部分性导管堵塞：输液速度下降 50%，回抽有阻力，可有回血。
完全性导管堵塞：回抽阻力大，无回血，输液不滴。
导管外堵塞：能注入液体，但不能抽出回血。

3. 预防

妥善固定导管，预防导管打折、移动或滑出。严格执行正确的冲封管技术。输注肠外营养液、脂肪乳、甘露醇、血液制品等高渗性、刺激性液体后应及时冲管。输液过程中密切巡视患者，及时更换液体，防止液体流空和血液回流。当同时输注两种或者更多药物时，注意药物是否相容。避免导管侧肢体下垂或受压，导致血流缓慢，形成血凝块堵塞导管。尽量减少可能导致胸压和腹压增加的活动，如咳嗽等。

4. 处理

查看导管是否折叠、扭曲、受压并及时处理。查看患者用药记录，当怀疑堵塞原因为药物沉淀或脂质残留时，与药剂师和医生共同制订再通方案。怀疑血凝性堵塞，使用溶栓剂（尿激酶、阿替普酶等）。采用负压技术再通溶栓。外周静脉导管堵塞时应及时更换导管。

（六）导管脱出

1. 原因

患者烦躁、不配合、频繁活动等；导管固定不牢固；更换敷贴时手法不正确；敷料松动、潮湿时没有及时更换等。

2. 临床表现

导管部分脱出或完全脱出。

3. 预防

妥善固定导管。针对中心静脉导管使用具有粘胶剂的导管固定装置如思乐扣。烦躁患者适当约束，预防非计划拔管。做好健康教育，嘱患者翻身活动时注意保护导管，预防导管移位或脱落。定期检查并记录置入长度和外露长度。及时更换敷料。更换敷料时手法正确、轻柔，顺着导管方向从下往上揭去贴膜，防止将导管拔出。

4. 处理

如果导管完全脱出，应立即用无菌纱布按压穿刺点并压迫止血，防止发生空气栓塞，并立即通知医生，根据患者病情确定是否需要重新置管。局部脱出时，标记脱出长度并通知医生，评估导管尖端的位置及继续留置的可能性。

（七）皮下血肿

1. 原因

皮下血肿为外周静脉导管的常见并发症，常见原因为血管弹性差、血管选择不当、穿刺技术不熟练、针头穿过血管壁，患者过度消瘦、存在凝血功能障碍等。

2. 临床表现

穿刺部位皮肤颜色改变，呈青色，局部可有肿胀。

3. 预防

熟练掌握操作技术，尽量选择粗、直和弹性较好的血管，首选上臂静脉，掌握适宜的穿刺角度，穿刺速度不易太快，动作轻、稳、准，尽可能一次成功，避免静脉破损和皮下出血。

4. 处理

拔出导管，更换输液部位。按压穿刺处止血。小血肿无需特殊处理。大血肿早期可冷敷，48h后再热敷促进淤血吸收。

参考文献

吴欣娟，马玉芬，张毅. 神经外科重症护理管理手册［M］. 北京：人民卫生出版社，2017.

陈茂君，蒋艳，游潮. 神经外科护理手册［M］. 2版. 北京：科学出版社，2015.

杨华. 神经外科各种引流管的护理［J］. 医学信息，2012，25（4）：176.

徐冬英. 颅脑外科术后引流管的观察和护理［J］. 中国病案，2009，10（10）：2.

王慧莹，宋雪. 如何做好神经外科各种引流管的护理［J］. 中国保健营养（下旬刊），2013，23（12）：7357.

乔爱珍. PICC典型疑难病例分析［M］. 北京：科学出版社，2018.

吴玉芬，彭文涛，罗斌. 静脉输液治疗学［M］. 北京：人民卫生出版社，2012.

邵小平，杨丽娟，叶向红，等. 实用急危重症护理技术规范［M］. 上海：上海科学技术出版社，2019.

张研硕. 静脉留置针常见并发症的预防和护理［J］. 养生保健指南，2021（26）：143.

黄彪进，应燕萍，卢婷，等. 上肢抗阻运动预防PICC相关性血栓的研究进展［J］. 护士进修杂志，2022，37（2）：137-140.

朱华，程华伟，牛钰榕，等. 10例中重度脱管的PICC转变为中长导管的护理［J］. 护士进修杂志，2021，36（21）：2005-2006.

小 结

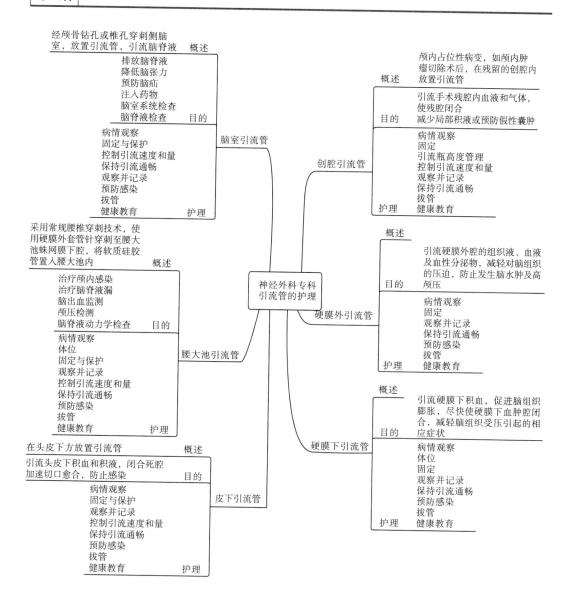

经颅骨钻孔或椎孔穿刺侧脑室，放置引流管，引流脑脊液 —— 概述
　　排放脑脊液
　　降低脑张力
　　预防脑疝
　　注入药物
　　脑室系统检查
　　脑脊液检查 —— 目的
　　病情观察
　　固定与保护
　　控制引流速度和量
　　保持引流通畅
　　观察并记录
　　预防感染
　　拔管
　　健康教育 —— 护理
—— 脑室引流管

采用常规腰椎穿刺技术，使用硬膜外套管针穿刺至腰大池蛛网膜下腔，将软质硅胶管置入腰大池内 —— 概述
　　治疗颅内感染
　　治疗脑脊液漏
　　脑出血监测
　　颅压检测
　　脑脊液动力学检查 —— 目的
　　病情观察
　　体位
　　固定与保护
　　观察并记录
　　控制引流速度和量
　　保持引流通畅
　　预防感染
　　拔管
　　健康教育 —— 护理
—— 腰大池引流管

在头皮下方放置引流管 —— 概述
引流头皮下积血和积液，闭合死腔加速切口愈合，防止感染 —— 目的
　　病情观察
　　固定与保护
　　观察并记录
　　控制引流速度和量
　　保持引流通畅
　　预防感染
　　拔管
　　健康教育 —— 护理
—— 皮下引流管

神经外科专科引流管的护理

颅内占位性病变，如颅内肿瘤切除术后，在残留的创腔内放置引流管 —— 概述
引流手术残腔内血液和气体，使残腔闭合
减少局部积液或预防假性囊肿 —— 目的
　　病情观察
　　固定
　　引流瓶高度管理
　　控制引流速度和量
　　观察并记录
　　保持引流通畅
　　拔管
　　健康教育 —— 护理
—— 创腔引流管

概述
引流硬膜外腔的组织液、血液及血性分泌物，减轻对脑组织的压迫，防止发生脑水肿及高颅压 —— 目的
　　病情观察
　　固定
　　观察并记录
　　保持引流通畅
　　预防感染
　　拔管
　　健康教育 —— 护理
—— 硬膜外引流管

概述
引流硬膜下积血，促进脑组织膨胀，尽快使硬膜下血肿腔闭合，减轻脑组织受压引起的相应症状 —— 目的
　　病情观察
　　体位
　　固定
　　观察并记录
　　保持引流通畅
　　预防感染
　　拔管
　　健康教育 —— 护理
—— 硬膜下引流管

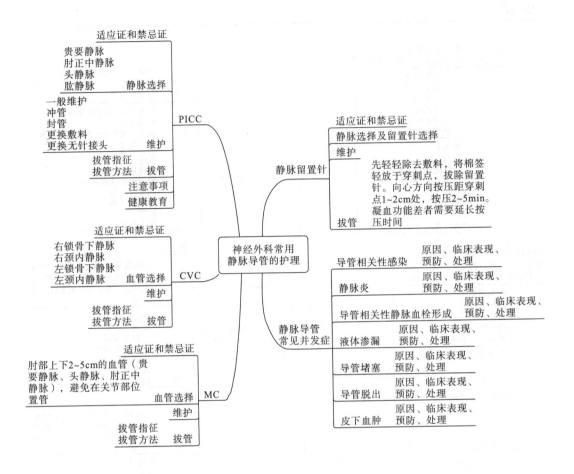

第八章　神经外科手术围术期护理

第一节　术前准备

一、概述

围术期是围绕手术的全过程，从患者决定手术治疗开始，到手术治疗完成直至基本康复的过程。手术前期指从患者决定接受手术至将患者送手术台这一时期。术前准备的目的是采取各种措施，使患者生理、心理状态接近正常，以更好地耐受手术。

二、神经外科手术的分类

1）急诊手术：如急性颅内血肿、颅内占位性病变发生脑疝时。
2）限期手术：如颅内肿瘤切除术、颅内动脉瘤栓塞术或夹闭术。
3）择期手术：如颅骨修补术，头皮肉芽肿、骨瘤等相关手术。

三、急诊手术术前准备

1）评估患者意识、瞳孔、生命体征、肢体活动及有无其他伴随疾病，建立观察记录。
2）迅速建立静脉通道，遵医嘱快速输入脱水剂、激素、止血药等。
3）禁食禁饮，立即更衣、剃头、配血、皮试，必要时导尿。
4）准备术中用药、CT 片、MRI 片。
5）保持呼吸道通畅，吸氧，必要时吸痰。
6）如有呼吸暂停，应立即配合医生行气管插管，静推呼吸兴奋剂，用简易呼吸球囊辅助呼吸的同时送往手术室。

四、限期、择期手术术前准备

（一）护理评估

1. 健康史

病史及健康状况、手术史、用药史、药物过敏史等。

2. 身心状况

生理状况及心理-社会状况。

3. 辅助检查

1）实验室检查：血、尿、大便常规，出、凝血时间，凝血酶原，血型，交叉配血，血液电解质，肝肾功能，血糖，尿糖。

2）影像学检查：胸部 X 线检查、超声检查、CT 检查、MRI 检查、血管造影、术中导航等。

3）心电图检查。

4）肺功能、血气分析。

5）专科检查。

4. 专科评估

专科评估包括意识状态、定向力、瞳孔大小、瞳孔对光反射、肢体运动功能等检查。

（二）颅压监测与护理

术前要认真监测患者颅压的变化，观察患者有无头痛、呕吐及视神经乳头水肿等颅压增高的表现。根据颅压增高的情况，遵医嘱应用脱水剂、利尿剂治疗。药物治疗时要注意观察药物的作用及不良反应。慎用镇痛剂和镇静剂，以免掩盖病情。颅压增高患者需绝对卧床休息，避免导致颅压增高的因素，如咳嗽、用力大便、情绪激动等。

（三）术前练习

针对颅内动脉瘤拟行颈动脉结扎术或颈内动脉海绵窦漏的患者，术前进行颈动脉压迫训练（Matas 训练）。

（四）其他准备

1）垂体瘤经蝶窦入路者，术前 1 天修剪鼻毛。

2）对症处理，提高手术耐受力（表 8-1-1）。

表 8-1-1　不符合手术条件患者的术前对症处理

类型	对症处理
营养不良	予高热量、高蛋白质饮食
肺部感染	在病情允许时，必须待感染控制、体温正常后才可施行手术
颅内异物摘除术或脑脊液漏修补术	应首先采用抗菌治疗，待脑膜炎治愈后手术
急性脑炎期和化脓期的脑脓肿	待全身感染症状好转、脑炎局限、脓肿包膜形成后（感染后 4～8 周）再行手术治疗
糖尿病	术前应控制空腹血糖在 8.3mmol/L 以下才能手术
肝肾功能不全	在病情允许时，待肝肾功能恢复后再手术，注意使用对肝肾无损害的药物
垂体瘤或第三脑室附近肿瘤，已有垂体或丘脑下部功能障碍	应在术前 2～3 天应用肾上腺激素药物

（五）术前护理

1. 心理护理

①解释手术的必要性、手术方式、注意事项。②鼓励患者表达自身感受。③教会患者自我放松的方法。④针对个体情况进行心理护理。⑤鼓励患者的家属和朋友给予患者关心和支持。

2. 术前常规护理

①交叉配血或自体采血，以备术中用血。②遵医嘱行抗生素过敏试验，以备术中用药。③常规备皮、修剪指甲、洗澡、更换干净病员服，检查头部是否有毛囊炎，是否有损伤，不佩戴任何首饰及装饰物品，提前取下活动性义齿，检查佩戴的手腕标识带。④女性患者应避开月经期，长期口服阿司匹林患者应停药 2 周后进行手术。⑤为患者建立静脉通道，遵医嘱予术前用药。⑥遵医嘱予带入术中用药。

3. 饮食护理

1）一般饮食。①普通患者：采用普食，与健康成人的饮食类型相同，无特殊饮食禁忌，主要注意饮食均衡和多样化。②糖尿病患者：采用糖尿病饮食，控制总热量的摄入，少食多餐，多食用粗粮及其他含膳食纤维成分较多的碳水化合物，如麦片、玉米面、绿色蔬菜等，从而减少餐后血糖的波动。每天还要补充适当的蛋白质，并且严格控制脂肪的摄入。③高血压患者：采用低盐饮食，即每天食盐不超过 2g 或酱油不超过10mL。禁止食用腌制食品，如咸菜、香肠、腊肉、火腿等。④高血脂患者：采用低脂饮食，饮食应清淡、少油，禁止食用肥肉、蛋黄、动物脑等脂肪含量较高的食物。⑤进食有呛咳患者：采用糊状饮食，如米糊、菜糊，避免在进食过程中发生呛咳。⑥吞咽困难患者：留置胃管，由护士喂流质饮食，帮助患者进食。⑦昏迷患者：遵医嘱静脉补充营养或管饲肠内营养液。

2）手术当天饮食。手术前一晚在正常饮食后加餐高蛋白质营养制剂，如蛋白粉、牛奶等，为患者补充能量，以降低术中应激反应。术前 6h 可吃稀饭、馒头等淀粉类固体或饮用牛奶，为手术补充能量。术前 2h 可饮用不超过 400mL 的含糖清亮液体（不含茶、咖啡及酒精），如白开水、糖开水、不含渣的果汁及术前 2h 碳水化合物营养制剂等，增加患者舒适度，减少术前口渴、饥饿、烦躁、低血糖等不良反应。

4. 排便训练

未留置导尿管者，术前 2 天开始练习床上解小便，接入手术室前在病房解尽小便。留置导尿管者，保持会阴部皮肤干燥。使用坐式马桶或坐便器，避免用力解大便，必要时可使用润肠通便的药物帮助排便，如麻仁丸、番泻叶、开塞露等。

5. 适应性训练

帮助患者进行头、颈、脊柱呈一条线的翻身训练，逐步适应手术后的特殊体位要求。

6. 呼吸道准备

①术前戒烟酒，避免烟酒刺激使呼吸道分泌物增加而影响手术和麻醉。②指导患者进行呼吸肌功能锻炼：嘱患者采用深而慢的呼吸动作，经鼻吸气腹部鼓起，经口呼气腹部内收，呼气时嘴唇皱起如吹口哨。③指导患者正确咳嗽咳痰：嘱患者深吸气，在呼气的 2/3 时咳嗽，反复进行，使肺泡周围痰液进入呼吸道而咳出。若咳嗽无力，可用右手食指和中指按压气管，刺激气管引发咳嗽。

7. 手术皮肤准备

1）开颅手术：术前 2 天每天用氯己定溶液清洁头发一次。术前 1 天，根据手术切口位置，为长头发患者编好发辫，确保术中充分暴露手术部位。

2）脑血管造影、血管内栓塞术：使用一次性备皮包对腹股沟及会阴部进行备皮，保证皮肤完整。

8. 安全护理

加强生活护理。对于视听觉障碍、面瘫、偏瘫的患者，预防意外发生；对于有神经精神症状的患者，遵医嘱给予镇静剂及抗精神病药物；对于兴奋、狂躁的患者要避免不良环境的刺激，保持病房安静，适当陪护，加强观察，注意安全防护措施，防止患者自伤及伤人。

第二节　手术中期护理

手术中期指患者进入手术室至手术完成离开手术室这一时期。

一、神经外科手术体位摆放及注意事项

（一）手术体位的定义

手术体位指术中患者的卧位，是根据手术部位及手术方式决定的。正确的手术体位可获得良好的术野显露，防止神经、肢体等意外损伤的发生，缩短手术时间，提高手术成功率。

（二）手术体位摆放的原则和目的

1）保证患者安全舒适，保持床单元平整、干燥、柔软。

2）充分暴露手术野，便于术中操作。

3）顺应患者呼吸。

4）不影响患者的血流循环，避免局部血液循环障碍。

5）不可过度牵拉患者肢体，防止神经、肌肉损伤。避免压迫患者的臂丛神经、桡神经、喉返神经等外周神经。

6）保护受压部位，防止体位不当所致的并发症。

7）患者体表不接触金属，防止意外灼伤、烧伤。

8）妥善固定，防止术中患者体位发生偏移。

9）体位摆放完成、变化、恢复时应进行复查，保证患者的安全。

（三）手术体位摆放的注意事项

1）手术之前对患者进行准确的评估。

2）体位摆放前，巡回护士、手术医生和麻醉医生共同核对手术部位，特别是左右侧，防止"开错刀"。

3）执行体位摆放原则。

4）麻醉后进行体位摆放，摆放时麻醉医生应在场，并密切监测患者的生命体征。

5）手术体位由巡回护士和手术医生共同摆放。

6）体位摆放过程中不可过度暴露患者，并注意保暖。

7）体位摆放时，动作应轻柔，避免拖、拉、拽等动作，根据病情对受压部位采取防压疮措施。

8）手术完成后应由手术医生证实其正确性，并再次检查受压部位的情况。

（四）麻醉及护理对体位的要求

1. 麻醉对体位的要求

1）便于麻醉管理和观察患者。

2）保持呼吸道通畅，避免胸腹部受压。

3）保证各种管道通畅、药物和液体及时输入。

2. 护理对体位的要求

1）防止肢体神经、肌肉拉伤。

2）受压部位采取相应保护措施，预防压疮。

3）保证静脉通道通畅。

4）利于器械台摆放，便于洗手护士观察术野、传递器械。

（五）神经外科手术基本体位

神经外科手术体位分为仰卧位、侧卧位、侧俯卧位、俯卧位、半坐卧位、脑室－腹腔分流术体位、腰池－腹腔分流术体位、复杂寰枕畸形减压术体位。其中，仰卧位又包括水平仰卧位、垂头仰卧位、侧头仰卧位，适用于绝大部分入路。

1. 水平仰卧位

适用于经额叶或经顶叶开颅手术。摆放操作法如下。

1）患者仰卧于手术床正中位置，头枕于多功能头架系统或头垫固定。

2）患者双上肢自然放于身体两侧，并用中单包裹固定肘关节。或是将患者右侧上肢平放于体侧，用中单包裹固定，左侧上肢外展功能位放置于单层托手板上，左侧上肢下方垫软枕，用中单包裹，束手带约束固定。

3）患者双下肢自然伸直，双腘窝处垫一软枕，双跟腱下方垫足跟垫，避免双下肢伸直时间过长引起神经损伤、局部循环障碍，提高患者的舒适度，预防压疮。

4）用小棉被覆盖患者双下肢，用束腿带固定膝部，松紧适宜即可。

2. 垂头仰卧位

适用于经鼻－蝶鞍区入路手术。摆放操作法如下。

1）患者仰卧于手术床正中位置。头枕于头垫上，固定头部，防止移动。

2）患者双肩下垫一软枕，抬高肩部20°，头后仰。

3）患者颈下垫一软枕，防止颈部悬空。术中保持头颈部正中过伸位，利于术中手术医生操作。

4）患者双上肢自然放于身体两侧，并用中单包裹固定肘关节。或患者右侧上肢平放于体侧，用中单包裹固定，左侧上肢外展功能位放置于单层托手板上，左侧上肢下方垫软枕，用中单包裹，束手带约束固定。

5）患者双下肢自然伸直，双腘窝处垫一软枕，双跟腱下方垫足跟垫，避免双下肢伸直时间过长引起神经损伤、局部循环障碍，提高患者的舒适度，预防压疮。

6）用小棉被覆盖患者双下肢，用束腿带固定膝部，松紧适宜即可。

3. 侧头仰卧位

适用于耳部、侧颈部、经翼点入路、经额下入路等术式。摆放操作法如下。

1）患者仰卧于手术床正中位置，头偏向健侧20°～30°。对于前部病变，旋转角度可适当加大。对于后部病变，旋转角度可适当减小。手术侧颈肩部用沙袋或泡沫垫垫高5～10cm。经翼点入路时将手术床头抬高10°～15°，使颧突位于视野的最高点，充分暴露手术区域。用多功能头架系统固定头部，防止移动。

2）患者双上肢自然放于身体两侧，并用中单包裹固定肘关节。或患者右侧上肢平放于体侧，用中单包裹固定，左侧上肢外展功能位放置于单层托手板上，左侧上肢下方垫软枕，用中单包裹，束手带约束固定。

3）患者双下肢自然伸直，双腘窝处垫一软枕，双跟腱下方垫足跟垫，避免双下肢伸直时间过长引起神经损伤、局部循环障碍，提高患者的舒适度，预防压疮。

4）用小棉被覆盖患者双下肢，用束腿带固定膝部，松紧适宜即可。

4. 侧卧位

适用于枕下和岩骨后方入路手术。摆放操作法如下。

1）麻醉医生站在患者头部位置，手术医生与巡回护士分别站在患者身体两侧，将患者双臂靠近躯体。

2）需3~4人协同托起患者的头背部、腰骶部和双下肢，使患者的头、颈、胸在同一水平上，以脊柱为轴心向健侧轻轻旋转90°。

3）患者侧卧于手术床，患侧向上，肩部及背部与手术床沿齐平。

4）头颈部用多功能头架系统固定，防止移动，保持头面部与健侧肩部3~4cm以上的间隙，防压伤。

5）患侧肩部上方垫医用棉垫，用肩带将患侧肩部向背部下方牵拉固定于手术床沿，使头肩角开大，头颈前屈，下颌距胸骨柄2横指。

6）患者上肢腋下垫一腋枕，距腋窝8~10cm。患者健侧上肢外展不大于90°，处于功能位，置于单层托手板上。健侧上肢下方垫软枕，予中单包裹，束手带固定于腕关节处。患侧上肢手腕部用束手带顺势固定于手术床沿。

7）患者下肢髋部垫一软枕。腹部放一方枕，患侧下肢屈髋屈膝90°，呈跑步状，置于方枕上，约束带固定髋、膝关节，约束带下方垫医用棉垫加以保护，松紧适宜即可。健侧下肢自然屈膝功能位，膝关节处垫棉垫，踝关节下方垫足跟垫，预防压疮。

5. 侧俯卧位

适用于颅后窝手术、枕部手术等，包括颞下、枕下乙状窦后、枕部经小脑幕入路等。摆放操作法如下。

1）麻醉医生站在患者头部位置，手术医生与巡回护士分别站在患者身体两侧，将患者双臂靠近躯体。

2）3~4人协同托起患者的头背部、腰骶部和双下肢，使患者的头、颈、胸在同一水平上，以脊柱为轴心向健侧轻轻旋转90°。

3）患者侧卧于手术床，患侧向上，肩部及背部与手术床沿齐平。

4）患者头部前屈并向对侧旋转45°，用多功能头架系统固定，防止移动。

5）患侧肩部上方垫医用棉垫，用肩带将患侧肩部向背部下方牵拉固定于手术床沿，使头肩角开大，头颈前屈，下颌距胸骨柄3横指。

6）患者健侧上肢建立静脉通道，外展不大于90°，处于功能位，置于单层托手板上。健侧上肢下方垫软枕，予中单包裹，束手带固定腕部。患侧上肢腕部用束手带顺势固定于手术床沿。

7）患者下肢髋部垫一软枕。腹部放一方枕，患侧下肢屈髋屈膝 90°，呈跑步状，置于方枕上，约束带固定髋、膝关节，约束带下方垫医用棉垫加以保护，松紧适宜即可。健侧下肢自然屈膝功能位，膝关节处垫棉垫，踝关节下方垫足跟垫，防止压伤。

6. 俯卧位

适用于颅后窝、颈椎后路、脊髓后路等手术。摆放操作法如下。

1）麻醉医生站在患者头部位置，一手护住气管插管，另一手托起患者头枕部，将患者双臂靠近躯体。手术医生与巡回护士分别站在患者身体两侧。

2）三方协助，同时托住患者的头背部、腰骶部及双下肢，使患者的头、颈、胸在同一水平上，以脊柱为轴心向健侧旋转 180°。

3）将患者呈俯卧状平移至预先放置的体位垫上。

4）将患者头部置于多功能头架上，防止移动。

5）患者腋下垫一腋枕，距腋窝 8~10cm。髂前上棘下方垫一软枕，使腹部悬空，以利于腹式呼吸。

6）患者双上肢自然平放于身体两侧，用预置于手术床上的中单反折包裹固定肘关节。或双上肢自然弯曲置于头两侧，约束带固定。

7）患者双下肢膝关节处垫以软枕，踝关节自然弯曲，足背下垫一软枕，双下肢膝关节用束腿带固定，松紧适宜即可。

7. 半坐卧位

适用于立体定向、额顶部等手术，包括立体定向取活检术、脑深部电刺激术、经枕下乙状窦后入路手术、经枕下中线或旁中线入路手术、枕部经小脑幕入路手术、幕下小脑上入路手术等。摆放操作法如下。

1）患者仰卧于手术床正中，调整手术床上半身，使手术床抬高 60°~70°，头部用多功能头架固定，防止移动。

2）患者双上肢自然平放于身体两侧，并用中单包裹固定肘关节。或是将患者右侧上肢平放于体侧，用中单包裹固定，左侧上肢外展功能位放置于单层托手板上，左侧上肢下方垫软枕，予中单包裹，约束带固定。

3）放低床尾，使患者双下肢自然下垂，处于功能位。双足跟腱部垫足跟垫，以患者舒适为宜，预防压疮。

4）用小棉被覆盖患者双下肢，约束带固定双膝关节，松紧适宜即可。

8. 脑室—腹腔分流术（V—P 分流）体位

1）患者仰卧于手术床中线偏手术侧，头偏向对侧 45°，用头垫固定头部，防止移动。

2）调整手术床使患者上半身升高，使身体长轴保持头端抬高 20°，分别于颈部及穿刺侧肩胛部各垫一软枕，使患者颈胸部略抬高 5~10cm，以显露颈部及胸部，由此头部切口、颈、胸、腹部即基本处于同一直线，以利于穿刺皮下隧道。

3）患者双上肢自然平放于身体两侧，并用中单包裹固定肘关节。或将穿刺侧上肢自然平放于体侧，用中单包裹固定，对侧上肢外展功能位放置于单层托手板上，下方垫软枕，予中单包裹，约束带固定。

4）患者双下肢自然伸直，双腘窝处垫以软枕，双跟腱下方垫足跟垫，避免双下肢伸直时间过长引起神经损伤、局部循环障碍，提高患者舒适度。

5）用小棉被覆盖患者双下肢，约束带固定双膝关节，松紧适宜即可。

9. 腰池—腹腔分流术体位

常规采用右侧卧位或左侧卧位。摆放操作法如下。

1）麻醉医生站在患者头部位置，手术医生与巡回护士分别站在患者身体两侧，将患者双臂靠近躯体。

2）3~4 人协同托起患者的头背部、腰骶部和双下肢，使患者的头、颈、胸在同一水平上，以脊柱为轴心向健侧轻轻旋转 90°。

3）患者侧卧于手术床，左侧肩部及背部与手术床沿齐平，头部用头垫固定，防止移动。

4）患者双上肢向前伸直，与身体纵轴成 90°，置于双层托手板上，中单包裹，束手带固定、保护。

5）患者腋下垫一软枕，髋部垫一软枕，左下肢处于自然功能位，踝部垫足跟垫。右下肢屈髋屈膝约 135°，微弯曲置于软枕上。膝关节用束腿带固定，松紧适宜即可。

6）患者躯干呈弓形，脊柱尽量后凸以增宽椎间隙，便于穿刺。

10. 复杂寰枕畸形减压术体位

适用于颅底畸形、脊髓空洞伴寰枢椎脱位的手术。摆放操作法如下。

1）麻醉医生站在患者头部位置，手术医生与巡回护士分别站在患者身体两侧，将患者双臂靠近躯体。

2）3~4 人协同托起患者的头背部、腰骶部和双下肢，使患者的头、颈、胸在同一水平上，以脊柱为轴心向健侧轻轻旋转 90°。

3）患者侧卧于手术床，患侧在上，肩部及背部与手术床沿齐平，头向前胸部屈曲，头部用头垫固定，防止移动。

4）患者双上肢向前伸直，与身体纵轴成 90°，置于双层托手板上，下方垫软枕，中单包裹，束手带固定、保护。

5）患者腋下垫一软枕，髋部垫一软枕。

6）患者腹部放一方枕，右下肢屈髋屈膝 70°，呈跑步状，置于方枕上，医用棉垫垫于右下肢上方，用束腿带固定，松紧适宜即可。左下肢自然屈膝功能位，踝关节下方垫足跟垫，预防压疮。

二、手术过程中的无菌原则

手术过程中的无菌操作是预防切口感染、保证患者安全的关键，是手术成功的重要因素。所有参加手术的人员都要充分认识到无菌操作的重要性，严格遵守无菌原则，保证手术顺利进行。

1）无菌物品的保管：手术所使用的一切器械和物品在使用前应经过严格的消毒、

灭菌并保持无菌状态，打开的无菌包、无菌容器可保持无菌 4h，4h 后不可使用，如需使用应重新消毒、灭菌。任何怀疑有被污染可能的物品、坠地的物品、潮湿或灭菌日期不清的物品均应视为污染物品，需要重新消毒灭菌后方可使用。

2）手术人员的要求：应保持良好的健康状况，有上呼吸道感染、皮肤感染、手指破损者应避免手术。均应更换洁净的衣裤、鞋帽、口罩，刷手、穿无菌手术衣、戴无菌手套。中途离开再次返回手术室者应重新刷手和更衣。

3）明确无菌范围：手术人员刷手后手臂不可接触未经消毒的物品。穿好无菌手术衣后，手术衣的无菌范围为身体前面肩以上、腰以下及袖子。肩以下、腰以上和背部均为有菌区。手术人员前臂应保持在腰部以上，肘部内收，不能下垂。手术人员在操作过程中也要保证手在无菌区内活动。所有手术人员应面对无菌区进行操作，不可在其他手术人员的背后传递器械及手术用品。如需交换位置，应背对背移动。

4）无菌区的建立：无菌操作时应建立无菌区，无菌台台面以上为无菌区，台边缘以下均视为有菌区。所有无菌物品都应放在无菌区内，并注意减少暴露和被污染的机会。未刷手的工作人员应与手术台保持一定距离，不可将手伸入无菌区内。手术参观人员要与手术区域保持 30cm 以上的距离。

5）保持物品无菌：手术过程中任何无菌物品不能低于手术人员腰以下或手术台面以下。无菌手套、无菌手术衣及手术用物如疑有污染、破损时应立即更换。

6）无菌物品的使用：一份无菌物品只用于一个患者，打开后即使未用，也不能留给其他患者使用，需要重新包装，灭菌后才能使用。

三、术中管理及注意事项

1）术前皮肤评估：根据手术时间、受压部位及有无外力、有无剪切应力、皮肤状况、年龄、体质指数、麻醉方式、体温及血液循环状况等情况进行评估。

2）加强受压部位皮肤的保护：骶尾部、髂部、足跟、枕部、肩胛部、肘部、内外踝等部位，是受压概率较高的骨隆突处，如属于体位受力点则使用水胶体或泡沫敷料进行有效保护。检查心电极片、各类监测导线等不要压在患者身下。预计手术时间较长时，可定时对受力点进行适当调整。在安置侧卧位、俯卧位时注意保护眼部及面颊。女性患者注意保护乳房，男性患者注意保护外生殖器，避免阴茎水肿。

3）手术过程中密切监测体位的变化，由于手术的牵拉、患者躁动、手术医生倚靠、支撑物松动等均可使体位移动，应随时检查约束带固定情况。

4）低体温、低血压也会导致软组织损伤，术中注意保暖。改变体位时，配合调整体位架、支撑物。严密观察肢体的血液循环情况、皮肤颜色、弹性及张力，加强防护。

5）使用电刀时要注意操作者身体不要有暴露的地方，不要和金属物品接触。

6）患者已有压疮，在摆放体位时应进行损伤部位的妥善保护，避免扩大损伤范围，在护理记录单上注明压疮的面积和分期，并与病房护士做好交接。

7）儿童体位的安置注意事项：①儿童皮肤比较娇嫩，应使用柔软布单及约束带。应注意消毒液的选择，防止皮肤灼伤。②儿童肺泡发育不完善，呼吸肌运动较弱，取侧卧位及俯卧位的时候，应避免胸腹部受压而影响呼吸。③安置体位前需将导尿管放置妥当，不要有扭曲、受压，始终要保持导尿管的通畅，便于观察尿量。④根据患儿的年龄、体重、手术时间、术中出血情况适当增加皮肤护理频次。

四、特殊关注点

护士在手术配合时的注意事项见表 8-2-1。

表 8-2-1　护士在手术配合时的注意事项

手术时期	注意事项
入室至麻醉诱导期	·严格核对患者信息及腕带，安全固定患者以防坠床，注意保暖 ·陪伴床旁，提供心理支持，避免过多操作，保持患者血压稳定 ·评估患者具体情况和手术中可能遇到的各种危险状况，做好充分的准备和相应应急预案 ·查对抗生素皮试结果，遵医嘱于手术开始前 30min 至 2h 使用抗生素 ·检查仪器是否完好，中心负压吸引是否通畅
安置手术体位	·体位保护垫放置位置正确，骶尾部、足后跟等受压部位予以医用棉垫、软垫保护，预防压疮 ·搬动患者时确保麻醉医生、手术医生和巡回护士三方同时协调进行，避免头颈、躯干扭伤 ·双上肢合理妥善固定。注意动、静脉通道固定妥善
手术中	·清点物品，及时准备特殊用物，一次性植入物需核查与存档 ·若需调整手术床，应告知手术医生暂停手术操作，同时关注体位是否安全，避免调整手术床造成患者肢体受伤 ·手术参观人员要与手术区域保持 30cm 以上的距离 ·观察患者生命体征，引流液的颜色、性状和量 ·标本送检：肿瘤取出后，遵医嘱尽快送术中冰冻快速切片或石蜡切片检验（肿瘤离体 30min 以内）
手术结束后	·守护患者床旁，适当约束，避免复苏期躁动引起意外 ·保护各种通道和管道，避免意外脱出 ·检查患者皮肤完整性 ·注意患者保暖 ·与复苏室护士做好交接工作并签字

第三节　手术后期护理

手术后期指患者手术后返回病房至出院这一时期。

一、术后体位的护理

各种情况术后体位见表 8-3-1。

表 8-3-1　各种情况术后体位

情况	术后体位
全身麻醉未清醒	平卧，头偏向一侧
清醒	抬高床头 15°～30°
较大肿瘤术后	瘤腔保持 30°高位
经蝶窦入颅手术后	半坐卧位
脊柱手术	头颈和脊柱的轴线保持一致
婴幼儿脑脊膜修补术后	切口应保持在高位
慢性硬膜下血肿	头低脚高位
后组脑神经受损、吞咽功能障碍	侧卧位
开颅术后	健侧卧位。幕下开颅术后的患者翻身时，应扶住头部，避免扭转脑干影响呼吸

二、术后常规护理

（一）全身麻醉术后护理常规

1）了解麻醉和手术方式、术中情况、切口和引流情况。

2）吸氧 2～3L/min，持续心电监护。

3）床栏保护防坠床，必要时行四肢约束。

4）病情观察：动态观察患者的意识、瞳孔、生命体征、神经系统体征等，若在原有基础上有异常改变，应高度重视，随时复查 CT，排除是否有颅内出血。

（二）呼吸道管理

1）保持呼吸道通畅，翻身拍背。

2）对于有气管插管或口咽通气管的患者注意观察呼吸频率和幅度、氧饱和度，若出现不耐管或咳嗽、吞咽反射等，应及时通知医生拔管。

（三）高颅压的观察

1）注意观察有无颅压增高的三大征象：头痛、呕吐、视神经乳头水肿。

2）生命体征的变化：①早期生命体征变化不明显。②高峰期出现血压增高、脉压增大、脉搏缓慢、呼吸深慢等库欣反应。临床上常只出现血压或脉搏一种变化。③晚期出现血压降低、心率增快、呼吸不规则。

3）意识障碍：常见于急性颅压增高的患者。慢性颅压增高患者表现为神志淡漠、反应迟钝。

4）儿童可见头颅增大、颅缝增宽、前囟隆起、头皮静脉怒张。

（四）脑疝的观察

1. 小脑幕切迹疝

1）早期：①患者在原有病变的基础上，出现颅压增高的表现。②意识障碍加重，由清醒变为嗜睡或意识模糊。③脑疝同侧瞳孔可有短暂缩小，之后脑疝同侧瞳孔逐渐散大、对光反射迟钝。④锥体束征，对侧肢体肌力稍弱和肌张力增高。

2）中期：①意识障碍进行性加重，表现为嗜睡、浅昏迷直至昏迷。②脑疝同侧瞳孔明显散大、对光反射消失。③生命体征可出现明显库欣反应。④锥体束征，对侧肢体瘫痪。

3）晚期：①意识呈深昏迷状态。②双侧瞳孔明显散大、对光反射消失，多呈去大脑强直状态。③生命中枢开始衰竭。

2. 枕骨大孔疝

1）颅压增高，表现为剧烈头痛、频繁呕吐。

2）颈项强直、后枕疼痛、强迫头位。

3）后组脑神经受累。

4）生命体征紊乱：呼吸、循环障碍。

5）意识改变出现较晚，常没有瞳孔改变而发生呼吸骤停。

（五）各种管道观察及护理

详见第七章管道护理。

（六）切口观察及护理

1. 开颅手术

1）保持切口敷料清洁、干燥。

2）观察切口是否出现红肿、渗液增多等情况。

3）保持切口敷料固定，嘱患者勿自行为切口涂药。

4）保持头部引流管通畅，避免牵拉、扭曲、折叠，不能随意调高或调低引流瓶（袋）高度。

2. 经鼻腔—蝶窦手术

1）保持鼻腔纱条清洁，一旦污染及时更换。

2）妥善固定纱条，防止滑入气管。

3）一般手术后3～5天拔出纱条，拔出前可滴石蜡油润滑，注意观察有无脑脊液漏。

4）禁止擤鼻涕、打喷嚏。

5）禁止从鼻腔内插管、吸痰。

3. 脑血管造影术

1）观察穿刺处有无渗血渗液。

2）观察切口敷料是否固定、干燥。

3）观察切口及周围皮肤的颜色、温度等。

4）扪足背动脉，判断肢端循环状况。

5）手术后 2h 逆时针旋转 360°放松压迫器，继续压迫 6h 后去除压迫器。

4. 血管内栓塞术

1）观察穿刺处有无渗血渗液。

2）观察切口敷料是否固定、干燥。

3）观察切口及周围皮肤的颜色、温度等。

4）扪足背动脉，判断肢端循环状况。

5）穿刺侧肢体制动 6~8h，手术后第 2 天去除弹力绷带和纱布。

（七）镇痛与镇静

颅脑手术后患者如述头痛，应分析头痛的原因，然后对症处理。颅脑手术后不论何种原因引起的头痛都不宜使用吗啡及哌替啶（杜冷丁）。

1）切口疼痛：发生在手术后 24h 内。

2）颅压增高引起的头痛：发生在脑水肿高峰期，即术后 2~4 天。

3）术后血性脑脊液刺激脑膜引起的头痛：需行腰椎穿刺引流血性脑脊液。

4）低颅压引起的头痛：因脑脊液外漏或脑脊液引流过度引起。可缝合漏口、抬高引流瓶（袋）位置、鼓励饮水、取头低位、10mL 注射用水椎管内注射。

（八）饮食护理

1）患者手术后返回病房，麻醉清醒后即可咀嚼口香糖，促进胃肠功能恢复。检查患者有无后组脑神经受损，洼田饮水试验正常后，饮用温水 50~100mL。

2）患者返回病房 2h 后，若饮水无恶心、呕吐、呛咳，可分次、少量进食稀饭、面条、蒸蛋等流质食物。如无呛咳，则给予半流质、易消化食物，然后逐渐过渡到正常饮食。若有轻微呛咳，选择健侧进食，并给予糊状食物，如米糊、菜泥、水果泥等。

3）对于有吞咽困难或昏迷，留置胃管，鼻饲流质食物，并注意观察胃液，以及时发现应激性溃疡。必要时遵医嘱静脉补充营养。

4）手术后饮食同手术前常规饮食，尽量吃清淡、易消化、富含高蛋白质的食物，避免辛辣、刺激性食物，以免对胃肠道消化功能产生影响。

（九）癫痫的观察

1）一定要准时、准剂量给予抗癫痫药物如苯巴比妥、丙戊酸钠（德巴金）治疗，防止手术后的早期癫痫发作。

2）观察患者有无癫痫的前驱症状及表现，及时通知医生处理。癫痫发作的前驱症状除明显的贫血、乏力，严重的恶心、呕吐，水、电解质、酸碱失衡外，常出现一系列神经精神症状，如头晕、头痛、记忆力减退，注意力难以集中，睡眠障碍等非特异性的全身症状，进一步可出现意识障碍、反应淡漠、言语减少。重症则呈现谵妄，并可伴幻觉、木僵、昏迷。最典型的体征是扑翼样震颤，即手腕部有弹性地扇动。

（十）基础护理

做好口腔护理、导尿管护理、翻身、雾化、患者清洁等工作。

三、术后常见并发症及护理

（一）术后出血

术后出血是最严重的并发症，多发生于术后 48h 内。

1. 临床表现

1）大脑半球手术后出血具有幕上血肿的症状：意识障碍加重，患侧瞳孔进行性散大，血压增高，脉压增大，呼吸深慢，脉搏缓慢有力，呈现库欣反应及高颅压症状。

2）颅后窝手术后出血具有幕下血肿的表现：剧烈疼痛、频繁呕吐，颈项强直、强迫头位，呼吸慢而不齐，甚至骤停。

3）脑室内手术后出血可有高热、抽搐、昏迷、生命体征严重紊乱。

2. 护理

严密观察引流液的颜色、性状和量。动态观察患者的意识、瞳孔、生命体征、神经系统体征等。若在原有基础上有异常改变，应高度重视，随时 CT 复查，排除是否有颅内出血。遵医嘱予止血类药物。必要时行血肿清除术。

（二）术后感染

1. 临床表现

1）切口感染：多在术后 3~5 天。患者感到切口再次疼痛，局部有明显红、肿、压痛及脓性分泌物，头皮所属淋巴结肿大。

2）颅内感染：多在术后 3~4 天。患者出现头痛、呕吐、发热、嗜睡，甚至出现谵妄和抽搐，脑膜刺激征阳性，腰椎穿刺脑脊液浑浊，白细胞计数增加并可查见脓球。

3）肺部感染：多在术后 1 周。患者出现痰多、肺部湿啰音、持续高热。肺部感染如不能及时控制，可因高热导致或加重脑水肿，甚至发生脑疝。

2. 护理

保持切口敷料清洁、干燥。保持呼吸道通畅。保持引流管无菌，避免引流液反流引起逆行感染。遵医嘱使用抗生素。遵医嘱予物理或药物降温。

（三）中枢性高热

1. 临床表现

丘脑下部、脑干、上颈髓损害均可引起中枢性体温调节障碍。中枢性高热多发生于手术后 48h 内，体温高达 40℃。

2. 护理

中枢性高热往往不易控制，物理降温效果差，应及时使用冬眠低温疗法（亚低温治疗）。

（四）尿崩症

常见于颅咽管瘤、垂体瘤、鞍区附近手术，累及下丘脑影响抗利尿激素分泌。

1. 临床表现

口渴、多饮、多尿（一般每天 4000mL 以上，甚至可达 10000mL，尿比重低于 1.005）。

2. 护理

口服醋酸去氨加压素（弥凝片），肌注或泵入去氨加压素控制尿量。

（五）消化道出血

1. 临床表现

鞍区、第三脑室前分和脑干附近的手术，损伤丘脑下部和脑干，反射性引起胃黏膜糜烂、溃烂甚至穿孔。

2. 护理

禁食，胃肠减压。观察引流液的颜色、性状和量。遵医嘱使用止血药物。

（六）顽固性呃逆

1. 临床表现

常在第三脑室、第四脑室或脑干手术后发生。

2. 护理

1）如有胃胀气或胃潴留应安置胃管抽尽胃内容物。

2）因膈肌激惹所致的呃逆，可压迫眶上神经、刺激咳嗽，使用盐酸氯丙嗪（冬眠灵）或盐酸哌甲酯（利他林）。

（七）术后癫痫

1. 临床表现

1）早期癫痫多为脑组织缺氧、大脑皮质运动区受刺激所致。术后 2~3 天内出现，多为暂时性，脑循环改善和水肿消失后不再发作。

2）晚期（术后几个月）癫痫多由脑瘢痕引起，常为持久性。

2. 护理

1）晚期癫痫应用抗癫痫药物治疗。

2）长期药物无效可考虑手术。

3）癫痫大发作时的抢救以迅速有效地控制患者的抽搐、预防再次发作为原则。常规地西泮（安定）10mg 静脉注射，如不能控制抽搐，再静脉注射 10mg，多数患者抽搐可以得到满意控制。抽搐停止后，再以地西泮 100~150mg/24h 维持或静脉泵入丙戊酸钠注射液维持。

4）抽搐发作时专人守护，将患者头偏向一侧，迅速解开衣扣，以软物垫在上下齿之间，以防咬伤舌和颊部，床栏保护，防止坠床。保持呼吸道通畅，如有呕吐物需及时清除。

5）加大吸氧流量，遵医嘱静脉缓慢推注地西泮，注意观察患者的呼吸情况。

6）肢体抽搐时要保护大关节，以防脱臼和骨折，切不可强行按压肢体。减少对患者的刺激，一切动作要轻，保持安静，避免强光刺激。

7）密切观察癫痫发作时情况，并详细记录全过程，特别注意意识、瞳孔的变化及抽搐部位和持续时间、间隔时间等。

8）抽搐后让患者安静休息，避免声光刺激。

参考文献

李脊，程华. 图解神经外科手术配合 ［M］. 北京：科学出版社，2015.
陈茂君，樊朝凤. 漫话神经外科疾病 ［M］. 北京：人民卫生出版社，2021.
陈茂君，蒋艳，游潮. 神经外科护理手册 ［M］. 2 版. 北京：科学出版社，2015.
郭爱敏，周兰姝. 成人护理学 ［M］. 北京：人民卫生出版社，2017.

小　结

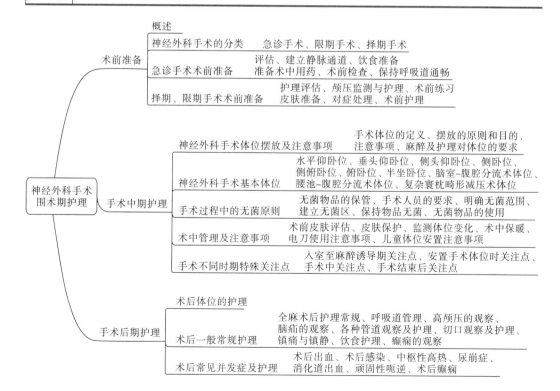

第九章　常见检查和治疗的护理

第一节　腰椎穿刺术的护理

一、概述

腰椎穿刺术（lumbar puncture）是通过穿刺 $L_3 \sim L_4$ 或 $L_4 \sim L_5$ 间隙进入蛛网膜下腔放出脑脊液的技术，主要用于中枢神经系统疾病的诊断和鉴别诊断。

脑脊液是由侧脑室脉络丛产生的，存在于脑室和蛛网膜下腔的无色透明液体，经室间孔进入第三脑室、中脑导水管和第四脑室，最后经第四脑室中间孔和两个侧孔流到脑和脊髓表面的蛛网膜下腔和脑池，通过脑脊液循环，保持动态平衡。正常情况下血液中的各种化学成分只能选择性地进入脑脊液中，这种功能称为血－脑屏障（blood－brain barrier，BBB）。当中枢神经系统发生病变时，血－脑屏障被破坏和其通透性增高可引起脑脊液成分和压力的改变，通过腰椎穿刺脑脊液检查可了解这些变化。

二、目的

（一）诊断性穿刺

1）检查脑脊液的成分，了解脑脊液常规、生化（糖、氯化物和蛋白质）、细胞学、免疫学变化及病原学证据。

2）测定脑脊液的压力。

3）了解椎管有无梗阻。

（二）治疗性穿刺

主要为注入药物或放出炎性、血性脑脊液。

三、适应证

（一）诊断性穿刺

1）脑血管病：观察颅压高低、脑脊液是否为血性，以鉴别病变为出血性或缺血性，帮助决定治疗方案。

2）中枢神经系统炎症：各种脑膜炎、脑炎，如乙型脑炎、流行性脑膜炎、结核性脑膜炎、病毒性脑炎、真菌性脑膜炎等，可通过脑脊液检查进行确诊，并评估治疗结果。

3）脑肿瘤：脑脊液压力增高、细胞数增加、蛋白质含量增高有助于诊断，且可能从脑脊液中找到脑和脊髓的转移性肿瘤细胞。

4）脊髓病变：通过脑脊液动力学改变及脑脊液常规、生化等检查，可了解脊髓病变的性质，鉴别出血、肿瘤或炎症。

5）脑脊液循环障碍：如吸收障碍、脑脊液鼻漏等，可通过穿刺注入示踪剂，再行核医学检查，以确定循环障碍的部位。

（二）治疗性穿刺

1）缓解症状和促进恢复：对颅内出血性疾病、炎性病变和颅脑手术后的患者，通过腰椎穿刺引流出炎性或血性脑脊液。

2）鞘内注射药物：如注入抗生素可以控制颅内感染，注入地塞米松和α－糜蛋白酶可以减轻蛛网膜粘连等。

四、禁忌证

1）穿刺部位皮肤和软组织有局灶性感染或有脊柱结核者，穿刺有可能将细菌带入蛛网膜下腔或脑内。

2）颅内病变伴有明显高颅压或已有脑疝先兆，特别是疑有颅后窝占位性病变者，腰椎穿刺可能促使或加重脑疝形成，引起呼吸骤停或死亡。

3）开放性颅脑损伤或有脑脊液漏者。

4）脊髓压迫症患者的脊髓功能处于即将丧失的临界状态。

5）有明显出血倾向、严重凝血功能障碍或病情危重、严重休克、极度衰竭者。

五、操作步骤

1）体位：患者取去枕侧卧位，背齐床沿，屈颈抱膝，使脊柱尽量前屈，躯干呈弓形，以增加椎间隙宽度，便于进针。也可选择床旁背身坐位，肥胖患者更适用于坐位，因其脂肪组织导致正中标志模糊难以定位。老年患者有明显的腰椎退化也适用于坐位。

2）选定穿刺点：腰椎穿刺一般选择$L_3 \sim L_4$间隙或$L_4 \sim L_5$间隙。两侧髂嵴最高点连线与脊柱中线相交处为L_4棘突，其上为$L_3 \sim L_4$间隙，其下为$L_4 \sim L_5$间隙。相对于成人，儿童的脊髓圆锥更低，为避免损伤脊髓圆锥，儿童及新生儿进针点在$L_4 \sim L_5$或$L_5 \sim S_1$间隙。

3）穿刺部位严格消毒：以穿刺点为中心呈螺旋式消毒，范围$15cm \times 15cm$。手术医生戴无菌手套，铺巾，以1％普鲁卡因或0.5％～2.0％利多卡因1～2mL，在穿刺点做皮内、皮下至韧带的浸润麻醉。

4）将腰椎穿刺针（套上针芯）沿腰椎间隙垂直进针（针头斜面向上），推进4～

6cm（儿童2～3cm）或感到阻力突然降低时，提示针尖已进入蛛网膜下腔，可缓慢拔出针芯，让脑脊液自动滴出（以防脑脊液迅速流出造成脑疝），并接上测压管先行测压。接紧测压管后让患者放松身体，缓慢伸直头及下肢，脑脊液在压力管内随呼吸轻微波动，上升到一定高度后停止上升，此时的数值即为初压的数值，正常为70～200mmH$_2$O，超过200mmH$_2$O为高颅压，低于70mmH$_2$O为低颅压。如脑脊液压力显著高于正常（超过300mmH$_2$O），则一般不放脑脊液，防止发生脑疝。

5）若需了解椎管内有无梗阻，可做压颈试验（Queckenstedt试验），但颅压增高或疑有颅后窝肿瘤者，禁忌此试验，以免发生脑疝。①压颈试验前应做压腹试验：用手掌深压腹部，脑脊液压力立即上升，解除压迫后压力迅速下降，说明穿刺针头确实在椎管内。②压颈试验有指压法和压力计法：指压法是用手指压迫颈静脉，然后迅速放松，观察脑脊液压力变化。压力计法是将血压计袖带轻缚于患者的颈部，测定初压后，可迅速充气至20mmHg、40mmHg、60mmHg，记录脑脊液压力变化直至压力不再上升，然后迅速放气，记录脑脊液压力至不再下降为止。正常情况下压颈后脑脊液压力迅速上升100mmH$_2$O以上，解除压颈后，压力迅速降至初压水平。若在穿刺部位以上椎管梗阻，压颈时压力不上升或上升、下降缓慢（部分梗阻），称压颈试验阳性。单侧压颈试验脑脊液压力不上升提示同侧颈静脉窦（乙状窦、横窦）梗阻。

6）取所需数量脑脊液于无菌试管中送检。若需做细菌培养，应严格无菌操作，正确留取标本。

7）术毕拔出穿刺针，针孔用碘酒消毒后覆盖无菌纱布，并稍加压迫防止出血，再用胶布固定。

8）如需安置腰大池持续外引流装置，穿刺成功后，向骶尾部置入3～5cm长引流管，外接引流装置，将脑脊液引流至体外，穿刺处进行缝合固定。

六、临床意义

（一）脑脊液压力

侧卧位时正常脑脊液压力：成人70～200mmH$_2$O，儿童50～100mmH$_2$O。

1. 压力增高的意义

1）颅内各种炎性病变：化脓性脑膜炎、结核性脑膜炎、病毒性脑膜炎、乙型脑炎等。

2）颅内非炎性病变：脑出血、蛛网膜下腔出血、硬膜下血肿、硬膜外血肿、脑积水、脑损伤等。

3）颅外因素：高血压、动脉硬化、某些眼病等。

4）其他因素：咳嗽、打喷嚏、挤压腹部、哭泣、深呼吸等。

2. 压力降低的意义

1）脑脊液循环受阻：枕大池区阻塞、脊髓压迫症、脊髓蛛网膜下腔粘连等。

2）脑脊液流失过多：颅脑损伤后脑脊液漏、短期内多次释放脑脊液、持续性脑室引流。

3）脑脊液分泌减少。

4）不明原因的颅压降低。

5）穿刺针头不完全在椎管内。

（二）脑脊液的颜色及性状

1. 颜色

正常脑脊液为无色水样液体。

1）红色：常见于蛛网膜下腔出血、脑出血、硬膜下血肿等。腰椎穿刺发现脑脊液含血时，应鉴别是损伤性出血，还是脑出血或蛛网膜下腔出血，鉴别方法：①若出血量多、血液自行凝固则为损伤性出血，而脑出血和蛛网膜下腔出血无凝血现象。②损伤性出血与脑脊液混合不均匀，流出的脑脊液颜色由深变浅则为损伤性出血，而脑出血或蛛网膜下腔出血的脑脊液呈均匀血性。③损伤性出血经离心或静置后，上层液体无色，若是黄色即为脑出血或蛛网膜下腔出血。④将脑脊液收集在 3 个试管中，如果血色逐渐变清即为损伤性出血，如果 3 管均为血性，则为脑出血或蛛网膜下腔出血。

2）黄色：见于陈旧性蛛网膜下腔出血及脑出血、化脓性脑膜炎、脑膜粘连、结核性脑膜炎等。

3）乳白色：见于化脓性脑膜炎。

4）微绿色：见于绿脓假单胞菌性脑膜炎、甲型链球菌性脑膜炎。

5）褐色或黑色：见于中枢神经系统的黑色素瘤、黑色素肉瘤等。

2. 透明度

正常脑脊液清晰透明。

1）微混：常见于乙型脑炎、脊髓灰质炎、脑脓肿（未破裂者）。

2）混浊：常见于化脓性脑膜炎、结核性脑膜炎等。

3）毛玻璃状：常见于结核性脑膜炎、病毒性脑膜炎等。

4）凝块：见于化脓性脑膜炎、脑梅毒、脊髓灰质炎等。

5）薄膜：常见于结核性脑膜炎等。

3. 白细胞计数

正常值：成人（$0\sim8$）$\times10^6$/L，儿童（$0\sim15$）$\times10^6$/L，新生儿（$0\sim30$）$\times10^6$/L。

1）明显增高（$>200\times10^6$/L）：常见于化脓性脑膜炎、流行性脑脊髓膜炎。

2）中度增高［（$50\sim200$）$\times10^6$/L］：常见于结核性脑膜炎。

3）正常或轻度增高（$<50\times10^6$/L）：常见于浆液性脑膜炎、流行性脑炎（病毒性脑炎）、脑水肿等。

4. 蛋白质定性试验

正常脑脊液蛋白质定性试验为阴性。

1）明显增高（＋＋以上）：常见于化脓性脑膜炎、结核性脑膜炎等。

2）轻度增高（＋～＋＋）：常见于病毒性脑膜炎、乙型脑炎、脊髓灰质炎等。

5. 细菌及寄生虫检查

正常脑脊液细菌及寄生虫检查为阴性。

1）脑脊液中有细菌，可引起细菌性脑膜炎。

2）脑脊液中若发现血吸虫卵或肺吸虫卵等，可诊断为脑型血吸虫病或脑型肺吸虫病等。

七、注意事项

1）严格掌握适应证与禁忌证，凡疑有颅压增高者必须先做眼底检查。有明显的视神经乳头水肿或有脑疝先兆者，应慎重。

2）穿刺时患者如出现意识、呼吸、脉搏、面色异常等，应立即停止操作，并做相应处理。

3）鞘内给药时，应先放出等量脑脊液，然后再注入等量药液。注射器边推药边回抽，用脑脊液不断稀释药物浓度，缓慢推注。

4）高颅压留取标本时滴速尽量放慢，可以用穿刺针芯半堵半放。

5）针头刺入皮下组织后进针要缓慢，以免用力过猛刺伤马尾神经或血管。

6）穿刺针进入椎间隙后，如遇到阻力不可强行进针，需将针尖退至皮下，调整进针方向重新进针。

7）颅脑损伤患者伤后 2~3 天是脑水肿肿胀高峰期，故腰椎穿刺的时间以伤后 3 天以后为宜。

8）严格无菌操作，否则可能导致颅内感染。

八、术后并发症及处理

（一）血性脑脊液

腰椎穿刺针误伤椎管内静脉丛所致的血性脑脊液，是腰椎穿刺中常见的并发症之一。血性脑脊液的发生常是经验不足，进针过深，误伤椎管内的静脉丛所致。如不立即鉴别，则易与病理性血性脑脊液混淆。穿刺误伤出血常可很快自行停止，个别出血较多的患者会因血液刺激出现短暂的腰腿痛等症状，应给予一般对症处理。

（二）低颅压综合征

低颅压综合征多是所用腰椎穿刺针过粗，或术后下床过早，使脑脊液自脊膜上的腰椎穿刺针眼处外流过多，而造成颅压过低所致。根据患者坐位时头痛明显加重，严重时可伴有恶心、呕吐或眩晕，平卧或低头时头痛等不适即可减轻或缓解等情况可确诊。穿刺后严格要求患者去枕平卧 6h，可防止这类并发症的发生。

（三）原有脊神经根和脊髓症状突然加重

腰椎穿刺放液后，由于脑脊液的浮力和衬垫作用有所降低和减弱，病变对其附近的脊髓或脊神经根的压迫加剧，导致原有的神经根性疼痛、截瘫和大小便障碍等症状突然加重，特别是在脊髓压迫患者中更易发生，对高颈髓段压迫性病变更要警惕呼吸困难，甚至呼吸骤停等严重并发症的发生。故在配合医生腰椎穿刺时，护士要严密观察患者的呼吸和脉搏。

（四）脑疝形成或加剧

脑疝是腰椎穿刺危险的并发症之一。在颅压增高时，腰椎穿刺时一次放液较多、较快，或腰椎穿刺后未严格遵守卧床制度，较易发生此种并发症。严重者可突然呼吸停止、意识不清或抽搐，甚至心脏随即停搏。这是由于腰椎穿刺放液后颅腔与脊髓腔之间的脑脊液压力突然发生了改变。这种并发症可在穿刺当时或穿刺后数小时内发生。如术中发现颅压较高则应停止放液，只用脑脊液压力管中所存的脑脊液化验即可。术后嘱患者严格遵守卧床制度，12～24h内应注意观察意识、呼吸、脉搏、血压、瞳孔和肢体运动等变化。必要时给予预防性的高渗脱水、利尿剂治疗，防止脑疝形成或加重。如一旦发生，应立即报告医生，采取紧急措施，快速静脉输入20％甘露醇、地塞米松或静脉注射利尿剂等；吸痰，保持呼吸道通畅，给氧与心电监护。对呼吸功能障碍者，立即气管插管行呼吸机辅助呼吸。密切观察意识、瞳孔、生命体征和肢体活动等情况，必要时做好术前准备。

（五）腰背部疼痛

术后腰背部疼痛发生于4～72h，是由于腰椎穿刺部位的神经根后方受刺激，成因可自动解除，症状也可自动缓解，但潜伏期长短不一，与特异性姿势改变有关，前弯腰可使神经根后方的间隙变化，从而使刺激减轻、缓解疼痛。因此，侧卧位可减轻腰背部疼痛的发生。

（六）马尾神经根损伤

此类并发症临床上较少见，多与穿刺针尖偏离人体中线较远或误伤脊神经根有关。可出现下肢麻木、疼痛或一过性排尿障碍等症状，常可自愈。

（七）术后感染

术后感染多由腰椎穿刺器械和物品消毒不严所致。若能严格遵守无菌原则，术后感染是完全可以避免的。

（八）假性脑膜炎

相当少见。多发生在向脊髓蛛网膜下腔内注入刺激性药物之后，患者只有头痛和轻微脑膜刺激征，可与颅内感染相区别。一般多在术后2～3天内自行消退。

九、护理措施

（一）术前护理

1）评估患者的文化水平、合作程度及是否做过腰椎穿刺检查等，了解患者的病情和身心状况，评估患者的生命体征和神经体征，有无腰椎穿刺禁忌证。

2）指导患者了解腰椎穿刺的目的、特殊体位、过程与注意事项。讲明腰椎穿刺脑脊液检查是神经外科重要的诊断方法，抽取少量脑脊液是无害的。

3）做好心理护理，消除患者的紧张、恐惧心理。听取患者主诉，耐心解答患者疑问，态度和蔼，语言亲切，增加患者的信任感和安全感，征得患者及其家属的签字同意。

4）备好穿刺包、压力表包、无菌手套、所需药物、消毒液、注射器等，用普鲁卡因局部麻醉时先做好过敏试验。

5）术前用药：术前 30min 遵医嘱快速滴注 20％甘露醇以降低颅压，预防术中发生脑疝。

6）指导患者排空大小便，在床上静卧 15～30min。

7）术前病房做好消毒工作，光线充足，环境安静。

（二）术中护理

1）指导和协助患者保持腰椎穿刺的正确体位。

2）观察患者呼吸、脉搏及面色变化，询问有无不适感。如出现异常症状，应立即通知医生停止操作，并做相应的处理。

3）出现脑疝先兆，应立即停止放液，并向椎管内注入空气或 10～12mL 生理盐水，立即静滴 20％甘露醇。

4）协助患者摆放术中测压体位，协助医生测压。

5）协助医生留取所需的脑脊液标本，督促标本送检。

（三）术后护理

1）指导患者术后去枕平卧 6h，高颅压术后平卧 12～24h。告知患者卧床期间不可抬高头部，但可适当转动身体。对于不能长期耐受者，可选择平卧位、侧卧位交替进行，以增加患者舒适度，降低压疮发生率。

2）观察患者意识、瞳孔、生命体征的变化。观察有无头痛、腰背痛、脑疝及感染等穿刺后并发症。应指导患者多喝饮料、多饮水，延长卧床休息时间至 24h，遵医嘱静滴生理盐水等。

3）观察穿刺处有无渗血渗液，以及渗液的颜色、性状和量。保持穿刺部位的纱布清洁、干燥。

4）观察患者双下肢的感觉、运动情况，防止穿刺部位出现血肿压迫神经，出现感觉、运动障碍。

5）开通静脉通道，适当补液，防止出现血压降低等生命体征变化。

6）24h 内不宜淋浴，以免引起感染。患者卧床期间，做好各项生活护理。

7）保持病房安静，温湿度适宜，减少陪护及探视人员，护理操作集中进行，减少一切不良刺激，以利于患者休息。

8）如术后安置腰大池持续引流装置，应做好腰大池引流管的护理。密切观察引流液的颜色、性状和量，保持引流通畅，严格控制引流速度和量，预防感染及非计划拔管等。

第二节　神经系统影像学检查的护理

一、神经系统常用影像学检查

（一）X 线检查

X 线主要用于检查有无骨折及其类型、有无金属异物和其定位、有无颅内外积气等。X 线片由于密度分辨力差，不能显示颅内血肿和脑损伤。脑内某些结构如松果体、脉络丛钙化或慢性硬膜下血肿钙化时，只能在 X 线片中显影，其位置和形态有助于诊断。由于近年 CT 已广泛使用，颅脑损伤后一般极少使用 X 线检查，但对其基本知识的了解仍然很重要。

1. 适应证

1）颅骨骨折。

2）颅骨肿瘤。

3）颅骨先天性畸形或发育异常。

2. 禁忌证

1）妊娠期慎行 X 线检查。

2）忌短时间内反复进行 X 线检查。

3. 检查部位

1）前后位。

2）后前位。

3）侧位。

4）颅底位和切线位。

4. 优点

1）对骨质结构、结石、钙化灶等高密度结构显示效果良好，而且观察起来简洁明了。

2）价格相对便宜。

3）方法简单、无创伤。

5. 缺点

1）对器官、软组织结构的观察效果较差，无法实现多角度观察等。

2）辐射较 CT 大。

（二）CT 检查

CT 检查是利用电子计算机来进行断层摄影。CT 检查几乎适用于全身任何部位、任何器官系统，通用性非常好。相较于 X 线检查，CT 检查能扬长避短，具有可以多层面连续观察、多角度成像、三维后处理、密度分辨力大幅提高等优点。CT 检查分为普通 CT 平扫和增强 CT 检查。可通过注射造影剂后行增强 CT 检查观察病灶强化情况，这是医生诊断和鉴别诊断疾病的关键证据。

1. 普通 CT 平扫检查

普通 CT 平扫检查指不用造影剂的 CT 扫描。这是神经外科最常用的检查，用以了解患者的颅内情况。检查前后的注意事项如下。

1）要向医生说明有无药物过敏史，是否患有哮喘、荨麻疹等过敏性疾病。

2）着装准备：穿宽松的不带饰品、金属纽扣的衣服，除去检查部位影响扫描的衣物、饰品等，如文胸、耳环、项链、活动义齿、皮带扣、金属拉链、膏药等。

3）辐射安全：育龄妇女如果准备怀孕或已怀孕，请告知检查医生。孕妇（尤其早孕期）非特殊需要慎做 X 线或 CT 检查。

4）在检查中如有不适或发生异常情况，应立即通知医生。

2. 增强 CT 检查

增强 CT 检查指静脉内推注造影剂后进行的扫描，目的是更加清楚地显示病灶。增强 CT 检查的注意事项如下。

1）检查前。

（1）着装准备：检查前除去检查部位影响扫描的衣物、饰品等，如文胸、耳环、项链、活动义齿、皮带扣、金属拉链、膏药等。脱掉外套一侧袖子便于静脉穿刺和后续高压给药。

（2）胃肠道准备：除特殊检查外，正常进食，勿进食过饱即可。

（3）患者风险评估：甲亢急性期为绝对禁忌证。

（4）根据检查部位、注射压力及血管选择匹配的留置针型号。

CT 检查部位及留置针型号选择见表 9-2-1。

表 9-2-1　CT 检查部位及留置针型号选择

CT 检查部位	留置针型号选择	备注
头、颈、胸、四肢各部位增强 CT 检查及三维重建、薄层扫描等	22G（蓝色）	做肢体检查的患者，需要将留置针置于健侧

续表

CT 检查部位	留置针型号选择	备注
・头、颈、胸、四肢各部位血管增强 CT 检查及三维重建 ・三维可视化后处理增强 ・各个部位的灌注、脑卒中、冠状动脉造影、夹层动脉瘤	20G（红色）	检查部位包括颈部血管，最好在右上肢建立静脉通道
婴幼儿（<1 岁）	24G（黄色）	—
婴幼儿（1～3 岁）	22G（蓝色）	—

2）检查中。

（1）运输工人根据预约时间提前 30min 接送患者至放射科，在分诊台报到后，由护士站再次检查静脉通道。

（2）检查过程中会通过留置针进行静脉高压注射造影剂，可能会出现造影剂外渗、造影剂不良反应等并发症。如发生不良反应，由放射科医护人员第一时间进行处理或抢救，患者返回病房后需由病房医护人员进行后续的处理、观察等。

（3）患者配合检查机器口令进行呼吸配合（如吸气、屏气等），不能随意移动身体。检查时间 5～10min。

（4）必要时镇静：对婴幼儿、小儿，以及躁动、精神异常的受检者，应在临床医生指导下给予镇静处理（10％水合氯醛、地西泮、苯巴比妥等）。

（5）急危重症患者、病情不稳定的患者需要主管医生决定是否需要陪同医生。

3）检查后。

（1）患者检查结束后在放射科休息 15～20min，无不良反应后取针或由运输工人护送返回病房。

（2）24h 内，病情允许的情况下，嘱咐患者尽量多饮水，以 100mL/h 为宜，总量 2000～2500mL。

（3）增强 CT 检查使用的碘造影剂在乳汁中分泌量少于 1％，且婴儿通过胃肠道吸收的剂量也少于乳汁中的 1％，所以使用碘造影剂后无需停止哺乳。

（三）CTA

CT 血管造影（CT angiography，CTA）是以螺旋 CT 尤其是多层螺旋 CT 扫描成像为基础，通过血管注射造影剂显示脑内异常血管，可了解相应血管通畅情况，是术前常用的无创性诊断方式。随着影像技术的进步，高质量 CTA 已经逐渐取代传统的脑血管造影，成为诊断颅内动脉瘤的首选。如果 CTA 查出动脉瘤，该检查可以指导动脉瘤治疗方式的选择。若 CTA 未发现病变，可进一步进行脑血管造影。

1. 适应证

1）颅内血管性病变。

2）观察颅内占位性病变的血供与邻近血供的关系，以及某些肿瘤的鉴别诊断。

2. 禁忌证

1）造影剂过敏试验阳性者。

2）严重心、肝、肾衰竭者。

3）甲亢者。

3. 检查部位

1）头颈部。

2）冠状动脉。

3）心脏。

4）肺血管。

5）肝血管。

6）肾和肠系膜血管。

7）主动脉、盆腔血管、下肢血管。

4. 优点

1）无创性检查，以更低的费用和更低的危险性获取重要信息。

2）可形成类似血管造影的图像，技术质量稳定。

3）三维重建可以从不同角度显示血管结构。

4）成像速度快，不受搏动、吞咽等伪影影响。

5）可以识别钙化斑点。

6）损伤很小，患者接受 X 线辐射量明显少于常规血管造影。

5. 缺点

1）空间分辨力不高，且易受部分容积效应的影响，难以显示小血管。

2）新鲜凝血块的高密度难以与血管区别。

3）对同时增强的动静脉难以区别。

6. 注意事项

1）检查前。

（1）检查前给患者建立静脉通道以备术中注射造影剂。

（2）指导患者吸气幅度切忌过深，并注意每次吸气幅度保持一致。

（3）健康教育：注射造影剂时，患者会有全身发热和注射部位轻微疼痛的感觉，属正常反应，让患者切勿慌张，认真注意屏气指令，绝对不能说话，以免导致检查失败。

（4）有药物过敏史者或有严重肾功能不全患者，检查前需通知医生，以防意外。

（5）应注意其他部位的防护屏蔽。

2）检查后。

1）患者应留观 20min 左右，以观察有无迟发性过敏反应。

2）若无其他需求，拔出静脉留置针，减轻患者不适。

（四）数字减影血管造影

详见本章第三节"脑血管造影术的护理"。

（五）MRI 检查

MRI 是利用原子核自旋运动的特点，在外加磁场，经射频冲激后产生信号，用探测器检测信号并输入计算机，经过处理转换成在屏幕上显示的图像。MRI 能多序列、多参数成像，形成不同信号的对比图像。

1. 普通 MRI 检查

不注射造影剂直接进行的扫描，适用于大多数患者，初诊者一般均需先行普通 MRI 检查。普通 MRI 检查前后的注意事项如下。

1）要向医生说明有无药物过敏情况，是否患有哮喘、荨麻疹等过敏性疾病。

2）去掉随身携带的金属物品及磁性物品，严禁将任何金属物品（钥匙、打火机、手表、硬币、小刀、项链、耳环、发夹、皮带、助听器、手机、磁卡等）带入检查室，避免造成人身伤害和机器损坏。

3）体内有任何金属异物者，如有体内植入物（如人工心脏瓣膜、心脏起搏器、金属支架、神经刺激器、人工耳蜗、人工关节及各种药泵等），应先向放射科医生咨询能否行 MRI 检查。

4）早期妊娠者在检查前必须在登记时提前声明，以防发生意外事故。

5）检查中配合：根据放射科医生指令配合呼吸与屏气。婴幼儿、小儿以及躁动、精神异常的患者必要时遵医嘱使用镇静剂，防止坠床。

2. 增强 MRI 检查

增强 MRI 检查指需要静脉内推注钆造影剂后进行的扫描，目的是更加清楚地显示病灶。增强 MRI 检查前后的注意事项如下。

1）检查前。

（1）着装准备：穿宽松的不带金属饰品、纽扣的衣服，除去检查部位影响扫描的衣物、饰品等，如文胸、耳环、项链、活动义齿、皮带、拉链、外用药品、膏药等。脱掉外套一侧袖子便于静脉穿刺和后续静脉给药。

（2）患者风险评估：高危因素包括既往钆造影剂过敏、肾功能不全、糖尿病肾病。

（3）根据检查部位、注射压力及血管选择匹配的留置针型号（表 9-2-2）。

表 9-2-2 MRI 检查部位及留置针型号选择

MRI 检查部位	留置针型号选择	备注
胸部、头部、颈部等部位增强 MRI 及三维重建、薄层扫描等	22G（蓝色）血管条件很差时也可选 24G（黄色）	做肢体检查的患者，需要将留置针打在健侧
头部多模态或头部血管三维重建	20G（红色）	
婴幼儿（<1 岁）婴幼儿（1~3 岁）	24G（黄色）22G（蓝色）	

2）检查中。

（1）按预约检查时间提前30min至放射科分诊台报到后，至护士站交知情同意书，放射科护士检查留置针穿刺通道是否符合检查要求并连接钆造影剂药物。患者至相应检查间门口等候。

（2）检查过程中噪声较大，时间较长，患者需保持检查体位不动，必要时镇静。对婴幼儿、小儿以及躁动、精神异常的患者，应在临床医生指导下给予镇静处理（10%水合氯醛、地西泮、苯巴比妥等）。

（3）不配合的患者及儿童均由家属陪同检查，以防止发生意外。

（4）急危重患者、病情不稳定的患者需要主管医生决定是否需要陪同医生。

3）检查后。

（1）患者检查结束在放射科休息15~20min，无不良反应后取针或由运输工人护送返回病房。

（2）增强MRI检查使用的钆造影剂排泄到乳汁中的量不足0.04%，而婴儿通过胃肠道吸收的剂量也少于乳汁中的1%，使用大环类钆造影剂后不需中断母乳喂养。

4）特殊患者的注意事项。

（1）孕妇：①检查前反复告知孕妇本人及家属相关风险，如辐射或磁场磁力对胎儿、孕妇的影响。②签署《孕妇X线/CT/MRI检查知情同意书》。③行增强CT检查使用碘造影剂者，应该检查新生儿的甲状腺功能。④行增强MRI检查使用钆造影剂后，没有必要进行任何新生儿检验。

（2）婴幼儿及不配合者：①检查前主管医生提前开具医嘱，遵医嘱服用水合氯醛镇静剂（婴幼儿）或静脉注射镇静剂（成年人）。具体用药时间需到放射科根据机房检查进度和放射科医生商定（水合氯醛常规用法剂量：口服，0.5mg/kg，一次最大剂量不超过10mL）。②检查中留一名家属在检查室陪护，防止患者跌倒、坠床等意外事件发生。③可选择患者夜间或午间熟睡时检查。④推注造影剂时缓慢推药，避免引起疼痛。

5）MRI检查的禁忌证。

（1）绝对禁忌证：①体内安装心脏起搏器者。②眼球内存在金属异物者。③冠脉及外周血管支架术后6周内患者。④体内有铁磁性血管夹者。⑤高热惊厥者（体温≥38℃）。⑥钆造影剂严重过敏者。

（2）相对禁忌证：①精神异常、神志不清、无法配合者。②3个月内孕妇。③幽闭恐惧症患者（必要时可由家属陪同检查）。

如果有以上类似情况，请事先咨询放射科医生判断能否行MRI检查。

3. 术中导航

术中导航是依靠医学影像技术、计算机技术、空间定位技术来协助手术医生进行精确手术定位的系统，属于增强MRI检查的一种。

1）导航的主要特点。

（1）定位精度高。

（2）图像清晰。

（3）应用方便。

（4）性价比较高。

（5）误差小。

2）临床使用获取图像的方法。

（1）局域网。

（2）光盘刻录。

（3）U 盘拷贝。

（4）移动 PC。

3）注意事项：术中导航检查前后的注意事项同增强 MRI 检查。

二、静脉注射造影剂的注意事项

（一）常见的碘造影剂

常见的碘造影剂的分类及理化性质见表 9-2-3。

表 9-2-3　常见的碘造影剂的分类及理化性质

通用名	商品名	碘含量（mg/mL）	渗透压（mOsm/kg）
碘海醇	欧乃派克	300、350	680、830
碘帕醇	典比乐	370	796
碘普安	优维显	370	770
碘海醇	欧苏	350	720
碘比醇	三代显	350	—

（二）碘造影剂的特性

高渗性、高黏滞性、弱亲水性、可透过血-脑屏障。

（三）钆造影剂的特性

1）MRI 造影剂与 X 线检查和 CT 检查所用造影剂完全不同，不是由造影剂本身对 X 线的阻挡作用而起效。

2）MRI 软组织分辨力佳，不用造影剂也能显示很多 CT 检查不能显示的病变。

3）使用 MRI 造影剂的目的是显示微小病灶，以及 T1、T2 弛豫时间与正常结构相仿的病灶。

（四）检查前静脉穿刺要点

1）选择粗、直、弹性好、易固定的血管，如桡静脉、肘正中静脉等。

2）儿童选四肢的血管，不选头皮静脉。

3）准备合适型号的留置针。

（五）检查前静脉穿刺要求

1) 留置针穿刺时尽量保证一次成功，避免反复穿刺。

2) 留置针软管应完全留置在血管内。

3) 增强 CT 检查和部分 MRI 检查中注药流速较快，可尝试快速推注 5~10mL 生理盐水以检测血管情况。

4) PICC 穿刺要求：进行高压注射时容易使导管尖端注射移位或冲破导管引发危险。一般不用 PICC 进行高压注射，选择置管的对侧进行注射。使用抗高压 PICC（紫色）时，可进行高压注射（注意：血管类增强 CT 检查不能用，其高压注射速度要求大于 5mL/s）。

5) 输液港穿刺要求：增强 CT 注射时可以选择，血管类增强 CT 检查不能用。乳腺癌术后患者应将静脉通道建立在健侧上肢。

三、造影剂外渗的临床表现及处理措施

（一）造影剂外渗的临床表现

1) 局部组织胀痛、活动受限。

2) 肿胀范围扩大，皮肤青紫、皮温低、质感硬。

3) 8h 肿胀达到高峰，24h 后慢慢消退。

4) 严重者会导致水疱、溃疡、组织坏死，甚至筋膜间室综合征。

（二）造影剂外渗的处理措施

1) 立即停止注射、回抽、拔针挤压、解释安慰。

2) 尽早评估渗漏程度。

3) 根据渗漏程度采取相应有效措施。

4) 早期进行冷敷，24h 后热敷。

5) 抬高患肢促进血液回流。

（三）造影剂外渗局部护理方法

1. 外用药物及方法

如甘露醇、多磺酸黏多糖（喜辽妥）、利多卡因、50%葡萄糖、磺胺嘧啶银软膏、黄金散、芒硝。也可使用土豆片等进行外敷。一般用 0.05% 地塞米松湿敷液进行肿胀部位湿敷，或 50%硫酸镁湿敷，并抬高肢体，着宽松衣物。

2. 水疱处理

小水疱无需刺破、防止感染。大水疱抽去疱液、湿敷液覆盖。必要时请烧伤科医生会诊。

第三节　脑血管造影术的护理

数字减影血管造影（digital subtraction angiography，DSA）是检查脑血管病的有效的方法之一，是通过导管或穿刺针将碘造影剂注入选定的颈内动脉或椎动脉，电子计算机进行辅助成像的血管造影方法。DSA 可以直观具体了解血管的形态学变化，如走行、分布、移位、粗细及循环时间的变化等，测定血管狭窄的程度和范围，观察侧支循环状况等，最终确定是血管本身病变还是颅内其他部位病变引起的血管变化，为临床诊断与治疗提供依据。

一、目的

1）无论是脑出血还是脑缺血，根本原因是脑血管出现了问题，难免会出现血管淤积、狭窄，甚至堵塞（脑梗死）或者血管破裂（脑出血）。盲目治疗有可能加重病情或延误最佳治疗时间。如果想要诊断清楚发病原因，DSA 是明确诊断的最佳选择。

2）DSA 不仅能够直观显示从主动脉弓到颈部、脑部的所有大血管、毛细血管的详细实时图像，而且可以充分显示从动脉到静脉整个循环过程的周期、形态、分布、走行等动态变化，从而供医生判断疾病的发病部位、病变程度，以便选择最佳的治疗方案。

3）DSA 可全面准确地评估头颈部血管，为预防、治疗脑血管病提供依据，减少误诊。

二、特点

DSA 可以直观地测定血管狭窄程度和范围，观察侧支循环情况。DSA 显示病变更为直观，在判断病变供应动脉的来源、数量，引流静脉的去向，病变血管的狭窄程度以及动脉瘤、动静脉畸形的定位定性诊断等方面，优于其他影像学检查，目前临床仍视 DSA 为诊断脑血管病变的"金标准"。DSA 在临床上应用范围较广，与脑血管相关的疾病都可应用该诊断方法。同时，DSA 作为一种有创性检查，也存在一定操作风险及术后并发症风险，故神经外科护士对 DSA 在临床的应用范围及并发症应有全面的了解。

三、优点

实时成像；可绘制血管路径图；减少碘造影剂的用量；突出微小的密度差别；减少胶片的用量；减轻患者的痛苦。

四、适应证

（一）颅内血管性病变

1. 出血性病变

蛛网膜下腔出血、颅内动脉瘤、颈动脉瘤、椎动脉瘤、动静脉畸形、硬脑膜动静脉瘘、颈动脉海绵瘘、Galen 静脉瘤、海绵状血管瘤、颅内静脉血管畸形。

2. 缺血性病变

颅内、颈内系统动脉狭窄（大脑前动脉、大脑中动脉、颈动脉、椎动脉、基底动脉狭窄），颅内静脉或静脉瘘血栓形成，烟雾病。

（二）颅内肿瘤

脑膜瘤、血管网织细胞瘤、颈静脉球瘤、脑胶质瘤。

（三）头颈部血管性肿瘤

鼻咽纤维血管瘤、颈动脉体瘤。

（四）其他

观察颅内占位性病变的血供与邻近血供的关系，以及某些肿瘤的鉴别诊断；头面部及颅内血管性病变治疗后复查。

五、禁忌证

1）对碘造影剂过敏者。
2）有严重出血倾向及出血性疾病者。
3）有严重的心、肝、肾功能不全者。
4）脑疝晚期、脑干功能衰竭者。
5）老年性动脉硬化者需谨慎。
6）妊娠 3 个月以内的孕妇（相对禁忌证）。
7）穿刺部位感染，血管狭窄、闭塞或有粥样斑块者（相对禁忌证）。

六、并发症

1）穿刺点出血或血肿。
2）脑出血。
3）脑血管痉挛。
4）动脉血栓形成。
5）动脉栓塞。
6）脑损害。
7）尿潴留。

七、操作流程

（一）术前准备

1）向患者及其家属说明造影的目的、注意事项、造影过程及配合方法，消除他们紧张、恐惧的心理，取得合作。

2）询问过敏史，进行碘过敏试验。如有过敏，进行 3 天的激素治疗。如使用非离子碘水溶液，则无需进行碘过敏试验。

3）血管内介入治疗患者或全身麻醉造影术前 6h 禁食、2h 禁饮。

4）局部麻醉造影患者无需禁食禁饮。

5）术前 1 天备皮。备皮范围包括双侧腹股沟、会阴部、大腿上 1/3 处。

6）做好术前检查，如血常规、肝肾功能、尿常规、出凝血时间、心电图、CT、MRI 等。

7）询问既往史及慢性病史。

8）术晨于左侧肢体建立静脉通道。

9）患者术晨更换病员服。准备好造影剂、术中带药，核对后进入手术室。

10）术前体位训练：术前指导患者练习伸胯平卧 24h，直腿举高、直腿翻身和床上排便，并讲述此卧位的重要性。

11）测量血压扪及足背动脉，判断肢端循环情况，以便术后对比。

（二）麻醉方式

1）局部麻醉：适合于意识清楚、能够合作的患者。
2）全身麻醉：适合于意识不清、躁动、低龄等不能配合检查的患者。

（三）注意事项

1）造影前：不能配合者需做全身麻醉（应禁食禁饮），避免麻醉时误吸。
2）造影时：保持安静，不要随意转动头部。
3）造影后：需平卧并保持穿刺侧下肢制动不少于 8h，多喝水以利于造影剂排出。

（四）经股动脉插管 DSA 操作步骤

1）选择穿刺点，在耻骨联合与髂前上棘连线中点、腹股沟韧带下 1～2cm 股动脉搏动最强点进行穿刺。

2）消毒局部皮肤，进行局部麻醉。

3）将穿刺针与皮肤成 30°～45°刺入股动脉，将导丝送入血管 20cm 左右，撤出穿刺针，迅速沿导丝置入导管鞘或导管，撤出导丝。

4）在电视屏幕监视下将导管送入各个头臂动脉。

5）进入靶动脉后注入少量造影剂确认，注入造影剂时应注意观察患者的意识、面色、脉搏、呼吸有无异常，如出现意识变化、呼吸异常或癫痫发作应立即停止操作，及时处理，如无异常则可继续造影。

八、护理要点

（一）造影前护理措施

1. 心理护理

解释实施检查的必要性、重要性、目的、方法及注意事项，使患者对疾病及检查有一定认识。鼓励患者表达自我感受，减轻患者的焦虑恐惧感。鼓励患者的家属及朋友给予患者心理支持。教会患者自我放松的方法。

2. 病情观察及护理

1）加强巡视病房，监测患者各项生命体征。

2）监测患者意识、瞳孔及神经系统体征。

3）及时发现病情变化，及时处理病情。

3. 检查配合教育

1）介绍检查中配合的方法，如如何屏气、过程中不可咳嗽等。

2）造影时要维持平卧，不可晃动头部，以避免影响造影效果。

3）向患者介绍成功案例，消除其顾虑，增强其信心。

4）指导患者进行床上大小便训练。

5）教会患者及其家属使用大小便器。

6）教会患者如何有效咳嗽。

（二）造影后护理措施

1. 护理常规

1）了解麻醉方式、造影情况。

2）全身麻醉后禁食禁饮 2h，观察有无恶心、呕吐，对症处理。

3）局部麻醉后可进食。

4）持续低氧流量吸氧。

5）持续心电监护。

6）床栏保护防坠床。

7）严密监测生命体征。

8）做好晨晚间护理、口腔护理、导尿管护理，勤翻身、雾化等。

2. 穿刺点观察及护理

1）观察穿刺点有无渗血渗液。

2）观察敷料是否固定、干燥。

3）观察压迫器是否压迫有效。

4）观察穿刺点及周围皮肤的颜色、温度等。

5）扪足背动脉搏动情况，判断肢端循环状况。

3. 疼痛护理

1）评估患者的疼痛部位、性质及伴随症状。

2）视个人情况遵医嘱给予镇静镇痛及支持治疗。

3）运用扩血管药物，预防血管痉挛。

4）保持病房安静整洁，防声光刺激。

4. 穿刺点压迫护理

1）沙袋压迫止血。

（1）造影后 2h 内手指强压。

（2）2h 后用 2kg 的盐袋/沙袋继续压迫 6h。

（3）压迫期间前 2h 内，每 15min 扪足背动脉一次。

（4）压迫期间每 2h 测血压一次，记录生命体征。

（5）严密观察穿刺处有无渗血渗液，观察皮肤颜色、温度，按压局部皮肤，观察有无包块、硬结、波动感。

2）压迫器压迫止血。

（1）造影后立即使用压迫器压迫穿刺处。

（2）3h 后逆时针旋转 360°放松压迫器。

（3）继续压迫 3~5h 后去除压迫器。

（4）压迫期间的观察同沙袋压迫止血。

3）血管内缝合。

（1）弹力绷带和纱布压迫穿刺点。

（2）穿刺侧肢体制动 6~8h。

（3）造影后第 2 天去除弹力绷带和纱布。

（4）压迫期间的观察同沙袋压迫止血。

5. 体位与活动

1）体位。

（1）造影后 2h 内宜平卧位。

（2）2h 后可根据患者需要，协助摆放舒适体位，但应注意手术侧下肢禁止蜷曲。

2）活动。

（1）严格卧床 24h。

（2）压迫器压迫止血时手术侧下肢严格制动 24h。血管内缝合手术侧下肢制动 6~8h。

（3）除脑出血患者外，24h 后可逐渐下床活动。

（4）忌剧烈运动。

6. 饮食护理

1）肠内营养。

（1）若术后患者神志清楚、无呛咳不适，可进食普食或流质饮食。

（2）进食高蛋白质、高能量、易消化食物。

（3）如无禁忌证，鼓励多饮水，促进造影剂排出。

2）肠外营养。

（1）视患者情况遵医嘱补液治疗。

（2）进食后有恶心、呕吐不适导致不能经口进食者，可静脉滴注高营养物质。

7．不良反应观察及护理

1）头痛：头痛可能是造影剂刺激脑血管使其收缩所致，或血管内操作使局部动脉痉挛所致。应多询问患者，如患者诉头痛，应及时通知医生处理。

2）急性肾功能不全：造影后多饮水，注意观察小便的颜色和量，若出现血尿、尿量减少等，应警惕有无急性肾功能不全，一旦出现立即通知医生。

8．并发症观察及护理

1）穿刺点出血或血肿：①穿刺点敷料持续有鲜红色血液渗出。②穿刺点或周围皮肤颜色发紫、肿胀。

处理：观察穿刺点渗血情况。检查压迫器或沙袋位置是否得当。局部严格制动，防止加重出血。若出血量大，及时通知医生，及时处理。

2）脑出血：①头痛、头晕。②呕吐。③意识障碍。④瞳孔变化。

处理：遵医嘱运用脱水剂降低颅压。严密观察意识、瞳孔、生命体征的变化。严格卧床休息，避免情绪激动，保持大便通畅。

3）脑血管痉挛：①头痛。②突发血压升高。③烦躁不安。④肢体瘫痪。

处理：术后运用扩血管药物，调整控制血压。遵医嘱使用抗凝剂，进行血液稀释疗法及扩容疗法。遵医嘱使用镇静镇痛剂。

4）动脉血栓形成：①局部发生肿胀。②皮肤颜色发紫。③皮肤温度降低。

处理：手术侧下肢制动。平卧，忌用力过猛翻身。不可抬高手术侧肢体。遵医嘱运用溶栓等对症支持治疗。

5）动脉栓塞：①扪足背动脉搏动消失。②皮肤温度降低。③皮肤颜色苍白。④感觉麻木。

处理：全身制动。及时通知医生。遵医嘱进行溶栓或手术取栓准备。

6）脑损害：①癫痫。②短暂失明。③感觉障碍。④精神症状。

处理：严密观察，及时发现问题及时处理。加强巡视病房，床栏保护防止受伤。协助患者生活护理。根据个人情况进行心理护理。

7）尿潴留：①腹胀。②膀胱充盈。③烦躁、躁动。

处理：温水热敷腹部。让患者听流水声，以刺激患者排尿。给予患者心理疏导，使其放松心情。

9．健康教育

1）饮食指导。

（1）三高：高蛋白、高能量、高维生素。

（2）三低：低脂、低糖、低盐。

（3）四忌：忌刺激性食物、忌坚硬食物、忌易胀气食物、忌烟酒。

2）活动指导。

（1）适度运动，避免剧烈运动。

（2）防止过度疲劳。

（3）忌情绪激动。

（4）注意保暖。

3）治疗与服药。

（1）在医生指导下服用抗凝剂。

（2）监测血压，防止血压升高。

（3）定期复查。

九、特别关注

1）注意观察患者意识状态及瞳孔，出现意识变化应立即通知医生，配合医生积极处理。

2）穿刺点的观察及护理：观察穿刺点敷料是否清洁、干燥，压迫器压迫止血时应注意足背动脉的搏动，以及压迫肢体皮肤的颜色及温度，发现皮肤青紫或皮温低，应立即通知医生，适当松解压迫器，并密切观察有无皮下出血、皮下血肿和渗血的情况出现。

第四节　颅压监测的护理

颅压是指颅腔内容物（脑组织、脑脊液、血液）对颅腔壁所产生的压力。通常以侧卧位时腰段脊髓蛛网膜下腔穿刺所测得的脑脊液压力为代表，受脑脊液静水压、静脉压、呼吸、血压等多种因素影响。正常成人颅压为 $70\sim200mmH_2O$，若颅压持续＞$200mmH_2O$ 时，为颅压增高。颅压增高是神经外科常见表现，可使脑灌注量减少或停止，继而导致或加剧脑缺血性损害，又可使脑组织移位或突出，严重者出现脑疝，并可在短时间内危及生命，因此对神经外科危重患者进行颅压监测具有极为重要的临床意义。

颅压监测指将传感器安置于颅腔内，颅压传感器探头与颅压监测仪连接，即可在颅压监测仪上持续动态地观测到颅压压力波形及相应数据，从而完整地了解颅压的变化情况。颅压监测是诊断高颅压最迅速、客观和准确的方法，可及时准确地分析患者颅压变化，对于判断颅内病情、脑水肿情况，早期诊断，判断手术时间，指导临床降颅压治疗及评估预后等方面有重要参考价值。

一、目的

1）动态观察颅压的变化，有助于合理应用降颅压措施，减少治疗的盲目性。

2）可间断引流脑脊液、降低颅压或进行脑脊液检查。

3）早期诊断，辅助判断手术时机。

4）指导临床用药，有助于提高疗效，降低病死率。

5）评估疾病预后。

二、适应证

1. 重型颅脑损伤

1）重型颅脑损伤患者的 GCS 评分 3～8 分、CT 异常，有抢救机会均应行颅压监测。

2）重型颅脑损伤患者的 GCS 评分 3～8 分、CT 未见异常，但入院时以下 3 个条件中符合 2 个及以上，则亦有指征行颅压监测：①年龄＞40 岁；②单侧或双侧去大脑皮质状态；③收缩压＜90mmHg。

3）患者 GCS 评分 9～12 分，应根据临床表现、影像资料、是否需要镇静及合并伤情况综合评估，如患者有颅压增高的可能，应行颅压监测。颅压监测有助于鉴别原发性与继发性脑干损伤。

2. 有明显意识障碍的蛛网膜下腔出血、自发性脑出血及出血破入脑室系统需要脑室外引流

根据患者具体情况实施颅压监测，可减少蛛网膜下腔积血、减轻脑血管痉挛与脑水肿。

3. 颅内肿瘤

围术期，可根据术前、术中及术后的病情需要进行颅压监测，以了解颅压的变化。术前颅压监测有助于肿瘤切除和提高患者对手术的耐受力。术后颅压监测有助于早期发现颅内血肿、脑水肿等并发症，并指导抗脑水肿治疗。

4. 隐球菌脑膜炎、结核性脑膜炎、病毒性脑炎合并顽固高颅压

可以进行颅压监测并行脑室外引流辅助控制颅压。

5. 弥漫性脑水肿

动态监测颅压变化，反映脑水肿变化趋势。

6. 急性脑积水

脑积水患者使用颅压监测，可反映脑积水状况，有助于判断脑脊液分流手术效果。

7. 麻醉诱导前及术中监测

用以了解麻醉药及手术操作对颅压的影响，还可根据颅压的改变调整药物用量和麻醉深度。

8. 其他

其他原因导致颅压增高，需要了解颅压动态变化的神经外科患者。

三、禁忌证

1）清醒患者、GCS 评分＞12 分，一般不需要颅压监测而直接观察神经系统体征。

2）凝血功能异常（凝血酶原时间增高，活化部分凝血活酶时间增高）。

3）血小板$<100×10^9/L$。

4）免疫抑制疾病。

5）严重出血倾向（如血友病、弥漫性血管内凝血等）。

四、监测方法

目前颅压监测包括有创颅压监测和无创颅压监测两种方式。

（一）有创颅压监测

过去常采用腰椎穿刺进行测压，此法仅能反映穿刺当时的压力，无法连续反映颅压的变化情况，且有导致脑疝形成的风险。目前，已常规应用持续颅压监测。此法是将颅压监测放置于脑室内、脑组织内、硬膜下或硬膜外等处，通过颅压传感器探头与颅压监测仪连接，是测量颅压最迅速、客观和准确的方法。

（二）无创颅压监测

通过间接方式测得颅压，包括闪光视觉诱发电位、鼓膜移位测试法、生物电阻抗法、视网膜静脉压检测、前囟测压法、经颅多普勒超声测脑血流等。部分无创颅压监测仪器尚处于临床试用阶段，其精确度和稳定性无法判断，故不推荐临床应用。

五、颅压监测仪的连接与使用

（一）操作前准备

1）环境准备：病房安静整洁，光线充足，适宜操作。

2）患者评估：评估患者的意识、瞳孔、症状、体征、配合程度等情况。

3）护士准备：着装整洁，洗手，戴口罩。

4）物品准备：颅压监测仪。

（二）操作步骤

1）向患者及其家属解释操作目的、配合要点，以取得患者配合。

2）协助患者取舒适卧位。

3）妥善放置颅压监测仪，正确连接监测装置，接通电源。监测前对监测仪进行性能测试，使各部件工作正常、无机械性误差。

4）打开主机上的开关，等待屏幕出现提示消息。

5）将颅压传感器探头与颅压监测仪连接，查看屏幕显示缆线所记录的调零参数是否与医生在探头上记录的数值一致。

6）按下确定键即可显示颅压，在正常显示状态下进行报警设置。

7）安置患者，妥善放置呼叫器，告知患者及其家属注意事项。

8）整理用物，洗手及记录。

六、护理要点

（一）正确使用颅压监测仪

监测系统包括颅压传感器探头、连接光纤与颅压监测仪3部分，其中以连接光纤最为脆弱，应妥善固定脑室引流管及传感器探头，将过长的连接光纤盘旋后，用胶布固定于患者头部。适当限制患者头部活动，勿使引流管弯曲、打折、受压或传感器探头脱出，及时巡视，保证颅压监测装置运转正常。

1）评估颅压传感器探头种类及安置位置，准备恰当的颅压监测仪，监测前对监测仪进行性能测试，使各部件工作正常、无机械性误差，减少故障报警，减少不良刺激。

2）评估患者意识水平、理解及合作程度。监测时抬高床头15°～30°，患者头颈肩在同一纵轴上，避免颈静脉受压以利颅内静脉回流，减轻颅内淤血从而减轻脑水肿、降低颅压。

3）将传感器探头与头端传感器连接并准确调整传感器探头术中调零参数，记录调零参数数值并张贴于头端传感器上，以便于断开连接后重新校零。

4）保持监护系统及引流装置的封闭、完整。

5）保持探头干燥，避免液体浸湿探头影响颅压测量的准确性。

6）记录监测结果，如颅压、脑温等。

（二）保证监测的准确性

1）对患者进行各种操作如翻身、吸痰时，动作必须轻柔，尽量减少刺激，以确保监测的真实性和准确性。

2）患者呼吸道阻塞、躁动、尿潴留、咳嗽、便秘及癫痫发作等均可影响颅压，颅压通常会增高。因此，在护理过程中应密切观察患者生命体征、意识、瞳孔及肢体活动的变化，及时发现，正确处置，以排除外界因素的干扰，对躁动患者适当予以约束或镇静，防止脱管或非计划拔管，保证患者安全。

3）如发现颅压增高时，要注意区别是颅内血肿、脑积水、脑水肿或脑血容量增多所致，还是引流管阻塞、躁动、吸痰等所致。

4）密切监测每小时的引流量，若后1h的引流量比前1h的引流量少一半或以上，引流管可能有阻塞，应及时通知医生进行处理。

5）当出现颅内血肿、严重脑水肿、切口疼痛、缺氧等情况时，患者可出现躁动不安，应及时查找原因，对症处理。排除高颅压后，必要时可遵医嘱使用镇静剂，让患者平静后再测量，确保颅压监测的准确性。

6）癫痫发作可导致颅压增高，加重脑缺氧和脑水肿。一旦出现癫痫，应紧急处理，对易诱发癫痫的病变，可予以预防性用药。

7）密切观察颅压数据的变化，及时准确记录各项数据。

8）当患者体位改变或摇高床头的角度有改变时，要随时调节监测仪与传感器探头的零点。

9）做好患者及其家属的心理护理，讲解颅压监测的目的、意义、注意事项，使之配合监测。

（三）结合生命体征及其他征象综合判断

1）颅压与意识、瞳孔及生命体征有着联动作用，监测过程中，同时需严密观察患者神志、瞳孔及生命体征变化，并结合颅压数据，进行综合、准确的判断，抓住抢救时机。

2）当患者由嗜睡转为浅昏迷时，表示病情加重。

3）患者颅压>40mmHg时，提示重度颅压增高，应立即通知医生，并将患者头部抬高15°～30°，给予吸氧，遵医嘱给予脱水治疗。

（四）正确保护监测装置，预防颅内感染

颅内感染是颅压监测的并发症之一，其感染发生率约为5%，随监测时间延长感染机会增多，预防感染是颅压监测的护理重点。

1）要注意保持监测系统及引流装置全封闭，随时检查头皮及各个接口是否存在脑脊液漏，严格无菌操作，预防性给予抗生素抗感染治疗。

2）有创颅压监测应严格无菌操作，在病情允许的条件下应缩短监测时间，一般不超过1周，以减少感染的风险。

3）保持脑室引流管通畅，注意观察引流瓶（袋）内引流液的颜色、性状和量，引流管高度应高于侧脑室（外耳道）平面10～15cm，以维持正常颅压。

4）在外出进行各项检查时要暂时拆下颅压监测仪，夹闭引流管，防止脑脊液反流。注意未夹闭引流器时不可上提引流瓶（袋）。

5）创口处敷料换药应严格执行无菌操作，保持密闭干燥。

6）拔管前1天可试行抬高引流管或夹闭引流管，观察患者生命体征、头痛情况，了解颅压是否再次升高。

7）拔管后缝合引流口，避免引起脑脊液漏。

（五）出血的观察与护理

脑组织内植入任何仪器都有引发出血的危险，植入脑室内导管出血发生率为1.4%～5.0%。对于不明原因的颅内出血，应考虑患者的出凝血时间及血小板计数是否异常。颅压监测所致出血通常与术中止血不当或患者处于低凝状态有关，也可能与脑室内引流管刺激有关。

1）密切观察患者生命体征，尤其是意识、瞳孔变化。

2）意识障碍进行性加重，瞳孔由小变大，对光反射减弱，血压升高，伴有躁动、呕吐或肢体肌力下降，应警惕继发颅内血肿。

3）观察穿刺处情况及引流液性状。发现穿刺处渗血及引流液异常，应及时通知医生处理。

4）术前常规监测凝血指标，对轻度异常者可给予新鲜冰冻血浆和维生素K等。有严重凝血功能障碍和出血倾向者（如血友病等），不宜行有创颅压监测。

（六）机械相关并发症的预防

机械相关并发症包括固定螺钉的脱落，传感器探头移位脱出，引流管堵塞、脱落，光导纤维损坏，不明原因探头功能障碍等，易发生在日常护理操作，患者活动、躁动及患者转运过程中。文献报道医生结束手术时，在探头引出部位将缝线留长 10cm 左右，用粘胶薄膜将探头线与缝线黏合在一起可起显著保护作用。

1）妥善固定传感器探头及引流管，将过长的连接光纤盘旋后，用胶布固定于患者头部，预防管道堵塞、扭曲及脱出。

2）进行翻身、外出检查、转运患者等各项操作时，动作轻柔，避免牵拉引流管和连接光纤，防止管道扭曲、折叠及脱出。

3）对于意识清楚的神经外科患者，加强健康教育，促进其积极配合。

4）对于躁动患者，适当给予镇静、约束。

5）严密观察引流液性状和量，引流量突然减少或消失，颅压持续增高或者意识障碍加重，应考虑引流管阻塞或脱落。发现引流管堵塞，通知医生及时处理，可关闭近头端引流管，用生理盐水冲洗引流管外侧端以防逆行感染，保持引流管通畅。

第五节　动态脑电图的护理

脑电图（electroencephalogram，EEG）是通过放置适当的电极，借助电子放大技术，将脑部生物电活动放大 100 万倍，并将脉冲直流电转变为交流电从而记录到的脑电活动。脑电图是重要的神经电生理检查，也是协助神经系统疾病诊断和治疗的主要方法之一，对癫痫类疾病，更是其他方法不能取代的检测手段。

动态脑电图是由患者携带的一种微型盒式磁带记录装置，通过安放在患者头皮上的电极进行检测，可在正常环境下，在患者从事日常活动和睡眠过程中，长时间实时地记录患者的全部脑电活动，并将脑电信号通过差分前置放大器记录在磁带上，通过回放，重现录制的脑电图图像。动态脑电图弥补了常规脑电图的不足，患者不但可随身携带、自由活动，并可做长时间记录，其诊断阳性率与准确性也高于常规脑电图，在临床诊断上的应用价值已经得到了充分的肯定，特别是对癫痫、脑血管病及脑卒中患者的诊断尤为突出。

一、目的

1）收集癫痫发作频率的定量化数据和每次发作持续时间，提高癫痫诊断的准确性。

2）对无明显临床表现和特殊先兆的癫痫进行诊断和分类。

3）识别和诊断睡眠时亚临床放电及发作性癫痫。

4）探测局限性脑电图异常并可精确地进行分析。

5）评估癫痫发作频率、危险因素、疗效和预后。

6）反映脱水剂治疗脑水肿的脱水降颅压过程，评估药物治疗的早期效果。

二、适应证

1）癫痫的诊断、鉴别诊断和分类。指导癫痫患者用药。对于难以控制的癫痫持续状态，还可用于指导正确的麻醉治疗。

2）疾病的鉴别诊断。临床上有一些病症如晕厥、不明原因的一过性意识障碍、癔症，脑血管病中的脑供血不足、短暂性脑缺血发作与心源性疾患的鉴别诊断。

3）睡眠的研究。动态监测包括日常活动和休息，故可监测睡眠时发作的脑电异常与临床疾病，如发作性睡病、睡眠呼吸暂停综合征、青少年周期性嗜睡贪食综合征及夜惊、夜游症、梦魇、失眠症。

4）昏迷和重症患者的诊断及预后评估。

5）脑死亡的诊断。

6）用于儿童癫痫的诊断。

7）临床怀疑癫痫发作，但常规脑电图无阳性发现。

8）发作和（或）放电稀少，短程脑电图不易捕捉者。

9）发作以主观感觉症状为主，缺乏可观察到的客观体征者。

10）神经系统病变。

三、禁忌证

1）头皮外伤严重，广泛或开放性颅脑外伤，无法安放电极或可能因检查造成感染者。

2）意识障碍或极度躁动不安，无法使其镇静配合检查者。

四、操作流程

（一）评估

1）评估患者做此项操作的目的及有无禁忌证。

2）评估患者意识状态及合作程度。

3）评估患者头部皮肤情况及头发清洁情况。

4）评估环境是否安全、安静。

（二）操作前准备

1）患者准备：检查前1天要洗头，不能抹发油、发蜡等护发定型用品。

2）护士准备：着装整洁，洗手，戴口罩。

3）用物准备：动态脑电图仪、盘状电极、导电膏、一次性无菌手套、安尔碘、95％酒精、消毒棉签、清洁纸巾、纸胶布、头棉胶、头网帽、消毒洗手液、10％水合氯醛（必要时）。

4）环境准备：安静、整洁，室温适宜。

（三）操作步骤

1）检查前应首先向患者及其家属介绍检查的目的、方法和注意事项，特别强调该项检查过程对人体无任何伤害，以消除患者的恐惧、紧张心理，取得患者及其家属的配合。

2）查对医嘱，确认患者的姓名、年龄，询问患者有无酒精过敏史、既往病史，了解其睡眠情况。根据医嘱设计监测方案。

3）安装电池、打开动态脑电图仪。

4）患者取坐位，用95％酒精仔细擦拭头皮，去除油脂和角质层。

5）按照国际10-20系统的位置安放盘状电极，用剪刀剪去将要放置电极处的局部头发（直径1cm左右），用酒精棉球清理头皮。在盘状电极内加入适量导电膏以确保电极紧贴头皮并有利于脑电波的传导，最后用火棉胶将头皮电极固定并用吹风机吹干。根据患者头颅大小选择不同型号的头网帽。将脑电图电极连同导线放置在患者的颈后。注意安放电极要轻柔、准确，使之严密置于皮肤上。

6）打开电源，进入阻抗测试观测电极间的阻抗，进入波形预览界面进行波形预览或将放大器和电脑连接后用脑电分析软件进行动态预览。

7）确认电极安放完好、波形正常后在动态记录盒上选中动态记录。

8）装上颈圈并将所有的导线装入尼龙刺粘带内。电极导线的重量由颈圈承受。指导患者不要拉扯导线。

9）将记录盒佩戴在患者的腰部，通过肩带上的尼龙刺粘环扣将电极导线嵌入其中。

10）监测结束，去除头网帽及盘状电极，清洁头部，询问患者有无头晕等不适，头晕者嘱家属搀扶，防止跌倒。

11）动态记录结束后关闭电源，取出MMC卡，放入读卡器。

12）将读卡器插入电脑的USB插槽，进入软件新建患者信息，找到可移动磁盘里的动态数据进行动态转换，结束后按常规脑电数据的流程进行回放。

五、护理要点

（一）监测前护理

1）在进行动态脑电图检查前1天，需要做好个人卫生，充分洗头，洗完头后不要涂抹任何油性物质（如头油、弹力素、发胶等），以免因头皮油脂过多导致电极电阻过大而影响检测结果。男性患者尽量剃光头发，便于粘贴电极。

2）检查前1天和当天应停止服用镇静剂、兴奋剂及其他作用于神经系统的药物，以免影响检查结果的判断。对于长期服用抗癫痫药物不能停药者，应在申请单上注明所服的药物名称、剂量大小，以便阅读分析时参考。

3）当天检查前不要空腹，应正常饮食，动态脑电图检查宜饭后1~2h进行，避免因饥饿造成低血糖而影响检查结果。所有动态脑电图检查期间患者饮食自备。

4）检查当天建议尽量穿全棉类衣服，天冷时外穿开衫，避免穿套头衫。带帽子一顶。

5）检查前向患者及其家属讲解动态脑电图检查的相关知识及意义，让患者了解检查的必要性及检查期间可能出现的病情变化，消除其恐惧心理，并取得患者及其家属的配合。

6）对于精神紧张、不能合作、精神异常者，可在检查前适当给予镇静剂，如10％水合氯醛灌肠或口服，以调整患者的精神状态。

7）对有高热惊厥者，最好在症状停止10天后进行动态脑电图检查。

8）携带手机或手表一个，以便计时。带笔一支，以便记录活动情况。

（二）监测中护理

1）环境及心理护理：脑电图室应安静、光线柔和、温度适宜，避免使患者过热出汗或过冷寒战而影响监测结果。室内光线应略暗以给患者提供一个舒适自在的监测环境。告知患者在监测过程中，需要在其头皮上安放电极，这是一种平时生活和其他医学检查中不容易出现的状态，一定要保证身心放松，避免情绪或者身体紧张造成对检查结果的影响。如有不适要及时告知医护人员。

2）协助患者取平卧位或半坐卧位，对于神志不清、躁动患者要遵医嘱给予镇静剂，并注意保护患者。协助医生安放并固定电极。观察患者的面色、呼吸、脉搏、意识情况，认真听取患者不适主诉。

3）检查开始时首先要按常规脑电图闭目记录20～30min，然后再做过度换气及睁闭眼试验各3min。检查期间在安静情况下，嘱患者做闭目深呼吸，每次3min，24h内做3次并记录时间，以作为基础描记的对照。

4）监测过程中避免牵拉电极线，倘若有电极脱落应及时呼叫医护人员按原部位粘牢。整个监测过程中必须妥善保护记录仪器，不得自行打开仪器，指导患者取下记录盒后应怎样再次佩戴。提示患者及其家属不要轻易按记录盒的任意键，同时应告知患者及其家属记录盒要注意避免震动和碰撞，并注意防水。

5）监测期间应有详细记录，每位患者佩带记录仪后送一份患者日志记录卡，说明按时完整地记录日志的重要性。告知患者及其家属检查期间所有的活动和症状都应详细记录，如闭目静坐、走路、进食、睡觉、起床、大小便、情绪变化、头痛头晕、胸闷、抽搐等。记录时要写明时间、患者的活动状态，并注意观察患者有无头痛、恶心、抽搐发作及其他不适等症状。特别是所患疾病的临床发作时间、次数、持续时间等。

6）检查过程中若有癫痫发作，应及时通知医生，同时保护患者，确保患者不摔伤、不咬伤的情况下，尽可能避免移动患者，勿强行按压患者身体或肢体。对发作较为频繁的患者，应注意患者的安全和记录仪的安全，防止意外发生。家属注意详细记录癫痫发作的起始时间、持续时间、抽搐开始部位及抽搐后肢体有无瘫痪、意识改变、瞳孔改变、大小便失禁等。

7）监测期间患者日常活动不受限制，但应避免剧烈活动和出汗，勿抓挠头部，特别是贴有电极部位。告知患者在进行监测期间要保持放松的状态，不要出现情绪起伏过大，饮食清淡，除正常三餐外尽量少吃零食。

8）对于睡眠记录，指导患者记下"熄灯"与"开灯"时间。确保患者理解记下这些时间的意义与重要性。"熄灯"指患者决定上床睡眠的时间。"开灯"指患者决定结束睡眠，或者试着睡眠而又准备起床的时间。尽量使患者在检测期中能够有充足的高质量睡眠，以利于异常脑电波的显示、诱发和捕捉。

9）应爱护机器及导线，远离电磁场干扰，避免接触磁场、放射线。尽量不使用手机，以免影响检查结果。

10）监测过程中，护士定时巡视患者并检查仪器，保证仪器处于正常工作状态。护士巡视病房过程中，适时给予健康教育，及时纠正患者及其家属影响监测效果的行为。

11）动态脑电图监测过程中，必须要注意检查电极状态和仪器记录情况并及时加以调整。若患者在家中检查，监测期间必须来医院履行上述检查1~2次。

12）动态脑电图检查时一般可做日常活动，但原则上仍然要求患者尽量在家中或在病房内安静度过监测期。因为日常活动（眨眼、咀嚼、吞咽及其他肢体活动等）既容易引起生理伪差，又容易造成电极脱落、导线接触不良、电压不稳而影响监测结果。

13）患者应在次日规定时间，携带日志记录卡到达脑电图室拆除记录仪，不得私自拆除。

（三）检查后护理

1）监测结束后，及时配合医生取下电极，指导或协助患者清洗头发和面部皮肤，并及时擦干，注意保暖。

2）告知患者及其家属取报告的具体时间、地点。

3）对患者及其家属进行适当的健康教育，指导遵医嘱规律服药，勿私自减药或停药。患者保持心情愉快，避免过度劳累，培养良好的生活习惯。

参考文献

蔡卫新，贾金秀. 神经外科护理学 [M]. 北京：人民卫生出版社，2018.

张俊花，王慧，李小娟，等. 临床护理常规及专科护理技术 [M]. 北京：科学技术文献出版社，2020.

Irwin R S，Rippe J M，Lisbon A，et al. Irwin & Rippe ICU 操作、技术和微创监测 [M]. 汤耀卿，主译. 上海：上海科学技术出版社，2017.

李穗燕. 脑动脉瘤介入治疗的护理体会研究 [J]. 临床医药实践，2009，10（18）：719-720.

赵继宗. 神经外科学 [M]. 4版. 北京：人民卫生出版社，2019.

陈茂君，蒋艳，游潮. 神经外科护理手册 [M]. 2版. 北京：科学出版社，2015.

何永生，黄光富，章翔. 新编神经外科学 [M]. 北京：人民卫生出版社，2014.

游潮，黄思庆. 颅脑损伤 [M]. 北京：人民卫生出版社，2014.

陈茂君，段丽娟，李莉. 神经外科护理难点突破 [M]. 成都：四川大学出版社，2020.

小 结

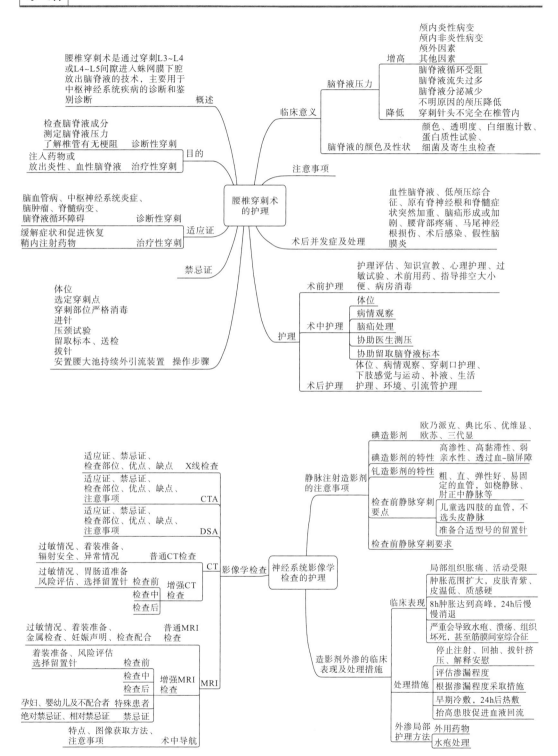

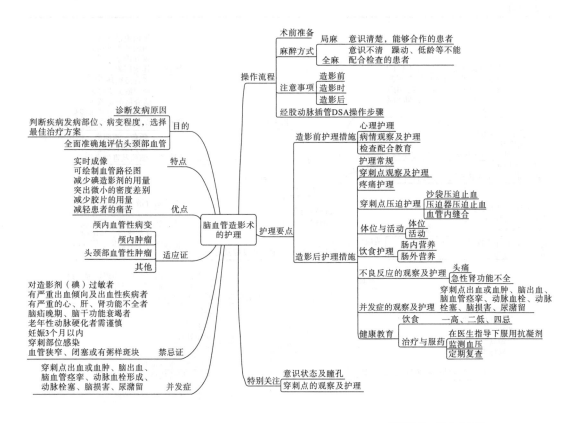

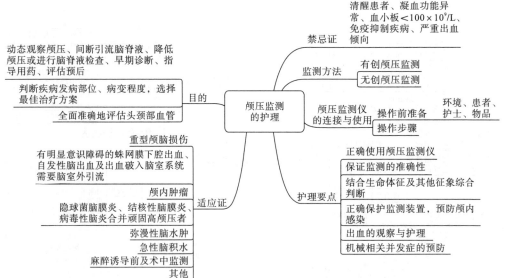

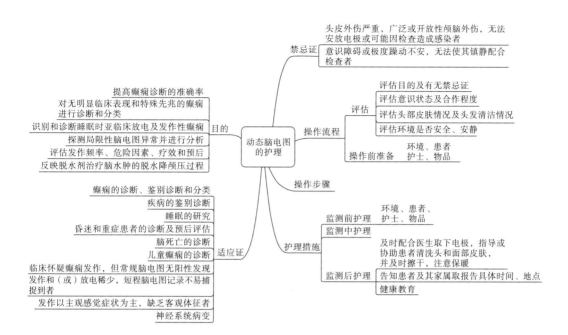

第十章 神经系统疾病的管理

第一节 神经系统疾病的全程管理

健康管理从性质上来看是一个动态过程，是对健康、亚健康及患病的个人和群体进行预防干预及诊疗。此概念最早起源于美国，1929 年美国洛杉矶成立了一个健康管理组织（Health Management Organization，HMO），采用健康促进、风险因素管理、需求管理、疾病管理和残疾管理等策略对个人、社会团体、亚人群或全人群进行健康风险评估和健康干预，从整体上改善人群健康状况，提高个人卫生服务利用率，减少和控制疾病经济负担。国内对健康管理的定义：对个体或群体的健康进行全面监测、分析、评估，提供健康咨询和指导及对健康危险因素进行干预的全过程。有诸多医疗机构及企业开始关注疾病的全程管理，其中包括健康体检、健康档案、慢病管理等多种形式，但在具体实施方面还需要医保政策、机构协作等多方面协调。但从医疗机构来看，逐步从单纯疾病诊疗向疾病全程管理拓展是一个重要的趋势，因此将这一理念融入神经系统疾病护理中将有助于改善患者的治疗效果及远期健康水平。本节以美国匹兹堡大学医疗中心（UPMC）对脑卒中的全程管理运行模式为例，介绍神经系统疾病的全程管理。

脑卒中为一种急性脑血管病，由于脑血管突然破裂或血管阻塞导致血液不能流入大脑相应区域而引起脑组织损伤的一组疾病，包括缺血性和出血性脑卒中，具有高发病率、高致残率、高死亡率、高复发率等特点，严重影响患者的机体运动功能及认知功能。缺血性脑卒中的发病率高于出血性脑卒中，占脑卒中总数的 60%～70%。颈内动脉和椎动脉的闭塞或狭窄可引起缺血性脑卒中，年龄多在 40 岁以上，男性较女性多，严重者可引起死亡。出血性脑卒中发病时往往表现更重，死亡率较高。脑卒中发病率较高且严重影响患者生存质量，该疾病很大程度上与年龄相关，且患者往往存在高血压、高血脂、糖尿病等基础疾病，而患者发病较重可致残从而影响远期的机体功能，因此该类患者的治疗与护理不能仅限于住院期间，疾病的预防与康复同样重要。

UPMC 卒中中心每年诊治 1500 多名患者，从院前的社区脑卒中教育、脑卒中急诊，到院中的脑卒中治疗护理，再到院后的康复指导及门诊随访，已形成了一整套的脑卒中健康管理体系，不仅为院本部脑卒中患者提供了高质量医疗护理康复措施，还通过远程会诊为更多患者提供治疗咨询，并协助很多患者在当地得到了静脉溶栓治疗，体现其高效、高质量及高覆盖。

一、脑卒中院前健康管理

脑卒中的风险因素很多，分为可控因素和不可控因素。可控因素包括高血压、高胆固醇、糖尿病、吸烟、过量饮酒、缺乏锻炼、肥胖等，不可控因素包括年龄、性别、种族、颈动脉狭窄、脑卒中史、家族史等。一级预防就是对尚未发病的高危人群进行提前教育及指导，也就是对可控因素的院前干预，主要包括生活方式干预、健康教育、健康体检等形式。一级预防在降低脑卒中发病率方面起着关键性作用。

UPMC在一级预防方面还前延到社区的脑卒中教育。在脑卒中尚未发生时进行健康教育，让社区居民了解脑卒中的风险因素，掌握预防方法、症状识别及及时就医，能够有效地预防脑卒中的发生，降低脑卒中发病率，以及使社区居民在脑卒中发生时能够得到及时救治。

（一）生活方式干预

了解脑卒中的风险因素是预防脑卒中的第一步，对可控因素的干预不仅能预防脑卒中的发生，而且也能有效地降低脑卒中患者的致残率及死亡率。这一步的实现主要通过社区健康教育和各种科普工具（包括宣传手册、多媒体、广告等），通过健康体检进行定期监测并有针对性地干预。

1. 血压控制

高血压是脑卒中最重要的风险因素。了解自己的血压情况，每年定期多次检查，将血压控制在正常范围，并通过合理饮食、运动等多种生活方式的调整为血压控制提供基础条件。如果诊断为高血压，及时就诊并进行降压治疗。

2. 戒烟

吸烟（包括"二手烟"）会损伤血管，增加血管堵塞风险，从而导致脑卒中，而戒烟往往更需要健康管理。

第一步，做出戒烟决定，承诺并坚持遵守。第二步，向专业人员寻求可以得到的帮助，必要时按计划用药。第三步，通过无烟设施来抑制吸烟的冲动，避免与吸烟者一起活动。第四步，充实自己的生活，让自己没有时间吸烟。第五步，时常提醒自己吸烟对健康及生命的危害性。

3. 控制血糖、血脂及胆固醇

糖尿病会使患脑卒中风险增加一倍以上，高血脂、高胆固醇会增加血液黏稠度及动脉阻塞风险，改善饮食习惯，吃低脂、低胆固醇、低饱和脂肪、低钠和低添加糖的食物可降低脑卒中风险。

4. 加强体育锻炼和维持健康体重

缺乏运动或肥胖，或两者兼而有之，都会增加患心脏病和脑卒中的风险，运动和饮食调整是最合适的调整方法。有慢性病者体育锻炼前需要咨询医生，并按照医生建议进行锻炼，如每周至少150分钟低强度或75分钟中高强度运动以改善整体心血管健康。

生活中尽可能增加自己步行、运动的机会。

5. 培养良好的饮食习惯

向医生、护士及营养师寻求建议及帮助，规范自己的饮食习惯。例如，有高血压、高胆固醇或糖尿病者避免食用高脂肪的肉类、黄油和奶油等饱和脂肪含量高的食物。适量减少饱和脂肪、反式脂肪、糖、盐的摄入量，选择烘烤、水煮食物代替油炸食物。进食包装食品前阅读食品包装上的营养标签，检查钠含量。多进食水果、蔬菜、全谷物、鱼及禽肉、瘦肉类。

6. 情感支持

对于有脑卒中风险的人群，家庭支持对于减轻他们的心理负担、提高生活质量具有重要的作用，因此在进行健康教育时对家属进行教育亦非常必要。

综上所述，对于有脑卒中风险的人群进行多方面的生活方式干预具有重要意义，通过走入社区、联合社区进行上述生活方式干预也是 UMPC 疾病全程管理的重要环节。

（二）社区脑卒中教育

1. 制作健康教育包

1）安排专门的医务人员定时对脑卒中健康教育资料进行查阅、收集、更新。

2）资料按出血性脑卒中、缺血性脑卒中、脑卒中风险因素、脑卒中警示标志、预防脑卒中的健康生活方式等不同板块分类整理，每个板块都以图片及文字形式进行详细描述。

3）健康教育包里包含健康教育资料及脑卒中快速识别小卡片 FAST〔F：face dropping（脸部下垂）；A：arm weakness（手臂无力）；S：speech difficulty（言语困难）；T：time to call 911（及时就诊）〕，同时包里配备有助于老年人阅读使用的具有放大功能的工具。

2. 健康宣教及发放健康教育包

在一些节假日组织医务人员到养老院、动物园、公园、社区活动中心等老年人聚集的公共场所进行多形式的健康宣教，如口头健康知识宣讲、分发健康教育包、播放健康视频、健康知识讲座等，其中健康视频的内容主要包括脑卒中的基本知识及急救时规范处理流程。

3. 组织功能锻炼

定时安排一些脑卒中康复治疗师到社区、养老院等老年人聚集的公共场所讲授关于脑卒中康复训练的相关知识，同时教授一些适合老年人锻炼的体育项目，使理论与行动相结合，加深印象，不仅有趣，而且能达到健康宣教的目的。

4. 健康体检

定时对高危人群进行健康体检，如定时检测血压、血脂、血糖等指标，及脑卒中相关体格检查，对指标异常者根据异常程度进行健康行为干预或药物干预，实现早预防、早干预、早诊断、早治疗。

二、脑卒中院中健康管理

（一）紧急救护

脑卒中是因为大脑突然出血或供血中断导致的急性疾病，脑细胞如果持续缺血缺氧5~8min 就会凋亡，一旦开始出现脑卒中征兆就应该紧急救护，越早开始救治脑功能恢复越好，越容易降低致残率及死亡率。UPMC 紧急救护包括陆地救护及航空救护，其中航空救护包括覆盖周边的 38 个航空基地、21 架救护直升机，这些航空救护的主要作用是就地快速转运患者，以最短时间使患者得到紧急治疗，而脑卒中就是航空转运的主要病种之一。

（二）医疗机构体系及诊疗团队

UPMC 卒中中心由卒中急诊、卒中门诊、卒中住院部（包括卒中 ICU、卒中病房、卒中康复病房）、出院随访门诊、卒中健康教育门诊等部门组成，每个部门既有独立的管理体系，又相互紧密联系，比如脑卒中急诊患者经过急诊科初步救治后可以快速转入卒中病房继续进行药物治疗，待病情稳定后转入卒中康复病房继续进行肢体功能锻炼、语言训练、心理辅导及一些健康知识教育。患者出院后 1 周、1 个月、3 个月、6 个月、1 年定时进行随访，必要时建议到卒中健康教育门诊进行复诊。由此可见，这些医疗部门共同构建了 UPMC 卒中中心完整的健康管理体系。

脑卒中病房工作人员主要由医生（本院主诊医生、专科培训医生）、注册护士、辅助护士、社会工作者、康复治疗师团队（物理治疗师）、语言治疗师、职业治疗师等人员组成。其团队成员分工明确，比如护理团队每个班次有 2~4 名本院注册护士，每名护士分管 4~5 位患者，主要负责患者评估、给药、护理记录、并发症的预防及处理、院内宣教及心理护理等。护理团队还包括 4~5 名辅助护士，每名辅助护士分管 5 名患者，主要负责生命体征检测、测血糖、安置仪器设备、生活护理等工作。康复治疗师团队主要针对康复期的脑卒中患者进行一些功能（肢体、语言等）方面的训练。社会工作者主要对出院后患者的去向提供一些护理工作等方面的衔接。

（三）院中诊治过程中护理质量与安全管理

1. 给药管理

护士会严格按照医生医嘱给患者发放药品，在进行给药操作前严格执行查对制度，核对患者姓名及年龄，讲解所给药物的名称、作用及相关注意事项，并协助患者用正确的途径服药，且在用药后评估药效并随时护理记录。国内有关患者服药依从性的研究显示：遵医嘱服药者占 57.5%，另有一些患者虽坚持服药，但用药量及服药时间总是不遵守医嘱。因此护士协助患者服药可有效防止患者私自停药或乱用药，从而提高患者服药依从性及治疗效果。在 UPMC 卒中中心，患者药物均由药剂师配置后密封，护士严格按照用药时间要求送达床旁，监督和指导患者即刻服用，并观察、记录，借此提高患者服药依从性及治疗效果。

2. 院中护理评估与病情记录

医院为保证患者护理质量与安全，在入院、院中及出院时都设置了许多病情评估表及与脑卒中患者相关的专业评估表。美国注册护士职业范围比国内更宽，除去护理专业工作，还参与国内医生的一些执业范畴，如神经系统方面的专业评估。患者入院时主管护士对患者进行皮肤、生命体征、神志、管道、心理、睡眠、症状体征等方面的评估，院中诊疗过程中每天对患者进行动态常规评估。医院电子病历系统为护士设置了许多评估表，护士每天在护理操作后都会对患者进行详细的动态评估，并对评估数据进行电子化的准确记录，及时汇报给医生。出院时护士还要对患者功能康复等方面进行评估并记录。由此可见，护士参与的评估贯穿于院前、院中、院后，这样不仅能保证患者诊疗质量与安全，而且也体现了护理在整个诊疗过程中的连续性，由此也体现了护士护理工作的专业性。

3. 康复护理

脑卒中具有高死亡率和致残率，院前的急救水平决定着患者的死亡率，而院中的诊疗及康复水平直接决定着患者的致残率。因脑卒中致残的患者生活技能受到严重影响，进而影响后期的生活质量。脑卒中致残类型主要包括偏瘫、认知功能障碍（包括语言、理解能力及人格等）、情感精神记忆障碍（痴呆、焦虑、抑郁等）、异常动作行为、头痛头晕等方面。脑卒中的致残率高。后期的康复训练在降低致残率方面起着非常重要的作用，因此尽早进行康复训练是降低脑卒中致残率的必要措施。UPMC拥有完整、与诊疗保持一体化的卒中康复团队，包括物理治疗师、语言治疗师、生活技能治疗师、运动娱乐治疗师、心理治疗师等。脑卒中患者经急救、诊疗后可以尽早进行高质量的康复训练，以提高生活质量。

患者的整个康复训练过程涉及身体各部分功能锻炼及心理建设，每个方面的康复治疗师的工作都对应着具体的范畴，具体介绍如下。①物理治疗师：主要协助脑卒中恢复期患者进行运动锻炼、训练身体平衡及协调性。②语言治疗师：由于部分脑卒中患者吞咽功能丧失，因此在患者恢复期为了避免发生窒息，禁止经口进食或服药，而语言治疗师的作用就是帮助有语言功能障碍的脑卒中患者进行语言的重新学习，同时测试患者的吞咽功能，观察患者的吞咽功能恢复情况，这是脑卒中康复护理中不可忽视的一点。③生活技能治疗师：脑卒中后期大部分患者的生活功能都会受到影响，主要表现在吃饭、穿衣服、拿东西等方面，进而直接影响脑卒中患者生活质量。生活技能治疗师主要针对患者的衣、食、住、行等方面进行功能训练，及对一些生活用具使用能力的训练，使其尽可能恢复原有的功能水平。④运动娱乐治疗师：主要帮助患者尽可能恢复以前参加的娱乐活动功能，从而提高其生活质量。⑤心理咨询师：每个患者在经历疾病后内心都会有一定的影响，心理治疗帮助患者处理情绪方面的问题，使其重新建立起对生活的信心与勇气。⑥除上述生理、身体功能锻炼外，患者的后期恢复还需要健康科学的营养支持。营养师可以帮助患者制订饮食计划。患者生理、身体基本功能恢复后，需要回归社会进行工作，因此职业顾问可以根据患者以前的职业对其进行后期的工作计划安排。脑卒中后的康复是一个漫长的过程，需要康复团队的所有成员参与，UPMC医疗团队根据患者情况及需求制订个性化的长期或短期康复训练计划，直到患者真正回归家庭及社会。由此可以看出，脑卒中患者从疾病到康复需要一个连续、一体化的诊疗、护理、管理体系。

综上所述，康复训练是脑卒中患者整个健康管理过程中必不可少的一个环节，康复训练的质量直接影响患者后期生活质量，而国内目前还未做到如此精细化的健康管理，护士可以更多地参与进来。

三、脑卒中院外延续护理

（一）出院指导

患者出院时主管护士都会对患者及其家属进行 30～60 分钟的出院宣教，每位出院患者也会有一本出院手册，除告知患者恢复的个体差异外，里面内容还包括：①可以查询自己住院及医院相关信息的网址。②主管医生的门诊时间、咨询电话。③患者住院期间及出院后的用药介绍。④出院时的检验结果。⑤脑卒中相关的健康教育，包括疾病诊断、危险因素、预警症状、预防措施、健康生活信息等。⑥家中的急救措施及报警电话。患者能从出院手册上全面了解自己的病情及疾病相关信息，并且掌握一些常用医疗安全知识，让患者感觉到安全感，也提升了患者对医院及医务人员的满意度。

（二）出院后疾病相关指导

1）运动指导：出院后首先保证足够的睡眠，不宜劳累。尝试着每天步行，刚开始少量步行，每天慢慢增量，循序渐进。步行不仅能促进腿部血液循环及预防肺部炎症和便秘，而且可缓解术后肌肉疼痛。根据医生建议进行运动锻炼，避免提重物和切口污染。避免剧烈运动，如骑自行车、慢跑、举重或有氧运动。术后或服用镇痛剂后避免开车，术后 2～4 周内，尽量避免坐车超过 30 分钟，如果需要长时间坐车，尽量中途下车进行散步和伸展双腿。避免长时间久坐。在坐着或站立时尝试每 30 分钟改变一次姿势，这将有助于减轻背部疼痛。可以在自己能力范围内进行夫妻生活，过程中尽量避免背部受压姿势。在医生进行复诊建议返岗后才能返岗工作。

2）饮食指导：出院后一般情况下可正常饮食，如果胃肠道不适，可以尝试清淡、低脂饮食，如米饭、烤鸡、吐司和酸奶等。术后可能会出现排便不规律，尽量避免便秘或腹泻，保持每天补充纤维素。如果发生便秘，在医生建议下服用轻泻药。

3）用药指导：要安全用药，严格遵医嘱服用镇痛剂。首先，按照医生开的处方用药，用非处方用药前请询问医生是否可以使用。其次，使用抗生素时按医嘱周期用药，禁止随意停药。再次，服药后胃肠道不适者可以饭后服用。

4）切口护理：术后切口处会有少量引流液，切口处可能会出现正常的结痂、瘙痒。术后可以正常淋浴，禁止浸泡切口。术后 1 个月内避免使用浴缸泡澡、游泳。关注切口是否出现发红、渗液等感染症状，一旦发生感染请及时通知医生，遵医嘱处理切口。

5）影像学检查：遵医嘱按时进行影像学复查，并将检查结果反馈给医生。

6）按时复诊：院外的护理指导是脑卒中健康管理过程中非常重要的环节，后续护理的质量直接影响疾病后期恢复情况，一旦出现新的问题及时通知医生并按时复诊，根据医生建议进行院外护理及用药。

（三）UPMC 附设社区医疗机构的延续性护理

脑卒中因其伴随的多种后遗症，对患者的多项功能造成影响，并具有较高的复发风险。因此，患者出院并不意味着护理工作的终结。实际上，出院后的康复治疗和护理对脑卒中患者的全面康复和降低复发率至关重要。延续性护理是一套旨在确保患者在不同健康照护环境间（如从医院过渡到家庭），以及同一健康照护环境内（如医院的不同部门）得到协调性和连续性照护的行动方案。这通常涉及从医院到家庭的护理延续，包括医院制订的出院计划、患者转诊、患者返回家庭或社区后的持续随访和指导。

（四）院外紧急处理

1）紧急呼救：当出现昏倒、意识丧失、突然剧烈胸痛、呼吸困难、大量咯血、肢体失去知觉、偏瘫等时，请马上拨打急救电话。

2）紧急咨询医生：①服用镇痛剂后疼痛不能缓解而且加剧。②出现大小便失禁。③切口出现新的感染症状，比如切口红肿、疼痛加剧，发热，脓液渗出。④服轻泻药后排便不正常。⑤整个身体状况未好转。

（五）院外随访

1）出院后 7 天电话随访。脑卒中患者在出院后 7 天，护士会常规进行电话随访，随访内容：①患者出院后对出院病历、出院手册等资料是否存在疑问。②患者在出院后 7 天内是否出现新的疼痛、发热等身体不良症状。③患者对院外用药是否有任何疑问，是否遵医嘱服药。④患者住院期间对责任护士工作情况的反馈。

2）出院后门诊随访：医院安排在患者出院后的 6～8 周、3 个月、6 个月及 1 年等关键时间点进行门诊随访。门诊随访团队由 2 名资深专科护士和 2 名专科医生组成，确保患者得到专业的医疗支持。随访时间将事先为患者预约，每位医护人员预计每天可完成约 6 名患者的随访，每位患者的随访时间大约为 1.5 小时。随访在一种轻松、和谐的氛围中进行。医护人员首先与患者及其家属进行温馨的日常对话，询问患者近期的家庭、生活和工作状况，以此营造轻松的交流环境，并与患者建立起信任关系。接着，医护人员会测量患者的生命体征，查阅其在住院期间的电子病历，回顾既往病史。随后，医护人员将深入了解患者近期的病情变化、脑卒中症状、用药情况及院外护理状况。在完成神经功能检查后，根据患者的当前身体状况，医护人员将提供新的用药建议、安排必要的身体检查项目，并调整院外护理计划。整个门诊随访过程不仅展现了优质的护理服务，也彰显了资深专科护士在临床知识和专业技能方面的高水平。

第二节　常见护理风险评估及管理

一、概述

依据 WHO 对"医疗系统内的风险管理"的定义，护理风险管理被定义为，是对现有和潜在的护理风险进行识别、评估、控制和评价，有组织、系统地消除或减少护理风险事件的发生，降低风险对患者、医务人员、医院和社会的危害及经济损失，以尽可能低的成本实现最大程度安全保障的管理方法。临床护理过程中，护士与患者的接触时间长，护理操作频繁，护理风险贯穿于护理服务各个环节且动态变化。无法有效预防和干预护理风险，将产生与患者相关的护理不良事件，影响患者的生命健康安全。调查显示，医院内发生的不良事件约 77% 与护理相关，护理不良事件发生率为 15%，其中严重护理不良事件的发生率为 6%。护理风险虽客观存在，但 30%~50% 的不良事件是可以通过系统的介入预防和避免。因此，完善护理风险管理十分必要，可有效规避护理风险，保障护理质量和患者安全。依据护理风险管理理论，护理风险管理包含护理风险识别、护理风险评估、护理风险处理和护理风险管理的效果评价四个环节。本节主要阐述压疮、跌倒、非计划拔管及深静脉血栓形成 4 个护理不良事件的护理风险评估及管理，目的是指导神经外科护士在临床工作中提高风险事件的意识，前瞻性和动态性地预测患者护理不良事件发生的风险水平，做到提前个体化地防范和干预，降低护理不良事件发生率，提高神经外科护理的整体质量。

二、压疮的护理风险评估及管理

2016 年，美国国家压疮咨询委员会（National Pressure Ulcer Advisory Panel，NPUAP）更新了压疮的定义，即由于剧烈和（或）持续存在的压力或压力联合剪切力导致的发生在皮肤和（或）潜在皮下软组织的局限性损伤，通常发生在骨隆突处，与医疗器械或其他设备使用有关，表现为局部组织受损，表皮完整或开放性溃疡并伴有疼痛。研究报道压疮的预防费用远低于其治疗的费用，预防压疮的费用仅为 3~88 欧元/人·天，而治疗成本为 2~471 欧元/人·天。

（一）压疮的风险因素

目前已有超过 200 个风险因素与压疮的发生相关联。压疮的直接风险因素：活动能力、组织灌注压不足和皮肤状况。间接风险因素：年龄、体质指数、水分、感官知觉、糖尿病、低蛋白血症、输注血管加压剂、血液透析治疗、使用镇静剂等。与护士及病房管理者相关的风险因素：护士对于压疮相关知识欠缺、意识不强和防范措施落实不到位，病房管理者未严格落实一级质控，对压疮风险评估落实率及落实的质量监控力度不足。以上因素存在于压疮的预防、发生和发展过程中。

（二）压疮的风险评估工具

压疮风险评估指通过对个体压疮的主要危险因素进行定性、定量的综合分析，帮助护士更准确地预测患者发生压疮的危险。目前国内外已有数十个风险评估工具可供选择，其中 Braden、Norton 和 Waterlow 3 个量表使用时间较长、范围较广。Braden 量表由于经过严格的信效度检验，被公认为现存的最好的压疮风险评估工具之一，也是国内应用最广泛的量表之一。

（三）仪器辅助的风险评估

研究表明皮肤以下的生理变化先于表面变化，目前利用超声、表皮下水分（sub-epidermal moisture，SEM）扫描仪、热成像技术可以在皮肤变化可见之前测量组织损伤。超声下不均匀的低回声区域可作为预测压疮进展的超声影像学特征。非侵入性SEM 扫描仪可以评估人体皮肤和皮下组织的液体含量，进而判断有压疮危险的患者角质层以下组织的健康状况。热成像技术可动态监测皮肤温度变化，当皮肤温度差≤−0.1℃时，提示有压疮风险。

（四）压疮的预防及管理进展

1. 营养支持

研究指出，营养不良与压疮的发生、严重程度及愈合时间有关。相关指南强调对有压疮风险或有压疮的患者进行全面营养评估，以及制订个性化的营养护理计划。

2. 体位变换和早期活动

患者的翻身频率应个性化，需根据个人的活动水平、灵活性和独立进行体位变换的能力，皮肤和组织耐受性，总体健康状况，整体治疗目标，舒适感和疼痛感来确定。对患者实施体位变换时，应使所有骨隆突处的压力最小化，并使压力得到最大限度的重新分配。重视对足跟的释压，对镇静中的新生儿或婴儿头部受压部位的改变，避免患者与医疗设备直接接触，保证患者在侧卧位时骶尾部和大转子不受压。实时直观监测患者皮肤与支撑面间的压力分布，可能有利于对压疮的预防。

对于卧床患者，30°侧卧位优于90°侧卧位，且保持患者床头尽可能平放。鼓励可以自主进行体位变换的患者以 20°～30°侧卧位睡觉，必须抬高床头时（如预防呼吸机相关性肺炎），保持30°或更低的高度。鼓励长期卧床的患者在合适的椅子或轮椅上就座，但时间不能过长。

3. 足跟的压疮

足跟是压疮最常见的部位之一。建议对足跟有压疮风险和（或）有 1 期、2 期压疮的患者，使用专门设计的足跟悬挂装置、枕头或泡沫垫悬置足跟，而对于足跟有 3 期或更严重的压疮患者，只建议使用专门设计的足跟悬挂装置抬高足跟。这三种方法都需使足跟完全减压，使压力沿着小腿分散，从而不会对跟腱和腘静脉产生压力。

4. 支撑面

目前市面上的支撑面有很多种材质，包括但不限于空气、泡沫、凝胶和液体。对有压疮风险的患者，考虑使用记忆性空气床垫或覆盖物。但目前研究显示，记忆性空气床垫与其他床垫对压疮预防效果的对比还存在争议。

5. 器械相关压疮

目前没有直接证据表明调整医疗器械固定装置的松紧度可以减轻压疮，但松紧度的增加会导致界面压力增加、某些炎症反应指标增高和患者的不适。因此，相关指南建议对使用医疗器械的患者，定期监测医疗器械固定装置的松紧度，并尽可能寻求个人对舒适度的自我评估。

二、跌倒的护理风险评估及管理

神经外科患者常因意识障碍、肢体运动障碍等因素，成为跌倒预防的重点关注人群。跌倒不仅会造成患者额外损伤，还会造成患者住院时间增加、住院费用增加，因此成为患者安全管理的一个重要方面，也是卫生保健研究和干预的一个重要领域。研究显示，跌倒是医院常见的不良事件，约占医院不良事件的 38%，每 1000 个患者住院日会发生 3~6 次跌倒，受伤率为 40% 左右。

（一）跌倒的风险因素

与神经外科患者跌倒相关的风险因素：性别、年龄、高危药物使用，原发疾病引起的意识、视觉及运动障碍等。

（二）跌倒的风险评估工具

目前临床常用的成年住院患者跌倒风险评估的工具：Morse 跌倒评估量表、Hendrich 跌倒风险评估模型和约翰·霍普金斯跌倒危险评定量表。

（三）跌倒的预防及管理进展

1. 运动训练

目前神经外科患者常进行的运动训练包括肌力训练、物理因子治疗、平衡与步态训练、日常生活活动能力锻炼及机器人辅助康复训练等。

2. 神经调控

近年来，神经调控治疗辅助康复训练受到越来越多的关注。常见的无创治疗方式包括经颅磁刺激、经颅电刺激等。其基本机制是通过诱发磁场或电场，改变局部皮质的兴奋性，其治疗靶点多位于运动区、辅助运动区等运动相关脑区，通过提高病灶侧的兴奋性和（或）抑制病灶对侧的兴奋性，同时辅以运动训练，以提高患者的运动、平衡能力。

3. 认知训练及心理干预

神经外科患者发病后常合并认知功能障碍及情绪障碍，甚至在肢体功能恢复良好的患者中仍有半数存在认知功能障碍及抑郁。认知功能障碍和抑郁将间接影响行走功能的恢复，导致患者主观康复意愿减弱、活动减少，不利于完成相应康复训练，或因情绪相关注意力障碍导致跌倒风险增加。认知训练包括注意力、记忆力、视空间功能、交流和社会认知、执行功能、理解能力训练等。心理干预包括运动干预、行为治疗、健康宣教、社区干预、职业治疗等方式。

4. 康复护理及环境改造

对患者及其家属实施针对性教育。常规跌倒高风险患者的专科管理包括使用轮椅、协助患者改变体位及转运技能培训。护士评估患者及其家属对医嘱的执行性和对转运技能的实际应用情况，对未能掌握者继续进行教育和演示，直至其掌握。定期康复评估，由医生、治疗师、护士对患者存在的所有康复问题及跌倒隐患进行交流和沟通，联合跌倒预防的专科化管理，有效降低神经外科患者的跌倒发生率。

加强环境安全管理：①患者睡眠或卧床时竖起两边的床栏，下床时需放下床栏，切忌翻越，床、椅子的轮子均需固定。②患者下床时提供轮椅或拐杖，行动时有人搀扶、陪伴。③建议患者及陪护者穿防滑鞋，尤其在地面潮湿、上厕所和洗涤时，以免滑倒。

三、非计划拔管的护理风险评估及管理

神经外科患者非计划拔管在临床的发生率为 2.8%～20.6%。关于成人的非计划拔管研究发现，容易发生非计划拔管的管路依次是：胃管＞气管插管＞静脉置管＞导尿管＞引流管。非计划拔管的主要损害在于需要给患者进行再插管，还可能导致患者损伤、危及生命安全、延长住院天数、增加住院费用等，严重影响医疗护理质量安全。

（一）非计划拔管的风险因素

与患者相关的风险因素为年龄、意识状态、对管道耐受程度、情绪/心理状态、活动状态、镇静评分、非计划拔管史等。与导管相关的风险因素为导管类型、导管数量、导管固定方法、导管材质、导管留置时间等。与医护人员相关的风险因素为护士工作年限、护士职业素养（沟通技能、工作态度）、患者健康宣教、护士工作量/护理记录的书写频率、是否参与培训、是否进行规范性医疗护理操作等。

（二）非计划拔管的风险评估工具

预防非计划拔管发生的关键环节就是对患者进行非计划拔管的风险评估，运用灵敏度和特异度高的风险评估工具，准确识别非计划拔管高风险患者，进而采取有预见性的护理措施，降低非计划拔管的发生率。

1）导管分级：此类风险评估工具根据导管的位置、作用及发生非计划拔管后的危害性大小，将导管分为Ⅰ、Ⅱ、Ⅲ类，实行分级管理。其中Ⅰ类导管为发生非计划拔管后对患者身体危害较低、损失较小的导管，包括胃管、导尿管、氧气管、输液管。Ⅱ类导管为发生非计划拔管后对患者身体危害较大、损失较大，但未危及生命的导管，包括PICC、CVC、三腔二囊管、鼻－胆管、T管、腹腔引流管、造口管/鼻－空肠营养管、肾盂造口管、腰大池引流管、骨髓腔冲洗引流管、感染伤口冲洗引流管等。Ⅲ类导管为

发生非计划拔管后对患者身体危害大、损失大，可能危及生命的导管，包括胸管、T管、口鼻/气管插管、动静脉插管、脑室引流管、吻合口以下的胃管（食管、胃胰十二指肠术后）、血滤管、ECMO 管等。

2）非计划拔管风险评估工具：目前尚无受到公认且广泛使用的工具。住院患者及神经外科患者的非计划拔管风险评估工具仍在进一步开发和验证中。

（三）非计划拔管的预防及管理进展

1. 疼痛管理

对于成年患者需要常规进行疼痛评估。对于能自主表达的患者应用数字分级评分法（NRS）进行评分。对于不能自主描述疼痛的患者，但如果运动功能正常且行为可以观察，疼痛行为量表（behavioral pain scale，BPS）是用于检测疼痛最为准确、可靠的行为量表。每班评估 1 次或需要时进行，疼痛评估的目标是 NRS≤4 分、BPS≤6 分。

2. 躁动镇静管理

除非存在禁忌证，推荐成年患者调整镇静剂剂量，维持轻度而非深度镇静。Richmond 躁动镇静评分（Richmond agitation－sedation scale，RASS）是评估成年患者镇静质量与深度最为有效和可靠的工具。对于应用镇静剂患者，应用 RASS 对患者躁动镇静情况进行评分，每 4h 评估一次。镇静的目标是浅镇静，即 RASS 为－2～0 分。

3. 约束管理

使用身体约束时，需要对患者及其家属进行相关教育并签署知情同意书。身体约束知情同意书包括约束目的、方法和潜在并发症。每 8h 评估一次患者是否可以解除约束。每 2h 松开约束一次，如患者处于烦躁状态，则轮流放松肢体约束，放松期间需由专人看护。使用身体约束的患者需要定期评估并记录，评估内容：有无约束导致的损伤、营养状态、脱水症状、关节活动度、循环、重要体征、卫生情况、生理及心理舒适度、停止约束的指征。

4. 集束化管理策略

国外学者针对非计划拔管提出了"ABCDEF"集束化管理策略，包括疼痛评估与管理、自发觉醒试验和自主呼吸试验、镇静镇痛的合理选择、谵妄的监测和管理、早期活动、家属互动 6 个方面，并应用该策略对临床患者进行为期 5 个月的护理干预，结果显示"ABCDEF"集束化管理对非计划拔管控制效果较为明显，拔管发生率控制在1.1％左右，针对非计划拔管潜在风险因素具有可观的防御作用，临床可实施性强。

四、深静脉血栓形成的护理风险评估及管理

深静脉血栓形成（deep vein thrombosis，DVT）是神经外科住院患者常见的并发症，神经外科手术后患者 DVT 发生率为 19％～50％，肺栓塞发生率为 1.5％～5.0％。

（一）DVT的风险因素

DVT风险因素包括脱水、脑卒中、瘫痪、严重感染、制动、严重肺部疾病、激素避孕或替代疗法、心力衰竭和非活动状态、脊髓损伤、中心静脉置管、恶性肿瘤、外科手术和组织损伤、反复轻微外伤（身体接触的运动）和静脉功能不全等。并发DVT的原因除血流缓慢、血管壁损伤和血液高凝状态等常规因素外，神经外科患者还存在其特殊的高危因素，如手术时间长（>4h）、糖皮质激素的应用、手术中脑局部释放促凝物质、术后偏瘫、长时间卧床及渗透性脱水等。手术时间>4h可以使神经外科患者发生DVT的危险性增加2倍。

（二）DVT的风险评估工具

国内外运用较为广泛的DVT风险评估工具为Caprini风险评估模型、Autar血栓风险评估表、Wells DVT风险评估法、Padua预测评分等，其中Caprini风险评估模型是目前应用最为广泛的量表。具有权威性及诊断效能较高的神经外科患者专用DVT风险评估量表还有待进一步开发和验证。

（三）DVT的预防及管理进展

1. 基础预防

如无禁忌，应抬高卧床患者的下肢，使下肢高于心脏平面20～30cm，避免膝下放置硬枕和过度屈髋。应指导和协助卧床患者进行下肢的主动和被动运动，包括踝泵运动和股四头肌功能锻炼。应根据病情恢复情况指导患者尽早下床活动。在满足治疗需求的前提下，应尽量选择外径最小、创伤最小的输液装置。应规范置入和维护各类静脉导管。尽量避免下肢和患肢静脉穿刺。病情允许的情况下，应指导患者每天饮水1500～2500mL。手术中辅助患者采取适当体位，通过使用保温毯、调节室温、加盖棉被等方法做好术中体温保护。指导患者戒烟限酒，平衡膳食，控制体重、血糖、血脂，不宜久坐。

2. 机械预防

1）抗血栓袜。操作程序见图10-2-1所示。应每天脱下抗血栓袜，进行皮肤、肢体的评估，若出现皮肤过敏、损伤等症状，应立即脱去抗血栓袜，并给予对症处理。若出现下肢肿胀、疼痛、皮温凉、足背动脉搏动减弱或消失等情况，应立即脱去抗血栓袜，评估下肢血液循环情况，测量腿围，并通知医生，根据医嘱确定是否需再次使用或更换不同尺寸的抗血栓袜。踝部、膝部和大腿根部等部位的抗血栓袜有褶皱时，应及时抚平。抗血栓袜有磨损或破损时，应及时更换。应对患者做好下列健康教育：如出现肢体疼痛、瘙痒、麻木、发凉等症状，应立即告知医护人员。使用膝长型抗血栓袜时，不应过度上拉至膝盖以上。白天、夜间均穿戴，直到活动量恢复到疾病前水平。

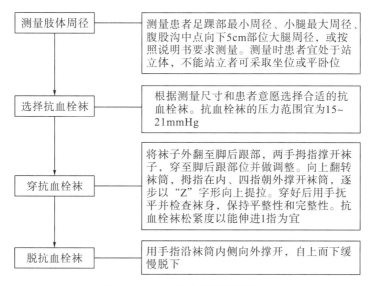

图 10-2-1 抗血栓袜操作程序

2）间歇充气加压装置。操作程序见图 10-2-2 所示。使用过程中，应注意套筒上充气管保持在套筒外表面。应观察病情变化，如出现肢体疼痛、皮肤颜色变化、皮温凉、足背动脉搏动减弱或消失，以及气促、呼吸困难、胸闷、晕厥等症状，应立即停用，并报告医生进行相应处理。对患者做好下列健康教育：应注意套筒上充气管保持在套筒外表面。不宜过度翻身和活动，翻身时注意保护连接管，避免扭曲、折叠或受压。若出现腿部疼痛、麻木、气促、呼吸困难等症状，应立即告知医护人员。

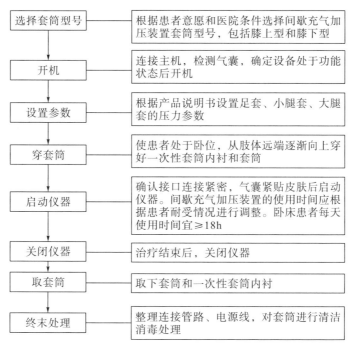

图 10-2-2 间歇充气加压装置操作程序

3）足底加压泵。操作程序见图 10-2-3 所示。使用注意事项及患者健康教育参考间歇充气加压装置。

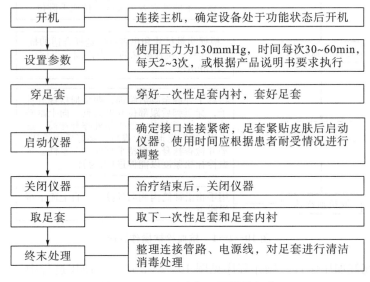

图 10-2-3　足底加压泵操作程序

3. 药物预防

药物预防指通过使用口服或胃肠外抗凝药物预防 DVT，包括使用凝血酶间接抑制剂、凝血酶直接抑制剂、维生素 K 拮抗剂、凝血因子 Xa 直接抑制剂、凝血因子 Xa 间接抑制剂等。应观察患者是否出现用药不良反应。出现伤口渗血、皮下血肿、器官或黏膜出血、月经量增多等情况时，应立即通知医生进行处理。应观察实验室检查结果，重点关注国际标准化比值（INR）、凝血酶原时间（PT）、活化部分凝血活酶时间（APTT）、血小板计数（PLT）等指标，如出现异常值，应立即通知医生进行处理。对患者做好下列健康教育：若出现皮肤瘀斑、牙龈出血、鼻出血、尿血、血便或黑便、月经量增多等症状，应及时告知医护人员。使用软毛牙刷刷牙，勿用力抠鼻，避免磕碰，避免触碰锋利或尖锐物品，避免剧烈运动。勿自行调节药量或服用处方外药物，未按时服药时，应咨询医生后按要求补服。

参考文献

D'Amour D，Dubois C A，Tchouaket E，et al. The occurrence of adverse events potentially attributable to nursing care in medical units: cross sectional record review [J]. Int J Nurs Stud，2014，51（6）：882-891.

European Pressure Ulcer Advisory Panel，National Pressure Injury Advisory Panel，Pan Pacific Pressure Injury Alliance. Prevention and treatment of pressure ulcers/injuries: clinical practice guideline [EB/OL].（2019-11-15）［2024-05-20］. https://www.epuap.org/pu-guidelines/.

脑卒中后跌倒风险评估及综合干预共识专家组. 脑卒中后跌倒风险评估及综合干预专家

共识［J］. 临床内科杂志，2022，39（1）：63−68.

谷茜，邢唯杰，王枫. 预防 ICU 经口气管插管非计划性拔管的循证护理实践［J］. 护士进修杂志，2020，35（16）：1469−1473.

陈晓翠. 危重患者非计划拔管护理风险评价指标体系的构建与研究［D］. 重庆：第三军医大学，2015.

中华护理学会团体标准. T/CNAS 28—2023 成人住院患者静脉血栓栓塞症的预防护理［EB/OL］.（2023−01−31）［2024−05−20］. http://hltb. kxj. org. cn/uploads/admin/202301/63d8f42928ec9. pdf.

小 结

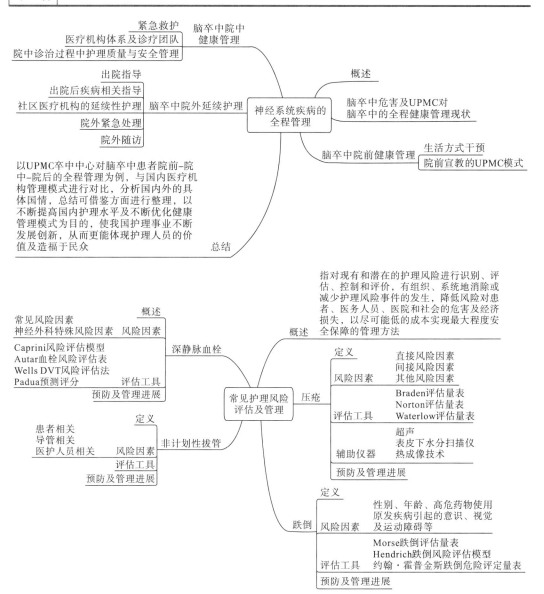

下篇

神经外科常见疾病的护理

第十一章　颅脑损伤患者的护理

第一节　头皮损伤

一、概述

头皮是覆盖头颅外表面的软组织，共 5 层，由外到内分别为皮肤、皮下组织、帽状腱膜、腱膜下层和骨膜。头皮损伤是原发性颅脑损伤中常见的一种，它的范围可由轻微擦伤到整个头皮的撕脱伤。头皮损伤有助于颅脑损伤部位及轻重程度的判断。头皮损伤往往合并不同程度的颅骨及脑组织损伤，可引起颅内感染或其他颅内继发性病变，所以头皮损伤后的重建越来越受到重视。

根据组织是否断裂，头皮损伤可分为开放性头皮损伤和闭合性头皮损伤，一般均因头部直接受到暴力作用造成。暴力的速度、大小、方向、作用方式的不同，以及暴力因子的物理特性如锐钝、硬软、接触面积的大小的差异，头皮损伤可分为不同类型，如头皮擦伤、头皮挫伤、头皮裂伤、头皮血肿、头皮撕脱伤。

二、临床表现

（一）头皮擦伤

头皮擦伤是头皮的一种浅表性开放伤，是由头皮遭受切线方向的外力摩擦所致。患者局部感到轻微疼痛，擦伤的创面有少许血清渗出和点状出血。

（二）头皮挫伤

头皮挫伤是一种常见的闭合性头皮损伤，常由头部受钝器击伤或头部碰撞外物所致。患者局部自觉疼痛，且有压痛，表面常有浅擦伤。挫伤头皮出现水肿，皮下淤血，扪之坚实。严重挫伤时组织可因缺血而出现局部头皮坏死。

（三）头皮裂伤

头皮裂伤为开放性的头皮损伤。患者自觉局部剧痛，伴有不同程度的出血，出血量

199

依裂伤大小及深浅有所不同。浅层裂伤，常因断裂血管不能随皮下组织收缩而自凝，故反较全层裂伤出血较多。

（四）头皮血肿

头皮血肿是一种闭合性头皮损伤，多由钝器伤所致，常可与其表面的头皮挫伤相伴发，亦可是深面颅骨骨折的间接征象。按血肿出现于头皮的层次分为皮下血肿、帽状腱膜下血肿和骨膜下血肿。

1. 皮下血肿

血肿位于头皮表层与帽状腱膜之间，出血聚积在皮下浅筋膜内，因头皮表层与帽状腱膜连接紧密，故皮下血肿一般体积小、张力高、边界清楚，压痛明显，有时四周硬隆起，中心略软凹陷，易误认为是凹陷性骨折。

2. 帽状腱膜下血肿

血肿位于帽状腱膜与骨膜之间，帽状腱膜为疏松的蜂窝组织层，故血肿易扩散、范围广，严重者血肿边界可与帽状腱膜附着缘一致，遍及整个穹隆部，有波动感，张力低。儿童或体弱者有巨大帽状腱膜下血肿时，可导致休克或贫血。

3. 骨膜下血肿

血肿位于骨膜与颅骨外板之间，多局限于某一颅骨范围内，以骨缝为界，不向四周扩散。出血来源多系颅骨线性骨折处板障静脉损伤及骨膜剥离后骨面出血，多见于有产伤的婴儿或颅骨线性骨折者。

4. 新生儿头皮血肿

新生儿头皮血肿是产科较常见的产伤之一，是由于胎儿娩出时颅骨和母体骨盆相摩擦或受挤压致颅骨骨膜损伤和骨膜下血管破裂，血液积聚在骨膜与颅骨之间。

（五）头皮撕脱伤

头皮撕脱伤是一种严重的头皮损伤，强大的暴力撕扯头皮，由于皮肤、皮下组织与帽状腱膜3层紧密连接在一起，故在强力的牵扯下，常将头皮自帽状腱膜下间隙全层撕脱，有时连同部分骨膜一起撕脱，使颅骨裸露。头皮撕脱的范围与受到牵扯的发根面积有关，严重时可达整个帽状腱膜的覆盖区，前至上眼睑和鼻根，后至发际，两侧累及耳郭甚至面颊部。患者大量失血，可致休克，但较少合并颅骨骨折或脑损伤。

三、辅助检查

1）头颅X线、CT、MRI检查：可了解是否合并颅骨骨折及颅内出血。
2）血常规：关注患者的失血情况。
3）血生化：监测患者的水、电解质变化。

四、诊断及治疗要点

（一）诊断

1）相应的临床表现。

2）影像学检查。

（二）治疗要点

1. 头皮擦伤

创面清创，保持清洁、干燥。常规使用抗生素和破伤风毒素血清预防感染。

2. 头皮挫伤

早期局部严禁继续受压，如局部出现头皮坏死应早期清除坏死组织。头皮挫伤由于局部无创面，且有头发覆盖，早期易被忽略。应注意早期发现、早期护理干预。

3. 头皮裂伤

1）头皮单纯裂伤：应尽早实行清创缝合，即使伤口超过24h，只要未见明显的感染征象，仍可进行彻底清创一期缝合，同时给予抗生素并注射破伤风毒素血清。

2）头皮复杂裂伤：清创缝合前应先做好输血准备，再机械清洁。冲洗应在麻醉后进行，以避免剧烈疼痛刺激引起的心血管不良反应。

4. 头皮血肿

1）皮下血肿：此类血肿无需特殊处理，早期可以冷敷，以减少出血和疼痛，24～48h后可热敷或使用活血化瘀、消炎镇痛的气雾剂，促进血肿吸收。

2）帽状腱膜下血肿：较小的血肿早期可以冷敷，加压包扎。24～48h后可热敷，一般在1～2周内可自行吸收。若血肿较大，则应在严格皮肤准备和消毒后，使用7号静脉留置针穿刺引流。

3）骨膜下血肿：早期处理以冷敷为主，严禁加压包扎，以防血液从骨缝流入颅内，形成硬膜外血肿。婴幼儿骨膜下血肿易骨化形成骨性包壳，难以消散，应及时进行穿刺抽吸并给予加压包扎。

5. 头皮撕脱伤

对已撕脱的头皮，应尽早以无菌湿纱布包裹，置于有冰块的塑料罐中，及时运送。应在压迫止血、预防休克和彻底清创的前提下行头皮再植。若不能再植，应彻底清创后，行颅骨外板多处钻孔，深达板障，待骨孔中长出肉芽后，再行二期植皮术。

撕脱头皮的处理及保存：

1）对于撕脱的头皮应注意避免污染，使用无菌敷料或干净纱布包裹，隔水放置于有冰块的容器内，及时随患者送入医院。

2）戴上无菌手套，用生理盐水初步清洗撕脱头皮，剪掉长发，使留在头皮上的头发长1～2cm。剪发完毕，用生理盐水冲净撕脱头皮的表面污物，再以安尔碘、过氧化氢、生理盐水依次冲洗，最后放在无菌容器中待用。

头皮撕脱伤后有条件者最好在伤后 6~8h 内行清创植皮术，通过显微外科技术进行小血管吻合，使撕脱头皮再植存活。快速、有针对性地进行术前准备，为争取手术时间提供有力保障。

五、观察要点

（一）头皮裂伤

严密观察患者的意识、瞳孔、生命体征，头皮裂伤的部位、出血量、深浅度及面积，伤口初步处理情况。头皮复杂裂伤常伴有毛发或者泥沙等，易致感染。

（二）头皮血肿

严密观察患者的意识、瞳孔、生命体征，可以早期发现，及时处理，改善患者的预后。

（三）头皮撕脱伤

患者会大量失血，严密观察患者的意识、瞳孔、生命体征、面色、尿量。头皮撕脱伤可能导致失血性休克，应尽早防范休克的发生。

六、护理措施

（一）头皮裂伤的护理

1. 预防感染

密切观察患者的感染征象，体温变化，伤口局部有无红、肿、热、痛，遵医嘱合理使用抗生素和破伤风抗毒素血清，预防伤口及颅内感染。

2. 防止休克

密切观察生命体征，建立静脉通道，遵医嘱补液及应用血管活性药物，必要时补充血容量。

3. 伤口护理

严密观察伤口及敷料有无渗血渗液，保持伤口敷料清洁、干燥，注意患者有无不适主诉，观察感染征象。

4. 饮食护理

鼓励患者进食营养丰富的食物，以增强机体的抵抗力。

（二）头皮血肿的护理

1) 严密观察患者的意识、瞳孔、生命体征、肢体活动度，警惕硬膜下血肿发生。若有意识加深、一侧瞳孔散大、肢体进行性活动障碍，应立即通知医生并及时行 CT 检查。观察患者的伤口有无渗血渗液，头皮血肿的大小、张力及有无红、肿、热、痛等感染征象。观察肢体有无抽搐，警惕发生癫痫。

2）减轻疼痛：评估患者疼痛的程度及来源，早期冷敷降低感觉的敏感性，减少出血和疼痛。疼痛严重者可适当给予药物镇痛。24~48h后改用热敷，以促进血肿吸收。遵医嘱合理使用镇痛剂，但不应使用吗啡类镇痛剂，以免掩盖病情。

3）积极预防并发症：观察患者有无神志淡漠、面色苍白、四肢厥冷、脉搏细数、血压下降等休克症状，一旦发生应立即通知医生予吸氧、保暖、建立静脉通道，做好抗休克的处理。

4）血肿穿刺抽吸的护理：较小的头皮血肿一般在1~2周自行吸收，无需处理。部分血肿较大的患者需在无菌操作下行一次或几次血肿穿刺抽吸及局部加压包扎，颅骨骨折者禁用加压包扎。保持伤口敷料清洁、干燥，若有渗血渗液应立即更换。血肿加压包扎者，嘱其勿用力搓揉，以免增加出血。护士应注意观察伤口敷料渗血渗液的情况，及时发现异常并报告医生。

5）饮食护理：予高蛋白质、高热量、高维生素、易消化吸收的食物，限制烟酒，忌辛辣、刺激性食物。

6）心理护理：患者常因意外受伤、局部疼痛、出血较多而产生焦虑、恐惧心理，应热情接待患者，给予及时妥善的治疗处理，以减轻患者焦虑、恐惧，耐心倾听患者的主观感受，解释其发生的原因，以消除患者的焦虑、恐惧心理。

7）健康教育：注意休息，避免过度劳累，限制烟酒及辛辣、刺激性食物。如原有症状加重、不明原因发热应及时就诊。避免挠抓伤口，待伤口痊愈后方可洗头。形象受损者，可暂时戴帽、戴假发修饰，必要时可行整容、美容术。

（三）头皮撕脱伤的护理

1. 防止休克

头皮的血运及感觉神经极其丰富，头皮撕脱后可因大量出血和极度疼痛而发生休克，应立即行抗休克处理，抢救患者生命。

1）快速处理：迅速用无菌敷料局部压迫创面止血，控制大出血，必要时使用抗休克裤。

2）体位要求：取休克体位，头和躯干抬高20°~30°、下肢抬高15°~20°，以增加回心血量。

3）密切监测：安置心电监护，严密监测患者生命体征，注意观察有无血压下降、脉搏加快、肢端湿冷、面色苍白等情况的发生，注意保暖。

4）保证呼吸道通畅。

（1）松解领口，解除气管压迫。

（2）使头后仰，清除呼吸道异物或分泌物，保持呼吸道通畅。

（3）经鼻导管或面罩给氧。

（4）严重呼吸困难者，做气管插管或气管切开，予呼吸机人工辅助呼吸。

5）建立静脉通道：快速建立两条静脉通道，遵医嘱及时、快速、足量补液，补充血容量，改善组织灌注。

6）镇痛护理：评估患者疼痛的程度，必要时给予镇痛剂，避免疼痛性休克的发生。若患者存在呼吸障碍，则禁用吗啡。

7）预防感染：休克患者抵抗力常降低，应早期使用抗生素预防感染。

8）监测血糖：大面积撕脱伤患者在发生创伤性休克后，部分患者因胰岛素抵抗而表现出高血糖症，从而导致严重感染。因此，应密切监测患者血糖变化，遵医嘱及时予以胰岛素治疗。

2. 头皮撕脱伤术后体位与活动

术后体位不当可导致患者移植区头皮受压坏死，因此需根据病情做好体位指导及康复训练，减少并发症，促进早日康复。

1）全身麻醉清醒前，取去枕平卧位，头部受压部位每小时更换一次。

2）全身麻醉清醒、生命体征平稳后，选半卧位或斜坡卧位可以避免植皮区的牵拉和受压，同时有利于颅内静脉回流，减轻头面部水肿，鼓励进行头部的活动。

3）夜间休息时，避免头部某一部位长期受压，每小时更换一次体位，防止移植头皮受压血运不畅，有利于皮瓣成活。

4）如病情允许，鼓励患者早日下床活动，减少受压，有利于皮瓣成活。

3. 再植头皮及移植皮瓣血液循环观察及护理

再植头皮及移植皮瓣可因循环受阻发生血管危象，导致手术失败。做好再植头皮及移植皮瓣血液循环观察和护理可以早期发现并给予及时处理。

1）术后严密观察并记录再植头皮及移植皮瓣的温度、颜色、弹性、毛细血管的充盈度。皮温比正常体温低2℃为正常。按压再植头皮或移植皮瓣后，1~2s内由苍白转为红润为正常。若大于5s，应考虑血液循环障碍，立即松解包扎敷料并通知医生。

2）严密观察并记录头皮的色泽与发根的饱满程度，以防发生静脉危象，出现头皮肿胀、创缘渗血。

4. 植皮区的护理

植皮区的伤口情况与植皮是否成功息息相关。密切观察敷料的清洁度与干燥度、松紧程度，评估植皮区渗血渗液、伤口愈合情况，可以及早发现有无伤口感染，及时处理，改善患者的预后。

1）注意伤口敷料有无渗血渗液情况，如有渗出及时更换，保持敷料清洁、干燥。

2）伤口包扎应松紧适宜，以能放一手指为宜，太松达不到止血的目的，太紧会压迫血管，影响头皮血供。

3）动态监测患者体温，闻创面敷料有无异味。

5. 引流管的护理

头皮撕脱伤行再植术后手术创面较大，如果皮下出血形成血肿，会影响皮瓣的存活，导致手术失败。术后安置皮下引流管，保持引流通畅，可以避免皮下血肿的形成，促进患者早日康复。

1）引流管的位置：引流管引流瓶（袋）高度应与头部一致甚至更低，勿高于头部，防止反流。

2）保持引流管通畅：确保引流管通畅，勿折叠、扭曲、压迫管道。

3）妥善固定引流管：确保引流管固定牢固。引流管长度应适宜，确保患者头部有适当活动空间。告知患者及其家属引流管的重要性，避免意外拔出引流管。若引流管不慎拔出，应立即通知主管医生，切勿自行安装。

4）观察与记录：观察引流管处的伤口敷料情况，引流液的颜色、性质、量。手术当天引流液呈淡血性，若有鲜血流出，应通知医生给予止血措施，防止休克发生。

5）更换引流装置：每天无菌原则下更换引流装置，保持负压引流，有利于创面的愈合。

（四）健康教育

1. 营养指导

予高蛋白质、高维生素、易咀嚼食物，避免进食时牵拉伤口，促进患者皮肤伤口的愈合。避免食用刺激性食物（如辣椒、芥末、胡椒等），避免吸烟、饮酒等不良生活习惯。

2. 运动指导

劳逸结合，适当进行体育锻炼，避免重体力劳动。在病情许可的条件下恢复生活、工作，提高生活质量。

3. 情绪指导

保持情绪稳定，避免焦虑、恐惧等不良情绪。

4. 伤口指导

避免敷料脱落、污染、潮湿，不可抓挠伤口。出院后可用双侧掌根部或鱼际肌同时按摩头皮，由前向后、由上向下，动作要轻柔，压力由轻到重逐渐增加，以促进局部血液循环，有利于头发生长。

第二节　颅骨骨折

一、概述

颅骨骨折所造成的继发性损伤比骨折本身严重得多，由于颅骨骨折常同时并发脑、脑膜、颅内血管及脑神经的损伤，并可能导致脑脊液漏，因此必须予以及时处理。

颅盖由扁骨组成，由骨缝将额骨、顶骨、枕骨以及颞骨连接成穹隆形结构，具有一定弹性和抗压缩和抗牵张能力。颅骨可分为外板、板障、内板三层。成人外板厚、耐受张力大、弧度较小，内板薄而脆弱，有时颅骨发生折裂时外板完整而内板骨折。

颅骨骨折多为暴力作用于头颅所产生的反作用力的结果，当使颅骨变形的作用力超出其承受范围时即产生骨折。此外还有儿童生长性颅骨骨折（growing skull fracture，GSF），即婴幼儿时期颅骨线性骨折后，多种原因导致骨折不愈合，骨折区不断扩大，形成颅骨缺损，但较为少见。

二、颅骨骨折的分类

（一）按骨折与外界是否相通

可分为闭合性骨折和开放性骨折。

（二）按骨折形态

可分为线性骨折、凹陷性骨折、粉碎性骨折。

线性骨折发生率最高，以额骨多见，局部有压痛与肿胀，常伴有头皮挫伤和头皮血肿。治疗上应着重处理骨折可能引起的脑损伤，如硬膜外血肿、脑脊液漏等。

凹陷性骨折好发于额骨、顶骨，多为全层凹陷，若未伴发巨大头皮血肿，局部触诊可以发现颅骨下陷，若骨折片伤及脑重要功能区，可能出现癫痫、失语、偏瘫、偏盲等神经系统定位病征。凹陷性骨折应根据凹陷深度处理：凹陷深度小于1cm又无临床症状者不需手术治疗。凹陷深度大于1cm，或合并脑损伤出现高颅压，或骨折片压迫重要部位引起神经功能障碍者，需要行骨折片复位术。

粉碎性骨折触诊时可有骨擦音和骨片浮沉感，X线片可显示受伤处颅骨有多条骨折线，可纵横交错，且分裂成数块。粉碎性骨折多同时合并局部脑挫裂伤及头皮裂伤，检查时注意切忌反复、粗暴操作，以免增加颅内脑膜、脑组织血管损伤和出血的危险。粉碎性骨折需行骨折片摘除术，必要时3～6个月后行颅骨成形术。

（三）按骨折发生部位

可分为颅盖骨折与颅底骨折。

颅底骨折（basilar fracture of skull）多为线性骨折，多因强烈的间接暴力作用于颅底所致，骨折线常通向鼻副窦或岩骨乳突气房，分别与鼻腔与外耳道相通。而颅底部的硬脑膜与颅骨贴附紧密，当颅底骨折时易撕裂硬脑膜，产生脑脊液漏而成为开放性骨折。

颅底骨折本身无需特殊处理，治疗的重点应针对骨折引起的脑脊液漏、大量鼻出血、高颅压和颈椎骨折等并发症和后遗症，出现脑脊液漏时即属于开放性损伤，应使用抗生素预防感染，大部分脑脊液漏可在伤后1～2周自愈，若4周以上仍未停止，可行硬脑膜修补术。

三、临床表现

（一）颅盖骨折

1）线性骨折几乎均为颅骨全层骨折，骨折线多单一，也可为多发，表面常出现头皮挫伤和头皮血肿。骨折线呈线条状，也有的呈放射状，触诊有时可发现颅骨骨折线。

2) 凹陷骨折绝大多数为颅骨全层凹陷性骨折，个别情况下亦有内板单独向颅内凹陷者。头部触诊可及局部凹陷，多伴有头皮损伤。

3) 粉碎性骨折者头颅 X 线片显示受伤处颅骨有多条骨折线，可纵横交错，并分裂为数块。多同时合并头皮裂伤及局部脑挫裂伤。

（二）颅底骨折

1. 颅前窝

骨折后可见球结合膜下出血及迟发性眼睑皮下瘀血，呈紫蓝色，俗称"熊猫眼"。出血因受眶筋膜限制，较少扩散到眶缘以外，且常为双侧性，可与眼眶部直接软组织挫伤相鉴别。颅前窝骨折常伴有嗅神经损伤，少数可发生视神经损伤。颅前窝骨折累及筛窝或筛板时，可致脑脊液鼻漏，早期多呈血性。

2. 颅中窝

外伤后有不同程度的外耳道出血，骨折可见耳后迟发性瘀斑，常伴听力障碍和面神经周围性瘫痪，以及脑脊液耳漏。脑脊液常与血液相混，呈淡红色，滴在吸水纸或纱布上，可见在血迹外有黄色浸渍圈。被脑脊液浸湿的纱布或手帕，不像被鼻涕或组织渗出液浸湿干后会变硬，可作为鉴别脑脊液鼻漏的一种简单方法。

3. 颅后窝

常有枕部直接承受外力的外伤史，枕部头皮可有挫裂伤。骨折可见乳突和枕下部皮下淤血，前者又称 Battle 征。有时可见咽喉壁黏膜下淤血，偶见舌咽神经、迷走神经、副神经和舌下神经损伤及延髓损伤的表现。

四、辅助检查

1) 头颅 X 线检查：颅盖骨折确诊率 95％～100％，颅底骨折确诊率约为 50％，诊断应结合临床。

2) CT 检查。

3) MRI 检查。

4) 漏出液做葡萄糖定量检测。

五、诊断及治疗要点

（一）诊断

1) 相应临床表现。

2) 头颅 X 线检查。

（二）治疗要点

1. 颅盖骨折

1) 线性骨折：无需特殊治疗，应着重处理骨折可能引起的硬膜外血肿、脑脊液漏。

2）凹陷性骨折：凹陷程度轻、凹陷深度<1cm又无临床症状者不需手术治疗。凹陷深度在1cm以上或出现压迫症状者，行骨折片复位术。有高颅压者应对症处理。

3）粉碎性骨折：行骨折片摘除术，必要时于3~6个月后行颅骨成形术。

2. 颅底骨折

1）颅前窝骨折：需特殊处理，以预防感染为主。若发生脑脊液鼻漏，应按开放性损伤处理，不可堵塞，适当取头高位并予抗感染治疗。经处理后，脑脊液鼻漏多可在2周内自行封闭愈合，对经久不愈、长期漏液长达4周以上，或反复引发脑膜炎及大量溢液的患者，则应实施手术。

2）颅中窝骨折：处理同上，若伴海绵窦动静脉瘘，早期可采用Matas试验，即于颈部压迫患侧颈总动脉，每天4~6次，每次15~30min，对部分瘘孔较小者有一定效果。但对发生较久、症状加重或迟发的动静脉瘘，则应及早手术治疗。

3）颅后窝骨折：急性期主要是处理枕骨大孔区及高位颈椎的骨折或脱位。若有呼吸功能紊乱或颈脊髓受压，应及早行气管切开、颅骨牵引，必要时做辅助呼吸或人工呼吸，甚至施行颅后窝及颈椎锥板减压术。

六、观察要点

1）受伤经过，暴力的程度、方向，受伤部位，重点评估患者有无意识障碍及持续时间，有无口鼻出血或血腥味液体通过咽部。

2）对于有无头痛、心悸、呕吐等症状，正确判断有无脑脊液漏。

3）有无因脑脊液漏出现焦虑、烦躁情绪。

七、护理措施

（一）非手术治疗护理措施

1. 病情观察

1）严密观察生命体征，及时发现病情变化。

2）对于有癫痫发作的患者应注意观察发作前的先兆、持续时间及发作类型。

3）注意观察有无低颅压症状。

4）早期发现继发性颅内出血和高颅压，及时进行手术治疗。

5）早期发现继发性脑神经损害，及时处理。

2. 保护患者安全

1）对于癫痫和躁动不安的患者，给予专人护理。

2）在癫痫发作时应注意保护患者。

3）对于烦躁患者床旁加床栏，在取得家属同意后，适当约束防止患者受伤，注意观察约束肢体的肢端循环。

3. 颅底骨折合并脑脊液漏患者的护理

1）绝对卧床休息，脑脊液鼻漏者应半坐卧位，脑脊液耳漏者应患侧卧位，避免漏出的脑脊液回流入颅内引起逆行性颅内感染，且有利于脑脊液漏口愈合。

2）按无菌伤口处理，头部垫无菌小巾或无菌棉垫，并随时更换。

3）禁止鼻饲、鼻内滴液和鼻腔吸痰等操作，以免引起颅内感染。鼻漏未停止，不能从鼻腔插各种管道。颅底骨折患者禁止做腰椎穿刺，已有颅内感染者例外。

4）保持耳、鼻的局部清洁，每天用双氧水或盐水棉球清洁局部。

5）注意观察有无颅内感染。

（1）密切观察体温变化，若体温在 38℃ 以上持续不降，且有脑膜刺激征（头痛、呕吐、颈项强直），应及时通知医生处理。

（2）注意观察漏出液的颜色、性状和量等。正常脑脊液应无色、无味、透明，否则视为异常。遇到此类情况应立即报告医生，同时以无菌试管直接接取漏出液送检。在患者床旁备无菌盘，盘内放置无菌干棉球，在鼻前庭或外耳道处放一干棉球，脑脊液浸透后及时更换，最后根据浸湿棉球数估算每天漏出液的量。

6）遵医嘱予抗生素预防感染。

4. 心理护理

做好心理护理，稳定患者情绪。有脑神经损伤导致视力、听力、嗅觉损害及面部周围性瘫痪者，护士要关心、体贴患者，加强生活护理和健康指导。

（二）手术治疗护理措施

1. 术前护理措施

1）询问患者受伤经过，了解受伤原因、着力部位、伤后意识变化情况及时间。严密观察患者生命体征、意识及瞳孔，评估患者有无合并伤及多发伤。

2）协助患者完善术前检查：血常规、尿常规、肝肾功能、凝血功能、心肺功能，颅骨 X 线检查、头部 CT 检查。

3）术前准备：需要行急诊手术的患者禁食禁饮，必要时安置胃肠减压减少胃内容物。择期手术患者术前禁食禁饮 8h。

2. 术后护理措施

1）高颅压的观察及护理。

（1）密切观察患者的瞳孔、意识、生命体征，是否有头痛及呕吐。

（2）抬高床头 15°～30°，以利于颅内静脉回流。

（3）患者头痛时应观察头痛的性质、部位，慎用镇痛剂，遵医嘱给予 20％甘露醇快速静脉输入，或静脉推入利尿剂如呋塞米等，观察用药后颅压缓解情况。

（4）患者呕吐时注意呕吐物的颜色、性状和量，遵医嘱给予止吐药。患者呕吐时头偏向一侧，防止呕吐物堵塞呼吸道引起窒息。必要时给予吸引、气管插管或气管切开，保持呼吸道通畅。

（5）必要时行头颅 CT 检查。

2）体位与活动。

（1）全身麻醉清醒前，取去枕平卧位，头偏向一侧，每 2h 翻身一次。侧卧时应选健侧卧位。

（2）全身麻醉清醒后手术当天，取低半卧位或斜坡卧位，床头抬高 15°～30°，避免颈部屈曲，影响颅内静脉回流。

（3）创腔引流管拔出前，以半卧位为主，适当增加床上运动。

（4）创腔引流管拔出后，无其他禁忌证者，可适当下床活动。注意循序渐进，逐渐增加活动的范围、时间和强度。

3）引流管护理。

（1）引流管的位置：早期皮下引流的引流瓶（袋）应与头部高度一致，48h 后根据引流性质决定引流瓶（袋）高度。若量多、色浅，应适当抬高引流瓶（袋）。若引流物呈血性、色深，引流瓶（袋）应低于创腔。

（2）保持引流管通畅：勿折叠、扭曲、压迫管道。

（3）妥善固定引流管：引流管长度应适宜，确保患者头部有适当活动空间。告知患者及其家属引流管的重要性，避免意外拔出引流管。若引流管不慎拔出，应立即通知主管医生。

（4）观察与记录：①观察引流液的颜色、性状和量。手术当天引流液呈暗红色，以后逐渐变浅、变清。若 24h 后仍有鲜血流出，应通知医生给予止血措施，必要时再次手术止血。②观察引流管处伤口敷料情况。

4）出院指导。

（1）颅骨骨折达到骨性愈合需要一定的时间，线性骨折，一般儿童需要 1 年、成人需要 2～5 年，应告知患者注意保护头部，避免再次受伤。

（2）应进食高蛋白质、高热量、高维生素、易消化食物，忌辛辣、刺激性食物，忌烟酒。

（3）注意休息，避免过度用脑，勿抓挠伤口。自我监测体温。勿去人多的公共场所，以防伤口感染。待伤口痊愈后方可洗头。

（4）对有颅骨缺损的患者应指导其保护头部，避免尖锐物品碰伤头部。恢复较好的患者可于 3 个月后行颅骨修补。

（5）出院 3 个月后门诊随访。

（三）颅底骨折一般护理措施

1. 颅内感染的预防

1）体位：患者取半卧位，头偏向患侧，借重力作用使脑组织移至颅底硬脑膜撕裂处，促进局部粘连而封闭漏口，待脑脊液漏停止 3～5 天后可改平卧位。如果脑脊液外漏多，应取平卧位，头稍抬高，以防颅压过低。

2）保持局部清洁：按无菌伤口处理，头部垫无菌巾或无菌棉垫，保持局部清洁，每天 2 次清洁、消毒外耳道、鼻腔和口腔，注意棉球不可过湿以免液体反流入颅，告知患者及其家属勿挖鼻、抠耳，以免堵塞鼻腔。

3）预防颅内逆行感染：有脑脊液鼻漏者，不可经鼻腔行护理操作，严禁放置鼻饲管和从鼻腔吸痰，禁止耳、鼻滴药、冲洗和堵塞，禁忌做腰椎穿刺。

4）避免颅压骤升：嘱患者勿用力屏气排便、咳嗽、打喷嚏或擤鼻涕等，以免颅压骤然升降导致气颅或脑脊液反流。

5）观察有无颅内感染迹象，如头痛、发热等。

6）观察脑脊液的颜色、性状和量等。正常的脑脊液无色、透明，应与血液相区别。出现脑脊液耳/鼻漏时禁忌填塞，应在患者的鼻前庭或外耳道放置干棉球，脑脊液浸湿后及时更换，最后根据浸湿棉球个数统计每天漏出量。

7）遵医嘱合理应用抗生素。

2. 低颅压的观察及护理

1）记录有脑脊液漏者浸湿棉球的个数，以便计算脑脊液漏出量。对于脑脊液漏 4 周以上未愈合者应行硬脑膜修补术。

2）根据患者头痛的性质进行鉴别，低颅压性头痛主要表现为直立性头痛，多位于额、枕部，有时波及全头或向项、肩、背及下肢放射，常可伴有头晕、恶心、呕吐、乏力、虚弱、厌食、畏光、血压偏低、脉搏细弱，严重时有精神迟钝、情绪不稳，电解质失衡和脱水等表现，可认定为低颅压。通常这些表现与体位相关，坐位或立起时症状加重，而卧位或头低位时症状缓解或减轻。

3）发生低颅压的患者可给予头低脚高位或平卧位，鼓励患者多饮水，遵医嘱静脉补充 5% 葡萄糖溶液或平衡液。

3. 脑脊液漏的观察与护理

1）血性脑脊液与血性渗液的鉴别。患者鼻腔、耳道流出淡红色液体，可疑为脑脊液漏，需与血性渗液鉴别。

（1）可将血性液滴于白色滤纸上，若血迹外周有月晕样淡红色浸渍圈，则为脑脊液漏。

（2）可行红细胞计数并与周围血的红细胞计数比较，以明确诊断。

2）血性脑脊液与鼻腔分泌物的鉴别。根据脑脊液中含糖而鼻腔分泌物中不含糖的原理，用尿糖试纸测定或葡萄糖定量检测以鉴别是否存在脑脊液鼻漏。

3）在鼻前庭或外耳道口松松地放置干棉球，随湿随换，记录24h浸湿的棉球个数，以估计脑脊液漏出量。

4）有时颅底骨折虽伤及颞骨岩部，且骨膜及脑膜均已破裂但骨膜尚完整时，脑脊液可经耳咽管流至咽部进而被患者咽下。因此，应观察并询问患者是否经常有血腥味液体流至咽部。

4. 脑神经损伤的观察及护理

1）视神经损伤者，告知患者卧床休息，使双眼得到充分的休息。应在家属或医务人员陪同下下地活动，预防跌倒。观察视力、视野改善情况，让患者多看颜色鲜艳的物品，促进视力、视野改善。

2）嗅神经损害者，告知患者保持生活、工作环境空气新鲜流通，远离有刺激性的化学气体。保持口腔清洁，忌烟酒及辛辣、刺激性食物。

3）面神经损害。

（1）一般面神经损害者，出现眼睛闭合不全或无法闭合、瞬目动作及角膜反射消失、角膜长期外露等，易导致眼内感染，损害角膜。此类患者日间可戴太阳镜，夜间睡觉时可用清洁湿纱布覆盖或戴眼罩，平时可涂抹红霉素软膏预防角膜炎和滴一些有润滑、消炎、营养作用的眼药水预防眼睛干涩，不能用手揉擦、接触眼睛。

（2）进水、进食要缓慢，防止误吸。不能经口进食者可以给予静脉输注营养液或安置喂养管，进食后注意清洁口腔内残留食物，做好口腔护理。

（3）患侧面肌能运动的患者可指导其自行对镜子做闭眼、皱额、示齿、吹口哨等动作，每个动作做 4 个八拍或 2 个八拍，每天 2~3 次，有利于防止麻痹肌肉的萎缩和促进康复。

（4）面瘫患者应注意避免受凉，不用冷水洗脸，避免直接吹风，如吹空调、冲凉水澡等，防止感冒。

5. 安全管理

1）对于烦躁患者应予以双侧床栏保护。征得家属同意后，适当约束患者的四肢，必要时用床单固定于患者胸前，并予专人陪伴护理。

2）对于使用呼吸机烦躁者，可遵医嘱予镇静剂镇静，防止非计划拔管。

3）做好癫痫的预防措施，按时、按量给予抗癫痫药物，保持环境的安静、避免强光刺激。外出检查携带氧气枕，避免因缺氧而诱发癫痫。癫痫大发作时专人守护，将患者头偏向一侧，解开衣扣，将软物垫在上下牙列之间，防止舌咬伤，予以床栏保护，防止坠床。肢体抽搐时保护大关节，不可强行按压肢体，防止脱臼和骨折。

4）颅骨缺损者应避免局部碰撞，以免损伤脑组织，嘱患者在伤后半年左右做颅骨成形术。

第三节　颅内血肿

一、概述

颅内血肿（intracranial hematoma）是颅脑损伤中多见、危险，却又是可逆的继发性病变。由于血肿直接压迫脑组织，常引起局部功能障碍的占位性病变和体征，以及颅压增高的病理生理改变，若未及时处理，可导致脑疝危及生命，早期发现和及时处理可很大程度上改善预后。

根据血肿的来源和部位，颅内血肿分为硬膜外血肿（epidural hematoma，EDH）、硬膜下血肿（subdural hematoma，SDH）和脑内血肿（intracerebral hematoma，ICH）。根据血肿引起颅压增高及早期脑疝症状所需时间，颅内血肿分为特急型（3h 内出现症状）、急性型（3 天内出现症状）、亚急性型（3 天至 3 周出现症状）、慢性型（3 周以上才出现症状）。

硬膜外血肿指出血积聚于颅骨内板与硬脑膜之间，好发于幕上半球凸面，占外伤性颅内血肿的 25%～30%，其中急性型占 85%、亚急性型占 12%、慢性型占 3%。

硬膜下血肿指出血积聚在硬膜下腔，是最常见的颅内血肿，发生率为 5%～6%，占颅内血肿的 50%～60%。其中，急性型发生率最高，其次为慢性型，亚急性型再次。

脑内血肿包括两种类型：①浅部血肿，出血均来自脑挫裂伤灶，多伴有颅骨凹陷性骨折或严重的脑挫裂伤，好发于额叶和颞叶，常与硬脑膜下血肿和硬膜外血肿并存。②深部血肿，多见于老年人，血肿位于白质深处，脑表面可无明显挫伤。

二、临床表现

（一）硬膜外血肿

硬膜外血肿是位于颅骨内板与硬脑膜之间的血肿，多因颅骨骨折或颅骨局部暂时变形致血管破裂，血液积聚于硬脑膜和颅骨之间而形成。血肿多位于颞部、颞顶部和额顶部，与颞部含有脑膜中动、静脉及颅骨撕破有关。其常见于青壮年男性。血肿的大小与病情的轻重关系密切，血肿越大病情越重，易引起小脑幕切迹疝。硬膜外血肿的临床表现主要有以下几个方面。

1. 意识障碍

意识障碍的特点为昏迷—清醒—再昏迷，即中间有清醒期。

2. 颅压增高

颅压增高的表现包括头痛、呕吐、烦躁不安、库欣反应（脉搏减慢、呼吸减慢、血压增高）等。

3. 神经系统体征

血肿不断增大引起颞叶钩回疝时，患者不仅有意识障碍加重、生命体征紊乱，同时出现患侧瞳孔散大、对侧肢体偏瘫等典型症状。

（二）硬膜下血肿

硬膜下血肿是出血积聚在硬膜下腔，多由脑挫裂伤皮质血管破裂引起的出血所致。其症状类似硬膜外血肿，脑实质损伤较重。

1. 急性型或亚急性型硬膜下血肿

1）意识障碍：原发性昏迷时间长，中间清醒期不明显。

2）颅压增高的表现：头痛、呕吐、烦躁不安、库欣反应（脉搏减慢、呼吸减慢、血压增高）等。

3）神经系统体征：生命体征紊乱，同时出现患侧瞳孔进行性散大，对侧肢体渐次加重的瘫痪，呈现典型的一侧化病症。

2. 慢性型硬膜下血肿

慢性型硬膜下血肿是伤后 3 周以上出现症状，血肿位于硬脑膜和蛛网膜之间，具有包膜，好发于老年人。出血大多为脑桥静脉撕伤所致，其次为静脉窦、蛛网膜粒等。

慢性型硬膜下血肿的致病机制：血肿占位引起高颅压，局部脑组织受压，脑循环受阻，脑萎缩及变性，还可引起癫痫发生。慢性型硬膜下血肿的临床表现主要有以下几个方面。

1）颅压增高症状：慢性增高症状，如头痛及眼底水肿等。

2）精神、智力症状：理解力和记忆力减退、反应迟钝、精神失常等。

3）局灶性症状：偏瘫、失语、偏身感觉障碍，但都较轻。

4）婴幼儿患者可出现前囟膨隆、头颅增大。

（三）脑内血肿

与复杂的急性型、亚急性型硬膜下血肿相伴发的脑内血肿是最常见的一种类型。主要发生在额叶或颞叶的白质内，$60\%\sim70\%$ 伴有脑外血肿和脑挫裂伤。其临床表现与前述的复杂的急性型、亚急性型硬膜下血肿相同，实质上是复合性血肿的共同表现。主要表现为颅压增高，以进行性加重的意识障碍为主，若血肿累及重要脑功能区，可出现偏瘫、失语、癫痫等局部症状。

三、辅助检查

（一）硬膜外血肿

CT 检查表现为颅骨内板与脑组织表面之间有双凸镜形或弓形密度增高影，常伴颅骨骨折和颅内积气。

（二）硬膜下血肿

CT 检查示颅骨内板与脑组织表面之间有高密度、等密度或混合密度的新月形或半月形影。

（三）脑内血肿

CT 检查在挫裂伤灶附近或脑深部白质内见到圆形或不规则高密度血肿影，周围有低密度水肿区。

四、诊断及治疗要点

（一）诊断

1）相应临床表现。

2）头颅 CT 检查。

（二）治疗要点

1. 硬膜外血肿

1）非手术治疗。对于神志清楚、病情平稳、血肿量<15mL 的幕上急性型硬膜外血肿可采取非手术治疗。但必须动态观察患者神志、临床症状和行动态 CT 扫描。一旦发现血肿增大，立即改为手术治疗。

2）手术治疗。

（1）钻孔冲洗引流术。

（2）骨窗或骨瓣开颅硬膜外血肿清除术。

2. 硬膜下血肿

1）急性型或亚急性型硬膜下血肿：由于病情急重，一经确诊应尽早手术治疗。

2）慢性硬膜下血肿：保守治疗，一旦出现高颅压症状，应立即手术治疗。

3）手术治疗方式：①钻孔冲洗引流术。②骨窗或骨瓣开颅术。③颞肌下减压或去骨片减压术。

3. 脑内血肿

一般采用骨窗或骨瓣开颅术清除血肿。

五、观察要点

早期发现血肿引起的颅压增高并及时处理，可以很大程度上改善预后。

（一）术前观察要点

1）严密观察意识、瞳孔、生命体征，如有异常及时通知医生。

2）当患者出现剧烈头痛、呕吐加剧、躁动不安等颅压增高的典型症状时，应积极采取措施降低颅压，同时积极做好术前准备工作。

3）颅内血肿位于颅后窝时，应严密观察呼吸变化及是否出现颈项强直症状。

4）急诊入院合并有复合伤的患者应观察尿量，警惕发生休克。

（二）术后观察要点

1）观察患者瞳孔、意识、生命体征的变化。

2）观察患者血压的变化，有原发性高血压患者，遵医嘱使用降压药。

3）观察患者头痛的性质并记录，对症处理。

4）观察患者小便情况，记录小便颜色及量。

六、护理措施

（一）硬膜外血肿的护理

1. 体位与活动

术后患者因脑组织水肿，常伴有高颅压症状，正确的体位有利于静脉回流、减轻脑水肿，帮助患者恢复。

1) 全身麻醉未清醒患者，取平卧位，注意头、颈、肩在一条直线上。

2) 全身麻醉清醒后抬高床头30°，有利于静脉回流，减轻脑水肿。

3) 健侧卧位，伤口部位尽量不受压。

4) 每2h翻身一次，保持受压部位完好、皮肤清洁。

2. 高颅压的观察与护理

血肿清除术后，可能发生再出血及术后脑水肿，都易导致患者出现高颅压，引起小脑幕切迹疝或枕骨大孔疝，直接危及患者生命。因此，严密的病情观察可以及时发现脑疝的前兆，立即处理挽救生命。

1) 密切观察患者意识变化，了解意识障碍程度、有无继续加重。

2) 密切观察患者生命体征的变化，尤其是脉搏、血压、呼吸的变化，判断有无颅压增高的表现。

3) 密切观察患者瞳孔的变化，若一侧瞳孔进行性散大，对侧肢体瘫痪、意识障碍，提示脑受压或脑疝，应立即通知医生进行处理，必要时行CT复查判断是否出血。观察患者有无剧烈头痛或烦躁不安等颅压增高或者脑疝的表现。

3. 引流管的护理

血肿清除术后为了判断患者有无继续出血，大部分患者会安置引流管。引流液的颜色、性状和量可以反映颅内出血情况，密切观察并准确记录引流量可以动态反映颅内情况，以便及时对症处理。

1) 保持引流管通畅、固定，勿折叠、扭曲引流管。

2) 引流管的位置：创腔引流瓶（袋）高度与创口一致，48h后根据引流液性质决定高度。若量多、色浅，适当抬高引流瓶（袋）；若量少、色深，可适当降低引流瓶（袋）。

3) 搬动患者时，先夹闭引流管。

4) 按无菌操作更换引流管，保持引流管连接正确，预防感染。

4. 安全护理

患者术后可能会继发癫痫、躁动等，部分患者还会出现偏瘫、视野缺损、幻觉等表现。采取有效的护理措施，避免患者发生跌倒、坠床等不良事件，可以促进患者早日康复。

1) 细心观察，重视患者主诉，及时发现有价值的临床表现，并给予预见性的护理措施。

2）对于有精神症状、癫痫大发作、视野缺损等表现的患者，留陪护并采取恰当的安全措施。

3）对于偏瘫、感觉障碍的患者，应特别注意防止患者跌倒，定时协助患者翻身，避免发生压疮。

5. 肢体功能锻炼

术后可能发生肢体偏瘫或活动障碍者，严重影响患者的自理能力。因此，促进患者肢体功能康复关系着患者的生活质量，应该特别重视。

1）保持肢体处于功能位置。

2）患者生命体征平稳后应尽早让患者行功能锻炼，促进功能康复。

3）活动障碍的肢体尽量不行静脉穿刺，预防静脉血栓形成。

4）教会患者行功能锻炼，主动配合治疗。

6. 出院指导

脑神经的恢复需要一个过程，需要延长至出院以后。所以，护士应该重视出院指导，以帮助患者促进脑神经恢复，保证定期随访。

1）给予高蛋白质、高热量、高维生素的饮食，如瘦肉、鲫鱼汤、鸡蛋、牛奶等。昏迷或吞咽困难者应采用鼻饲。

2）昏迷、偏瘫或肢体功能障碍患者不能自己翻身，做好皮肤护理，睡气垫床，保持皮肤清洁、干燥，每2h翻身一次，预防压疮。

3）偏瘫或肢体功能障碍患者继续行功能锻炼每天2次，防止关节萎缩或肌肉萎缩。

4）继续服用抗癫痫药物，预防外伤性癫痫发生。切忌剧烈活动，外出按时服药。

（二）慢性型硬膜下血肿的护理

慢性型硬膜下血肿若已形成完整包膜且有明显症状者，可行颅骨钻孔引流术，术后在包膜内放置引流管继续引流，有利于脑组织膨出和消灭无效腔，必要时冲洗。

1. 术前护理

慢性型硬膜下血肿发病人群多为老年人，往往并发有多种基础疾病，术前及时准确的评估，可以及早地对发现的问题给予干预，为手术创造良好的条件。

1）评估患者有无颅压增高，有无肢体活动及感觉障碍。

2）对于年龄较大及有肢体活动障碍的患者，应评估是否为压疮、跌倒、坠床高风险患者。

3）评估患者有无高血压、糖尿病等基础疾病。

2. 术后护理

1）体位与活动。慢性型硬膜下血肿患者术后安置硬膜下引流管进行充分引流，正确的体位可以促进引流更彻底，以及促进之前受血肿压迫的脑组织尽快恢复。

（1）采取去枕卧位或头低足高位，必要时可将床脚垫高，直到引流管拔出，有利于淤血引出。

（2）鼓励患者吹气球，增高颅压。

（3）术后不使用强力脱水剂，亦不严格限制水分摄入，以免颅压过低影响脑膨出。

2）引流管的护理。充分引流关系着手术成功。采取有效的护理措施，保证引流管固定、通畅，有利于血肿清除，加速脑扩张，促进患者早日康复。

（1）引流瓶（袋）应低于创腔 30cm。

（2）保持引流管的通畅，防止压迫、折叠引流管。

（3）注意观察引流液颜色、性状和量。记录 24h 血肿腔的引流量及引流液的颜色：如引流量逐渐减少且颜色变淡，提示血肿腔在缩小。如颜色为鲜红，提示血肿腔又有出血，应及时处理。①搬动患者时，应先夹闭引流管。②每天定时无菌操作更换引流装置，注意手卫生。③根据患者病情，术后 3~5 天可拔出引流管。

3. 出院指导

慢性型硬膜下血肿行颅骨钻孔引流术后仍有一部分患者会复发。因此，出院时要指导患者及其家属发现异常及时就医，以免耽误病情导致更严重的后果。另有部分患者出院时神经功能障碍还未恢复，应指导患者及其家属行康复训练。

1）告知患者及其家属如出现头痛、精神萎靡、肢体活动及感觉障碍等，提示有复发的可能，应及时就医。

2）对有神经功能障碍的患者，应指导其被动活动，且告知家属应循序渐进，不可操之过急，以免引起再出血。

3）指导患者定期门诊随访。

（三）脑内血肿的护理

1. 术前护理

1）严密观察患者意识、瞳孔、生命体征，如有异常及时通知医生。

2）当患者出现剧烈头痛、呕吐加剧、躁动不安等高颅压典型症状时，应积极采取措施降低颅压，同时做好术前准备工作。

3）血肿位于颅后窝时，应严密观察患者的呼吸变化，以及是否出现颈强直。

4）急诊入院合并有复合伤的患者，应观察尿量，警惕发生休克。

2. 术后护理

1）全麻未清醒的患者，取平卧位，注意使患者头、颈、肩处在一条直线上。

2）全麻清醒的患者，抬高床头 30°，有利于静脉回流、减轻脑水肿。

3）保持管道的通畅、无菌，注意观察引流液的颜色、性状和量。

3. 出院指导

在术前，脑内血肿的患者神经被血肿压迫的时间较长，术后可能会出现不同程度的神经功能障碍，包括运动障碍和语言障碍等。在出院时，主管护士应根据患者的神经功能障碍情况，邀请患者家属共同制订患者的出院康复计划，并指导患者家属掌握相关锻炼方法。

第四节 原发性颅脑损伤

一、概述

原发性颅脑损伤指暴力作用于头部后立即发生的脑损伤，主要有脑震荡、脑挫裂伤、原发性脑干损伤、弥漫性轴索损伤。

脑震荡是一种常见的轻度原发性脑组织弥散性损伤，产生暂时的全面性脑的生理性和功能性障碍，而无显著的脑的解剖性和结构性组织损害。

脑挫裂伤也是一种常见的脑组织原发性损伤，不论其损伤程度和损伤范围有何不同，均有脑组织挫伤或裂伤等解剖结构上的损害。

原发性脑干损伤是严重的致命性颅脑损伤，出现在头部受伤当时，因而是一种原发性颅脑损伤。

弥漫性轴索损伤是一种常见的重型原发性脑组织的弥漫性损伤。

二、临床表现

（一）脑震荡

脑震荡是原发性颅脑损伤中最轻的一种，是由头部的旋转加速所致。

1）伤后立即出现短暂意识障碍，持续数秒或数分钟，一般不超过 30min。

2）可出现皮肤苍白、出汗、血压下降、心动徐缓、呼吸微弱、肌张力减低、生理反射迟钝或消失。

3）清醒后大多不能回忆受伤前及当时的情况，称为逆行性遗忘。

4）常有头痛、头昏、恶心、呕吐等症状。

5）无阳性体征，脑脊液检查无红细胞，CT 检查亦无阳性发现。

（二）脑挫裂伤

临床表现因致伤因素、损伤的严重程度和损伤部位不同而有差异。

1）意识障碍是脑挫裂伤突出的临床表现之一，轻者伤后昏迷的时间可为数分钟或数小时，重者可持续数天、数周或更长时间，有的甚至长期昏迷。若为局灶性脑挫裂伤，则可以不出现意识障碍，但可因脑的局灶性损害表现出相应的神经系统阳性体征。

2）挫裂伤若未伤及脑功能区，可无明显的神经系统功能障碍的表现。功能区受损时，可出现相应的瘫痪、失语、视野障碍等神经系统阳性体征，同时伴有不同程度脑水肿和外伤性蛛网膜下腔出血，意识障碍不深的患者可因头痛而躁动不安，伤后可出现呕吐，尤以儿童呕吐频繁。

3）生命体征随损伤程度而发生变化。轻度脑挫裂伤，伤后可能只出现较短暂的生命体征紊乱；重度脑挫裂伤，伤后可发生持续的生命体征紊乱，既可因意识障碍、呼吸道不通畅出现周围性呼吸障碍，亦可因伤情危重而出现中枢性呼吸衰竭。伤后初期由于组织创伤反应，可出现中等发热，若累及间脑或脑干，可导致体温调节紊乱，出现中枢性高热。

（三）原发性脑干损伤

1）患者多出现意识障碍，昏迷程度深、持续时间长，恢复过程慢。
2）中脑损伤患者眼球固定，瞳孔大小、形态变化无常，但对光反射消失。
3）脑桥损伤时双侧瞳孔极度缩小，眼球同向凝视。
4）延髓损伤以呼吸、循环功能紊乱为特点。
5）脑干损伤患者早期即出现典型的去大脑强直或交叉性瘫痪，生命体征与自主神经功能紊乱，出现顽固性呃逆或消化道出血。

（四）弥漫性轴索损伤

病情危重，昏迷时间长、程度深，伤残率和死亡率高。GCS 评分低的患者常发生瞳孔改变，可表现为双侧瞳孔不等、单侧或双侧散大、对光反射消失，同向凝视或眼球分离。

三、辅助检查

（一）CT 检查

作为首选检查，可显示脑挫裂伤的部位、范围和脑水肿的程度。主要表现为低密度区内可见多处散在的斑点状高密度出血灶，临床上常需动态 CT 复查，观察脑水肿的演变及是否发生迟发性颅内血肿。

（二）MRI 检查

可以帮助明确诊断。脑挫裂伤的 MRI 表现可分为不同时期，早期常表现为 T1WI 为低信号、T2WI 为高信号。晚期常遗留残腔、软化灶、胶质增生，残腔周围呈低信号，软化灶和胶质增生表现为长 T1、长 T2 信号。但因 MRI 成像时间长、金属急救设备干扰等，不作为急性期脑挫裂伤的首选检查。

（三）伤口检查

了解受伤的类型、范围和程度。

（四）脑脊液检查

了解患者颅压是否增高，脑脊液是否含有红细胞等。有明显的颅压增高为禁忌。

四、诊断及治疗要点

(一) 诊断

根据患者受伤史、伤后临床表现和 CT 等辅助检查可诊断。

(二) 治疗要点

1. 脑震荡

一般无需特殊治疗，伤后密切观察，卧床休息 5~7 天，给予镇静、镇痛对症处理。多数患者在 2 周内逐渐恢复正常，预后良好。

2. 脑挫裂伤

以非手术治疗为主，减轻继发性损害，维持机体内外环境的生理平衡，促进脑组织的功能恢复，预防各种并发症的发生，严密观察有无继发性血肿的发生。近年来，颅压监护仪的临床使用为脑挫裂伤患者的手术时机提供很好的参考。

3. 原发性脑干损伤

合并脑挫裂伤或颅内出血不严重时治疗与脑挫裂伤相同，合并脑挫裂伤继发脑水肿导致颅压过高甚至出现脑疝者，可行开颅手术，切除破碎脑组织，行脑内外减压术。有研究证明，亚低温治疗持续达到 3 天时虽然不能降低重型颅脑损伤的病死率，但可改善预后；持续 3 天以上或持续至颅压恢复正常，可降低病死率，改善神经功能预后。

4. 弥漫性轴索损伤

目前尚无明确的有效药物和措施，主要采取减轻脑水肿、降低颅压、防止继发性损害等综合处理措施。同样有研究证明尼莫地平联合高压氧治疗有助于改善弥漫性轴索损伤患者的预后。

五、观察要点

1) 严密观察患者意识、生命体征。观察有无复合伤，观察有无高颅压表现。
2) 保持呼吸道通畅，避免发生误吸。
3) 关注患者的营养状态。
4) 避免因不能活动引起并发症。
5) 及时发现颅压增高、脑疝的早期迹象、癫痫发作先兆，并及时处理。

六、护理措施

(一) 非手术治疗护理措施

1. 病情观察

1) 严密观察患者生命体征、意识、瞳孔，及时发现病情变化。

2）有癫痫发作的患者应注意观察发作前的先兆、持续时间及发作类型。

3）注意观察有无上消化道出血等并发症的发生。

4）早期发现继发性颅内出血和高颅压，及时进行手术治疗。

5）早期发现继发性脑神经损害，及时处理。

2. 保护患者安全

1）对于癫痫和躁动不安的患者，给予专人护理。

2）在癫痫发作时注意保护患者。

3）烦躁患者床旁加床栏，在取得家属的同意后，适当约束防止患者受伤。

3. 癫痫的护理

具体参考癫痫相关章节。

4. 解除呼吸道梗阻，防止误吸

1）侧卧位，床旁备吸引器。随时吸出患者呕吐物，口鼻腔分泌物、血块等。

2）立即给患者吸氧。

3）必要时置口咽通气管或行气管插管。

4）注意观察患者的血氧饱和度。

5. 心理护理

对清醒患者做适当的解释，让患者知道某些症状可随时间的延长而逐渐消失，以消除患者的思想顾虑。对于昏迷患者，主动安慰家属，稳定家属的情绪。

6. 健康教育

1）对于轻型患者应鼓励其尽早生活自理和恢复活动，注意劳逸结合。对于瘫痪患者制订具体计划，指导、协助肢体功能锻炼。

2）原发性颅脑损伤有的可留下不同程度的后遗症，某些症状可随时间的延长而逐渐消失。对有自觉症状的患者，应与患者及其家属及时沟通，给予恰当的解释和安慰。鼓励患者保持乐观情绪，主动参与社交活动。

3）有癫痫发作者不能单独外出，指导按医嘱长期定时服用抗癫痫药物。

4）如原有症状加重，应及时就诊。

5）3～6个月后门诊影像学复查。

（二）手术治疗护理措施

1. 术前护理措施

1）心理护理：解释手术的必要性、手术方式、注意事项。鼓励患者表达自身感受。教会患者自我放松的方法。针对个体情况进行针对性心理护理。鼓励患者家属和朋友给予患者关心和支持。

2）饮食护理：急诊手术者应即刻禁食禁饮。择期手术者术前8h禁食禁饮。饱胃患者应行胃肠减压，防止麻醉后食物反流引起窒息。

3）术前检查：协助完善相关术前检查，包括血常规、尿常规、肝肾功能、心肺功能、MRI、CT 等。

4) 术前准备：交叉配血或自体采血，以备术中用血。行抗生素皮试，以备术中、术后用药。剃头、备皮、剪指甲、更换清洁病员服。遵医嘱带入术中用药。测生命体征，如有异常或患者发生其他情况，及时与医生联系。遵医嘱予术前用药。准备好病历、CT 片、MRI 片等以便带入手术室。与手术室人员进行患者、药物核对后，送入手术室。

2. 术后护理措施

1) 全身麻醉术后护理常规：了解麻醉和手术方式、术中情况、切口和引流情况。持续吸氧 2~3L/min。持续心电监护。床栏保护防坠床，必要时行四肢约束。严密监测生命体征。

2) 切口观察及护理：观察切口有无渗血渗液，若有，应及时通知医生并更换敷料。观察头部体征，有无头痛、呕吐等。

3) 饮食护理：术后 6h 内禁食禁饮，6h 后普食。

4) 各管道观察及护理：输液管保持通畅，妥善固定留置针，观察穿刺部位皮肤。导尿管按照导尿管护理常规进行，一般清醒患者术后第 2 天可拔除导尿管，拔管后注意关注患者自行排尿情况。气管插管/气管切开患者按气管插管/气管切开护理常规进行。

5) 疼痛护理：评估患者疼痛情况，注意头痛的部位、性质，结合生命体征等综合判断。遵医嘱给予镇痛剂或非药物治疗，提供安静舒适的环境。

6) 癫痫的观察和护理。

7) 高颅压的观察。

8) 基础护理：口腔护理、导尿管护理、定时翻身、雾化、患者清洁等。

(三) 并发症的处理及护理

1. 上消化道出血

1) 临床表现：胃内抽出咖啡色胃内容物，出现柏油样便、腹胀、肠鸣音亢进，严重者可有呕血或大量便血、面色苍白、脉搏细速、血压下降等休克征象。

2) 处理：严密观察生命体征，遵医嘱应用止血药和抑制胃酸分泌的药物。经胃管用冰生理盐水反复抽吸后注入云南白药等药物止血。必要时行胃肠减压，并做好大量失血的各项抢救准备工作。

2. 癫痫

对于癫痫发作的患者应注意观察发作前的征兆，发作时注意保持呼吸道通畅，保护患者的安全，及时遵医嘱使用抗癫痫药物，并给予患者吸氧，纠正癫痫发作所致的脑缺氧情况，发作后准确记录癫痫发作及持续的时间，以及发作类型等。

3. 颅压增高

1) 遵医嘱按时测量生命体征，严密观察患者神志、瞳孔及生命体征的变化。

2) 患者出现意识障碍加重，呼吸、脉搏减慢，而血压升高等颅压增高典型表现，常提示有颅内血肿或急性水肿，应立即通知医生处理。

4. 肺部感染

1) 临床表现：患者常有发热、痰多，血象增高，肺部出现干/湿啰音。胸部 X 线检查有助于诊断。

2) 鼓励咳嗽排痰，协助患者定时翻身、叩背。不能有效清除呼吸道分泌物者，应给予负压抽吸，必要时可行气管插管或气管切开，有利于保持呼吸道通畅。痰液黏稠者可行雾化吸入。加强口腔护理，以免口咽部细菌误吸入下呼吸道造成感染。

5. 下肢 DVT

1) 临床表现：下肢水肿、浅静脉怒张、患肢胀痛。

2) 处理：严密观察肢体皮肤温度、色泽、弹性及肢端动脉搏动情况。抬高患肢，给患者穿弹力袜促进静脉回流。一旦发生 DVT，应抬高下肢并制动，局部湿热敷，禁止按摩。

第五节　开放性颅脑损伤

一、概述

开放性颅脑损伤指致伤物造成头皮、颅骨、硬脑膜和脑组织与外界相通的损伤。若硬脑膜未破裂、颅腔与外界不相通，则该类颅脑损伤仍然是闭合性颅脑损伤。

开放性颅脑损伤按照致伤原因，可以分为非火器性开放性颅脑损伤和火器性开放性颅脑损伤。非火器性开放性颅脑损伤指由锐器严重撞击、打击头部，导致脑组织、硬脑膜、颅骨及头皮直接或间接暴露于外界的损伤。患者以中青年为主，主要原因有交通事故、高处坠落伤及暴力伤害等。火器性开放性颅脑损伤指火器作为动力所发射的投射物（如枪弹、弹片及其他爆炸飞射物）所致的开放性颅脑损伤，是战争中造成人员伤亡的主要原因。

二、临床表现

（一）非火器性开放性颅脑损伤

1. 全身症状

意识改变、面色苍白、脉搏细数、血压下降、休克、癫痫、颅内感染等。

2. 局部症状

多有面部外伤史，颅面部伤口。严重者可见伤口裂开、颅骨外露、脑脊液外溢，患者也常处于濒危状态。

3. 脑部症状

常见的脑功能损害：偏瘫、失语、偏身感觉障碍及视野缺损等。严重的开放性颅脑损伤可累及脑干或基底核等重要结构，预后不良。

（二）火器性开放性颅脑损伤

组织或脑脊液可自伤口溢出，容易发生颅内继发感染。伤口可出现活跃性的严重外出血，常伴有失血性休克。

三、辅助检查

（一）头颅 CT 检查

普通头颅 CT 可以查看颅内血肿的大小、范围和位置等，也可以提供异物与颅内脑组织的解剖信息。CTA 及 CTV 有助于对患者是否合并颅内动脉或静脉窦损伤进行快速、无创的判断。

（二）MRI 检查

可以作为后续判断脑损伤程度、脑水肿及血肿的检查。一般不作为常规检查。

（三）脑血管造影

可以作为患者颈内动脉或静脉窦损伤的判断依据。

四、诊断及治疗要点

（一）诊断

一般根据患者的致伤因素，结合头颅 CT 等影像学检查和查体，判断是否合并硬脑膜损伤，以此诊断开放性颅脑损伤。

（二）治疗要点

1. 非火器性开放性颅脑损伤

手术清创，有致伤物嵌入者，不可贸然拔出，应在明确伤口走行后进行清创处理。

2. 火器性开放性颅脑损伤

需行颅脑清创术。

五、观察要点

1）严密观察患者意识、瞳孔、生命体征、神经系统体征等，结合其他临床表现评估颅内血肿或脑水肿的进展情况。

2）严密观察患者生命体征，肢端循环及小便量。观察患者有无神志淡漠、面色苍白、四肢厥冷、脉搏细数、血压下降等休克症状，一旦发生应立即通知医生处理，予吸氧、保暖、建立静脉通道，做好抗休克治疗。

3）评估患者全身皮肤情况，判断有无其他部位的合并伤。

4）密切观察肢体有无抽搐，警惕癫痫发生。

六、护理措施

（一）术前护理

1. 急救护理

1）紧急救治：首先争分夺秒处理心搏呼吸骤停、开放性气胸、大出血等危及患者生命的伤情。无外出血表现而有休克症状者，应查明有无头部以外部位损伤，如合并器官破裂等，并及时补充血容量。

2）保持呼吸道通畅：及时清除口鼻腔分泌物。禁用吗啡镇痛（抑制呼吸）。

3）伤口处理：有脑组织从伤口膨出时，外露的组织周围用消毒纱布卷护，再用纱布架空包扎，避免脑组织受压。对插入颅腔的致伤物不可贸然拔出，以免引起颅内大出血。遵医嘱使用抗生素和破伤风疫苗。

4）病情观察：密切观察病情变化，及时发现和处理并发症。如患者意识障碍进行性加重，出现喷射性呕吐、瞳孔散大，应警惕脑疝可能。

2. 术前准备

1）止血及补充血容量：创伤部位出血过多易造成失血性休克，应迅速控制出血，补充血容量。

2）积极完善术前检查，如交叉配血、备皮、药物过敏试验等。

3）对于有休克表现的患者，应快速补液、保暖。

（二）术后护理

1. 高颅压的观察及护理

1）密切观察患者意识、瞳孔、生命体征的变化。若有意识加深、患侧瞳孔进行性散大、血压增高、脉压增大、呼吸深慢、脉搏缓慢有力，呈现库欣反应等高颅压症状，及时通知医生进行处理。

2）观察有无颅内出血的征兆，必要时复查CT。

3）遵医嘱合理使用降颅压药物及止血药物。

4）抬高床头30°，有利于静脉回流。

5）控制高热，预防脑水肿。

2. 术后感染的观察及护理

1）手术部位感染：多发生在术后3~5天，观察切口周围有无红肿、压痛及脓性分泌物，患者有无自诉切口疼痛。保持切口敷料清洁、干燥，敷料有渗血渗液及时更换。保持引流管通畅、无菌，避免引流液反流引起感染。

2）颅内感染：密切观察患者有无头痛、呕吐、发热、嗜睡、谵妄和抽搐、脑膜刺激征等。遵医嘱合理使用抗生素，发热者行物理降温，保持皮肤的完整性，动态监测体温。

（三）出院指导

1. 用药指导

遵医嘱继续服用预防癫痫、健脑、营养神经药物。

2. 伤口护理

1）指导患者密切观察伤口愈合情况，如伤口有渗血渗液及脓性分泌物，应及时到医院就诊。

2）避免患者搔抓伤口，可用75％酒精或络合碘消毒伤口周围，待伤口痊愈后方可洗头。

3）颅骨缺损者注意保护骨窗局部，外出戴防护帽，尽量少去公共场所。

3. 饮食指导

加强营养，进食高热量、高蛋白质，富含纤维素、维生素的食物，发热时多饮水，保持大便通畅。

4. 生活指导

勿用力咳嗽、排便、打喷嚏等，以免增高颅压。注意保暖，预防感冒，防止感染，随时监测体温、头部有无发热症状，及时处理。

5. 功能锻炼

肢体有功能障碍的患者，应坚持行功能锻炼，进行辅助康复治疗（高压氧、针灸、理疗、按摩、助听器等），预防跌倒。

6. 随访复查

3~6个月门诊复查，如出现症状加重、头痛、呕吐、抽搐、不明原因发热，以及手术部位发红、积液、渗液等，应及时就诊。一般术后半年可行颅骨修补术。

参考文献

游潮，黄思庆. 颅脑损伤［M］. 北京：人民卫生出版社，2014.

蔡卫新，贾金秀. 神经外科护理学［M］. 北京：人民卫生出版社，2019.

Carney N，Totten A M，O'reilly C，et al. Guidelines for the management of severe traumatic brain injury, fourth edition［J］. Neurosurgery，2017，80（1）：6−15.

缪建平，茹卫芳. 重型颅脑损伤患者常见并发症的监测及护理［J］. 中华护理杂志，2003，38（6）：435−437.

徐冯斌. 开放性颅脑损伤患者的早期急救和护理［J］. 全科护理，2011，9（14）：1278−1279.

小 结

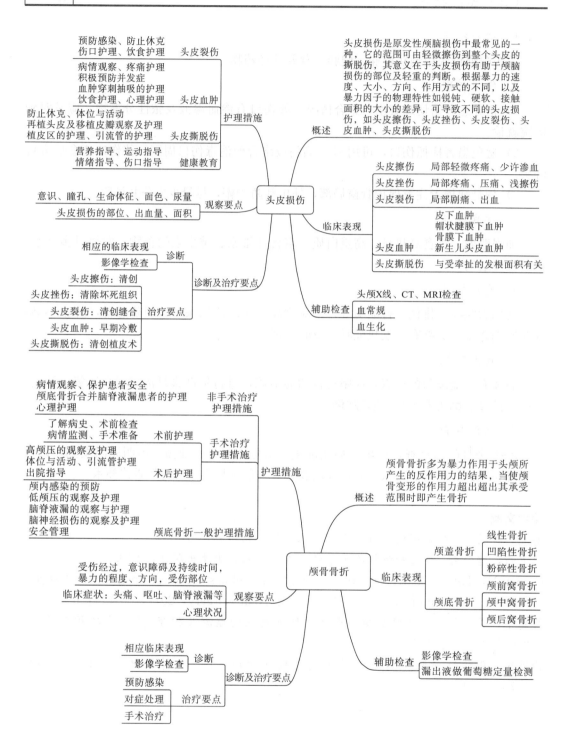

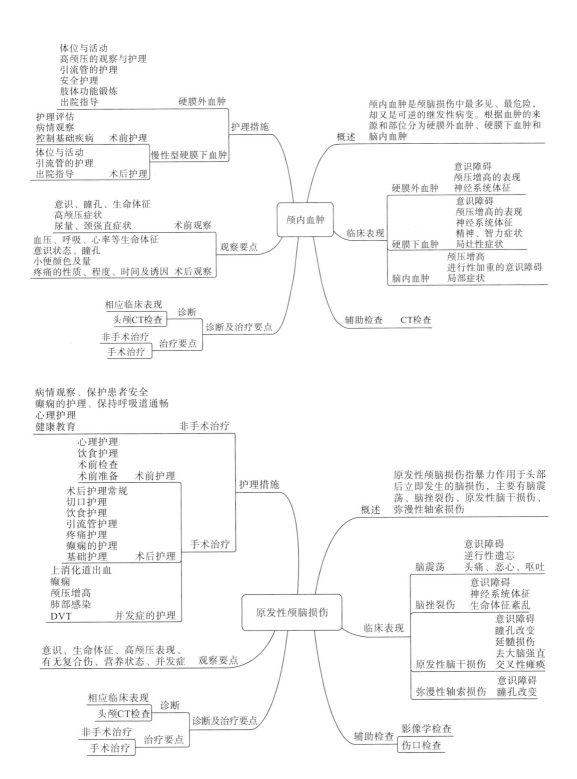

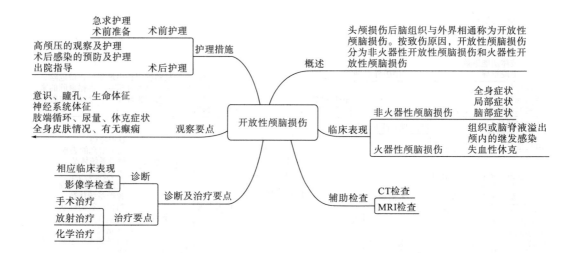

急求护理
术前准备　术前护理
高颅压的观察及护理　　　护理措施
术后感染的预防及护理
出院指导　术后护理

头颅损伤后脑组织与外界相通称为开放性
颅脑损伤。按致伤原因，开放性颅脑损伤
分为非火器性开放性颅脑损伤和火器性开
放性颅脑损伤

概述

意识、瞳孔、生命体征
神经系统体征
肢端循环、尿量、休克症状　　观察要点
全身皮肤情况、有无癫痫

开放性颅脑损伤

临床表现

非火器性颅脑损伤

全身症状
局部症状
脑部症状

火器性颅脑损伤

组织或脑脊液溢出
颅内的继发感染
失血性休克

相应临床表现
影像学检查　诊断
手术治疗　　诊断及治疗要点
放射治疗　治疗要点
化学治疗

辅助检查

CT检查
MRI检查

第十二章　颅内肿瘤患者的护理

第一节　脑膜瘤

一、概述

脑膜瘤（meningioma）起源于蛛网膜帽状细胞，是颅内最常见的原发性肿瘤，约占颅内原发性肿瘤的 2/5。以女性多见，发病高峰年龄在 45 岁，儿童少见。好发部位依次为大脑半球凸面、大脑镰/窦镰旁、蝶骨嵴、桥小脑角、小脑半球、小脑幕、枕骨大孔、岩斜区、脑室内、眼眶内等，颅底脑膜瘤占所有脑膜瘤的 43%～51%。脑膜瘤的确切发病机制尚不明确，研究表明脑膜瘤与年龄、性别、基因突变、电离辐射、代谢状况、药物、职业暴露有关，而与饮食习惯、吸烟、饮酒等无明显关系。脑膜瘤大多边界清楚，附着在硬脑膜上，质地较硬、基底较宽，以挤压周围组织的方式缓慢生长，使邻近的大脑移位。颅底、视神经管等狭窄部位的脑膜瘤可呈梭形、哑铃形等不规则形状，可以包裹血管、神经等结构。大多数脑膜瘤表面光滑，与正常脑组织、神经、血管之间界面清晰，部分牢固附着在相邻的脑组织上，可能为侵袭性脑膜瘤。脑膜瘤相邻颅骨出现骨质增生情况，通常与肿瘤侵入颅骨有关。脑膜瘤切割面通常是坚韧的橡胶状，根据肿瘤血供情况，颜色从白色至棕红色不等。砂粒体丰富的肿瘤可能有砂砾质地。脑膜瘤很少见骨、软骨或脂肪化生。根据 WHO 神经系统肿瘤分级方法，脑膜瘤仍分为 3 级，分级取决于核分裂象、脑实质浸润及特定组织学体征，标准如表 12-1-1。

表 12-1-1　WHO 神经系统肿瘤分级

分级	核分裂象、脑实质浸润及特定组织学体征
WHO 1 级	每 10 个高倍视野（HPF）<4 个核分裂象，无脑实质浸润
WHO 2 级	每 10 个 HPF 有 4～19 个核分裂象，或脑实质浸润，或同时存在下列三种形态学改变情况：凝固性坏死、片状结构、突出的核仁、细胞密度增高和小细胞化
WHO 3 级	每 10 个 HPF 核分裂象≥20 个

二、临床表现

（一）无症状性脑膜瘤

多为体检或其他疾病检查所发现，诊断时无肿瘤相关临床表现。

（二）症状性脑膜瘤

主要是肿瘤压迫邻近结构引起神经功能障碍、侵犯或刺激脑组织诱发癫痫，以及瘤体大、脑脊液循环障碍、静脉引流障碍、脑水肿等引起头痛、呕吐、视神经乳头水肿等高颅压相关症状及体征。脑膜瘤常见的临床表现依次为头痛、局灶性脑神经受损症状、癫痫发作、认知功能改变、肢体无力、头晕或眩晕、共济失调或步态改变、感觉异常、眼球突出、晕厥等。脑膜瘤所引起的神经功能障碍主要与脑膜瘤的生长部位密切相关。癫痫发作是大脑半球凸面脑膜瘤或窦镰旁脑膜瘤的主要临床表现，以全面性发作最常见。嗅沟等前颅底体积大的脑膜瘤可引起行为、性格及心理等改变。视神经鞘脑膜瘤可表现为进行性单侧视力障碍、眼球突出等。鞍结节和鞍膈脑膜瘤常引起视力、视野障碍，垂体功能紊乱较少见。鞍旁、蝶骨嵴内侧脑膜瘤引起视力视野改变。海绵窦和岩骨脑膜瘤可引起三叉神经痛或眼痛。岩斜区脑膜瘤可表现为共济失调和相应脑神经受损症状。桥小脑区脑膜瘤可出现听力下降、耳鸣等症状。

三、辅助检查

影像学检查是目前脑膜瘤最主要的诊断评估方法。

1. CT 检查

CT 检查的典型特征为等密度肿块，肿瘤较易漏诊，肿瘤较大时可伴有占位效应和水肿。CT 检查可评估瘤体与邻近骨性结构的关系。

2. CTA 检查

能显示动脉与瘤体的关系及在瘤内的走向，有助于规划脑膜瘤手术方案。

3. MRI 检查

评估肿瘤瘤体和肿瘤与周围组织结构关系的首选检查，也可用于脑膜瘤的血供评估。

4. MRV 检查

可为窦旁脑膜瘤提供有关静脉窦受累与否和侧支静脉引流的情况。

四、诊断及治疗要点

（一）诊断

只凭临床症状和体征诊断较为困难，多结合神经放射学检查。脑膜瘤 CT 上表现为均匀的等或稍高密度，占位强化均一。在儿童型肿瘤，囊变和出血较多见而钙化少见，肿瘤位于脑实质内，不与脑膜和颅骨粘连。MRI 检查多表现皮质样 T1 和 T2 信号，占位均质强化，可见周围有包绕流空血管征。肿瘤的部位和特征表现有助于鉴别诊断。

（二）治疗要点

1. 动态观察

对于偶然发现的脑膜瘤、无症状且肿瘤直径小于 3cm 的脑膜瘤或老年无症状脑膜瘤，建议动态观察。

2. 手术治疗

进展性脑膜瘤或症状性脑膜瘤首选手术治疗，手术治疗的目的为切除病变、缓解肿瘤引起的相关症状，根据所获标本明确病理性质和分子靶点等，为后续的治疗提供依据。手术治疗的基本原则为最大限度地安全切除肿瘤、降低复发率，同时尽量保留神经功能，改善术后生活质量。肿瘤的切除程度与肿瘤部位、大小、质地，以及肿瘤与毗邻重要血管神经的关系密切相关。脑膜瘤的预后与肿瘤切除的范围密切相关。

Simpson 1957 年将脑膜瘤手术分为 5 级。

Ⅰ级：肉眼全切除肿瘤及其附着的硬脑膜、异常颅骨和肿瘤起源的静脉窦。

Ⅱ级：肉眼全切除肿瘤，电凝附着的硬脑膜。

Ⅲ级：全切硬脑膜内的肿瘤。

Ⅳ级：部分切除肿瘤。

Ⅴ级：只做减压术和（或）活检。

大脑凸面脑膜瘤应做到 Simpson Ⅰ级切除，可将受累的矢状窦壁切除，做窦的重建。颅底的脑膜瘤应做到 Simpson Ⅱ级切除。

3. 放射治疗

主要用于无症状且体积小的脑膜瘤、术后残留或复发性脑膜瘤、高龄患者及全身情况差不能耐受手术的患者。

4. 药物治疗

主要用于无法行手术治疗或放射治疗的患者，目前尚无疗效明确的药物。

五、观察要点

（一）术前观察

密切观察患者意识、瞳孔、生命体征、视力视野、疼痛、癫痫发作等。

（二）术后观察

严密观察并记录患者意识、瞳孔、生命体征、肢体活动、切口、各类管道、皮肤情况。

六、护理措施

（一）术前护理

1. 一般护理

脑膜瘤患者可存在各种神经功能症状，术前做好患者评估，如意识、瞳孔、生命体征、肢体活动情况等。

2. 颅压增高的护理

观察患者有无疼痛、呕吐及视神经乳头水肿等颅压增高的表现。发现颅压增高，遵医嘱使用脱水剂、利尿剂等治疗。使用药物后注意观察有无不良反应。若患者有颅压增高表现，应嘱患者绝对卧床休息，避免引起颅压增高的因素，如情绪激动、用力排便、剧烈咳嗽等。根据病情决定是否使用镇痛剂、镇静剂，避免掩盖病情。

3. 饮食护理

术前应戒烟酒，避免烟酒刺激使呼吸道分泌物增多影响麻醉及手术。给予高蛋白质、高维生素、高热量、易消化的食物或静脉输入营养液，提高机体的抵抗力和术后组织修复能力。保持口腔的清洁，预防口腔感染。保持大小便通畅，避免用力排便。

4. 安全管理

1）对于存在视力、视野、意识障碍，偏瘫，听觉障碍者，病房布局应合理，物品摆放整齐。保持地面清洁、干燥，防止滑倒及摔伤。外出检查或活动时应有专人陪护。卧床时应予床栏保护，预防坠床。

2）对于有精神症状的患者，应密切观察患者精神、意识、思维及情绪变化，饮食及睡眠情况，及时了解患者心理变化。还应保持病房环境安静，避免不良刺激。专人看护，加强巡视，防止患者自伤或伤人，遵医嘱使用抗精神病药物。使用抗精神病药物时还应注意观察药物的不良反应。合理使用约束带约束肢体，注意肢端循环情况，约束带松紧度应适宜。

5. 癫痫的观察及处理

1）密切观察患者有无癫痫先兆，一旦发现有癫痫先兆，立即通知医生处理，预防癫痫发作。若癫痫发作，确保患者安全，立即配合医生积极进行抢救处理。

2）癫痫发作的处理：癫痫发作时，迅速解开衣扣，保持呼吸道通畅，如有呕吐物或分泌物需及时清除，予以吸氧。遵医嘱静脉缓慢推注地西泮，推注过程中注意观察患者呼吸情况。肢体抽搐时要保护大关节，切记不可强行按压肢体，以防骨折、脱臼。保持病房环境安静，避免声光刺激，操作治疗集中进行，动作轻柔。密切观察抽搐发作时的情况，注意观察意识、瞳孔的变化，抽搐的部位、持续时间、间隔时间等并做好记录。对于口服镇静剂、抗癫痫药物的患者，应做好服药及用药注意事项指导。若出现癫痫持续状态，应遵医嘱使用抗癫痫药物控制症状，同时应注意保持呼吸道通畅，防止窒息和肺部感染。

6. 心理护理

给患者介绍疾病相关知识，使其树立治疗的信心，鼓励患者家属及朋友给予患者支持及关心。耐心倾听，鼓励患者表达自己内心的感受，避免其过度担心、焦虑。对于存在个体情况的患者进行针对性的心理护理。向患者及其家属解释手术的必要性、术前的注意事项、手术方式，积极、耐心解答患者疑问。让患者保持平和的心态，积极配合治疗。

7. 术前准备

1）术前医护共同核查双核表内容是否完善，如有遗漏及时整改。

2）术前积极完善相关检查，如心电图、CT检查、脑血管造影、交叉配血、血型、凝血功能、肝肾功能、电解质、血常规等。

3）根据医嘱准备手术带药，做好手术标识粘贴。

4）术前8h嘱患者禁食禁饮，术前2h进食专用营养粉。

5）建立静脉通道，术晨更换清洁病员服，告知患者勿佩戴首饰，有活动义齿需取下。

6）术晨与手术室工作人员进行患者姓名、住院号、病历、影像资料、药物、手术标识核对，双方核对无误后，送患者入手术室。

（二）术后护理

1. 密切观察

术后患者返回病房，遵医嘱安置心电监护、低流量吸氧，保持呼吸道通畅，预防误吸。予以床栏保护，防止坠床，必要时保护性约束四肢。了解患者麻醉方式、手术方式、术中情况、切口和引流情况，严密观察患者意识、瞳孔、生命体征变化，并做好记录。观察切口情况，敷料有无渗血渗液，如出现渗血渗液，及时通知医生进行更换。

2. 体位与活动

全身麻醉清醒前，患者取平卧位，同时避免切口受压。全身麻醉清醒后，床头可抬高15°~30°。体积较大的肿瘤切除后，因瘤腔留有较大空隙，24~48h内手术区应保持在高位，防止突然翻动时脑和脑干移位，引起大脑上静脉断裂出血。术后1~3天，患者以半卧位为主，适当增加床上运动。手术3天后，以半卧位为主，可在搀扶下适当下床活动。

3. 管道护理

各类管道均需保持通畅，妥善固定，避免折叠、弯曲、压迫。颅内引流管与外接引流瓶（袋）接头连接应牢固，防止脱出，翻身或外出检查时避免引流管牵拉、扭曲。告知患者及其家属引流的目的及其重要性，切勿自行拔除管道。引流管应根据种类和安装目的调整放置的位置。严密观察引流液的颜色、性状和量，并做好记录。正常情况手术后1~2天引流液为淡血性，颜色逐渐变淡，如引流液颜色逐渐加深或者突然引流出大量血性液体，应考虑是否有出血，及时通知医生进行处理。引流液突然减少或无引流液流出，应考虑是否管道堵塞，及时通知医生，可采取降低引流瓶（袋）高度、自近端向远端轻轻挤压、旋转引流管方向等方法进行处理。如仍未通畅，则需严密观察患者意识、瞳孔变化，警惕再出血的发生。拔管时间需根据引流液的颜色、量，引流目的及患者情况综合决定。同时，保持会阴部清洁，每天行尿道口护理，根据患者术后情况决定拔除导尿管时间。拔除导尿管后应关注患者自行排尿情况。

4. 饮食护理

清醒患者术后 6h 可先进温开水，无呛咳、恶心、呕吐的情况下可进流质饮食，逐步过渡为半流质饮食及普食。饮食以高蛋白质、高维生素、低盐、低脂、清淡、易消化食物为主。

5. 特殊患者护理

对于肢体活动障碍者，给予肢体功能锻炼，预防 DVT，瘫痪肢体放置功能位。对于感觉障碍者，禁用热水袋，以防烫伤。

6. 并发症的观察及护理

1）颅内出血：颅内出血是术后最严重的并发症。如发现和处理不及时可导致脑疝的发生，从而危及患者生命。①严密观察患者生命体征和神志、瞳孔的变化，是否有剧烈头痛、喷射性呕吐、意识障碍逐渐加深、一侧瞳孔逐渐散大、对侧肢体瘫痪进行性加重的颅压增高的表现。②密切观察手术切口处敷料有无渗血渗液，头部引流管是否通畅，引流液的颜色、性状和量。③密切监测颅压，如患者出现躁动，积极排查躁动原因，排除颅外原因和颅内血肿、颅压增高等情况后，可使用镇静剂。④既往无高血压病史患者突然出现血压升高，脉搏、呼吸减慢等症状时，勿盲目使用降压药，及时复查 CT 排除颅内出血后，可遵医嘱对症用药。

2）脑水肿：术后 48～72h 处于脑水肿高峰期，可取头部抬高 15°～30°，以利于脑部静脉回流，减轻脑水肿，准确记录尿量。

3）颅内感染：预防引流液反流感染，更换引流装置时需按照无菌原则操作，遵医嘱合理使用抗生素。

4）癫痫：癫痫发作多发生于脑水肿高峰期，由脑组织缺氧，大脑皮质运动区受手术刺激所致。当脑水肿消退，脑血液循环改善后，癫痫亦不再发作。嘱咐患者按时服抗癫痫药物，癫痫发作时常用地西泮静脉注射或肌内注射。护理上应采取安全保护措施，患者平卧，减少声光刺激，床旁备开口器、舌钳、压舌板，并专人陪护，保护患者避免受伤，并防止误吸的发生。

7. 健康教育

1）疾病预防：避免有害因素侵袭（促癌因素），避免或尽可能少接触有害物质。提高机体对肿瘤的免疫力。

2）饮食指导：进食高热量、高蛋白质、富含纤维素、维生素丰富、低脂、低胆固醇食物，增强机体抵抗力，促进康复。

3）用药指导：有癫痫病史的患者，遵医嘱按时、定量口服抗癫痫药物。不可突然停药、改药及增减药量，以避免加重病情。

4）康复训练：对肢体活动障碍者，加强肢体功能锻炼，户外活动必须有专人陪护，防止意外发生。鼓励患者经常做主动和被动运动，防止肌肉萎缩。语言困难者要训练发声，促使功能恢复。

5）注意休息：避免过于劳累和重体力劳动，行动不便者要防止跌倒，最好专人陪护。

6）心理护理：保持积极、乐观的心态，积极自理个人生活。鼓励恶性脑膜瘤患者坚持放射治疗，定期复查，保持良好的心态，从而增强与疾病做斗争的信心和毅力。

7）复诊：术后 3~6 个月门诊复查 CT 或 MRI。突然出现原有症状加重，如头痛、头晕、恶心、呕吐、抽搐、肢体乏力、视力下降等，应及时就诊，以免耽误病情。

第二节　垂体腺瘤

一、概述

垂体腺瘤（pituitary adenoma）是一组在垂体前叶和后叶及颅咽管上皮残余细胞发生的良性肿瘤，发病率在颅内肿瘤中排名第二，占颅内肿瘤的 10%~15%，人口发病率为 8.2%~14.7%，尸体解剖的发现率为 20%~30%。垂体腺瘤的发病原因可能与遗传、下丘脑异常生理调节、垂体癌基因改变、环境等因素有关。此组肿瘤以前叶腺瘤为主，后叶少见。起病年龄多为 30~50 岁，女性多于男性。

垂体腺瘤分类方法复杂，主要包括：①根据激素分泌类型，分为功能性垂体腺瘤（65%~85%）及无功能性垂体腺瘤（20%~35%），前者包括催乳素腺瘤、生长激素腺瘤、促肾上腺皮质激素腺瘤、促性腺激素腺瘤、促甲状腺激素腺瘤及混合性垂体腺瘤。②根据肿瘤大小分为微腺瘤（直径<1cm）、大腺瘤（直径 1~3cm）和巨大腺瘤（直径>3cm）。③结合影像学、术中所见和病理学分为侵袭性垂体腺瘤和非侵袭性垂体腺瘤。此外，不典型垂体腺瘤表现为 Ki-67>3%、P53 染色广泛阳性、细胞核异型性，临床上有符合 2 点及以上可诊断为不典型垂体腺瘤。

二、临床表现

（一）头痛

头痛是垂体腺瘤患者最常见的主诉，但发生机制尚不明确。有研究指出，垂体腺瘤主要通过内分泌因素造成头痛。约 2/3 患者出现头痛症状，主要位于眶后、前额和双颞部，程度较轻，呈间歇性发作。垂体卒中、瘤体突然增大等情况可能会引起突发剧烈头痛。

（二）视觉障碍

肿瘤压迫视神经通路，出现视觉障碍。

（三）肿瘤压迫邻近组织引起的症状

垂体腺瘤向周围延伸，累及不同的部位则产生相应症状：①侵入额叶引起精神症状、癫痫、嗅觉障碍。②压迫脑干，可出现交叉性麻痹、昏迷等。③压迫垂体柄和下丘脑，可出现尿崩症和下丘脑功能障碍。④突入蝶窦、鼻腔和鼻咽部，可出现鼻出血、脑脊液漏，引起颅内感染。⑤侵入海绵窦，肿瘤向两侧生长，包绕海绵窦，影响第Ⅲ、Ⅳ、Ⅵ对脑神经及第Ⅴ对脑神经眼支功能，引起眼睑下垂、瞳孔对光反射消失、复视、眼球运动障碍及面部疼痛等海绵窦综合征表现。

（四）内分泌紊乱

功能性和无功能性垂体瘤的临床表现有所不同。

1. 功能性垂体腺瘤

①催乳素腺瘤：最常见类型，育龄女性患者常出现停经溢乳综合征，表现为不同程度的自发或触发溢乳，月经稀少甚至闭经，或会影响排卵，引起不孕等，血清雌激素水平低的患者可出现乳腺萎缩、阴毛脱落、外阴萎缩、阴道分泌物减少及骨质疏松等症状。男性患者症状不显著，可能出现性欲下降、性功能障碍等。②生长激素腺瘤：成人肢端肥大症，儿童或青春期巨人症，病程长者还可有心血管系统和呼吸系统受累症状，如心肌肥厚、心脏扩大、心律不齐、心功能减退、打鼾和睡眠呼吸暂停等。③促肾上腺皮质激素腺瘤：可导致库欣病，表现为高血压、向心性肥胖、满月脸等，长期高皮质醇暴露会导致患者抑郁、焦虑。④促性腺激素腺瘤，女性患者主要表现为月经不规律、异常子宫出血、不孕不育、卵巢过度刺激综合征，男性患者主要表现为睾丸肥大和性功能障碍。⑤促甲状腺激素腺瘤：可导致不同程度的甲亢，包括心悸、多汗、大便次数增加、体重下降、易激惹、失眠，甲状腺不同程度肿大，伴有结节等，部分患者并发甲亢性周期麻痹、甲亢性心脏病和甲亢危象，一般不伴有突眼、黏液性水肿等自身免疫性甲状腺疾病的相关表现。

2. 无功能性垂体腺瘤

临床症状不明显，症状出现较晚。主要表现为压迫症状，可出现视力降低、视野缺损、尿崩症、性欲降低等。

三、辅助检查

（一）垂体功能及靶腺功能检查

垂体功能检查包括垂体前叶功能检查和垂体后叶功能检查，了解垂体激素分泌是否正常。靶腺功能检查包括甲状腺功能、肾上腺皮质功能和性腺功能等的检查。

（二）影像学检查

影像学检查在垂体腺瘤的诊断、鉴别诊断，以及术后残留、并发症及复发的评价上有着重要的地位。目前 MRI 检查是垂体腺瘤的首选影像学检查方法，部分需要鉴别诊断的情况下可以选择加做 CT 检查。

鞍区动态增强扫描有助于发现垂体微腺瘤，占位性病变多呈圆形、椭圆形，边界清晰，T1WI 上多呈等、低信号，T2WI 上多呈等或稍高信号，可伴有囊变或出血，少数可见钙化，增强后呈均质强化。CT 扫描可见蝶鞍区扩大。垂体腺瘤放射治疗前后应做垂体增强 MRI 检查，放射治疗后的复查间隔及观察时限参照肿瘤放射治疗的基本要求。

四、诊断及治疗要点

（一）诊断

1. 相应的临床表现

不同垂体腺瘤患者的临床表现有所不同，应分别辨认。

2. 内分泌检查

1）催乳素腺瘤：催乳素>150μg/L 并排除其他特殊原因引起的高催乳素血症。血清催乳素<150μg/L，应结合具体情况谨慎诊断。

2）生长激素腺瘤：机体血清生长激素水平受到多重因素影响，不建议用单纯随机生长激素水平诊断，应行葡萄糖生长激素抑制试验。如果负荷后血清生长激素谷值<1.0μg/L，可以排除垂体生长激素腺瘤。同时需要测定血清类胰岛素生长因子 1（IGF-1）。当患者血清 IGF-1 水平高于与年龄和性别相匹配的正常值范围时，判断为异常。

3）促肾上腺皮质激素腺瘤：血皮质醇昼夜节律消失、促肾上腺皮质激素（ACTH）正常或轻度升高、24h 尿游离皮质醇（UFC）水平升高。库欣病患者的小剂量地塞米松抑制实验（LDDST）不能被抑制，大剂量地塞米松抑制实验（HDDST）能被抑制。有条件的医院进行岩下窦静脉取血测定 ACTH 水平有助于提高库欣病和异位 ACTH 综合征的鉴别诊断。

4）促性腺激素腺瘤：可能出现血清促卵泡生成素水平正常或升高，黄体生成素水平下降，雌二醇水平升高，催乳素水平升高。

5）促甲状腺激素腺瘤：血浆甲状腺素水平升高，促甲状腺激素水平多数升高，少数在正常范围。

（二）治疗要点

1. 手术治疗

手术是治疗垂体腺瘤的首选，可以通过切除肿瘤来缓解视力下降等周围结构长期受压产生的临床症状，纠正内分泌紊乱，保留正常垂体功能，明确肿瘤组织学诊断。

1）经鼻腔-蝶窦入路手术切除。绝大部分垂体腺瘤可采用，其适应证：①存在症状的垂体腺瘤卒中。②垂体腺瘤的占位效应引起压迫症状，可表现为视神经、动眼神经等临近脑神经等受压症状，以及垂体受压引起的垂体功能减退，排除催乳素腺瘤后应首选手术治疗。③难以耐受药物不良反应或对药物治疗产生抵抗的催乳素腺瘤及其他高分泌功能的垂体腺瘤。④垂体部分切除和（或）病变活体组织检查术。垂体起源且存在严重内分泌功能表现的病变可行垂体探查或部分切除手术。垂体病变术前不能判断性质但需治疗者，可行活体组织检查明确其性质。经鼻腔－蝶窦入路手术的选择还需考虑以下因素：瘤体的高度、形状、质地与血供情况，鞍膈面是否光滑完整、颅内及海绵窦侵袭范围、鼻窦发育与鼻腔病理情况、患者全身状况及手术意愿。

2）开颅垂体腺瘤切除手术。有经额下入路和经翼点入路两种手术方法，其适应证：鼻腔存在感染的患者，或存在经蝶窦入路手术禁忌的患者。

3）联合入路手术。适应证包括肿瘤主体位于鞍内、鞍上，向鞍旁发展，肿瘤呈哑铃形，经蝶窦入路手术难以全切的患者。

2. 药物治疗

催乳素腺瘤首选药物治疗。溴隐亭作为多巴胺激动剂，药物治疗可使 90％的肿瘤体积缩小，催乳素水平下降。垂体靶腺功能减退常用泼尼松、甲状腺素、睾酮类和雌激素等治疗。

3. 放射治疗

常用于术后残留或复发者；侵袭性生长或恶性者；催乳素腺瘤药物治疗无效或不能耐受不良反应，同时不能或不愿接受手术治疗者。放射治疗是垂体腺瘤的辅助治疗手段，包括常规放射治疗、立体定向放射外科/放射治疗。

五、观察要点

（一）术前观察

观察患者疼痛的性质、程度、时间及诱因。

（二）术后观察

严密观察并记录患者的生命体征、意识、瞳孔、语言、肢体活动情况。准确记录液体输入量、尿量及引流量。经鼻腔－蝶窦入路手术患者，需严密观察鼻孔有无清亮透明、呈水样的液体流出。

六、护理措施

（一）术前护理

1）经鼻腔－蝶窦入路者，加强口腔护理、鼻腔护理，指导患者锻炼张口呼吸。术前 1 天修剪胡须和鼻毛，给予患者清洁鼻腔部，防止术中感染。

2）有视力、视野障碍的患者，需要及时、准确地进行术前评估，行跌倒、坠床预防宣教，外出活动或检查应有专人陪伴，避免意外发生。合理布置病房环境，保持地面干燥、清洁，避免患者滑倒或摔伤。

3）用药护理：溴隐亭是我国推荐治疗催乳素腺瘤的首选药物。初始剂量为 0.625~1.25mg/d，建议睡前同点心一同服用，减少胃肠道不适和直立性低血压等不良反应；7.5mg/d 为有效治疗剂量，如果肿瘤体积和催乳素水平控制不理想，则可以逐步加量至 15mg/d，不建议 15mg/d 以上的大剂量用药，而是建议改用卡麦角林治疗。

4）其他术前准备按神经外科手术术前常规进行，完善相关检查。①血常规、尿常规、血型。②凝血功能、肝肾功能、血电解质、血糖、感染性疾病筛查。③心电图、胸部 X 线检查。④颅底薄层 CT 检查。⑤垂体 MRI 检查。同时做好患者的心理护理。

（二）术后护理

1. 体位与活动

经开颅入路手术的患者，术后平卧至全身麻醉清醒。经蝶窦入路手术的患者，麻醉清醒后应半卧位，有利于硬脑膜粘连愈合，促进术后切口引流。肿瘤体积较大的患者，术后 24h 内瘤腔保持高位，搬动或翻动过程轻柔，以免造成脑组织移位。引流管拔除后，病情稳定的患者可以早期下床活动，循序渐进，促进快速康复。

2. 饮食护理

经蝶窦入路手术的患者，应暂停经口进食，以免发生感染。经开颅入路手术的患者，全身麻醉清醒后可进流质饮食，逐渐过渡至普食。注意患者吞咽功能的评估，避免饮水呛咳。若呕吐严重，应予以中枢性止吐药，禁食和肠外营养时间适当延长。

3. 并发症护理

1）脑脊液漏：护士应当密切观察病情变化，特别是注意伤口、耳、鼻处有无脑脊液漏发生。若出现脑脊液漏，应立即通知医生。实验室检查结果显示糖>2mmol/L、蛋白质>45mmol/L，即可判断流出液体为脑脊液。护士需嘱患者绝对卧床休息，禁用棉球、卫生纸填塞鼻腔。

2）术后出血：表现为术后数小时内出现头痛伴视力急剧下降，甚至意识障碍、高热、尿崩症等下丘脑紊乱症状。应立即复查 CT，若发现鞍区或脑内出血，要采取积极护理和治疗，必要时再次经蝶窦或开颅手术清除血肿。

3）术后视觉障碍：肿瘤位于鞍区，若发生术区出血、鞍内填塞物过紧、急性空泡蝶鞍、视神经血管痉挛导致急性视神经缺血等情况，会导致暗区压力增加，进而出现视力障碍。若出现视力障碍应尽早复查 CT，发现出血应尽早手术治疗。护士应注意病房环境，使患者安静休息。

4）术后感染：多继发于脑脊液漏患者。常见临床表现包括体温超过 38℃或低于 36℃；有明确的脑膜刺激征、相关的颅压增高症状或临床影像学证据；腰椎穿刺脑脊液检查可见白细胞总数>500×10^6/L 甚至 1000×10^6/L，多核>0.80，糖<2.8mmol/L，蛋白质>0.45g/L，细菌涂片阳性发现，脑脊液细菌学培养阳性。同时酌情增加真菌、肿瘤、结核及病毒检查以利于鉴别诊断。遵医嘱使用能够通过血-脑屏障的抗生素，尽可能采用静脉途径，一般不推荐腰椎穿刺鞘内注射给药，必需时可增加脑室内途径。合并多重细菌感染或者合并多系统感染时可联合用药。

5）中枢性尿崩症：患者表现为多尿、多饮、多渴，每天尿量＞4000mL。术后严密观察24h尿量，监测水、电解质和尿比重，警惕水、电解质失衡。如发生低钠血症、低钾血症，应及时查看检验结果，立即通知医生并按医嘱处理，纠正水、电解质失衡，维持正常血容量。必要时遵医嘱给予醋酸去氨加压素片（弥凝）等口服或垂体后叶素注射，补充水、电解质。注意有无合并肾上腺皮质功能和甲状腺功能不全，注意排除因补液过多、脱水或利尿剂引起的多尿。大多数尿崩症患者会在3天内缓解，若至出院时未发生尿崩症，应在术后7天复查血钠水平。

6）垂体功能减退：垂体腺瘤的治疗除需切除和控制肿瘤的发展，还需将激素维持至正常水平。术后第12周行内分泌学评估，如果发现垂体或靶腺功能不足，给予内分泌替代治疗。

4. 健康教育

1）营养支持：加强患者营养，多进食高热量、高蛋白质、低盐、低脂、易消化食物，禁忌暴饮暴食，少食辛辣食物。

2）脑脊液漏的预防：经蝶窦入路手术的患者应避免抠鼻、咳嗽、打喷嚏、屏气及大幅度改变体位等，禁忌暴饮暴食，少食辛辣食物，以免大便干燥造成排便用力，继而导致脑脊液鼻漏。如出现鼻腔内有量多、质清透液体，应及时入院就诊。

3）术后随访：术后第1天及出院时行垂体激素检测及其他相关检查，如视力、视野等，详细记录患者症状、体征变化，推荐早期（术后1周）垂体增强MRI检查。术后第6~12周进行垂体激素及相关检测，以评估垂体及各靶腺功能。术后3个月复查垂体MRI。患者病情平稳后，可每3个月评估垂体及各靶腺功能，根据术后3个月随访结果，在术后6个月选择性复查垂体激素水平和垂体MRI等相关检查。对有并发症的患者应每年进行1次并发症的评估。术后5年，适当延长随访间隔时间，推荐终身随访。经内镜手术的患者，建议在术后第2~4周行鼻内镜复查鼻腔情况，减少鼻腔并发症的发生。

第三节　颅咽管瘤

一、概述

颅咽管瘤（craniopharyngioma）是一种良性的先天性颅内肿瘤，大多起源于鞍上区垂体柄，小部分起源于蝶鞍，极少数起源于视觉系统或第三脑室内。目前认为，侵袭性生长是该肿瘤不同于蝶鞍区其他良性肿瘤的最主要特征。本病是颅内最常见的先天性肿瘤，可发生于任何年龄，发病年龄呈双峰样，好发于5~15岁和45~60岁，70%发生于15岁以下。目前关于颅咽管瘤的病因及发病机制尚不完全清楚，比较认可的学说有两种：胚胎残余学说、成熟细胞化生学说。大多数颅咽管瘤同时包含实性和囊性成分，囊内充满含有胆固醇结晶的浑浊液体。颅咽管瘤是上皮肿瘤，在中枢神经系统肿瘤分类中被分为釉质细胞型和乳头型两类。尽管组织学上颅咽管瘤为良性，但其生物学行为常表现为侵袭性，加之切除困难、肿瘤大小及肿瘤钙化等诸多因素影响，复发率较高，治疗效果欠满意，通常会缩短患者寿命，总体预后不良。

二、临床表现

颅咽管瘤为良性肿瘤，生长缓慢，病史较长，在确诊前症状通常已经存在1年或以上。视觉症状很常见，大多数患者的正式眼科评估可见视觉障碍。临床表现可分为肿瘤占位效应引起的颅压增高症状及肿瘤局部压迫引起的视力障碍、内分泌紊乱及精神症状等。儿童多以内分泌紊乱、生长发育迟缓、进行性视力下降和颅压增高为主，而成人则以视力减退为主。

（一）颅压增高

颅压增高大多数因肿瘤阻塞室间孔引起脑积水所致，也可因瘤体巨大直接通过占位效应所致。早期患者可无明显颅压增高症状，随着肿瘤的生长，临床上表现为头痛、恶心、呕吐、视神经乳头水肿、精神状态改变等。颅压增高严重者可出现昏迷甚至脑疝、死亡。

（二）视觉障碍

肿瘤压迫视神经通路，可表现为视力减退、视野缺损和眼底变化等。儿童患者对早期的视野缺损多不注意，直到视力严重障碍时才被发现。

（三）内分泌紊乱

1. 垂体功能减退

垂体前叶受压导致生长激素、促性腺激素分泌不足，出现生长发育障碍。儿童表现为生长延迟、矮小症伴性发育不全。男性患者表现为性欲低下、阳痿，女性患者表现为月经不调或停经。

2. 下丘脑症状

颅咽管瘤压迫下丘脑及垂体会引起多种内分泌紊乱和下丘脑功能障碍，可以表现为尿崩、嗜睡、肥胖、肢端肥大症、皮肤色素加深、皮质醇增多症等。同时可能引起体温调节障碍，其中体温低于正常者较多。

3. 邻近症状

肿瘤可向四周生长，如向两侧生长，侵入颞叶可引起颞叶癫痫。肿瘤向下扩展，侵及脑角，可产生痉挛性偏瘫，甚至出现去大脑强直状态。部分患者可出现精神失常，表现为记忆力减退甚至丧失、情感淡漠，严重者神志模糊或痴呆。

三、辅助检查

（一）颅骨 X 线检查

颅骨 X 线检查显示鞍区有钙化灶，形态多种多样，可呈絮状、斑点状或团块状，有时沿肿瘤囊壁钙化呈蛋壳状。钙化是颅咽管瘤与垂体瘤的鉴别要点之一。肿瘤增大者 X 线还可见蝶鞍扩大或破坏。颅压增高者可见颅压增高征象，儿童较为多见。

（二）头颅 CT 检查

头颅 CT 检查结果可见钙化灶及低密度囊肿，亦可反映骨质、肿瘤及其他组织的密度情况。非增强扫描者实质性肿瘤表现为高密度或等密度影，钙化灶为高密度影，囊性肿瘤因瘤内含胆固醇而呈低密度影。

（三）MRI 检查

MRI 检查是目前诊断颅咽管瘤的首选方法。MRI 检查在显示骨质破坏情况、钙化等方面不如 CT 检查，但是 MRI 三维成像检查对周围组织关系显示得较清楚，可以较好地显示肿瘤与周围结构的关系，在判断肿瘤的起源位置、囊性成分及对正常结构的影响等方面优于 CT 检查。

（四）实验室检查

1. 生长激素测定和生长激素兴奋试验
颅咽管瘤患儿血清生长激素值降低，且对胰岛素低血糖、左旋多巴等兴奋试验无明显升高反应。

2. 促性腺激素、促卵泡生成素、黄体生成素
颅咽管瘤患者血清促卵泡生成素、黄体生成素水平降低。

3. 催乳素测定
颅咽管瘤患者血清催乳素水平升高。

四、诊断及治疗要点

（一）诊断

颅咽管瘤的诊断因人而异，可为边界清晰的实质小肿块，也可为侵入蝶鞍并导致临近脑组织移位的巨大多房型囊肿。颅咽管瘤必须与鞍旁其他肿瘤鉴别，包括垂体瘤、脑膜瘤、视神经胶质瘤，也需与非肿瘤性囊肿鉴别，还要与浸润性疾病鉴别（如结节病和全身性组织细胞增多症）。

1. 相应的临床表现
1）肿瘤压迫视神经、视交叉、视束等：患者多以视觉障碍为首发症状，位于鞍上

的肿瘤常直接压迫视神经等引起视力下降及视野缺损。

2）位于鞍内的肿瘤常直接压迫垂体，使垂体分泌的激素如生长激素、促甲状腺激素、促肾上腺皮质激素及促性腺激素等减少，可表现为生长发育迟缓、第二性征发育迟缓、催乳素异常分泌、脂代谢障碍。

2. 内分泌检查

由于大多数颅咽管瘤患者至少存在部分垂体功能减退，所以需要进行内分泌检查。血清生长激素、黄体生成素、促卵泡生成素、促肾上腺皮质激素等均可减少，有时可见催乳素增多。

（二）治疗要点

1. 手术治疗

颅咽管瘤的初始治疗通常是外科手术切除，目的是尽可能多地切除肿瘤，同时避免引起严重的功能障碍。对于不能完全切除肿瘤的患者，通常早期术后放射治疗以确保局部控制。

2. 放射治疗

放射治疗可延缓肿瘤复发的时间，短期内控制肿瘤，具有一定的疗效。对于多次复发、不能根治、年龄较大或难以耐受手术的患者可进行放射治疗。放射治疗可能引起肿瘤周围的下丘脑、视交叉、腺垂体、垂体柄等相邻部位及额叶损伤，故治疗后患者可出现垂体功能减退表现，以及记忆力减退等症状，同时会加重肿瘤与周围组织结构粘连，给再次手术带来困难。

3. 腔内放射治疗

腔内放射治疗是将放射性核素置入肿瘤内进行的治疗。目前多采用立体定向穿刺技术或定向穿刺加置入贮液囊技术。抽吸囊液后于囊内放置放射治疗药物，常用的放射性核素有 32 磷（^{32}P）、^{90}钇（^{90}Y）等。

4. 腔内化疗

腔内化疗主要针对囊性颅咽管瘤，抽吸囊液后腔内注射化疗药物。目前常用的有博来霉素和干扰素。但药液漏出囊外可能会对正常组织造成损伤。

5. 激素替代治疗

颅咽管瘤患者多伴有垂体功能减退，激素替代治疗是保证患者安全度过围术期和提高术后生活质量的重要保证。

五、观察要点

（一）术前观察

1）观察患者疼痛的性质、程度、时间及诱因。
2）观察患者由视神经压迫引起的视力减退、视野缺损程度。

3）观察激素分泌异常引起的症状。

（二）术后观察

1）了解麻醉和手术方式、术中情况、切口和引流情况。严密观察并记录患者的生命体征、意识、瞳孔、语言、肢体活动情况。

2）准确记录液体输入量、尿量（包括每小时尿量）及引流量。

3）观察患者切口敷料有无渗血渗液。

4）对于经鼻腔-蝶窦入路手术患者，需严密观察鼻孔有无清亮透明、呈水样的液体流出。

5）观察患者视力、视野和术前比较有无变化。

6）观察患者有无水、电解质失衡。

7）其他管道观察和护理：静脉通道保持通畅，留置针妥善固定及注意留置时间，注意观察穿刺部位皮肤有无红肿。导尿管妥善固定并保持引流通畅。

六、护理措施

（一）术前护理

1）向患者及其家属解释手术的必要性、手术方式、注意事项，提高患者手术的耐受力，维护患者的安全。建立良好的护患关系，了解患者心理，使其树立战胜疾病的信心，鼓励患者表达自身感受，通过认知疗法降低其恐惧程度。

2）保证充足的休息与睡眠，准备患者喜爱的食物，利于增进食欲、恢复体力，增加机体抵抗力，提高手术耐受力。

3）协助完善相关术前检查：内分泌功能、视力及视野、血常规、尿常规、肝肾功能、心肺功能、X线、MRI、CT等检查。

4）指导患者练习床上使用便器，避免术后便秘、尿潴留。术前指导训练张口呼吸，避免术后因呼吸方式改变而产生不同程度的生理、心理效应，如烦躁不安、睡眠中被窒息感憋醒、口腔干燥等。

5）常规剪指甲、洗澡，检查头部是否有毛囊炎、头皮是否有损伤。

6）安全管理：部分患者因肿瘤压迫视神经而出现视觉障碍，或者由于年龄小而缺乏生活自理能力。入院后应尽快帮助患者熟悉病房环境，行跌倒、坠床等方面的健康教育，外出活动或检查应专人陪伴，避免滑倒或摔伤。

7）开颅手术者，术前1天洗头，先用洗发水清洁头皮，再用氯己定皮肤消毒液涂抹头皮，轻轻按摩5min，最后冲洗干净，用吹风机吹干头发，避免感冒。术晨再重复洗头一次。

8）术前常规交叉配血，以备术中用血。行抗生素皮试，以备术中、术后用药。

9）经鼻腔-蝶窦入路手术者，术前1天修剪胡须、鼻毛，清洁鼻腔，修剪鼻毛应用专业修剪工具，避免损伤鼻黏膜。

10）交代术前8h禁食禁饮，术晨7：00口服营养科定制营养粉。

11）术晨常规：准备病历及影像学资料，遵医嘱带入术中用药。测生命体征，如有异常或患者发生其他情况（如女性患者月经来潮），及时与医生联系。

（二）术后护理

1. 体位护理

1）麻醉清醒前去枕平卧位，头偏向一侧。麻醉清醒后半卧位，床头抬高 15°～30°，避免颈部屈曲影响颅内静脉回流。

2）拔引流管前，适当进行床上运动。拔管后，病情允许下，可适当下床活动，应循序渐进，逐渐增加活动的时间与强度。

2. 病情监测和记录

1）安置心电监护及低流量吸氧，经鼻入路手术者经口吸氧，并记录患者神志、瞳孔、切口敷料、引流、语言、肢体活动情况。

2）妥善固定各管道，保持引流通畅，避免牵拉、扭曲、压迫管道。对烦躁、不配合患者，予适当约束，避免意外拔管。

3）严密观察切口敷料有无渗血渗液，引流液的颜色、性状和量，手术当天引流液呈暗红色，以后逐渐变浅，若短时间内引流液颜色鲜红、量多，应及时通知医生处理。

4）严密观察尿量、尿色，准确记录 24h 出入量。特别注意患者每小时尿量，若每小时超过 400mL 或者连续 2h 超过 300mL，应通知医生及时处理。

5）密切观察患者有无低钠或高钠的症状，如表情淡漠、疲乏、恶心、呕吐、烦渴、意识不清等。

6）高颅压的观察：严密观察患者的生命体征及颅压，有颅压升高、疼痛、烦躁不安、意识障碍、脉搏及血压改变甚至呼吸停止者，应立即准备脑室穿刺，并遵医嘱予脱水剂治疗。

3. 饮食护理

经鼻腔-蝶窦入路手术的患者，应暂停经口进食，以免发生感染。经开颅入路手术的患者，全身麻醉清醒后可进流质饮食，逐渐过渡至普食。不宜进食豆浆等产气食物，以免引起肠胀气。饮食要规律，选用高蛋白质、高热量、低脂肪、易消化食物。注意患者吞咽功能的评估，避免饮水呛咳。意识障碍或有吞咽困难、饮水呛咳者，可遵医嘱采用肠内营养和静脉营养支持，保证机体的营养供给。

4. 并发症护理

1）脑脊液漏：护士应当密切观察病情变化，特别是注意伤口、耳、鼻处有无脑脊液漏发生。若出现脑脊液漏，应立即通知医生处理，禁用棉球、卫生纸填塞鼻腔，禁止经鼻腔安置胃管、吸痰等操作，预防颅内逆行感染。

2）颅内出血：表现为意识逐渐加深，瞳孔不等大。引流液颜色鲜红、量多。生命体征逐渐变化，血压高、呼吸慢、脉搏慢。应立即通知医生，复查 CT，若发现颅内再出血，采取积极护理和治疗措施，必要时再次手术清除血肿。

3）术后视觉障碍：评估患者术后视力、视野情况并与术前比较，密切观察生命体征变化，若较术前下降，常为手术损伤所致；若发生突然性变化，应警惕颅内出血可能。应加强巡视，定时观察患者的视力、视野情况。为患者加床栏，防止坠床。外出活动或检查要有专人陪伴。病房布局合理，物品摆放整齐，无障碍物。保持病房地面干燥、清洁、无水迹，防滑、防止摔伤。

4）术后感染：①颅内感染。严密观察患者有无颅内感染迹象，如头痛、发热等。经鼻腔－蝶窦入路手术患者，观察有无脑脊液漏，漏出脑脊液颜色、性状和量等，保持脑脊液漏口局部清洁，避免经鼻腔行护理操作，预防颅内逆行感染。②切口感染。严密观察切口有无红肿、分泌物，切口敷料有无渗血渗液。③肺部感染。观察患者咳嗽、咳痰情况，必要时行雾化吸入。④泌尿系统感染。安置导尿管患者，导尿管保持通畅，下床活动时尿袋不要高于尿道口，外出检查时应暂时夹闭管道。保持尿道口清洁，每天行导尿管护理。

5）中枢性尿崩症：患者表现为多尿、烦渴与多饮，起病常较急。术后连续2h尿量>300mL/h，或24h尿量>5000mL。①严密观察尿量、尿色、尿比重，准确记录24h出入量，特别注意记录每小时尿量，测量尿量时应使用硬性容器。②严密观察有无脱水指征并遵医嘱补液。禁忌摄入含糖高的食物、药物，以免使血糖升高，产生渗透性利尿，使尿量增加。③抗利尿剂的使用：垂体后叶素或去氨加压素等肌内注射或静脉给药，或口服醋酸去氨加压素片（弥凝），并观察用药效果。④遵医嘱抽血化验电解质。

6）垂体功能减退：激素水平低下，表现为乏力、倦怠、精神萎靡，严重时出现皮质危象，表现为昏迷、血压下降、脉搏细数。①严密观察，发现异常及时报告医生，配合医生进行处理。②根据激素水平，遵医嘱应用激素替代疗法。③出现皮质危象者遵照医嘱使用氢化可的松100mg静脉输注，严密观察用药效果，一般2~3d即可纠正。

5. 健康教育

1）加强营养：多食新鲜、高蛋白质的食物。忌刺激性食物，忌烟酒。加强锻炼，增强体质，使病后机体早日康复。

2）生活指导：经鼻腔－蝶窦入路手术患者应避免抠鼻、用力咳嗽、打喷嚏等动作，以免引发脑脊液鼻漏。如鼻腔内有量多、质清透液体，应及时入院就诊。出院后随时观察全身状况，如出现原有症状加重或头痛、呕吐、抽搐等异常症状，应及时就诊，按时随访。

3）用药指导：告知患者出院带药的知识，如药物名称、用药剂量、服用方法等，告知遵医嘱按时、按量服药，不能突然停药、改药及减量，以免加重病情。

4）心理辅导：指导患者积极、主动配合治疗，对于虽经积极治疗仍遗留某些功能障碍的患者，应正向引导其接受事实并乐观面对问题，建立健康人格，树立生活的信心。

5）术后随访：①通过MRI检查进行神经影像学随访，最初每年一次。影像学随访持续时间取决于初始手术范围、有无残余肿瘤及症状，但肿瘤静止数十年后复发病例提示需要长期随访。②监测内分泌功能，根据需要予以激素替代治疗。③术后对视觉功能进行正式评估（包括视野检查），此后每年一次。④经鼻腔－蝶窦入路手术者建议在术后第2~4周行鼻内镜复查鼻腔情况，减少鼻腔并发症的发生。

第四节 脑叶肿瘤

一、概述

两侧大脑半球由胼胝体连接，每侧大脑半球借中央沟、大脑外侧裂和其延长线、顶枕沟和枕前切迹的连线分为额叶、顶叶、颞叶、枕叶和岛叶。脑叶肿瘤以额叶肿瘤发生率最高，居幕上各部位肿瘤之首，约占颅内肿瘤总数的 1/5。其次为颞叶肿瘤，顶叶肿瘤再次之，枕叶和岛叶肿瘤较为少见。脑叶肿瘤以胶质瘤多见，其次为脑膜瘤，少数为脑转移瘤。其中发病率较高、治疗最为复杂的是胶质瘤，年发病率为（5～8）/10 万，包括星形细胞瘤、少突胶质细胞肿瘤、胶质母细胞瘤等。低级别星形细胞瘤生长缓慢，好发于中青年，发病高峰是 25～45 岁。高级别星形细胞瘤生长迅速，好发于中老年。脑膜瘤好发年龄为 20～40 岁，女性多见，绝大多数脑膜瘤属于良性肿瘤，生长缓慢。脑转移瘤入颅途径多为血液，可单发或多发，肺癌、乳腺癌和黑色素瘤是脑转移瘤最常见的原发肿瘤类型。

二、临床表现

（一）额叶肿瘤

额叶肿瘤生长缓慢，早期症状多不明显，随着肿瘤的长大，除有颅压增高症状外，其主要临床表现与精神、情感、言语、运动障碍等方面有关。①精神症状：额叶肿瘤精神症状的发生率居脑叶肿瘤之首，与其他部位肿瘤所致精神症状相比，表现更为突出且出现较早，患者可能出现思维迟钝、逻辑能力减弱、兴趣范围变窄、淡漠、意志缺乏等。②锥体束受累症状：中央前回受累时出现对侧偏瘫、中枢性面瘫及锥体束征。③癫痫发作：额叶肿瘤所致癫痫发作居脑叶肿瘤之首，常为其首发症状，其中绝大多数属于无先兆的癫痫大发作，少部分为局限性癫痫。④优势半球 Broca 区受累出现运动性失语，额中回后部受累可产生书写不能、双眼向对侧同向注视不能，对侧有强握及摸索反射。⑤额叶性共济失调：额叶脑桥小脑束受累可出现额叶性共济失调，主要表现为动作笨拙或不协调。⑥其他：额叶底面病变压迫嗅神经致单侧或双侧嗅觉障碍，旁中央小叶损害时发生双下肢痉挛性瘫痪、大小便障碍。

（二）颞叶肿瘤

颞叶肿瘤的临床表现主要为以下几点：①颞叶后部肿瘤影响视放射，产生对侧同向偏盲，中心视野亦受累，可出现幻视。②优势半球颞上回后部受累产生感觉性失语，损伤颞叶后部，出现命名性失语，是诊断颞叶肿瘤可靠的症状之一。③颞叶内侧受累时可产生颞叶性癫痫，其特点是先兆多样、症状复杂，可有神志恍惚、言语错乱、精神运动性兴奋、定向力障碍、幻觉、记忆力缺损等，其中以嗅觉先兆最多见。④肿瘤累及颞叶中下回后部，破坏颞桥小脑通路，出现共济失调，表现为平衡失调，常向病变对侧倾倒。⑤颞叶肿瘤可产生急躁、好笑、攻击性等精神症状。

（三）顶叶肿瘤

感觉障碍为顶叶肿瘤的特点，可出现对侧深、浅感觉及皮质复合感觉障碍，一般痛、温觉障碍不明显。患者也可出现部分性感觉性癫痫，首发部位以拇指和食指多见，表现以阵发性麻木、触电样感觉或疼痛为主，向固定方向扩展。左角回和缘上回受累时将产生失读和 Gerstmann 综合征，包括书写不能、计算不能、双手手指失认和左右混淆。顶叶深部肿瘤累及视放射时，患者出现对侧下 1/4 象限盲。

（四）枕叶肿瘤

枕叶是最高级的视觉分析器，枕叶肿瘤可引起视觉变化或幻视，如无定形的闪烁或彩色光斑，常提示此区病变。肿瘤生长破坏枕叶时，可造成同向偏盲，常伴有"黄斑回避"，即两侧黄斑的中心视野保留。双侧枕叶视皮质损伤可产生皮质盲，患者失明，但瞳孔对光反射存在。

（五）岛叶肿瘤

因与海马紧密相邻，绝大多数患者以癫痫为首发症状。

三、辅助检查

影像学的发展不仅可以反映肿瘤及周围组织的结构及解剖信息，还能提供肿瘤的代谢及脑功能信息。在常规影像学检查中，CT 检查及 MRI 检查最具诊断价值。

（一）CT 检查

CT 检查密度分辨力高、成像时间短，可显示脑叶肿瘤中含有的钙斑、骨骼、脂肪和液性成分。增强 CT 检查可了解肿瘤血供及对血-脑屏障的破坏情况。螺旋 CT 三维重建、脑血管造影及脑 CT 静脉成像技术有助于诊断和术前评估。

（二）MRI 检查

MRI 检查具有优良的软组织分辨力，多平面成像使病变定位更准确。MRI 检查可对实质性肿瘤、肿瘤浸润的脑组织、水肿、出血和其他正常和病理的组织进行区分。增强 MRI 检查是描述肿瘤扩散、瘤周水肿及发现细小病灶最准确的方法。

四、诊断及治疗要点

(一) 诊断

1. 相应的临床表现

具体可见不同脑叶肿瘤的临床表现。

2. 影像学检查

1) 胶质瘤：①低级别星形细胞瘤在 CT 上常表现为低密度脑内病灶，较均匀一致，占位效应不明显，瘤周无明显水肿。在 MRI 上，多呈长 T1、长 T2 信号，增强扫描显示病灶极少数出现轻度异常强化影，与脑实质分界不清，少数可表现为囊性。②高级别星形细胞瘤在 CT 上呈低密度或不均匀密度的混杂病灶，占位效应明显，伴有瘤周水肿。在 MRI 上 90%～95% 信号明显不均匀，呈混杂 T1/T2 信号影，可伴囊变、出血，肿瘤形态不规则，增强扫描呈明显花环状及结节样异常强化影。③少突胶质细胞瘤 CT 上肿瘤组织常表现为等密度或低密度，90% 患者有钙化灶，钙化部分为不规则结块状高密度影，常位于肿瘤周边。在 MRI 上，T1 低密度、T2 高密度，但钙化部分 T2 为低密度。肿瘤可较均质强化或不强化，瘤周水肿较轻。

2) 脑膜瘤：CT 平扫多呈均质等密度或稍高密度占位性病变，可伴有钙化，有或无脑水肿，基底较宽，常附着在硬脑膜，边界清楚，与周围颅骨或硬膜有一广泛的基底粘连。在 MRI 图像上，肿瘤信号与正常的灰质相比，在 T1WI 上为低或等信号，在 T2WI 上为等或高信号，肿瘤边界清楚，常可见到包膜和引流静脉。增强后可见"脑膜尾征"。

3) 脑转移瘤：CT 平扫多表现为等密度或低密度，少数为高密度灶，典型脑转移瘤在增强 CT 上强化明显，周围可见水肿。头部 MRI 检查是脑转移瘤首选的影像学检查方法，典型表现为 T1 中低信号、T2 中高信号，肿瘤周围水肿明显，瘤体大小常与肿瘤周围水肿程度不成比例，即"小病灶大水肿"的征象。增强扫描呈明显结节状或环状强化。

(二) 治疗要点

脑叶肿瘤的治疗以外科手术治疗为主，辅以放射治疗、化疗等。

1. 胶质瘤

1) 低级别星形细胞瘤：手术是低级别星形细胞瘤的主要治疗措施，目前主张早期手术治疗。手术治疗的目的是明确组织学和分子病理学诊断，缓解占位效应，改善症状，降低瘤负荷，延缓肿瘤生长，预防肿瘤恶变。对于未能完整切除肿瘤或年龄大于40 岁的患者，术后应行辅助性放射治疗。

2) 高级别星形细胞瘤：以手术联合术后辅助放射治疗和化疗为主，手术原则是保留重要神经功能的前提下最大限度地切除肿瘤。新诊断的间变性胶质瘤标准化的治疗方案是手术切除加放射治疗，可根据肿瘤甲基化的状态考虑是否给予替莫唑胺化疗。胶质细胞瘤的标准化治疗方案是手术切除加放射治疗和替莫唑胺同步化疗。

3）少突胶质细胞瘤：对化疗敏感，推荐的治疗方案是手术切除加化疗的联合治疗，如果肿瘤发生间变可给予放射治疗。常用的化疗方案有 PCV（丙卡巴肼＋洛莫司汀＋长春新碱）、替莫唑胺单药化疗。

2. 脑膜瘤

有症状脑膜瘤应手术切除，完全切除肿瘤后大多数可治愈，但有时难以全切。偶然发现无症状脑膜瘤（直径<3cm），尤其是高龄患者，可定期 MRI 检查随访，不急于手术，某些肿瘤可能会逐渐停止生长。放射治疗可作为非典型和恶性脑膜瘤及肿瘤未行全切除术后患者的辅助治疗手段，如 γ 刀、X 刀和质子刀等立体定向放射治疗。

3. 脑转移瘤

寻找并治疗原发病灶，伴颅压增高单发转移灶可手术切除，多发转移灶可采用全脑放射治疗或立体定向放射治疗。

五、观察要点

（一）术前观察

观察运动、语言、精神，是否有视觉障碍、听觉障碍、感觉障碍、癫痫发作等。

（二）术后观察

严密观察生命体征、意识、瞳孔、管道情况，有无癫痫、颅内出血。

六、护理措施

（一）术前护理

1. 安全护理

1）对患者行生活自理能力、压疮、跌倒、坠床风险因素评估，特别是有精神症状、癫痫发作、视觉障碍、听觉障碍、偏瘫、感觉障碍等表现的患者，根据评估结果留陪护，采取预防压疮、烫伤、跌倒、坠床等护理措施。

2）对有视觉障碍、感觉障碍、运动障碍者，预防跌倒：病房布局合理，物品摆放整齐。病房地面应干燥、清洁，防止患者滑倒及摔伤。予以床栏保护，防止坠床。外出活动或检查应有专人陪伴。避免半开房门，防止视野缺损患者撞到房门。

3）对于有精神症状的患者，密切观察患者的精神、情绪变化，饮食和睡眠情况，意识和思维状况，及时了解患者的心理和病情变化，确保患者安全。对于偏执和幻觉型患者，应尊重患者，耐心倾听，建立信任关系，给予恰当的解释和诱导，做好家属的健康教育。对于兴奋、狂躁的患者，要避免不良环境刺激，以免激惹患者，如保持病房安静、集中治疗护理、操作轻柔等，护士应冷静、沉着，保持安全距离，移开周围的危险物品，巧妙与患者周旋，并准备足够的人力控制患者，保证患者和他人的安全，必要时遵医嘱合理使用约束带，予镇静剂及抗精神病药物，同时观察药物反应。

2. 癫痫的预防与控制

1）预防癫痫：保持环境安静，避免嘈杂和强光刺激，床旁桌上不放置热水瓶、玻璃杯等危险物品，细心观察，及时发现癫痫先兆并通知医生处理。颞叶肿瘤患者常有嗅觉先兆，如患者突然闻到一种极不舒服的怪味或恶臭等。枕叶肿瘤患者其视觉发作有时为癫痫发作的先兆。一旦患者有癫痫先兆表现，协助患者平卧，立即通知医生进行处理，预防癫痫的发生。

2）癫痫发作的护理：密切观察。抽搐发作时，应立即通知医生并派专人守护，将患者头偏向一侧，迅速解开衣扣，以软物垫塞在上下齿之间，并予以床栏保护，防止患者坠床。保持呼吸道通畅，及时清除呕吐物。肢体抽搐时要保护大关节，以防脱臼和骨折，切不可强行按压肢体，动作要轻柔。口服镇静剂、抗癫痫药物者，应指导、督促患者服药并告知其注意事项。密切观察抽搐发作时情况，并详细记录全过程，特别注意意识、瞳孔的变化及抽搐部位和持续时间、间隔时间等。

3. 术前准备

按神经外科手术术前常规进行。

1）协助完善相关术前检查：血常规、尿常规、凝血功能、肝肾功能、心肺功能、MRI、CT 等检查。

2）遵医嘱做好血型鉴定和交叉配血试验。行抗生素皮试，以备术中、术后用药。训练床上大小便。

3）饮食指导：术前禁食 6~8h、禁饮 2h。

4）皮肤准备：术前 2 天洗发水洗头后，氯己定消毒手术部位。手术前 1 天由管床护士根据手术部位编相应的发型，预留手术部位。检查术区皮肤情况、修剪指甲、术晨更换清洁病员服，在手术室用医用专用备皮器剃除手术切口周围 3cm 毛发。

5）针对个体情况进行针对性心理护理。

（二）术后护理

1. 体位与活动

全身麻醉清醒前，去枕平卧位，头偏向健侧，避免切口受压。全身麻醉清醒后手术当天，床头抬高 15°~30°，注意体积较大的肿瘤切除后，因瘤腔留有较大空隙，24~48h 内术区应保持在高位，以免突然翻动时脑和脑干移位，引起大脑上静脉的断裂出血或脑干功能的衰竭。搬动患者或为其翻身时，注意扶持头部使头颈部成一直线，防止头颈部过度扭曲或震动。术后第 1~3 天，以半卧位为主，适当增加床上运动。手术 3 天后，以半卧位为主，可在搀扶下适当室内活动。

2. 病情观察

1）严密监测患者意识、瞳孔、生命体征及肢体活动情况，如患者出现头痛加剧，呕吐频繁，一侧瞳孔散大甚至双侧瞳孔散大，对光反射迟钝或消失，意识由清醒转躁动或嗜睡，甚至进入昏迷状态，对侧肢体活动障碍加重等，提示危险征兆，应立即报告医生处理。

2）不同脑叶肿瘤的观察要点：①额叶肿瘤术后观察要点包括运动、语言、精神、情感、人格、癫痫等，尤其应观察有无思维迟钝、兴趣范围变窄、淡漠、意志缺乏等精神症状，以及有无癫痫大发作先兆等。②颞叶肿瘤术后观察要点包括运动、语言、幻觉、嗅觉及感觉障碍、癫痫、视野缺损等，尤其应注意是否有嗅觉先兆等，其可能为癫痫发作的先兆。③顶叶肿瘤术后观察要点包括感觉、癫痫、失读、对侧同向偏盲等。④枕叶肿瘤术后观察要点包括视觉等。

3. 症状护理

1）疼痛：评估患者是否存在疼痛及疼痛的部位、性质、程度、持续时间等，遵医嘱使用镇痛剂及降低颅压治疗，必要时持续静脉泵入镇痛剂。

2）偏瘫：协助生活护理，尊重和体贴关心患者，避免刺激和损伤患者的自尊心。瘫痪肢体要保持功能位，预防关节畸形、足下垂。尽早被动活动瘫痪肢体，以免发生关节僵直，必要时穿弹力袜预防 DVT。协助每 2h 翻身一次，预防压疮。卧床时，拉起床栏，预防坠床。

3）失语：评估患者是否存在失语及失语的类型。除积极治疗原发疾病外，应及早配合语言训练及心理治疗，在专业的康复师指导下行发声器官的训练和发音训练。

4. 头部引流管护理

1）引流管的位置：早期皮下引流或创腔引流瓶（袋）高度应与头部一致。48h 后根据引流液性质决定高度。若量多、色浅，应适当抬高引流瓶（袋）。若引流物呈血性、色深，引流瓶（袋）应低于创腔。应在主管医生的指导下适当调节引流瓶（袋）高度，告知家属切勿擅自调节。

2）保持管道通畅：确保引流管通畅，勿折叠、扭曲、压迫管道。

3）妥善固定：引流管妥善固定于床头，长度应适宜，确保患者头部有适当活动空间。告知患者及其家属引流管的重要性，避免意外拔出引流管。欠合作者应给予适当约束。若引流管不慎被拔出，应立即通知主管医生，切勿自行安置。

4）观察与记录：观察引流管处切口敷料情况，根据渗出情况及时更换敷料。观察引流液的颜色、性状和量，手术当天引流液呈暗红色，以后逐渐变浅、变清。若 24h 后仍有鲜血流出，应通知医生给予止血措施，必要时再次手术止血。

5. 颅内出血的护理

观察患者是否有生命体征改变、意识障碍逐渐加重、一侧瞳孔逐渐散大、对侧肢体瘫痪进行性加重等表现。密切监测颅压，若头痛、呕吐等进行性加重，应及时通知医生处理并积极查找颅外因素。观察是否有引流液颜色呈鲜红色、量多等。一旦发现颅内出血，应立即通知医生行 CT 检查，协助医生进行对症处理。

6. 健康教育

1）切口护理：术后 2 周根据切口情况拆线，拆线后 1~2 天，切口无红肿、渗液等情况即可洗头。

2）用药指导：按时、按量服药，不可突然停药、改药及增减药量，尤其是抗癫痫药物、抗感染药物、脱水剂、激素等，以免加重病情。

3）外出准备：癫痫患者不宜单独外出、登高、游泳、驾驶车辆及高空作业，随身携带疾病卡。

4）术后随访：原有症状加重，如头痛、呕吐、抽搐、肢体乏力、麻木、视力减退等应及时就医。术后 3~6 个月后门诊复查 CT 或 MRI。

第五节 侧脑室肿瘤

一、概述

侧脑室位于大脑半球深部，左右各一，呈"C"字形，位于额叶、顶叶、枕叶及颞叶内，分为前角（额角）、下角（颞角）、后角（枕角）、体部和三角区 5 个部分，内含脑脊液。侧脑室肿瘤指来源于侧脑室壁、脉络膜组织及异位脑组织的侧脑室内肿瘤，约占脑室系统肿瘤的 44.7%。临床较为少见，占颅内肿瘤的 0.08%~2.70%，但其发病有明显年龄趋向性，多见于儿童。多种肿瘤可发生于侧脑室，但以脉络丛乳头状瘤、室管膜瘤和脑膜瘤较为多见，偶见上皮样囊肿。大约 3/4 的脉络丛乳头状瘤发生在侧脑室，幕上室管膜瘤中 50% 源于侧脑室。文献报道，侧脑室肿瘤绝大多数为良性或恶性程度较低，生长缓慢。肿瘤部位与病理类型有关。侧脑室肿瘤最常见生长部位是三角区，以脉络丛乳头状瘤、脑膜瘤、转移瘤为主，脉络丛乳头状瘤常见于婴幼儿或儿童，脑膜瘤常见于中年人，转移瘤常见于老年人。侧脑室额角和体部则以星形细胞瘤及室管膜瘤多见，颞角以脑膜瘤、室管膜瘤最为常见，室间孔以室管膜下巨细胞星形细胞瘤、中枢神经细胞瘤为主。

二、临床表现

（一）颅压增高

侧脑室肿瘤生长缓慢，在造成脑脊液循环障碍之前症状多不明显。由于肿瘤在脑室内有一定的活动度，可随体位变化产生发作性头痛伴呕吐，时轻时重，不易被发觉。颅压增高所致的间歇性头痛常为其首发症状，占 80.0%~92.5%。当患者因体位或头位发生变动使脑室受阻的情况解除时，头痛可很快停止。如再次阻塞，头痛再次发生，故患者时常将头部保持在一定位置。当肿瘤体积增大到足以引起脑脊液循环受阻时，患者会出现持续头痛、呕吐、视神经盘水肿等一系列颅压增高的症状和体征。颅压急性增高，患者可出现进行性的意识障碍加重，甚至发生脑疝，生命体征出现库欣反应，即血压增高、脉压增大、脉搏缓慢、呼吸深慢，严重时可引起昏迷或死亡。颅压慢性增高，患者可表现为反应变迟钝、表情呆滞、淡漠。儿童患者可因长期颅压增高使头颅增大、前囟张力增高、叩诊呈破壶声、双侧展神经麻痹及视力减退等，尤以婴幼儿常见。婴幼儿头部发育不完善，脑积水形成后会导致头围代偿性增大，形成"大头娃娃"征。

（二）肿瘤的局部症状

侧脑室肿瘤的神经系统定位体征出现晚、程度变化大、定位困难。侧脑室肿瘤的临床表现以头痛、眩晕和呕吐起病，渐进性出现偏身运动、感觉障碍和（或）偏盲。患者早期可表现为视神经乳头水肿，晚期则表现为继发性视神经萎缩，视力逐渐减退，甚至失明。此外，由于高颅压影响或压迫中脑及四叠体区造成眼肌运动障碍，部分患者表现为复视，约占35%。如果左侧颞、顶、枕交界区受到侵犯，患者将出现失认及失语症，但其程度多数较大脑半球或丘脑肿瘤轻。临床上，相当多的患者亦可完全没有局灶性体征，原因是侧脑室肿瘤对锥体束和其他上行皮质放射纤维的压迫较轻。

（三）其他

少数患者可出现癫痫大发作或一过性强直性痉挛性发作，一般认为是由颅压增高所致。有研究报道，约8.6%的侧脑室肿瘤患儿伴有发热，皆为恶性程度较高的肿瘤。

三、辅助检查

（一）脑脊液检查

侧脑室肿瘤患者脑脊液蛋白质可升高，少数可明显升高，细胞计数亦可增加，部分患者脑脊液中可找到肿瘤细胞，特别是恶性程度较高的肿瘤。约50%的脉络丛乳头状瘤患者可有脑脊液黄变，少部分患者甚至可为血性脑脊液，黄变可因蛋白质增加或肿瘤出血所致。

（二）影像学检查

头颅CT和MRI检查是确诊侧脑室肿瘤的主要方法。根据患者的年龄、肿瘤位置及影像学特点可做出定性判断，同时明确肿瘤的大小、形态、血供及是否合并脑积水来进一步指导手术治疗。

（三）DSA

侧脑室肿瘤患者由于脑室扩大，多数有脑积水的造影表现。DSA可了解肿瘤的位置、血液供应情况，对手术切除肿瘤过程中处理供血动脉有较大帮助。

四、诊断及治疗要点

（一）诊断

1. 相应的临床表现

侧脑室肿瘤的临床表现具体可见上述内容。

2. 影像学检查

1）脉络丛乳头状瘤：CT 平扫肿瘤呈等密度或稍高密度，少数呈稍低密度。MRI T1WI 多呈等信号或稍低信号，T2WI 多呈高信号，少数可接近于等信号。肿瘤具有三个特点：肿瘤内常见颗粒状混杂信号；边缘常为颗粒状凹凸不平；肿瘤分泌大量脑脊液，肿瘤完全浸泡在脑脊液中。约半数有散在钙化，增强扫描呈均质显著强化或稍不均质显著强化。

2）室管膜瘤：三角区为好发部位，其次为侧脑室体部，也有报道可位于孟氏孔附近。室管膜瘤多为良性，CT 呈不均匀的等密度或稍高密度，斑点状钙化很常见。肿瘤多不规则，边缘不光滑或呈分叶状，与侧脑室壁之间常有广基相连或跨壁生长，肿瘤内可有囊变。MRI T1WI 呈稍低信号或等信号，T2WI 为稍高信号，不均质显著强化。

3）脑膜瘤：常见于三角区，肿瘤小者常呈类圆形，形态较规则，边缘圆滑，边界清楚。大的肿瘤可梗阻颞角，形成颞角扩大，形态常不规则。CT 平扫多呈均质等密度或稍高密度，边界清楚，肿瘤内钙化常见。MRI T1WI 呈稍低或等信号，T2WI 呈稍高或等信号，均质显著强化。

3. DSA

脉络丛乳头状瘤可表现为脉络膜前动脉和（或）脉络膜后动脉增粗或异常分支，亦可见到网状血管团。室管膜瘤也可见异常供血血管。三角区脑膜瘤可表现为其主要供血动脉脉络膜前动脉增粗，有肿瘤染色。侧脑室颞角梗阻时大脑中动脉还可抬高。

（二）治疗要点

1. 手术治疗

手术切除肿瘤为首选治疗方法，通常依据侧脑室内占位性病变所处位置、侧脑室大小及病变与第三脑室和基底池的关系，决定手术入路。

1）额前入路：适用于位于侧脑室前角的肿瘤，通常采用经胼胝体前部入路和经皮质入路。经胼胝体前部入路适合侧脑室前角和体部的肿瘤，经皮质入路适合于位于侧脑室前部和第三脑室前上部的肿瘤。

2）颞顶枕（三角区）入路：主要适用于位于侧脑室三角区的脑膜瘤或脉络丛乳头状瘤。

3）枕部入路：适用于位于侧脑室枕角的肿瘤。

4）颞叶入路：对于侧脑室下角的肿瘤，可以进行颞叶切除或经颞叶前部小切口进入下角切除肿瘤。

2. 放射治疗

放射治疗主要用于室管膜瘤。室管膜瘤是对放射治疗中度敏感的肿瘤，多数学者认为术后放射治疗有助于改善患者预后，但对于放射治疗的剂量和范围尚有争议。

3. 化疗

化疗是颅内肿瘤放射治疗的辅助手段，尽管目前已进行了广泛研究，但仍处于探索阶段，其疗效尚不肯定。目前对室管膜瘤推荐的化疗药物主要是亚硝基脲类如洛莫司汀和卡莫司汀等。此外，也有应用氢化可的松辅助化疗的报道。

五、观察要点

（一）术前观察

注意观察患者头痛与体位的关系，监测生命体征，有无颅压增高表现。

（二）术后观察

严密观察并记录患者生命体征、意识、瞳孔情况，有无颅压增高表现，注意术后体位、脑室引流的情况。

六、护理措施

（一）术前护理

1. 颅压增高的护理

1）病情观察：密切观察患者意识、瞳孔的变化，有无头痛、呕吐、视神经乳头水肿"三主征"及血压升高、脉搏减慢、脉压增大等库欣反应出现。正确判断高颅压与低颅压，必要时随时复查 CT，有条件者行颅压监护。

2）降低颅压，减轻脑水肿：遵医嘱行脱水治疗，注意观察尿量，准确记录。遵医嘱行激素治疗，注意观察应激性溃疡、感染等不良反应。

3）防止颅压骤然增高：嘱患者充分休息，保持情绪稳定，防止躁动。予心理护理，避免因情绪波动等因素引起颅压增高。保持呼吸道通畅，避免剧烈咳嗽。防止便秘，嘱勿用力排便，禁用高压灌肠。预防高热，对中枢性高热患者亚低温治疗疗效最佳。积极预防和控制癫痫发作。

2. 体位护理

指导患者取平卧位或侧卧位以减轻疼痛，告知患者头部、身体避免过度活动，以免造成侧脑室内肿瘤移动阻塞室间孔引起剧烈头痛。当患者头部活动到某一位置引起剧烈头痛时，指导患者改变体位以解除梗阻、缓解头痛。

3. 术前准备

按神经外科手术术前常规进行。

1）协助完善相关术前检查：血常规、尿常规、凝血功能、肝肾功能、心肺功能、MRI、CT 等检查。

2）遵医嘱做好血型鉴定和交叉配血试验。行抗生素皮试，以备术中、术后用药。训练床上大小便。

3）饮食指导：术前 1 天可以正常进食，营养合理搭配，多吃水果和蔬菜等粗纤维食物，保持大便通畅。术前 6h 可吃稀饭、馒头等淀粉类固体或饮用牛奶，为手术补充能量。术前 2h 可饮用不超过 400mL 的含糖清亮液体（不含茶、咖啡及酒精），如白开水、糖开水、不含渣的果汁等，增加患者舒适度，减少术前口渴、饥饿、烦躁，减少低血糖等不良反应发生风险。

4）皮肤准备：术前 2 天洗发水洗头后用氯己定消毒手术部位，手术前 1 天由主管护士根据手术部位编相应的发型，预留手术部位。检查术区皮肤情况、修剪指甲、术晨更换清洁病员服，在手术室用医用备皮器推除手术切口周围 3cm 毛发。

5）针对个体情况进行针对性心理护理。

（二）术后护理

1. 体位与活动

全身麻醉清醒前取去枕平卧位，头偏向一侧。全身麻醉清醒、生命体征平稳后，取平卧位或健侧卧位，保护切口，可适当抬高床头 15°~30°，以利于颅内静脉回流、减轻脑水肿。术后 3 天后，半卧位为主，可在搀扶下适当室内活动。

2. 饮食护理

麻醉清醒后，神志清醒的患者可咀嚼口香糖，缓解口腔内苦涩不适感，促进胃肠功能恢复。术后 2h 若饮水无恶心、呕吐、呛咳，可进食少量流质饮食，逐渐过渡到普食。

3. 脑室引流管护理

1）引流瓶（袋）高度：引流瓶（袋）高度过高可引起引流不畅，导致颅压增高。引流瓶（袋）高度过低可造成引流过速，引起颅压过低，易导致脑室内出血。早期脑室引流瓶（袋）高度应高于侧脑室 10~15cm，以维持正常的颅压。引流瓶（袋）高度在术后早期或引流液血性成分较重时可稍放低。若术前患者脑积水严重，脑室扩大明显，或年龄较大有脑萎缩，引流瓶（袋）高度不宜过低，以免造成颅压过低。在术后 2~3 天引流液已基本清亮或引流液较多时，可逐步提高引流瓶（袋）高度，但最高不超过 15cm。

2）保持引流管通畅：引流管不可受压、扭曲、打折，确保引流管通畅，若引流管内有脑脊液流出，管内的液面随患者呼吸、脉搏等上下波动，表明引流管通畅。若引流管无脑脊液流出，应查明原因，可能的原因：①颅压低于 70mmH_2O，证实的方法是将引流瓶（袋）降低再观察有无脑脊液流出。②引流管放入脑室过深或过长，在脑室内盘曲成角，可请医生对照 X 线片，将引流管缓慢向外抽出至有脑脊液流出，再重新固定。③管口吸附于脑室壁，可将引流管轻轻旋转，使管口离开脑室壁。④若怀疑引流管被小凝血块或挫碎的脑组织阻塞，可在严格消毒管口后，用无菌注射器轻轻向外抽吸，切不可进行冲洗，以免管内阻塞物被冲至脑室系统狭窄处，引起脑脊液循环受阻及感染。⑤经上述处理后仍无脑脊液流出，必要时更换引流管。

3）妥善固定引流管：确保引流管固定牢固、长度适宜，确保患者头部有适当活动空间，活动、翻身及治疗护理时动作要轻柔缓慢，避免牵拉引流管。告知患者及其家属引流管的重要性，避免意外拔管。搬运患者时一定要夹闭引流管道，防止脑脊液反流引起颅内感染。患者外出或检查返回病房，第一时间检查引流管，与医生配合打开引流管并调整位置。欠合作者应给予适当约束，防止意外拔管。若引流管不慎被拔出，应立即通知主管医生，切勿自行安置。

4）观察与记录：观察引流管处伤口敷料情况，渗湿应及时更换，观察并记录引流速度，引流液颜色、性状和量。术后早期尤其应注意控制引流速度，若引流过快、过多，可使颅压骤然降低，导致意外发生。正常脑脊液无色、透明、无沉淀，每天分泌400~500mL，故每天引流量以不超过500mL为宜。术后1~2天引流液可略带血性，之后颜色逐渐变淡。若引流液中有大量血液或血色逐渐加深，常提示脑室出血，出血量过多时应紧急手术止血。

5）每天定时倾倒引流液，准确记录引流量。在倾倒引流液前后要对引流瓶（袋）口进行严格消毒。禁止在引流管上穿刺以免造成污染。在更换引流瓶（袋）、监测颅压、椎管内注射药物等时，严格遵守无菌原则，应先夹闭引流管以免脑脊液反流入脑室，注意保持整个引流装置无菌，必要时做脑脊液常规检查或细菌培养。

6）拔管时注意事项：脑室引流时间一般不宜超过7天，时间过长有可能发生颅内感染。拔管前应试行夹闭引流管观察24h，观察意识、瞳孔、生命体征的变化，颅压是否升高、有无脑脊液漏，如无异常，则可拔除引流管。拔管后，观察有无颅压增高的征象，并观察局部敷料情况。

4. 并发症护理

1）术后出血：表现为生命体征逐渐改变，出现脉搏慢、呼吸慢、血压高、头痛、呕吐等高颅压症状进行性加重。引流液颜色呈鲜红色，量多。患者意识障碍逐渐加重，一侧瞳孔逐渐散大，对侧肢体瘫痪进行性加重等。应立即通知医生，进行必要的检查，若发现脑室内出血，要采取积极护理和治疗，必要时紧急手术止血。

2）术后感染：患者体温常高于38.5℃，切口分泌物培养、血培养或痰培养等显示有病原菌感染。注意监测患者体温变化，关注实验室检查结果，根据药敏试验选用合适的抗生素。

3）高颅压：患者出现头痛、呕吐、视神经乳头水肿、生命体征改变等。保持呼吸道通畅，遵医嘱行脱水治疗，准确记录尿量，观察药物不良反应。若行激素治疗，注意观察应激性溃疡、感染等不良反应。亚低温治疗的患者严格掌握适应证及禁忌证，密切监测生命体征，降温及复温均不宜过快，应循序渐进，预防寒战、冻伤、出血、感染等并发症。

4）低颅压：患者出现头部挤压性疼痛，可伴有头晕、恶心、呕吐、乏力、虚弱、厌食、脉搏细速、血压偏低等，严重时有精神萎靡、脱水和电解质失衡等表现。上述表现通常与引流瓶（袋）高度过低有关，抬高引流瓶（袋）症状减轻或消失，放低引流瓶（袋）症状加重。

5. 健康教育

1）切口护理。术后2周可在就诊医院或附近正规医疗机构根据切口情况拆线。拆线后1~2天，切口无红肿、渗液等情况即可洗头。

2）功能锻炼：术后若有偏瘫或失语，进行肢体功能锻炼和语言训练。指导家属协助患者进行被动活动，按摩肌肉，防止肌肉萎缩。耐心辅导患者进行语言训练，多听音乐、广播，刺激听觉中枢，指导患者从简单发音开始，逐步练习多音节词。

3）用药指导：有癫痫风险的患者需要遵医嘱口服抗癫痫药物，如丙戊酸钠、左乙拉西坦等。

4）术后随访：术后 3 个月、6 个月门诊复查，必要时需做 CT 或 MRI 检查等。

第六节　丘脑肿瘤

一、概述

丘脑是间脑中最大的卵圆形灰质团块，对称分布于第三脑室两侧，周围毗邻内囊、下丘脑、基底核等重要结构。丘脑是除嗅觉以外全身各种感觉传至相应大脑皮质的中继站，也是一个复杂的感觉器官，其对运动系统、感觉系统、边缘系统、上行网状系统和大脑皮质的活动发挥着重要影响。丘脑肿瘤指原发于丘脑的肿瘤，原发性丘脑肿瘤相对少见，约占颅内肿瘤的 1%，占全部脑瘤的 0.8%～1.8%。儿童丘脑肿瘤相对多见，据统计，占颅内肿瘤的 3%～4%。丘脑肿瘤可发生于任何年龄，但以青中年为主，男性略多于女性，男女比例为 2∶1。肿瘤类型多为胶质瘤，约占 90%。其中星形细胞瘤约占 80%，其他如少突状胶质细胞瘤、混合性胶质瘤和室管膜瘤约占 20%。

二、临床表现

丘脑肿瘤的临床表现较复杂，根据其发展方向不同而不同。其症状和体征大致可分为两大类，即颅压增高表现和相邻部位受累症状。

（一）颅压增高表现

丘脑肿瘤生长早期可使第三脑室狭窄或闭塞，从而阻塞脑脊液循环通路引起脑积水，出现颅压增高症状。以头痛为首发症状者占 80% 以上，此外多数患者还伴有恶心、呕吐。

（二）相邻部位受累症状

1. 丘脑综合征

丘脑膝状体动脉被肿瘤压迫，闭塞后影响丘脑外侧核的后下部、内囊后肢、外侧膝状体内侧、内侧膝状体外侧的功能导致丘脑综合征。表现：①病变对侧偏身感觉障碍，深感觉和精细感觉障碍重于浅感觉障碍，肢体及躯干的感觉障碍重于面部感觉障碍。②病变同侧肢体共济运动失调。③病变对侧偏身自发性疼痛，疼痛部位弥散、不固定，疼痛性质多难以描述。④病变同侧肢体舞蹈样或指划运动。

2. 丘脑性三偏症状

肿瘤对侧感觉障碍、偏瘫、同向性偏盲。

3. 精神症状

肿瘤侵犯丘脑内侧核，影响脑干、皮质功能活动，患者可出现淡漠、注意力不集中、幼稚、欣快、激动或谵妄等精神症状。

4. 共济失调

如小脑－红核－丘脑系统受损，患者患侧肢体出现共济失调。

5. 内分泌紊乱

当丘脑下部受侵时，患者出现内分泌紊乱症状，如肥胖、嗜睡、月经紊乱、尿崩症等。

6. 其他

肿瘤累及基底核，患者可出现肢体震颤等不自主运动。当肿瘤侵犯四叠体下丘时，可出现瞳孔不等大、眼球上视障碍、耳鸣、耳聋等症状。

三、辅助检查

如果患者的病史和体格检查提示有颅内占位指征，应行颅脑 CT 或 MRI 检查。

（一）CT 检查

CT 是目前诊断脑肿瘤最常用的辅助检查，其定位准确率几乎是 100%。增强 CT 可清楚显示肿瘤的部位、范围、形状、周围水肿等，根据强化情况定性诊断正确率可达 90% 以上。一般 CT 平扫显示脑胶质瘤为低密度影，根据脑胶质瘤的病理类型不同呈不同程度的强化，往往恶性程度越高，强化越明显。

（二）MRI 检查

MRI 可对实质性肿瘤、肿瘤浸润的脑组织、水肿、出血和其他正常和病理的组织进行区分。对于诊断低级别的脑胶质瘤，MRI 比 CT 更有优势，其定位、定性诊断率均高于 CT，增强扫描可发现 CT 所不能显示的小肿瘤。

四、诊断及治疗要点

（一）诊断

1. 相应的临床表现

丘脑肿瘤患者的症状和体征复杂，需有所辨别。

2. 影像学检查

1）星形细胞瘤：CT 大多显示为低密度影，少数为等密度或高密度影，边缘不规则。强化扫描呈不同程度的增强，Ⅰ级星形细胞瘤无或轻度强化，Ⅱ～Ⅳ级星形细胞瘤明显强化，呈形态、密度不一的不规则或环状强化。MRI 平扫一般呈 T1WI 低信号、T2WI 高信号，信号强度均匀，伴不同程度的占位效应。若 T1WI 呈混杂信号，T2WI 呈高信号，提示瘤内坏死或出血。

2）间变性星形细胞瘤：在 CT 上肿瘤是低密度的，或为混杂密度，10％患者有钙化，超过 90％的患者有占位效应，大多数有肿瘤周边水肿。头颅 MRI 表现为 T1WI 低密度、T2WI 高密度，即长 T1、长 T2 信号，几乎所有的间变性星形细胞瘤增强扫描表现出增强作用，应用造影剂增强后呈环形、弯曲扭转、结节形，或者可见到均匀生长方式。

3）多形性胶质母细胞瘤：CT 平扫显示为形状不规则、边缘不整齐的混杂密度影，周围脑水肿广泛，中线及脑室系统移位明显。强化扫描呈结节状或环状增强。MRI T1WI 上呈混杂信号，以低信号为主，反映了瘤内坏死或出血。T2WI 上呈高信号，强度不均匀，肿瘤内部坏死区信号强度近乎周围水肿信号强度，瘤体信号强度相对减低。在质子密度加权像（PWI）上，肿瘤信号低于周围水肿信号，但肿瘤内部坏死区信号高于周围水肿信号。

4）少突胶质细胞瘤：CT 上肿瘤组织常表现为等密度影或低密度影，90％的患者有钙化灶，钙化部分为不规则结块状高密度影，常位于肿瘤周边。在 MRI 上，T1WI 呈低密度，T2WI 呈高密度，但钙化部分 T2WI 呈低密度。肿瘤可较均质强化或不强化，瘤周水肿较轻。

5）室管膜瘤：CT 呈不均匀的等密度影或稍高密度影，瘤内可见钙化或囊性变，周围无明显水肿。强化扫描多呈不均质强化，强化后肿瘤边界清楚。MRI T1WI 呈稍低信号或等信号，T2WI 为稍高信号，显著不均质强化。

（二）治疗要点

丘脑肿瘤的治疗以外科手术治疗为主，辅以放射治疗、化疗等。手术切除肿瘤的原则是在保存神经功能的前提下尽可能切除肿瘤，解除脑脊液循环障碍，缓解和降低颅压。手术方法包括肿瘤全切除术（肿瘤及累及组织 100％切除）、次全切除术（90％以上）、大部切除术（60％以上）、部分切除术（60％以下），以及内减压术、外减压术和脑脊液分流术。

五、观察要点

（一）术前观察

注意观察患者有无颅压增高表现，是否有偏瘫、偏身感觉障碍、偏盲、精神异常、共济失调、内分泌紊乱等情况。

（二）术后观察

严密观察患者生命体征、意识、瞳孔、管道情况，观察患者丘脑功能是否受损，准确记录出入量，监测水、电解质和尿比重。

六、护理措施

（一）术前护理

1. 颅压增高的护理

1）病情观察：密切观察患者意识、瞳孔的变化，有无头痛、呕吐、视神经乳头水肿"三主征"，以及血压升高、脉搏减慢、脉压增大等库欣反应。正确识别高颅压症状，必要时随时复查 CT，有条件者行颅压监护。

2）降低颅压，减轻脑水肿：遵医嘱行脱水治疗，注意观察尿量，准确记录。遵医嘱行激素治疗，注意观察应激性溃疡、感染等不良反应。亚低温治疗者严格掌握适应证及禁忌证，密切监测体温及其他生命体征，降温及复温应循序渐进，预防寒战、冻伤、出血、感染等并发症。巴比妥治疗若发现颅压有回升，应增补剂量，可按照 2～3.5mg/kg 计算。遵医嘱行辅助过度通气等治疗，适当调节参数，定时血气分析。

3）防止颅压骤然增高：嘱患者充分休息，保持情绪稳定，防止躁动。予心理护理，避免患者因情绪波动等因素引起颅压增高。保持呼吸道通畅，避免剧烈咳嗽。防止便秘，嘱勿用力排便，禁用高压灌肠。预防高热，对中枢性高热患者亚低温治疗疗效最佳。积极预防和控制癫痫发作。

2. 安全护理

1）对患者行生活自理能力、压疮、跌倒、坠床危险因素评估，特别是有精神症状、偏瘫、偏盲、偏身感觉障碍、共济失调等表现的患者，根据评估结果留陪护，采取预防压疮、烫伤、跌倒、坠床等护理措施。

2）密切观察患者的精神、情绪变化，饮食和睡眠情况，意识和思维状况，及时了解患者的心理和病情变化，确保患者安全。尊重患者，耐心倾听患者的诉说，给予恰当的解释和诱导，做好患者家属的健康教育。留陪护一人，防止患者走失和自伤，必要时约束四肢。

3）对有视觉障碍、感觉障碍、运动障碍者，预防跌倒：病房布局合理，物品摆放整齐。病房地面应干燥、清洁，防止患者滑倒及摔伤。予以床栏保护，防止坠床。外出活动或检查应有专人陪伴。避免半开房门，防止视野缺损患者撞到房门。

3. 术前准备

按神经外科手术术前常规进行。参见本章第四节"脑叶肿瘤"。

（二）术后护理

1. 体位与活动

全身麻醉清醒前，去枕平卧位，头偏向一侧。全身麻醉清醒后手术当天，低半卧位或斜坡卧位，床头抬高 15°～30°。搬动患者或为其翻身时，注意扶持其头部使头颈部成一直线，防止头颈部过度扭曲或震动。术后第 1～3 天，以半卧位为主，适当增加床上运动。手术 3 天后，以半卧位为主，可在搀扶下适当室内活动。活动量应当根据患者个体化情况，循序渐进，对于年老或体弱的患者，应当相应推后活动进度。有意识、运动、感觉、排泄等障碍者，按相应康复训练措施进行训练。

2. 饮食护理

麻醉清醒后，神志清醒的患者可咀嚼口香糖，缓解口腔内苦涩不适感，促进胃肠功能恢复。术后 2h 若饮水无恶心、呕吐、呛咳，可进少量流质饮食，逐渐过渡到普食。

3. 病情观察

1）严密监测患者意识、瞳孔、生命体征及肢体活动情况，如患者出现头痛加剧、呕吐频繁、一侧瞳孔逐渐增大、对光反射迟钝或消失，意识由清醒转躁动或嗜睡，甚至进入昏迷状态，对侧肢体活动障碍加重等，提示危险征兆，应立即报告医生处理。

2）观察有无丘脑功能受损症状，如感觉、运动、内分泌、精神异常等。评估患者是否存在偏瘫、偏身感觉障碍、偏盲、共济失调、内分泌紊乱等症状。对于感觉与运动功能受损患者，应做好安全护理，予以双侧床栏保护，防止跌倒、坠床。对于有精神症状的患者，应密切观察其精神、情绪变化，饮食和睡眠情况，意识和思维状况等，及时了解患者的心理和病情变化。留陪护一人，防止患者走失和自伤，必要时约束四肢。对于内分泌紊乱患者，记录每小时尿量，应监测患者的激素及水、电解质水平，及时遵医嘱给予针对性处理。

4. 并发症护理

1）术后出血：表现为生命体征逐渐改变，出现脉搏慢、呼吸深慢或不规则、血压高、头痛、呕吐等高颅压症状进行性加重，患者意识障碍逐渐加重，一侧瞳孔逐渐散大，对光反射迟钝或消失。引流液颜色呈鲜红色、量多等。应立即通知医生，进行必要的检查，若发现颅内出血，要采取积极护理和治疗，必要时紧急手术止血。

2）术后感染：患者体温常高于 38.5℃，切口分泌物培养、血培养或痰培养等显示有病原菌感染。注意监测患者体温变化，关注实验室检查结果，根据药敏试验选用合适的抗生素。

3）中枢性高热：患者体温骤然升高，可达 40℃ 以上，持续数小时甚至数天，无寒战，全身皮肤干燥无汗。躯干温度通常高于肢体温度，双侧肢体温度可不对称，相差超过 0.5℃。体温易随外界温度变化而波动。应用抗生素及水杨酸类一般无效。注意监测患者体温变化，根据医嘱予冷敷或冰毯降温，必要时行人工冬眠亚低温治疗。

4）尿崩症：患者表现为多尿、多饮、多渴，24h 尿量 >4000mL，尿比重 <1.005。密切观察患者神志、瞳孔、生命体征、尿量、尿色、尿比重、精神状态、皮肤弹性、电解质情况，准确记录 24h 出入量，及时发现低钠低钾、高钠高钾等电解质失衡，立即通知医生并协助处理，纠正水、电解质失衡，维持正常血容量。严密观察有无脱水指征并遵医嘱补液，禁忌摄入含糖高的食物、药物，以免使血糖升高，产生渗透性利尿，使尿量增加。遵医嘱给予神经垂体素治疗时，准确记录出入量，根据尿量的增减和血清电解质水平调节用药剂量。

5. 健康教育

1）饮食指导：多食高热量、高蛋白质、富含纤维素和维生素、低脂、低胆固醇食物，少食动物脂肪、腌制品。限制烟酒，忌浓茶、咖啡、刺激性食物。

2）用药指导：遵医嘱按时、按量服药，不可突然停药、改药及增减药量，尤其是抗癫痫药物、抗感染药物、脱水剂及激素，以免加重病情。

3）切口护理。术后 2 周可在就诊医院或附近正规医疗机构根据切口情况拆线。拆线后 1~2 天，切口无红肿、渗液等情况即可洗头。

4）疾病康复：神经功能缺损或肢体活动障碍者，进行辅助治疗（如高压氧、针灸、理疗、按摩等），加强肢体功能锻炼与看护，避免意外伤害。瘫痪肢体要保持功能位，预防关节畸形、足下垂，尽早被动活动瘫痪肢体，以免发生关节僵直、肌肉萎缩。感觉障碍的患者避免高温或过冷刺激，慎用热水袋或冰袋，防止烫伤、冻伤。

5）术后随访：原有症状加重，如头痛、呕吐、偏瘫、偏盲、尿量增多等，应及时就医。术后 3~6 个月门诊复查 CT 或 MRI。

第七节　小脑肿瘤

一、概述

小脑位于颅后窝，由两侧小脑半球和中间的小脑蚓部组成，覆盖于菱形窝之上，形成第四脑室的顶部，并借小脑上脚、中脚及下脚分别与中脑、脑桥及延髓相连。小脑肿瘤（cerebellar tumor）是小脑半球或者小脑蚓部的多种肿瘤的统称，约占颅内肿瘤的 10%，可发生于任何年龄段。小脑肿瘤根据其病理特点可分为转移瘤、星形细胞瘤、髓母细胞瘤、血管网状细胞瘤、室管膜瘤、脑膜瘤等。约 65% 儿童脑肿瘤位于小脑，以髓母细胞瘤、星形细胞瘤（毛细胞型星形细胞瘤多见）、室管膜瘤为主。而成人小脑肿瘤发病率低于儿童，以血管网状细胞瘤、脑膜瘤及转移瘤多见。小脑发育不良性神经节细胞瘤、小脑脂肪神经细胞瘤等较罕见。

二、临床表现

小脑肿瘤的临床表现与肿瘤大小、位置和患者年龄有关。主要症状如下。

（一）颅压增高

小脑肿瘤易影响大脑导水管及第四脑室，阻碍脑脊液循环，早期表现以颅压增高为主，并以头痛为首发症状，疼痛部位常位于后枕部，呈进行性加重趋势，常伴恶心、频繁的喷射性呕吐、视神经乳头水肿及视力下降等。婴幼儿可出现囟门饱满、颅缝增宽等症状。

（二）共济失调

小脑半球肿瘤表现为患侧肢体的共济失调，各组肌肉运动时不能协调，易向患侧倾倒，患者不能做精细动作，常出现指鼻试验、轮替动作试验、跟－胫－膝试验阳性等。小脑蚓部肿瘤主要表现为躯干性平衡障碍，如坐立不稳、鸭行步态、闭目难立征（Romberg征）阳性等。

（三）肌张力改变

小脑病变肌张力变化较难估计。肌张力调节在不同年龄人群中有很大变异，并且还因病变部位有所不同。

1. 单侧小脑肿瘤

同侧半身肌张力降低，表现为肌肉松弛无力、腱反射减弱。被动运动时可使肢体过度伸屈，患侧闭目难立征阳性。令患者上肢下垂，医生固定其上臂，在患者完全放松肌肉的情况下，击捶患者两侧前臂使其被动摇摆，可见患侧摇摆幅度比健侧大。

2. 双侧对称性小脑肿瘤

一般无明显的肌张力改变。

（四）展神经麻痹

肿瘤压迫附近结构出现面部麻木、角膜反射减弱或丧失。晚期出现肌力减弱及锥体束征。

（五）枕骨大孔疝

因颅后窝容积较小，压力过高时可导致枕骨大孔疝。

三、辅助检查

目前应用于小脑肿瘤的影像学检查方法有 CT、MRI 等。CT 在显示肿瘤内部出血、钙化等方面具有一定价值，但因其软组织分辨力不高且有颅后窝伪影的干扰，因此对小脑肿瘤的定性诊断价值有限。MRI 具有无电离辐射、良好的软组织分辨力及多序列、多方位、多参数成像等优势，是目前小脑肿瘤首选影像学检查方法。

（一）CT 检查

肿瘤表现为混杂密度影，实性均匀一致，肿瘤可见钙化。髓母细胞瘤边界清楚，呈高密度影。

（二）MRI 检查

MRI 检查显示 T1WI 为低信号或等信号。

（三）其他影像学检查

随着 MRI 的临床应用及成像技术的不断革新，近年一些新成像技术开始应用于脑肿瘤，如 MR 扩散加权成像、MR 灌注加权成像、磁敏感加权成像、磁共振波谱成像等，可以从细胞密度、微血管数目、血流量大小、微血管的功能、微出血及生化代谢水平上对疾病进行鉴别，在颅内肿瘤的诊断与鉴别诊断中发挥重要作用。

四、诊断及治疗要点

（一）诊断

1. 相应的临床表现

不同部位的小脑肿瘤的临床表现有所不同，注意区分。

2. 影像学检查

1）髓母细胞瘤：CT 平扫时可见颅后窝高密度占位，多呈等或稍高密度实质性肿块。MRI 平扫时 T1WI 呈等或低信号，T2WI 呈高信号。CT 和 MRI 增强扫描多呈均质强化，少数合并小囊变时，强化也可不均质，但钙化不常见。

2）星形细胞瘤：CT 平扫时呈低密度。MRI 平扫时 T1WI 呈低信号、T2WI 呈等或稍低信号。增强扫描时，有明显的边界，附壁瘤结节呈均质明显强化。

3）血管网织细胞瘤：最常见的影像学类型为大囊小结节型，CT 平扫时囊性部分呈低密度类圆形病灶，边界清，结节通常较小，一般为单个，也可为多发。MRI 囊性部分 T1WI 呈低信号、T2WI 为高信号，结节在 T1WI 上呈低信号、T2WI 上呈中等信号。有时 MRI 结节内或肿瘤周围可见流空的血管影。增强扫描后结节呈明显强化，囊性部分不强化。对于实质性肿瘤，T1WI 呈等信号、T2WI 为高信号。瘤周水肿带常不明显，增强扫描肿瘤呈明显均质强化。

4）室管膜瘤：CT 检查肿瘤多呈稍高密度，囊性多见。MRI 检查时，T1WI 呈等或稍低信号、T2WI 上呈明显高信号。

5）转移瘤：增强扫描后呈多种形式强化，可表现为均质强化、边缘环形强化或结节状强化。CT 检查时典型者为边界清楚的圆形病灶，呈低或等密度，除非有肿瘤内急性或亚急性出血。MRI 检查时绝大多数小脑转移瘤 T1WI 上呈低信号、T2WI 上呈高信号。T1WI 有助于转移瘤内出血与黑色素瘤的鉴别。

6）脑膜瘤：小脑的脑膜瘤影像学常表现为与小脑幕或脑膜相连，CT 检查呈等密度或稍高密度，密度较均匀，少数可不均匀和呈稍低密度。MRI 检查显示以硬脑膜为基底，T1WI 和 T2WI 上均趋于等信号，T2WI 上也可呈稍高信号。增强扫描后肿瘤呈明显的均质强化，有时可见脑膜尾征。

（二）治疗要点

由于生理学特性和组织学特性的差异，不同类型的小脑肿瘤治疗方案的选择和预后存在明显差别。在选择最佳的治疗方案及评估预后时，常要结合小脑肿瘤病理学类型和 WHO 级别，良性肿瘤如毛细胞型星形细胞瘤的治疗原则应以手术治疗为主，而髓母细胞瘤、转移瘤等恶性肿瘤则应辅以放射治疗、化疗。

1. 手术治疗

小脑肿瘤手术治疗适应证：小脑半球病变、枕大孔病变、小脑蚓部病变、第四脑室病变、脑干背侧病变、延颈交界病变、先天性疾病如颅颈交界畸形、梗阻性脑积水如导水管阻塞、正中孔粘连。对术前呕吐频繁甚至意识障碍加重的患者可先行脑室穿刺外引流术，以降低颅压再行手术切除肿瘤。手术方式可分为经小脑半球入路、经小脑蚓部入路、经小脑延髓裂入路。

2. 放射治疗

常用于术后残留或复发者、不能或不愿接受手术治疗者。全脑全脊髓放射治疗是抑制髓母细胞瘤生长的必要手段。但放射治疗相关损伤可导致儿童发育迟缓，尤其是 7 岁以下的患儿，可能严重影响其神经系统的发育。

3. 化疗

主要适用于年龄较小不宜行放射治疗者，以及恶性肿瘤或手术后复发者。一般化疗时机为手术后 2~4 周。

五、观察要点

（一）术前观察

严密观察患者病情变化、意识、瞳孔、呼吸、疼痛。注意有无颅压增高的征象。遵医嘱给予低流量的吸氧，保证血氧饱和度在 95％以上。

（二）术后观察

1）严密观察并记录患者生命体征、意识、瞳孔、语言、肢体活动情况及有无颅压增高的征象。
2）观察切口敷料情况。
3）准确记录液体输入量、尿量。
4）观察引流液颜色、性状和量，正常情况下手术当天引流液为暗红色，24h 量＜200mL，以后引流液逐渐变浅、变清。若引流液的颜色短期内加深、引流量多，患者出现意识障碍加重、瞳孔不等大，警惕颅内出血，应通知医生行急诊 CT，给予止血等药物治疗，必要时再次手术止血。

六、护理措施

（一）术前护理

1）对患者行生活自理能力、压疮、跌倒、坠床风险因素评估，特别是有视觉障碍的患者。对评估结果为高危的患者，应对患者及其家属行健康教育并签字，采取预防压疮、跌倒、坠床等护理措施。
2）对有头痛呕吐者，应观察头痛的性质、程度。予卧床休息，抬高床头 15°~30°。遵医嘱给予脱水剂和激素治疗。

3）对共济失调者，预防跌倒。

（1）病房布局合理，物品摆放整齐。

（2）病房地面应干燥、清洁，防止患者滑倒及摔伤。

（3）予以床栏保护，防止患者坠床。

（4）外出活动或检查应有专人陪伴。

4）术前准备。

（1）完善相关检查：血常规、尿常规、血型、凝血功能、肝肾功能、血电解质、血糖、感染性疾病筛查、心肺功能、MRI 或 CT 等检查。

（2）皮肤准备：术前 2 天洗发水洗头后用氯己定消毒手术部位，检查术区皮肤情况、剪指甲，在手术室用医用备皮器推除手术切口周围 1.5cm 毛发。

（3）心理护理：解释小脑肿瘤手术的必要性、重要性、手术方式及注意事项，与患者建立良好护患关系，取得患者的信任。鼓励患者家属、朋友等给予患者关心和支持。教会患者自我放松的方法，如看小说、听音乐、多做深呼吸等分散注意力，针对个体情况进行心理护理。

（4）术前 1 天行交叉配血或自体采血，以备术中用血。遵医嘱行抗生素皮试，以备术中、术后用药。做好手术部位标记、行术前健康指导，完成患者术前核查。术前 8h 禁食禁饮，以免麻醉中误吸。

（5）术晨协助患者更换清洁病员服。测生命体征，如有异常或患者发生其他情况及时与医生联系。遵医嘱予术前用药。遵医嘱带入术中用药。准备好病历、CT 片、MRI 片等以便带入手术室。填写并打印手术患者术前评估与交接单。与手术室人员进行患者、患者腕带、药物核对后，送患者入手术室。

（二）术后护理

1. 体位与活动

全身麻醉未醒前，去枕平卧位，头偏向一侧，防止呕吐物误入呼吸道引起窒息。全身麻醉清醒后，抬高床头 $15°\sim30°$，保持头、颈、肩处于同一水平线，防止颈部过度扭曲，有利于改善颅内静脉回流，减轻脑水肿。鼓励患者床上活动，但应量力而行，切勿过度用力和大幅度活动。翻身时动作应缓慢，避免突然改变体位，采用轴线翻身，翻身后注意观察患者呼吸情况。

2. 饮食护理

术后 2h 内禁食禁饮，2h 后给予吞咽功能评估，如无呛咳则逐步从流质、半流质饮食过渡到普食。呕吐或呛咳严重患者应控制饮食，必要时安置胃管，给予鼻饲流质饮食。

3. 切口护理

观察切口有无渗血渗液，若有应及时通知医生并更换敷料。观察患者体征，有无头痛、呕吐等颅压增高或降低的表现。

4. 引流管护理

1）正确粘贴引流管的固定胶布，确保牢固。

2）引流管长度应适宜，确保患者头部有足够的活动空间。

3）进行患者翻身或搬运等操作时，应先夹闭引流管，防止引流液反流造成感染。

4）定时检查，保持管道通畅。

5）勿折叠、扭曲、压迫引流管。

6）告知患者及陪护人员引流管的重要性，预防非计划拔管。

7）若引流管不慎脱出，切勿自行安置，应立即通知主管医生处理。

8）根据病情严格控制引流瓶（袋）高度和引流速度，引流液超过瓶体一半时，应及时倾倒，以防因液面过高导致反流感染。

9）定期更换引流装置，保持引流管切口周围皮肤清洁，预防感染。

5. 基础护理

做好口腔护理、导尿管护理、定时翻身、清洁皮肤等基础护理。

6. 颅压监护

小脑蚓部及第四脑室肿瘤易阻塞第四脑室产生脑积水及颅压增高症状。需按时遵医嘱给予降颅压药物，监测神志、瞳孔的变化。对头痛严重者及时做头颅 CT 检查，以便明确诊断，及时处理。如患者出现剧烈头痛、频繁呕吐、呼吸深大等高颅压危象，立即快速给予甘露醇输入，并报告医生进行抢救。脑室－腹腔分流术后，需询问患者有无腹痛、腹泻。

7. 并发症护理

1）颅内出血：严密观察患者意识、瞳孔、呼吸状态的变化，及时做好记录。注意观察引流液的颜色、性状和量等，若引流液颜色短期内加深、引流量持续增多，应立即通知医生处理。一旦怀疑有颅内出血应立即通知医生进行处理，必要时行急诊 CT 或床旁 CT 检查确诊。

2）脑水肿：脑水肿一般在术后 2～4d 达到高峰，如处理不及时可危及生命。在治疗上，脑水肿程度较轻者经脱水疗法即可获得好转，而脑水肿严重者可考虑减压术。

3）术后感染：术后可能出现切口感染、脑膜炎、肺部感染等。若出现切口感染，应将感染处的缝线提前拆除，如皮下有脓液潴留时，必须分开创口，使脓液充分引流，防止感染向深部扩展引起脑膜炎，分泌物进行涂片和培养，根据细菌对抗生素的敏感情况，进行抗感染治疗。若出现化脓性脑膜炎，根据致病菌选用适当的抗生素，如全身用药仍未能控制感染时，可以考虑鞘内注入抗生素。术后应该每隔 2～3h 进行一次翻身叩背，预防肺部感染。

4）术后脑脊液漏：术后脑脊液漏主要发生在手术切口的局部。对头皮切口的漏液，局部应该严密缝合。可行脑室持续引流或腰椎穿刺放脑脊液，降低颅压，减少局部张力，减少漏液，促进切口愈合。如经一般处理，脑脊液漏愈合困难时，应再次手术打开切口，严密缝合或修补硬脑膜缺损处。

5）后组脑神经损伤：脑肿瘤患者术后可因后组脑神经损伤致咳嗽反射、吞咽反射减弱，易引起误吸、排痰困难，造成呼吸道并发症。术后进食时应抬高床头，采取半坐位，进食速度宜缓慢，防止呛咳或误吸。鼓励患者自行咳嗽咳痰，适当饮水，痰液过多、黏稠，不易咳出者，可翻身叩背，必要时遵医嘱行雾化吸入治疗以湿化痰液，促进排痰，避免呼吸道感染。评估患者吞咽功能，给予患者流质或半流质饮食，对于不能经口进食的患者，可遵医嘱安置胃管，给予鼻饲饮食，防止误吸导致吸入性肺炎。必要时可给予外周静脉营养支持。

6）小脑缄默症：小脑蚓部肿瘤患者易发生小脑缄默症，常发生于术后 24~48h，表现为患者突然停止说话，伴有情绪不稳和小脑共济失调等症状，通常意识水平不受影响，语言理解正常。因此，针对小脑缄默症患者，术后应根据其语言、智力及行为特点，设计个体化治疗方案，开展语言功能训练。

8. 健康教育

1）休息与活动：根据体力与耐力，合理安排休息与活动。对于肢体活动异常者，家属辅助每天进行肢体功能锻炼。

2）饮食管理：术后宜进食清淡、低脂、易消化食物。适当补充优质蛋白质，如鸡蛋、精瘦肉、鱼肉、鸡肉、牛肉等。每天进食适量新鲜蔬菜、水果。食物种类应丰富多彩。忌烟酒。

3）切口管理：保持切口敷料清洁、干燥，如有脱落、渗血渗液、污染需及时就诊更换。常规术后 2 周拆线。

4）术后随访：向患者及其家属交代出院注意事项，遵医嘱按时按量服用抗癫痫药物，不得自行减量或停药。术后放射治疗或化疗期间定期门诊随访，检查肝功能、血常规等，术后每 3 个月复查一次，6 个月后每半年复查一次，至少复查 5 年。

第八节　脑干肿瘤

一、概述

脑干位于间脑与脊髓之间，由中脑、脑桥和延髓三部分组成，人体多数脑神经核均集中于脑干，第Ⅲ至第Ⅻ对脑神经均自脑干发出，脑干是生命中枢所在地，管理头颈部及器官活动。脑干肿瘤（brain stem tumor）是发生于中脑、脑桥、延髓部位的肿瘤。不同种类的脑干肿瘤其好发部位及生长方式不同。星形细胞瘤可发生于脑干的任何部位，并向周围发展。血管网状细胞瘤发生于脑桥或延髓背侧，常伴有囊性变，呈膨胀性生长。海绵状血管瘤主要发生在脑桥，少数在中脑，呈局限结节状。室管膜瘤发生于第四脑室的室管膜，向第四脑室及小脑脑桥角生长。多形性星形细胞瘤多发生于脑桥，呈广泛浸润生长，周围边界不清。

2018 年美国脑肿瘤注册登记中心（Central Brain Tumor Registry of the United States，CBTRUS）公布的数据显示，脑干肿瘤在原发性中枢神经系统肿瘤中占比为

1.5%，以胶质瘤最为常见，其次为海绵状血管瘤、血管母细胞瘤等。肿瘤部位以脑桥、延髓多见，中脑次之。脑干肿瘤可发生在任何年龄段，但儿童与青少年较成年人常见，发病原因尚不明确。随着年龄增长，脑干肿瘤在原发性中枢神经系统肿瘤中的占比逐渐下降，其中 0~14 岁为 13.3%、15~19 岁为 5.3%、19~39 岁为 2.5%。

二、临床表现

（一）一般症状

早期出现头痛症状，但颅压增高症状一般不明显，可伴性格及行为改变。

（二）定位症状

早期可出现患侧脑神经损害症状，随着肿瘤的发展，肿瘤累及脑干腹侧的锥体束时，则出现交叉性麻痹，即患侧脑神经瘫痪及对侧肢体的运动和感觉障碍。按肿瘤在脑干的位置，可出现特有的定位症状。由于肿瘤在脑干内呈浸润性生长，往往可同时累及脑干各部，故临床上脑干肿瘤的表现为脑干各部位的综合症状，而脑干单独部位的损害表现较少见。脑干各部位损害的主要表现如下。

1. 中脑肿瘤

主要出现动眼神经和滑车神经麻痹，根据肿瘤在中脑的不同部位，可有以下综合征：①肿瘤位于大脑脚底时，损害动眼神经及锥体束，出现患侧动眼神经麻痹，病变对侧上肢、下肢和面肌、舌肌中枢性麻痹，称为动眼神经交叉性偏瘫综合征。②肿瘤位于被盖，可出现上睑下垂、上视麻痹，有的还出现瞳孔调节功能障碍，称为四叠体综合征。中脑肿瘤易压迫或阻塞中脑导水管，造成脑脊液循环障碍，引起脑积水，出现颅压增高症状，也可出现精神症状和智力减退。

2. 脑桥肿瘤

首先出现展神经、面神经和三叉神经瘫痪。肿瘤在脑桥不同部位，可出现各类综合征。病变位于脑桥下部偏向一侧时，累及面神经及锥体束，出现病变侧周围性面瘫及病变对侧肢体偏瘫，称为面神经交叉瘫综合征。病变累及面神经、展神经核及锥体束时，出现病变侧周围性面瘫、眼球内斜及病变对侧肢体偏瘫，称为展神经-面神经交叉瘫。病变累及耳蜗及前庭核时，出现听力障碍、眩晕及眼球震颤。病变累及内侧丘系、脊髓丘脑束及三叉神经核时，可发生病变侧三叉神经分布区感觉障碍。病变累及三叉神经运动核时，出现病变侧咬肌无力，张口时下颌偏向病变侧，病变对侧半身痛觉、温度觉障碍。病变累及两侧脑桥时，可损害双侧内侧纵束，出现两眼睑轻度下垂，两眼球轴心分离，侧向运动时，单眼球出现水平性眼球震颤和垂直性眼球震颤。肿瘤主要侵犯脑桥底部，早期出现锥体束损害的偏瘫或四肢瘫，可无明显脑神经损害症状。

3. 延髓肿瘤

主要出现后组脑神经瘫痪。按延髓损害部位不同，出现各类综合征：①延髓双侧损害时，出现双侧第Ⅸ、Ⅹ、Ⅺ及Ⅻ对脑神经麻痹，即真性延髓麻痹，表现为吞咽困难、发音障碍、舌肌麻痹和萎缩。②延髓半侧损伤，按损害部位不同可出现不同综合征，主要有舌下神经交叉瘫，舌咽－迷走交叉瘫，迷走神经核、副神经的延髓核和脊髓核损害，延髓背外侧综合征及延髓背侧综合征。

三、辅助检查

（一）MRI 检查

MRI 检查是评价脑干病变的首选检查方法。主要表现为脑干增粗，常呈长 T1 和长 T2 信号改变。MRI 还能大致判断肿瘤的性质，术前确定摘除的技巧及手术入路。对于脑干肿瘤的定位、定性诊断，MRI 检查优于 CT 检查。

（二）DSA

对于血运丰富的病变，可行 DSA。术前可行选择性供血动脉栓塞，从而降低手术风险。

（三）CT 检查

表现为脑干增粗，占位效应明显。病灶可呈低密度、等密度、高密度、混杂密度，偶有出血及坏死。

（四）发射型计算机断层成像

PET/SPECT 可显示脑干代谢情况，提供定性、定量信息，可重建为三维图像，并且可以对任何角度的剖面进行影像重建。

四、诊断及治疗要点

（一）诊断

1. 相应的临床表现

脑干肿瘤的临床表现如前所述。

2. 影像学检查

1) 脑干胶质瘤：①内生弥漫型，CT 和 MRI 检查显示为肿瘤广泛累及脑干。CT 平扫有广泛实质性肿瘤，为低密度，脑干弥漫性增粗，肿瘤无明显增强，肿瘤可有出血。MRI 检查显示肿瘤累及脑桥和延髓，T1WI 上为低信号，T2WI 上肿瘤和瘤周水肿呈高信号，可有不同程度的强化。②内生局限型，顶盖胶质瘤在 CT 上可表现为钙化。如果瘤周有低密度区，提示肿瘤浸润，肿瘤病理分级较高。MRI 检查显示在中脑导水管旁有局限高信号，无占位效应。③外生型，CT 示病变为低密度或等密度，但注入造影剂后病变可增强。MRI 显示边界清晰病变，增强扫描为 T1 低信号、T2 高信号。④延颈型，MRI 检查可显示起源于上颈髓的肿瘤使延髓变形，肿瘤常侵入小脑延髓池，强化均质或不均质。

2）血管母细胞瘤：MRI 检查病变为圆形或类圆形，T1WI 和 T2WI 均显示高信号，病变内有许多血管流空信号，增强后扫描明显强化。

3）海绵状血管瘤：出血期 CT 扫描为高密度。亚急性或慢性期 CT 扫描为混杂密度或低密度。MRI 检查 T1WI 显示网格状高低混杂信号和低信号边缘，T2WI 显示高信号，周围有环状低信号，为出血后含铁血黄素沉着表现，属于海绵状血管瘤反复出血的特征性表现。

（二）治疗要点

1. 一般治疗

给予支持和对症治疗，控制感染，维持营养和水、电解质平衡。对有延髓性麻痹、吞咽困难和呼吸衰竭者，应采用鼻饲、气管切开、人工辅助呼吸等。有颅压增高者，应给予脱水剂，并加用皮质类固醇药物，以改善神经症状。

2. 手术治疗

脑干肿瘤手术治疗适应证：①内生局限型肿瘤，肿瘤为实质性或有囊变，位于脑干内局限性生长。②外生型肿瘤，肿瘤突出脑干生长。③部分内生弥漫型肿瘤。外生型和内生局限型肿瘤可完全切除，内生弥漫型肿瘤可部分切除。

根据不同的病变应采用不同部位的手术入路，要从肿瘤最接近脑干表面之处切开进入脑干内。如果肿瘤距脑干表面较远，则要选择距离脑干表面较近、避开重要神经核团处切开脑干。脑干肿瘤手术入路：①枕叶入路，适用于四叠体区的肿瘤。②枕下正中入路，适用于脑桥、延髓背侧肿瘤。③枕下乙状窦后入路，适用于内生性生长至桥小脑脚和一侧脑桥腹侧下部、延髓腹侧的肿瘤。④颞下入路，适用于中脑腹侧和脑桥腹侧的肿瘤。

3. 放射治疗

放射治疗是脑干内弥漫性生长的肿瘤首选治疗方式，目的在于最大限度地控制肿瘤生长，还可用于恶性胶质瘤手术后的辅助治疗。脑干胶质瘤推荐放射剂量是 $45\sim55Gy$，但大部分经放射治疗后病变仍继续发展，确诊后 2 年内死亡，5 年存活率为 $0\sim35\%$。低分级星形细胞瘤推荐放射剂量为 46Gy，高分级者为 54Gy。脑干转移瘤采用立体定向放射治疗能获得良好的治疗效果，该治疗方法适用于较局限的脑干肿瘤，如多发的、小的血管母细胞瘤。

4. 化疗

可根据 O6－甲基鸟嘌呤－DNA 甲基转移酶检查结果选择适当的化疗方案。常用化疗药物有尼莫司汀、卡莫司汀、洛莫司汀等。在手术中将化疗药置于肿瘤的残腔内，有助于抑制和杀灭残留的肿瘤细胞，局部用药可以显著提高肿瘤局部的药物浓度，联合化疗可以减少毒性作用和药物的全身不良反应。

五、观察要点

（一）术前观察

重点观察患者生命体征及颅压增高症状。

（二）术后观察

脑干是生命的中枢，术后应严密观察患者生命体征、意识、瞳孔的变化。初期两侧瞳孔不等大，后期患侧瞳孔散大、对光反射消失、眼球向下外倾斜。当两侧损伤时，两侧瞳孔散大、眼球固定。如患者出现意识障碍加重，血压逐渐升高或脉搏、呼吸逐渐减慢等情况，应及时报告医生进行 CT 检查。脑干肿瘤根据肿瘤部位不同，术后观察要点分别如下。

1. 中脑

意识变化、吞咽反射，防止误吸，肌无力者注意观察肢体活动。

2. 脑桥

呼吸频率、肢体活动、面神经功能、共济功能。

3. 延髓

呼吸频率，后组脑神经损伤常有声音嘶哑、进食呛咳、咽反射消失或减弱。

六、护理措施

（一）术前护理

1. 术前适应性训练

主管护士指导患者做深呼吸运动及有效咳嗽排痰、吞咽训练，训练患者床上大小便，保持大便通畅。协助延颈髓肿瘤患者练习轴位翻身。

2. 饮食护理

延髓肿瘤患者主要表现为后组脑神经症状，如声音嘶哑、吞咽困难、进食呛咳。入院后给予吞咽功能评估，根据评估结果给予流食或半流食，少量多餐，保证营养。禁止食用坚硬、不易吞咽的食物。对于吞咽障碍明显者，遵医嘱给予静脉高营养支持治疗，必要时给予鼻饲饮食，保证患者的营养摄入。

3. 心理护理

脑干肿瘤的致残率和致死率高，术后的并发症较多、恢复慢。术后常出现一侧面神经麻痹，如口歪眼斜、进食呛咳，有的患者因咳嗽反射消失，术后长期气管插管、气管切开、鼻饲饮食等，给患者及其家属带来极大的心理负担，因此加强心理护理尤为重要。护士应仔细讲解术后并发症的预防和护理知识，介绍成功的案例，增强患者战胜疾病的信心。

4. 术前检查

血常规、尿常规、肝肾功能及凝血功能；心电图、CT、MRI、血糖及生化；术前1天交叉配血，行药物过敏试验。

（二）术后护理

1. 体位与活动

患者全身麻醉未醒时应取平卧位，头偏向一侧，防止误吸。患者全身麻醉清醒后均采取头高脚低位（15°～30°），以利于头部静脉回流。术后1～5天，指导患者床上活动，应循序渐进，促进神经及肢体功能恢复。对肢体活动障碍患者应定时协助翻身拍背，保护受压皮肤。切勿剧烈活动，防止颅内出血或引流管脱落，必要时给予镇静镇痛及保护性约束。引流管拔除后，病情稳定的患者可以早期下床活动，促进快速康复。

2. 饮食护理

术后2h内禁食禁饮，2h后给予吞咽功能评估，如无呛咳则逐步从流质、半流质饮食过渡到普食。呕吐或呛咳严重患者应控制饮食，必要时安置胃管，给予鼻饲流质饮食。

3. 并发症护理

1）呼吸功能障碍：延髓背侧肿瘤尤其是肿瘤靠近闩部者，术后可能会出现呼吸障碍，可表现为呼吸浅慢及通气不足，血气分析常提示 CO_2 潴留，严重者可以表现为无自主呼吸。术后应持续低流量吸氧，定时行血气分析，监测血氧分压，观察患者皮肤黏膜的颜色，有无主诉喘憋情况，防止 CO_2 潴留，出现低氧血症导致呼吸停止。如血氧饱和度低于90%，立即报告医生，必要时协助医生行气管插管或气管切开，连接呼吸机辅助呼吸，遵医嘱调节呼吸机模式及呼吸频率。保持患者呼吸道通畅，及时清理呼吸道分泌物，至少每2h翻身叩背一次。对于痰多黏稠不易咳出者应遵医嘱给予雾化吸入治疗。

2）后组脑神经麻痹：延髓背侧是后组脑神经核团聚集的部位，当该部位肿瘤手术损伤到这些核团时，患者会出现后组脑神经麻痹，表现为吞咽障碍、声音嘶哑。当舌下神经受累时还会出现伸舌不能。对于存在吞咽困难者，应及时留置胃管行肠内营养，预防误吸及呛咳。

3）应激性溃疡及消化道出血：脑干肿瘤切除术后极易出现应激性溃疡，多出现在术后3～5天，因此术后常规加用抑酸药减少胃酸分泌、监测大便隐血。对于意识不清或无法正常进食的患者应该早期留置胃管，并间断抽取胃液检查隐血。对于明确有应激性溃疡伴有消化道出血的患者应该给予禁食禁饮并持续胃肠减压，同时监测生命体征变化。遵医嘱给予预防消化道出血的药物，如奥美拉唑、泮托拉唑等以预防消化道出血。

4）中枢性高热：由于下丘脑损伤出现中枢性高热，表现为持续高热，时间较长，无明显感染症状。患者体温在38.5℃以下时，给予温水擦浴、冰袋降温等物理降温方法，发热超过38.5℃时遵医嘱给予药物降温，效果不明显者可使用冰毯机控制体温。对于切口、肺部感染，遵医嘱给予抗生素治疗。

5）神经源性肺水肿：患者并无原发心、肺、肾疾病，而是由各种中枢神经系统疾病所致的颅压增高，引发急性肺水肿，故又称为中枢性肺水肿。早期出现呼吸困难，伴有大量血性泡沫样痰、两肺湿啰音，以及血压升高、血氧饱和度低。病程进展迅速，治疗困难，病死率高。治疗神经源性肺水肿应遵循以下原则：①限制过量液体输入。②清除呼吸道分泌物，保持呼吸道通畅。③给予高流量吸氧，疗效不佳者呼吸机辅助通气。④合理应用糖皮质激素减轻肺水肿严重程度。⑤降低心脏负荷，维持正常循环。⑥合理使用抗生素预防肺部感染。

6）颅内血肿：严密监测患者意识、瞳孔、呼吸、生命体征及肢体活动情况。观察切口有无渗血渗液。有引流管的患者注意观察引流管的位置，引流液的颜色、性状和量。若发现异常应立即通知医生，遵医嘱给予药物支持，必要时行 CT 检查。

4. 健康教育

1）营养支持：加强营养，制订合理饮食计划，增强机体抵抗力。合理选择食物，应少量多餐，选择少渣、清淡、易消化饮食。进食速度宜慢，需完全咽下第一口后再进食下一口。进餐完毕后需检查口腔内有无残留食物，避免食物残渣误入气管造成误吸。禁止食用坚硬不易吞咽的食物。长期鼻饲患者出院前应教会家属鼻饲的方法及注意事项。

2）康复训练：对于肢体活动障碍者，应教会患者及其家属肢体功能锻炼的方法，以主动训练为主，每天锻炼 4～5 次，每次 10～20min，活动患者的大关节（肩、肘、腕、髋、膝、踝关节）及小关节（指、趾），如反复屈伸膝关节、髋关节及足趾关节，并逐渐加大运动量。

3）切口拆线：术后 2 周，于门诊复查切口愈合情况后拆线。拆线后 1～2 天，切口无红肿、渗出等即可沾水。

4）术后随访：①复查需行头部冠状面、矢状面 MRI 增强扫描。②WHO Ⅰ 级肿瘤术后，第 1 年每 3 个月复查一次，术后第 2 年每 6 个月复查一次，此后每年复查一次，如有病情变化随时就诊。③WHO Ⅱ～Ⅳ 级肿瘤，建议术后每个月门诊复查。需要放射治疗者，放射治疗结束后 1 个月再次复查。未行放射治疗者每 3 个月复查一次，2 年后每 6 个月复查一次，5 年后每年复查一次，如有病情变化随时就诊。

第九节　桥小脑角区肿瘤

一、概述

桥小脑角区（cerebellopontine angle，CPA）位于颅后窝的前外侧，上界位于天幕，下界由脑桥延髓外侧膜与小脑延髓池相隔，位于前庭神经与舌咽神经之间。桥小脑角区是由前内侧的脑桥外侧缘、外后方的岩骨内侧缘及后下方小脑半球外侧构成的一个锥形。桥小脑角区集中了听神经、面神经、三叉神经及岩神经、小脑前上动脉等，一旦形成肿瘤，会逐渐损害上述结构，从而出现桥小脑角区综合征。桥小脑角区肿瘤以前庭神经鞘瘤即听神经瘤（vestibular Schwannoma）最为常见，占颅内肿瘤的 8%～10%，占桥小脑角区肿瘤的 80%～90%，年发病率约为 1/10 万，紧随其后的是脑膜瘤和表皮样囊肿。

桥小脑角区肿瘤的病因目前尚不完全明确，大致与生物学因素、物理因素、化学因素及遗传因素密切相关。前庭神经鞘瘤都有清楚的包膜，与神经的分支相连，神经干及其他分支多被推移至包膜下。肿瘤质地多样，可呈实质性、囊性变、脂肪变或出血。显微镜下结构：①致密型、束状型或 Antoni A 型，细胞与核呈梭形，排列整齐，为生长期肿瘤。②网状型或 Antoni B 型，细胞形态不一，排列疏松，为退变期肿瘤。

二、临床表现

（一）耳鸣或发作性眩晕

耳鸣（高频）大多为首发症状，继而出现一侧听力隐匿性进行性减退，进而失聪。由耳鸣或眩晕到耳聋一般历时 1 年以上。

（二）相邻脑神经受损

表现为一侧面部麻木和角膜反射减退或消失，可出现同侧咀嚼肌无力、萎缩，部分患者出现复视现象，肿瘤逐渐生长产生不同程度的周围性面瘫。后组脑神经麻痹可引起进食呛咳、咽反射消失及声音嘶哑等。

（三）小脑受压症状

表现为眼球水平震颤，向患侧注视更为明显，肢体肌张力降低、共济失调、构音障碍等。

（四）锥体束征

表现为患侧肢体无力、反射亢进或病理征，后期可出现双侧症状。

（五）高颅压症状

主要表现为头痛、呕吐、视神经乳头水肿，长期的高颅压会导致双侧视力下降甚至失明。

三、辅助检查

头部 MRI 或 CT 检查常作为桥小脑角区肿瘤诊断的重要检查手段。为明确患者的听力情况，可行听力测定及耳科学检查。

（一）影像学检查

1. MRI 检查

MRI 是首选的检查方法，灵敏度接近 98%，特异度几乎达 100%。典型的听神经瘤表现为以内耳道为中心的圆形或卵圆形占位，T1WI 上为略低或等信号，T2WI 上为高信号，如有囊变或出血，信号可不均匀，增强扫描时囊肿实质部分强化。当肿瘤直径 >3cm 时，在 MRI 上可见囊变、周围脑组织轻微水肿，脑干、小脑及附近脑池受压，严重时可引起脑积水。

2. CT 检查

平扫时肿瘤多呈均匀的等密度或略低密度，边界欠清楚，呈圆形、卵圆形或不规则形。正常内听道的直径为 5~8mm，大多数前庭神经鞘瘤患者内听道扩大呈喇叭形。增强扫描时实质肿瘤呈均质强化，囊变部位不强化，但囊壁可呈环形强化。

（二）听力测定及耳科学检查

听力测定及耳科学检查常可显示感觉性听力丧失、语言辨识力下降、语言感受阈值增高。

（三）前庭神经功能检查

冷热试验及前庭诱发肌源性电位监测有助于判断听神经瘤的起源神经。

（四）面神经功能检查

面神经功能检查包括肌电学检查和非肌电学检查。

四、诊断及治疗要点

（一）诊断

1）相应的临床表现。
2）根据头部 MRI 或 CT 等影像学检查结果，辅以听力测定及耳科学检查进行桥小脑角区肿瘤的诊断。

（二）治疗要点

桥小脑角区肿瘤患者的治疗方案包括随访观察、手术切除和放射治疗。由于桥小脑角区肿瘤大多为良性，且生长缓慢，大量临床资料观察发现，手术彻底切除肿瘤是首选的治疗方式。

1. 随访观察

年龄超过 70 岁或者寿命有限的患者，有同侧听力丧失但没有脑干压迫或脑积水证据，可定期进行 CT 或 MRI 检查，一般每 6 个月检查一次，病情稳定则每年检查一次。

虽然目前无法准确预测桥小脑角区肿瘤的生长速度，但一般认为其生长速度为 1～10mm/年，且绝大多数患者在 3 年内会有不同程度的增长，若症状和体征因肿瘤增大而加重或肿瘤每年生长大于 2mm，则需要积极治疗。

2. 手术切除

手术切除原则为在尽可能保留神经功能完整性的前提下安全彻底地切除肿瘤。手术入路的选择应综合考虑患者肿瘤的大小及生长方向、周围结构、肿瘤生长在内听道内的程度、患者的听力和手术医生的经验等各方面的因素。手术入路可以选择枕下乙状窦后入路、颅中窝入路、经迷路入路和耳囊入路，其中以枕下乙状窦后入路最为常用。

3. 放射治疗

随着立体定向放射治疗的普及，在患者高龄、一般情况不稳定、手术切除后复发或手术次全切除后有残余病变、有系统性严重疾病等手术禁忌证的情况下，可以选择伽马刀治疗。

五、观察要点

（一）术前观察

观察患者听力下降或障碍的程度、眩晕的程度、平衡障碍的程度、是否存在面瘫、日常进食饮水是否呛咳及颅压增高的相应表现。

（二）术后观察

观察患者意识状态、生命体征、瞳孔、肢体活动情况、引流管的相关情况、吞咽功能、听力情况等，预防角膜炎、肺部感染、脑脊液漏的发生，早期预防与识别枕骨大孔疝等并发症。

六、护理措施

（一）术前护理

1. 病情观察

1）观察患者是否存在耳鸣及听力下降的症状：注意保持病房内环境安静，与患者交流时应尽量站在健侧，主动关心患者，耐心地与其进行交流。

2）观察患者是否存在头晕、眩晕及平衡障碍：病房内陈设应简洁，保持地面干燥，叮嘱患者不要单独外出，出现头晕症状时尽量卧床休息，避免大幅度摆动头部。

3）观察患者是否存在面瘫：应及时向患者讲解疾病的相关知识，指导患者术前每天练习皱眉、眨眼、耸鼻、动鼻翼、露齿、鼓腮、吹气动作，进行面肌功能训练，同时配合手法进行面肌按摩，有助于预防和减轻术后面神经功能损伤。

4）观察患者是否存在进食饮水呛咳：应对患者进行饮食指导。

5）观察患者是否存在颅压增高：出现病情变化时，应立即通知医生，遵医嘱合理使用脱水剂，避免出现剧烈咳嗽、便秘等使颅压增高的因素。

2. 安全护理

1）及时动态地对患者进行生活自理能力及跌倒、坠床风险因素的评估，观察患者是否出现头晕、眩晕及平衡障碍，对于有视觉受损的患者，尤其要引起重视。对于跌倒、坠床风险因素评估结果为高危的患者，应进行健康教育，签署相应的护理文书，采取预防跌倒、坠床的护理措施。

2）病房布局合理，物品摆放整齐，地面应保持清洁、干燥，避免患者滑倒或摔伤。卧床时予以双侧床栏保护，防止坠床。外出活动或检查时应专人陪同。

3. 饮食护理

1）遵医嘱进行吞咽功能评估，如洼田饮水试验等。对于进食饮水呛咳的患者，应给予营养丰富、易消化吸收、不易误吞的糊状食物。应叮嘱患者进食时采取坐位或者健侧卧位，用健侧牙齿咀嚼，缓慢进食。对于呛咳严重的患者，应遵医嘱安置胃管，给予鼻饲流质饮食。

2）一般手术前一晚可在正常饮食后加餐高蛋白质营养制剂，为患者补充能量以降低术中应激反应。术前6h可吃稀饭、馒头、米糊等淀粉类食物或饮用牛奶。术前2h可饮用不超过400mL的含糖清亮液体（不含茶、咖啡及酒精），或术前2h进食碳水化合物营养制剂等，以增加患者舒适度，减少术前口渴、饥饿、烦躁、低血糖等不良反应。

4. 心理护理

针对个体情况进行针对性心理护理，劝慰患者面对现实，正确对待疾病，鼓励患者家属和朋友给予患者关心与支持。

5. 术前准备

遵医嘱协助患者术前洗头、消毒及手术部位备皮、剪指甲，检查术区皮肤情况。检查手术部位标识。术晨更换清洁病员服。监测生命体征，如有异常或患者发生其他情况，应及时与医生联系。遵医嘱交叉配血，以备术中用血。准备手术带药、病历、MRI或CT等影像学资料。最后与手术室工作人员进行患者、药物核对后，送患者入手术室。

（二）术后护理

1. 环境与休息

病房布局合理，物品摆放整齐，保持病房内安静、舒适的环境。一般室温保持在18~22℃，新生儿及老年患者室温保持在22~24℃，减少声光刺激，减少人员走动。护士在夜间巡视病房时，尽可能做到"四轻"：说话轻、走路轻、操作轻、关门轻。为术后患者提供良好的休息环境。

2. 体位与活动

全身麻醉未醒的患者可采取平卧位，头偏向一则，注意防止胃内容物误吸入呼吸道引起窒息。全身麻醉清醒的患者可抬高床头15°~30°，以利于颅内静脉回流，减轻脑水肿。卧床时可进行肢体活动，遵循循序渐进的原则，促进神经及肢体功能的恢复。对于肢体活动障碍的患者，应定时协助翻身拍背，保护受压部位皮肤。叮嘱患者切勿剧烈活动，防止颅内出血或引流管滑脱。对于烦躁及情绪不稳定的患者，必要时应遵医嘱进行保护性约束或给予镇静剂、镇痛剂。

3. 引流管的护理

保证术后引流管通畅，密切观察引流液的颜色、性状和量，对评估术后患者有无颅内出血、切口渗血渗液、切口愈合情况及手术部位是否感染有非常重要的意义。

1）术后 24~48h 皮下引流管或创腔引流瓶（袋）高度应与头部一致，48h 后根据引流液性质决定高度。若引流液量多、色浅，应适当抬高引流瓶（袋）。若引流液呈血性、量少、色深，引流瓶（袋）应低于创腔，以充分引流创腔内液体。

2）保持引流管妥善固定，引流通畅，防止折叠、扭曲、压迫引流管。对于躁动的患者，应适当约束四肢，做好患者及其家属的健康教育，防止非计划拔管，告知家属切勿擅自调节引流瓶（袋）的高度。

3）观察并记录引流液的颜色、性状和量，正常情况下手术当天引流液为暗红色，以后颜色逐渐变浅、变清。若每天引流量过多（>300mL）或持续引流出新鲜血液，应及时通知医生，遵医嘱给予止血药物，必要时做好再次手术的准备。

4）为预防感染，在搬动患者时应当先夹闭引流管，安置好患者后再及时打开。根据病情严格控制引流瓶（袋）高度及引流速度，防止引流液逆行感染。若切口处出现渗血渗液，应及时通知医生进行换药。更换引流装置时，应严格遵守无菌原则，保持切口部位清洁、干燥，以防感染。

5）拔管前夹闭引流管后，应密切观察病情，若出现高颅压症状，立即通知医生进行处理。

4. 饮食护理

1）术后患者麻醉清醒返回病房 2h 后，给予吞咽功能评估，如无饮水呛咳，可饮用温水 50~100mL。若饮水无恶心、呕吐，可分次少量进食稀饭、蒸蛋等流质食物。如无呛咳，则给予半流质、易消化食物，然后逐渐过渡为正常饮食。若有轻微呛咳，选择坐位或健侧进食，并给予糊状食物，如米糊、菜泥、水果泥等。

2）出现呛咳时，患者应将颈部、腰部弯曲，身体前倾，下颌抵向前胸。若平卧时出现呛咳，头应偏向一侧，防止残渣吸入气管，引起误吸。

3）若吞咽困难、呛咳严重，应遵医嘱给予鼻饲流质饮食，并注意观察胃液，以便及时发现应激性溃疡。

5. 用药护理

遵医嘱合理使用药物，并告知患者及其家属所用药物的作用。静脉用药时，严格遵守查对制度，对于出现头痛、呕吐、高血压、躁动等高颅压症状的患者，应慎用镇静剂、镇痛剂、止吐药、降压药等，禁用哌替啶、吗啡，应排除颅内出血、脑水肿，必要时行头颅 CT 检查确认后，再遵医嘱用药。每天静脉补液量不宜超过 2000mL。口服给药时，应发药到口。

6. 呼吸道护理

后组脑神经受损后，患者除了会出现饮水呛咳、吞咽困难，也会出现咳嗽反射减弱或消失的症状，因此要保持术后患者呼吸道通畅，保持氧气吸入，加强翻身拍背，及时吸痰，必要时行气管插管或者气管切开。

7. 并发症护理

1）眼睑闭合不全：桥小脑角区肿瘤术后面神经损伤会引起眼睑闭合不全，发生暴露性角膜炎、角膜溃疡、角膜穿孔，临床表现为畏光、流泪、疼痛，严重者出现眼睑痉挛等刺激症状、球结膜水肿、角膜缘周围睫状血管网扩张和充血。因此要指导患者及其家属，眼睑闭合不全时用眼罩保护患侧眼睛，严重者可用胶布将上下眼睑拉拢闭合或接受眼睑缝合术。白天按时用氯霉素眼药水滴眼，睡前涂抹眼膏。指导患者注意保持眼部清洁，减少用眼，外出时佩戴墨镜。

2）肺部感染：表现为发热、痰多，血象增高，听诊肺部出现干/湿啰音等。应协助患者定时翻身拍背，鼓励患者咳嗽排痰。对于痰液黏稠者，可以遵医嘱行雾化吸入治疗。对于不能有效清除呼吸道分泌物者，应给予负压吸痰，必要时行气管插管或者气管切开，保持呼吸道通畅。另外，要加强口腔护理，以免口咽部细菌误吸入下呼吸道造成肺部感染。

3）后组脑神经受损：主要表现为进食饮水呛咳、吞咽困难，应根据患者情况给予康复训练指导。

（1）肌肉训练：指导患者每天进行吹口哨、双唇夹物训练，以及舌左右顶腮、伸展回缩、伸舌够物训练，促进肌肉收缩恢复。

（2）吞咽训练：患者餐后进行空吞咽或吞咽口水训练，既有利于吞咽模式的恢复，又能去除咽部食物残留。

4）脑脊液漏：多发生于术后1周之内，主要是由于术后切口缝合不严密导致脑脊液漏。若出现切口敷料渗湿，或者外耳道、鼻腔有液体渗出，应及时通知医生。患者休息时应患侧卧位，严禁做耳道填塞、冲洗、滴药等操作。脑脊液鼻漏严禁经鼻插胃管或经鼻吸氧，告知患者勿屏气、用力咳嗽、擤鼻、用力排便等，以免加重脑脊液鼻漏。动态监测患者体温，遵医嘱合理使用抗生素。

5）枕骨大孔疝：枕骨大孔疝是桥小脑角区肿瘤术后最危险的并发症，患者早期可突发呼吸骤停而死亡。因此，早期预防及识别枕骨大孔疝、紧急采取降颅压措施至关重要。若患者出现剧烈头痛、频繁呕吐、颈项强直或强迫头位，应立即进行枕骨大孔疝的急救和护理。

（1）立即静脉快速输入或静脉推入脱水剂。

（2）安置导尿管，密切观察尿量及脱水效果。

（3）吸氧，保持呼吸道通畅，准备好气管插管、气管切开用物或呼吸机。

（4）密切观察病情变化，每15~30min观察一次。

（5）紧急做好术前准备，对于病变部位、性质明确者，应立即手术切除病变。

（6）积极准备脑室穿刺用具，对于脑积水者立即行脑室穿刺外引流术。

6）前庭神经功能障碍：术后常因脑干的前庭传入不平衡，导致眩晕、平衡障碍、恶心、呕吐。眩晕和平衡障碍通常在 3～4 个月后可缓解。因肿瘤或手术使脑干损伤导致脑干功能障碍的患者，可产生共济失调、对侧偏瘫等症状，尽管可能会逐渐改善，但部分症状仍将长期存在，因此要劝慰患者及其家属面对现实、正确应对。

7）听力下降或聋：尽管目前桥小脑角区肿瘤术后面神经和蜗神经功能的保留率较高，但听力下降或聋仍是常见的术后结局，可通过佩戴或植入骨导助听器，以及人工耳蜗、听觉脑干植入或听觉中脑植入等方法提高患者的生活质量。

七、健康教育

1）饮食指导：指导患者加强营养，进食高热量、高蛋白质、富含纤维素及维生素饮食，避免进食过硬或易发生误咽的食物，尽量不用吸管进食、饮水，以免误吸引起呛咳、窒息。

2）听力障碍的患者尽量不单独外出，以免发生意外，必要时配备助听器。步态不稳的患者进行平衡功能训练，外出时需要有人陪同，以防止摔伤。眼睑闭合不全的患者外出时佩戴墨镜，白天按时用氯霉素眼药水滴眼，睡前涂抹眼膏，休息时用眼罩保护眼睛。对于存在面瘫、声音嘶哑而产生悲观心理的患者，家人及朋友应积极安慰开导患者，鼓励其参加社会活动。

3）合并神经功能缺损的患者，术后半年至 1 年可有部分恢复，可以选择必要的辅助治疗，如中药、理疗、针灸等。

4）对于术中肿瘤全切除的患者，术后 3～6 个月行影像学（CT 或 MRI 检查）随访。对于不全切除的患者，可根据术中切除情况及随访情况决定再次手术或者采用立体定向放射治疗。

第十节　岩骨斜坡区肿瘤

一、概述

岩骨斜坡区（petroclival region）指由蝶骨、颞骨和枕骨所围成的区域。斜坡是位于枕骨的腹侧（前方）部分骨质，向前约成 45°。斜坡向上达鞍背，向下达枕大孔，两侧通过岩斜裂与颞骨岩部相延续，前方与蝶骨延续，从而构成了颅底的颅中窝、颅后窝。从颅外看，斜坡的前方是鼻腔、口腔和咽腔。从颅内看，斜坡的背侧位于双侧海绵窦、双侧动眼神经至舌下神经、岩下窦之间。斜坡后方为脑干、基底动脉及其分支，因此斜坡区域被覆的静脉窦十分发达。此区域的肿瘤包绕在重要的神经结构下，位置深且复杂。

岩骨斜坡区肿瘤（petroclival tumors）指位于岩骨嵴和斜坡区域的肿瘤，肿瘤类型主要有脑膜瘤、脊髓瘤、胆脂瘤、神经鞘瘤、软骨瘤及其他转移瘤，多为良性肿瘤。其中最常见的是岩骨斜坡区脑膜瘤，主要发生于上 2/3 斜坡以内及内听道以内，一般病史较长，平均2.5~4.5年，患者多为中老年人群，发病率较其他颅内肿瘤低。岩骨斜坡区肿瘤的发生可能与一定的内环境改变和基因改变有关，如存在脑外伤、辐射、病毒感染等，这些因素的共同特点是使染色体变异或使细胞加速分裂。

二、临床表现

岩骨斜坡区肿瘤神经系统症状和体征与肿瘤部位有关。根据肿瘤的发生部位，该区的肿瘤可分为上斜坡型、中斜坡型、下斜坡型，部位不同，出现的症状和体征也各有特点（表12-10-1）。总体来说，主要临床表现如下。

表12-10-1 岩骨斜坡区肿瘤的症状或体征

发生部位	症状或体征
上斜坡	内分泌功能障碍、视觉障碍、海绵窦综合征
中斜坡	复视、展神经麻痹、脑神经障碍、锥体束征、脑积水、桥小脑综合征、鼻咽肿物
下斜坡	伸舌偏斜、舌肌萎缩、声音嘶哑、呛咳、锥体束征、颈项痛、脑积水

（一）头痛

头痛是最常见的首发症状，多见于枕顶部、头顶及颈部，可随着颈部的活动而加重。

（二）多组脑神经损害症状

易受累的神经为动眼神经、三叉神经、面神经、听神经及展神经，最初症状多为复视，继而出现上睑下垂、面部麻木、听力下降、三叉神经痛等症状。

（三）小脑受累症状

出现步态蹒跚、共济失调和眼球水平震颤等症状。

（四）颅压增高

多不明显，由于肿瘤生长速度缓慢，晚期才会出现颅压轻度及中度增高的表现。

（五）椎动脉及基底动脉受累

可表现为短暂性脑缺血发作（transient ischemic attack，TIA）及癫痫症状。

（六）海绵窦综合征及岩尖综合征

此类症状出现较少，表现为眼球后疼痛、展神经麻痹。

三、辅助检查

头部 MRI 或 CT 检查是诊断岩骨斜坡区肿瘤最有效的方法，也可辅以头部 X 线检查或脑血管造影进行肿瘤的鉴别。

（一）CT 检查

主要表现为岩骨斜坡区均匀高密度或等密度占位性病变，受累部位可见增生和破坏，少数肿瘤混有大小不等的低密度灶。

（二）MRI 检查

不同序列的检查可以对病变及其周围神经、血管结构进行十分细致的显现，可以清楚地显示肿瘤的位置、大小及侵犯方向，是否存在基底动脉及其分支受累。

（三）头颅 X 线检查

有助于了解颅骨的增生或损害程度，一般使用较少。

（四）DSA

一般对疾病的诊断意义不大，但对于了解病变对血管的推移和压迫有帮助，可以观察肿瘤的血供情况，便于术中阻断供血动脉。

四、诊断及治疗要点

（一）诊断

根据相应的临床表现，以及头部 MRI 或 CT 等影像学检查结果进行岩骨斜坡区肿瘤的诊断。

（二）治疗要点

岩骨斜坡区肿瘤患者的治疗方案主要以手术治疗为主，放射治疗和化疗多作为辅助治疗手段。

1. 手术治疗

手术治疗是绝大多数肿瘤患者的一线治疗方式。由于病变部位的差异，手术入路涉及神经外科、耳鼻喉头颈外科、颌面外科和眼科等多个学科。所有手术入路都要注意颅底重建；以防术后发生脑脊液漏。根据病变部位的不同，选择合适的手术入路（表12-10-2）。

表 12-10-2　岩骨斜坡区肿瘤手术入路的选择

入路		肿瘤情况
经蝶窦入路（显微镜/内镜）		位于中上斜坡，体积小
经口入路		位于中上斜坡
经颅入路	经额底（双额扩展）入路	位于中上斜坡
	经颞下岩前（硬脑膜/下）入路	位于中上斜坡和鞍旁
	经乙状窦后入路	位于中下斜坡，向颅内发展
	经乙状窦前/全岩骨切除/幕上下联合入路	位于全斜坡并向侧方发展
	远外侧/侧方入路	位于中下斜坡，累及颅颈交界
经上颌骨入路		累及鼻咽部和颅颈交界处
经下颌骨咽后入路		肿瘤体积较大，累及斜坡中部和外侧区域

2. 放射治疗

立体定向放射治疗包括伽马刀和分次立体定向放射治疗，是此区域手术治疗之外重要的治疗手段。

3. 化疗

岩骨斜坡区肿瘤化疗方案十分有限，目前尚处于研究阶段。

五、观察要点

（一）术前观察

观察患者有无岩骨斜坡区肿瘤的相关临床表现。特别是有无头痛的表现，及时动态地对住院患者进行疼痛评估，若出现头痛症状，应安抚患者并立即通知医生进行相应的处理。

（二）术后观察

观察患者意识状态、生命体征、瞳孔、肢体活动情况、引流管的相关情况。预防脑脊液漏、肺部感染、癫痫的发生。

六、护理措施

（一）术前护理

1. 安全护理

岩骨斜坡区肿瘤患者常有复视症状，存在视力、视野受损及小脑受损的表现，因此要进行跌倒、坠床风险因素评估，评估结果为高危的患者，应对其进行健康教育，签署相应的护理文书，采取预防跌倒、坠床的护理措施。病房环境布局应合理，物品摆放整齐，地面应保持清洁、干燥，避免患者滑到或摔伤。卧床时予以双侧床栏保护，防止患者坠床。洗澡、如厕、外出活动或检查时应有专人陪同。

2. 饮食护理

一般患者进食普通食物，无特殊饮食禁忌，主要注意饮食均衡和多样化。但由于岩骨斜坡区肿瘤患者多为中老年人，往往合并其他基础疾病，如高血压、糖尿病、高脂血症等，因此要注意进行饮食方面的指导，将患者术前血压、血糖等控制在理想范围，术前 8h 禁食禁饮。

1）高血压：采用低盐饮食，即每天可用食盐不超过 2g 或酱油不超过 10mL，禁止食用腌制食品，如咸菜、香肠、腊肉、火腿等。

2）糖尿病：采用糖尿病饮食，控制总热量的摄入，少食多餐，多食用粗粮及含纤维素较多的碳水化合物，如麦片、玉米面、绿色蔬菜等，从而减少餐后血糖的波动。每天还要补充适当的蛋白质，并且严格控制脂肪的摄入。

3）高脂血症：采用低脂饮食，饮食应清淡、少油，禁止食用肥肉、蛋黄、动物脑等脂肪含量较高的食物。

4）嘱戒烟戒酒，进食时速度宜缓慢，防止呛咳及误吸。餐后漱口，防止口腔内异物残留。

3. 用药护理

对于患有高血压及糖尿病的患者，术前应遵医嘱进行用药，口服药物发药到口，叮嘱患者不能擅自停药或减药。术晨应饮少量水口服降压药，并做好血压及血糖的监测。

4. 心理护理

介绍疾病相关知识及手术须知，尽量从对患者有利的角度出发，给予合理的解释，消除患者及其家属的焦虑心理。主动询问患者有无特殊需求，建立良好的护患关系。鼓励家属关心患者，让患者树立战胜疾病的信心。

5. 术前准备

协助患者术前 2 天，每天用氯己定洗头发一次。术前由护士编发，无需剔除所有头发。协助患者修剪指甲。告知患者不得佩戴首饰。术晨更换清洁病员服。遵医嘱检查术区皮肤情况，检查手术部位标识，监测生命体征，如有异常或患者发生其他情况，应及时与医生联系。遵医嘱交叉配血，以备术中用血，准备手术带药，备好病历、MRI 或 CT 等影像学资料。最后与手术室工作人员进行患者、药物核对后，送患者入手术室。

（二）术后护理

1. 环境与休息

保持病房安静，减少声光刺激，减少人员走动，为术后患者提供良好的休息环境。全身麻醉未醒的患者可采取平卧位，头偏向一则，注意防止胃内容物误吸入呼吸道引起窒息。全身麻醉清醒的患者可抬高床头 $15°\sim30°$，以利于颅内静脉回流，预防和减轻脑水肿。

2. 基础护理及功能锻炼

对术后患者应加强基础护理，做好晨晚间护理。应协助患者每 2h 翻身一次，每天用温水擦洗全身 2 次，保持皮肤的清洁、干燥，预防压疮的发生。对于肢体瘫痪患者，应协助患者在床上做肢体被动运动，保持肢体处于功能位，术后第 2 天可帮助患者进行瘫痪肢体按摩，教会家属瘫痪肢体的按摩及运动方法，也可遵医嘱进行神经功能重建仪器理疗或针灸理疗。卧床时可抬高瘫痪侧肢体，降低静脉血栓形成的发生率。为预防垂足，可在床尾放置沙袋或者指导家属为患者穿丁字鞋。

3. 切口及引流管护理

注意观察术后切口有无渗血渗液，渗出液的颜色、性状和量，观察渗出液是否为脑脊液。保持术后引流管妥善固定，引流通畅，防止折叠、扭曲、压迫引流管。根据引流液的量及患者的病情调整引流管的位置。观察并记录引流液的颜色、性状和量，预防颅内出血。在搬动患者时，应当先夹闭引流管，安置好患者后再及时打开，防止引流液逆行感染。更换引流装置时，应严格遵守无菌原则，保持切口部位清洁、干燥，以防感染。对于躁动的患者，为预防非计划拔管的发生，应适当约束四肢，并做好患者及其家属的健康教育。

4. 呼吸道护理

保持术后患者呼吸道通畅，保持氧气吸入，注意观察术后患者呼吸的节律、深浅，鼓励患者咳嗽咳痰。对于不易咳痰或意识障碍的患者，应加强翻身拍背，及时吸痰，遵医嘱给予雾化治疗，必要时行气管插管或者气管切开。

5. 饮食护理

对于术后麻醉清醒的患者，评估吞咽功能，根据结果给予饮食指导，术后返回病房 2h 后可进食流质，若无呛咳则过渡到普食。对于经口进食的患者，注意指导缓慢进食，量由少到多，少量多餐，营养均衡。若吞咽困难、呛咳严重，应遵医嘱安置胃管，给予鼻饲流质饮食，注意管腔清洁及通畅，做好口腔护理。

6. 用药护理

术后遵医嘱按时用药，准确掌握药物的药理作用及用药后的不良反应，告知患者及其家属用药过程中如有异常情况发生，应及时告知医护人员。

7. 并发症护理

1）脑脊液漏：岩骨斜坡区肿瘤位于颅底部，脑脊液漏是颅底手术常见并发症之一，主要表现为切口皮下积液、切口外漏及脑脊液耳漏。为预防颅内感染，若术后患者发生脑脊液漏，需及时进行处理。

（1）嘱患者卧床休息，取患侧卧位，床头抬高 $15°\sim30°$，保持头、颈、躯干在同一水平线上，翻身或搬动患者时勿牵拉切口。

（2）严密观察切口敷料及周围组织水肿情况。

（3）若发生皮下积液或切口外漏，应通知医生更换敷料，并加压包扎，必要时重新进行缝合。若发生脑脊液耳漏，在抬高床头的同时尽量协助患者取漏侧卧位，以防脑脊液逆行导致颅内感染，加重病情。

（4）对于存在脑脊液耳漏的患者，护理时应在外耳道放置无菌干棉球，待棉球被脑脊液浸湿后及时更换，并做好相应的记录，主要是记录24h浸湿的棉球数量，从而估计漏液量。

（5）对于漏侧长期受压的部位，应垫软枕，避免发生压疮，软枕上可垫无菌巾，以便及时更换。

（6）注意监测患者生命体征，尤其是体温的变化，可遵医嘱预防性使用抗生素，防止感染。

2）窒息与肺部感染：手术部位邻近呼吸中枢，术后可能突然发生呼吸骤停，因此注意观察术后患者呼吸的节律和深浅、做好呼吸道管理尤为重要。患者可能安置口咽、鼻咽通气管，行气管插管或气管切开，使用呼吸机等，在护理时要注意以下几点。

（1）对于经口、鼻腔吸痰的患者，吸痰时动作应轻柔，安置口咽、鼻咽通气管后，应保持管道固定妥善且通畅，定时更换口咽、鼻咽通气管，防止感染。

（2）对于经口气管插管或气管切开的患者，保持管道固定妥善且通畅，并遵医嘱充分镇静镇痛，保护性约束肢体，防止发生非计划拔管。对于使用呼吸机的患者，应根据病情正确调节呼吸机参数，定时更换呼吸机管道。

（3）加强口腔护理，预防口腔感染。

（4）气管插管或气管切开后，患者及其家属往往难以承受，应向患者及其家属行健康教育，充分告知其注意事项，给予患者心理安慰及支持。

3）脑神经损伤：岩骨斜坡区肿瘤由于位置深且复杂，周围脑神经丰富，手术切除肿瘤后容易造成周围神经的损伤，常见的有动眼神经及面神经损伤、三叉神经损伤、后组脑神经损伤。

（1）动眼神经及面神经损伤：表现为患侧上睑下垂、眼球活动受限、瞳孔散大和对光反射消失，因此要严密观察患者的意识状况、血压、脉搏、肢体活动等变化，脑干受损时，瞳孔多变且不规则，要学会正确识别。做好角膜护理，每天按时滴眼药水或涂抹眼膏，外出时戴墨镜，休息时戴眼罩以保护眼睛。

（2）三叉神经损伤：表现为面部麻木、痛觉减退或消失，舌感觉异常，还可出现患侧下颌运动障碍，不能咀嚼或流口水等症状。患者进食后口腔内常会有食物残渣，应指导患者使用健侧牙齿咀嚼食物，餐后应协助患者漱口或进行口腔护理。部分患者会出现口腔溃疡，这也与神经损伤有关，需要遵医嘱使用神经营养药物。

（3）后组脑神经损伤：表现为吞咽困难、声音嘶哑、咳嗽反射减弱或消失。根据损伤程度，遵医嘱给予相应的饮食指导。对于术后麻醉清醒的患者，应先给予少量水，观察有无呛咳或吞咽困难，再遵医嘱给予流质或半流质饮食。指导患者进食时应抬高床头，采取坐位或者健侧卧位，使用健侧牙齿咀嚼，进食速度应慢，防止呛咳。对于不能进食的患者，应遵医嘱给予静脉补充营养。对于吞咽困难及严重呛咳的患者，应安置胃管，给予肠内营养，按照鼻饲护理常规进行护理。

4）颅内出血：术后颅内出血与肿瘤切除后创口有关，有凝血功能障碍、肿瘤巨大、高血压病史的患者更易出现术后颅内出血。术后需严密观察患者瞳孔及意识变化，对于突发持续剧烈头痛、呕吐，出现大量新鲜引流液的患者要及时通知医生并复查 CT，积极配合医生做好再次手术的准备。

5）癫痫：术后部分患者可能会出现癫痫症状，应加强癫痫的识别并控制其发作。遵医嘱定时定量给予预防癫痫的药物。持续吸氧，保持呼吸道通畅。保证患者安全，防止发生肢体损伤。观察患者癫痫发作时的临床表现。静脉输入脱水剂以降低颅压，缓解癫痫症状。

七、健康教育

（一）生活指导

做好患者及其家属的健康教育，注意保护好头部手术切口，防止感染，一般切口于术后 2 周左右拆线。切口愈合后，外出时可佩戴帽子或假发以保护头部。鼓励患者积极主动适应术后生活，提升自理能力，保持乐观的心态。

（二）饮食指导

注意进食高热量、高蛋白质、富含维生素及纤维素、低脂、低胆固醇的食物，注意戒烟戒酒，限制浓茶、咖啡、刺激性食物的摄入。进食和饮水速度要缓慢，防止呛咳。保持大小便通畅，发生便秘时，切勿用力屏气排便，多吃水果、蔬菜，适当有氧运动，以促进肠蠕动，必要时使用开塞露和其他缓泻剂。

（三）用药指导

告知患者出院带药相关药物的名称、用法用量、作用及不良反应等，遵医嘱按时、按量服药，特别是控制血压、抗癫痫类的特殊药物，不可突然停药、改药及增减药量，以免加重病情。

（四）功能锻炼

对于肢体活动受限或瘫痪的患者，要预防跌倒的发生，不要让患者单独外出。教会患者及其家属进行功能锻炼的方法，也可去专业的康复医疗机构进行相应的功能恢复治疗。

（五）随访复查

一般术后 3~6 个月复查，告知患者及其家属门诊复查的时间，复查时需携带的资料（主要是 CT 或 MRI 等影像学资料），以及复查流程及注意事项。若出院后病情发生变化，应及时就医。

参考文献

陈忠平. 中国肿瘤整合诊治指南 神经肿瘤 2022 [M]. 天津：天津科学技术出版社，2022.

陈茂君，蒋艳，游潮. 神经外科护理手册 [M]. 北京：科学出版社，2015.

陈茂君，段丽娟，李莉. 神经外科护理难点突破 [M]. 成都：四川大学出版社，2020.

陈茂君，樊朝凤. 漫话神经外科疾病 [M]. 北京：人民卫生出版社，2021.

葛伟艳. 脑膜瘤手术患者围术期护理中舒适护理理念的应用 [J]. 中华肿瘤防治杂志，2020，27 (S1)：184，186.

陈宏松. 快速康复理念在脑膜瘤围术期患者护理中的应用效果观察 [J]. 中国医药指南，2018，16 (32)：214－215.

中国垂体腺瘤协作组. 中国垂体瘤卒中诊治专家共识 [J]. 临床神经外科杂志，2022，19 (6)：601－608.

贾建平，陈生弟. 神经病学 [M]. 8 版. 北京：人民卫生出版社，2018.

陈孝平，汪建平，赵继宗. 外科学 [M]. 9 版. 北京：人民卫生出版社，2018.

国家卫生健康委员会医政医管局，中国抗癌协会脑胶质瘤专业委员会，中国医师协会脑胶质瘤专业委员会. 脑胶质瘤诊疗指南（2022 版）[J]. 中华神经外科杂志，2022，38 (8)：757－777.

赵继宗. 神经外科学 [M]. 4 版. 北京：人民卫生出版社，2021.

金玲. 神经外科术后早期癫痫发作的危险因素及护理措施 [J]. 中国医药指南，2019，17 (24)：274－275.

曹炜，王翠雪. 神经外科脑胶质瘤患者发生术后谵妄的危险因素分析 [J]. 中华现代护理杂志，2020，26 (34)：4763－4768.

吴肇汉，秦新裕，丁强. 实用外科学 [M]. 4 版. 北京：人民卫生出版社，2017.

陶子荣，唐云红，范艳竹，等. 神经外科专科护理 [M]. 北京：化学工业出版社，2021.

马鹏飞. 当代临床神经外科学 [M]. 长春：吉林科学技术出版社，2017.

缪星宇. 现代颅脑肿瘤疾病的诊治 [M]. 长春：吉林科学技术出版社，2013.

王思思，张琼芳，付芝明，等. 脑膜瘤患者围手术期护理及研究进展 [J]. 养生保健指南，2021 (18)：288.

石倩，董晓璠，鲁军帅，等. 脑室引流精准监测装置在神经系统肿瘤术后患者中的应用 [J]. 护士进修杂志，2018，33 (16)：1533－1534.

刘玉光. 简明神经外科学 [M]. 济南：山东科学技术出版社，2010.

冯素素. 一例丘脑毛细胞型星形细胞瘤合并吞咽障碍患者的护理 [J]. 中外医疗，2020，39 (7)：148－150.

邓晓松. 成人小脑肿瘤术后并发小脑性缄默 1 例 [J]. 中国临床神经外科杂志，2017，22 (3)：203.

王月美，陈质雅. 神经外科手术围术期的循证护理对患者并发症及生活质量的影响 [J]. 国际护理学杂志，2017，36 (21)：2949－2952.

Pfiffner T J, Jani R, Mechtler L. Neuro-oncological disorders of the cerebellum [J]. Neurol Clin, 2014, 32 (4): 913-941.

徐庆云. 小脑肿瘤的 CT 与 MRI 鉴别诊断 [J]. 实用放射学杂志, 2000, 16 (2): 91-94.

Perkins A, Liu G. Primary brain tumors in adults: diagnosis and treatment [J]. Am Fam Physician, 2016, 93 (3): 211-217.

Ostrom QT, Cioffi G, Waite K, et al. CBTRUS statistical report: primary brain and other central nervous system tumors diagnosed in the United States in 2014 - 2018 [J]. Neuro Oncol, 2021, 23 (12 Suppl 2): i1-i105.

罗嫩苗, 田玉辉, 王硕, 等. 脑干肿瘤手术患者围手术期临床观察及护理 [J]. 当代护士 (上旬刊), 2020, 27 (1): 58-60.

楚辉, 高玮. 脑干肿瘤患者开颅手术后肺部并发症的观察及危险因素分析 [J]. 山东医药, 2021, 61 (15): 55-57.

Eisele S C, Reardon D A. Adult brainstem gliomas [J]. Cancer, 2016, 122 (18): 2799-2809.

周晓平. 脑干肿瘤的诊断和治疗 [J]. 临床神经外科杂志, 2010, 7 (1): 54-56.

白雅静, 董利英, 董朝晖. 脑干肿瘤患者术后并发吞咽障碍的护理体会 [J]. 右江医学, 2022, 50 (5): 398-400.

中国颅底外科多学科协作组. 听神经瘤多学科协作诊疗中国专家共识 [J]. 中华医学杂志, 2016, 96 (9): 676-680.

陆万流, 李廷阳, 叶静, 等. 大中型听神经瘤术后面神经功能的影响因素 [J]. 中国临床神经外科杂志, 2022, 27 (3): 198-200.

杨军. 听神经瘤治疗进展 [J]. 中国现代神经疾病杂志, 2022, 22 (12): 1011-1016.

杨龙, 孙勇, 李爱民, 等. 岩骨-斜坡区血管母细胞瘤 1 例报告并文献复习 [J]. 临床神经外科杂志, 2018, 15 (2): 144-146.

黎红英, 谢珠蓉. 1 例左岩斜区脑膜瘤术后合并吸入性肺炎患者的护理 [J]. 当代护士 (上旬刊), 2021, 28 (3): 151-153.

小 结

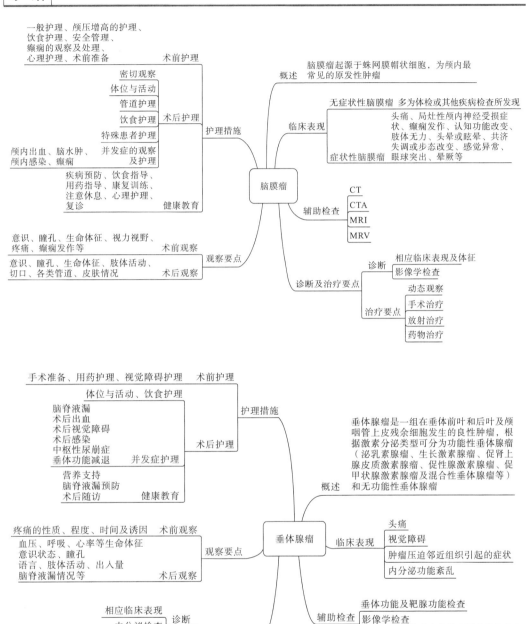

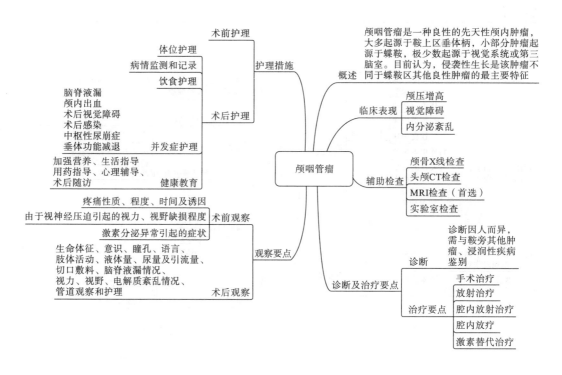

颅咽管瘤

护理措施
- 术前护理
- 术后护理
  - 体位护理
  - 病情监测和记录
  - 饮食护理
  - 并发症护理（脑脊液漏、颅内出血、术后视觉障碍、术后感染、中枢性尿崩症、垂体功能减退）
  - 健康教育（加强营养、生活指导、用药指导、心理辅导、术后随访）

观察要点
- 术前观察（疼痛性质、程度、时间及诱因；由于视神经压迫引起的视力、视野缺损程度；激素分泌异常引起的症状）
- 术后观察（生命体征、意识、瞳孔、语言、肢体活动、液体量、尿量及引流量、切口敷料、脑脊液漏情况、视力、视野、电解质紊乱情况、管道观察和护理）

概述：颅咽管瘤是一种良性的先天性颅内肿瘤，大多起源于鞍上区垂体柄，小部分肿瘤起源于蝶鞍，极少数起源于视觉系统或第三脑室。目前认为，侵袭性生长是该肿瘤不同于蝶鞍区其他良性肿瘤的最主要特征

临床表现
- 颅压增高
- 视觉障碍
- 内分泌紊乱

辅助检查
- 颅骨X线检查
- 头颅CT检查
- MRI检查（首选）
- 实验室检查

诊断及治疗要点
- 诊断（诊断因人而异，需与鞍旁其他肿瘤、浸润性疾病鉴别）
- 治疗要点（手术治疗、放射治疗、腔内放射治疗、腔内放疗、激素替代治疗）

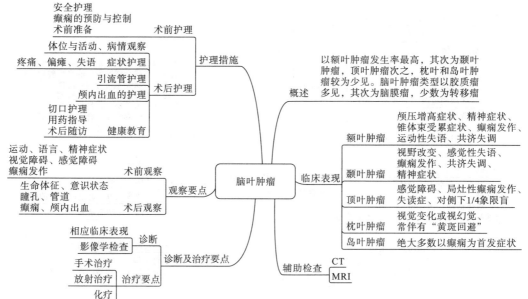

脑叶肿瘤

护理措施
- 术前护理（安全护理、癫痫的预防与控制、术前准备）
- 术后护理（体位与活动、病情观察；症状护理：疼痛、偏瘫、失语；引流管护理；颅内出血的护理）
- 健康教育（切口护理、用药指导、术后随访）

观察要点
- 术前观察（运动、语言、精神症状、视觉障碍、感觉障碍、癫痫发作）
- 术后观察（生命体征、意识状态、瞳孔、管道、癫痫、颅内出血）

诊断及治疗要点
- 诊断（相应临床表现、影像学检查）
- 治疗要点（手术治疗、放射治疗、化疗）

概述：以额叶肿瘤发生率最高，其次为颞叶肿瘤，顶叶肿瘤次之，枕叶和岛叶肿瘤较为少见。脑叶肿瘤类型以胶质瘤多见，其次为脑膜瘤，少数为转移瘤

临床表现
- 额叶肿瘤（颅压增高症状、精神症状、锥体束受累症状、癫痫发作、运动性失语、共济失调）
- 颞叶肿瘤（视野改变、感觉性失语、癫痫发作、共济失调、精神症状）
- 顶叶肿瘤（感觉障碍、局灶性癫痫发作、失读症、对侧下1/4象限盲）
- 枕叶肿瘤（视觉变化或视幻觉、常伴有"黄斑回避"）
- 岛叶肿瘤（绝大多数以癫痫为首发症状）

辅助检查
- CT
- MRI

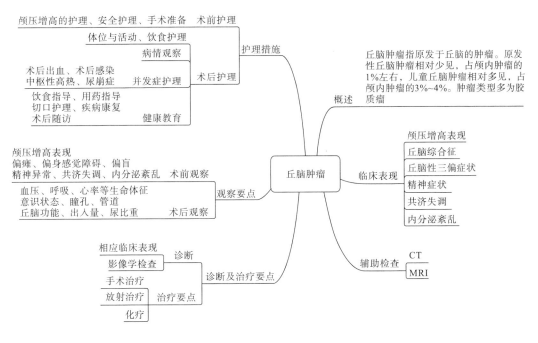

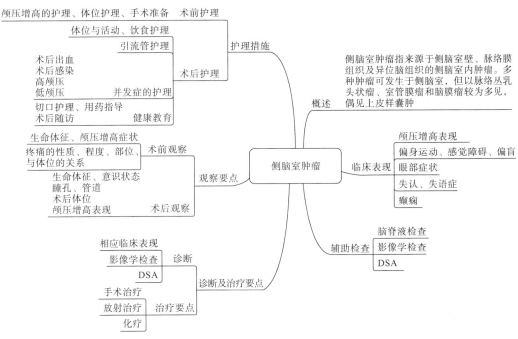

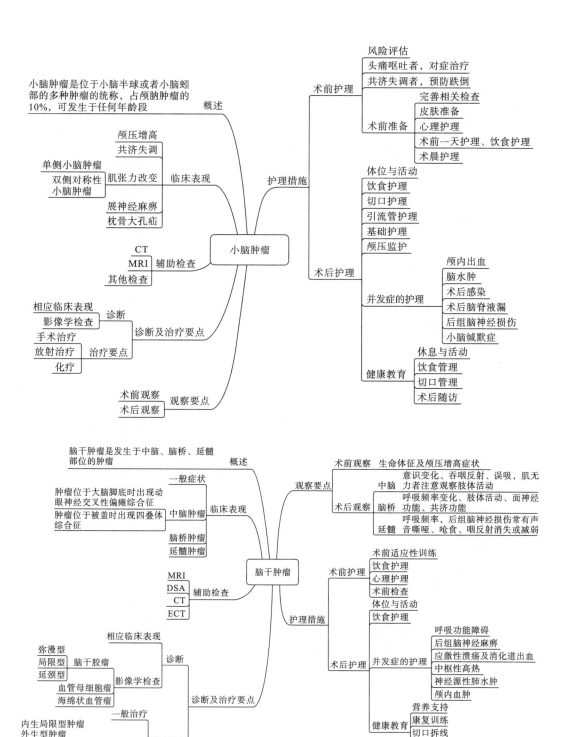

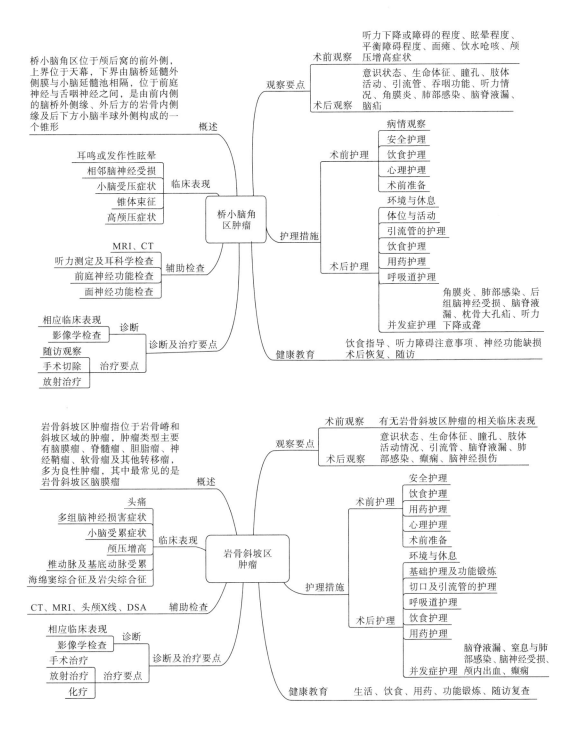

桥小脑角区位于颅后窝的前外侧，上界位于天幕，下界由脑桥延髓外侧膜与小脑延髓池相隔，位于前庭神经与舌咽神经之间，是由前内侧的脑桥外侧缘、外后方的岩骨内侧缘及后下方小脑半球外侧构成的一个锥形

概述

术前观察　听力下降或障碍的程度、眩晕程度、平衡障碍程度、面瘫、饮水呛咳、颅压增高症状

术后观察　意识状态、生命体征、瞳孔、肢体活动、引流管、吞咽功能、听力情况、角膜炎、肺部感染、脑脊液漏、脑疝

观察要点

临床表现
- 耳鸣或发作性眩晕
- 相邻脑神经受损
- 小脑受压症状
- 锥体束征
- 高颅压症状

辅助检查
- MRI、CT
- 听力测定及耳科学检查
- 前庭神经功能检查
- 面神经功能检查

桥小脑角区肿瘤

术前护理
- 病情观察
- 安全护理
- 饮食护理
- 心理护理
- 术前准备

术后护理
- 环境与休息
- 体位与活动
- 引流管的护理
- 饮食护理
- 用药护理
- 呼吸道护理

并发症护理　角膜炎、肺部感染、后组脑神经受损、脑脊液漏、枕骨大孔疝、听力下降或聋

护理措施

诊断
- 相应临床表现
- 影像学检查
- 随访观察

治疗要点
- 手术切除
- 放射治疗

诊断及治疗要点

健康教育　饮食指导、听力障碍注意事项、神经功能缺损、术后恢复、随访

岩骨斜坡区肿瘤指位于岩骨崎和斜坡区域的肿瘤，肿瘤类型主要有脑膜瘤、脊髓瘤、胆脂瘤、神经鞘瘤、软骨瘤及其他转移瘤，多为良性肿瘤，其中最常见的是岩骨斜坡区脑膜瘤

概述

术前观察　有无岩骨斜坡区肿瘤的相关临床表现

术后观察　意识状态、生命体征、瞳孔、肢体活动情况、引流管、脑脊液漏、肺部感染、癫痫、脑神经损伤

观察要点

临床表现
- 头痛
- 多组脑神经损害症状
- 小脑受累症状
- 颅压增高
- 椎动脉及基底动脉受累
- 海绵窦综合征及岩尖综合征

辅助检查　CT、MRI、头颅X线、DSA

岩骨斜坡区肿瘤

术前护理
- 安全护理
- 饮食护理
- 用药护理
- 心理护理
- 术前准备

术后护理
- 环境与休息
- 基础护理及功能锻炼
- 切口及引流管的护理
- 呼吸道护理
- 饮食护理
- 用药护理

并发症护理　脑脊液漏、窒息与肺部感染、脑神经受损、颅内出血、癫痫

护理措施

诊断
- 相应临床表现
- 影像学检查

治疗要点
- 手术治疗
- 放射治疗
- 化疗

诊断及治疗要点

健康教育　生活、饮食、用药、功能锻炼、随访复查

第十三章　脑血管病患者的护理

第一节　颅内动脉瘤

一、概述

颅内动脉瘤（intracranial aneurysm）为颅内动脉局限性异常扩大造成动脉壁的囊性膨出。颅内动脉瘤破裂是蛛网膜下腔出血的首位病因。世界范围内动脉瘤性蛛网膜下腔出血的发病率为 2/10 万～16/10 万，约 85％的自发性蛛网膜下腔出血患者由颅内动脉瘤破裂引起。本病好发于女性，一般发病年龄在 50 岁以上。颅内动脉瘤病因尚不完全清楚。动脉壁先天缺陷学说认为 Willis 环动脉分叉处动脉壁先天性平滑肌层缺乏导致动脉壁膨出。动脉壁后天性退变学说则认为，颅内动脉粥样硬化和高血压，使动脉内弹力板破坏，渐渐膨出形成囊性动脉瘤。此外，炎症反应、感染灶、感染栓子脱落、头部外伤和遗传等因素均与颅内动脉瘤形成相关。颅内动脉瘤多为囊性，呈球形或浆果状，外观紫红色，瘤壁极薄，瘤顶部最薄弱，多为出血点。动脉瘤破裂口周围被凝血块包裹，瘤顶破口处与周围组织粘连。颅内动脉瘤分类：①依据动脉瘤形态分为囊状动脉瘤、梭形动脉瘤和夹层动脉瘤。②依据动脉瘤部位分为颈内动脉系统动脉瘤（80％～90％，包括颈内动脉－后交通动脉瘤、前动脉－前交通动脉瘤和大脑中动脉动脉瘤等）、椎－基底动脉系统动脉瘤（10％～20％，包括椎动脉瘤、基底动脉瘤和大脑后动脉瘤等）。③依动脉瘤直径分为小型动脉瘤（直径＜5mm）、一般型动脉瘤（直径 5～15mm）、大型动脉瘤（直径 15～25mm）和巨型动脉瘤（直径＞25mm）。

二、临床表现

（一）蛛网膜下腔出血的症状

颅内动脉瘤最大的危险就是破裂，造成蛛网膜下腔出血。表现为突发性剧烈头痛、恶心、呕吐、意识障碍、癫痫样发作及脑膜刺激征等。无症状、未破的颅内动脉瘤年出血率为 1％～2％，有症状、未破的颅内动脉瘤年出血率约为 6％。小而未破的颅内动脉瘤无症状，出血倾向与颅内动脉瘤的直径、大小、类型有关。直径 5mm 以下的动脉瘤，其蒂和瘤壁均较厚，不易出血，总体年平均出血率仅为 0.54％左右。

颅内动脉瘤一旦破裂出血，其病死率可高达 60％～73％。多数动脉瘤破口会被凝血封闭而停止出血，病情逐渐稳定。破裂后得不到及时有效治疗的颅内动脉瘤，24h 内再出血的概率是 4％，死于再出血者约占本病患者的 1/3，多发生在 6 周内，也可发生在数月甚至数十年后。

（二）局灶症状

体积较大的颅内动脉瘤会压迫周围神经，产生相应的局灶症状。

1. 脑神经受累症状

脑神经受累症状是动脉瘤引起的常见的局部定位症状之一，动眼神经最常受累，其次为展神经和视神经，偶尔也有滑车神经、三叉神经和面神经受累。动眼神经麻痹常见于颈内动脉-后交通动脉瘤和大脑后动脉瘤，表现为患侧上睑下垂、眼球外展、瞳孔扩大、对光反射消失等，常为不完全性麻痹，其中以上睑下垂最突出，而瞳孔改变可较轻。

2. 视觉症状

视觉症状多由动脉瘤压迫视觉通路引起。Willis 环前半部的动脉瘤，如大脑前动脉瘤、前交通动脉瘤可压迫视交叉出现双颞侧偏盲或压迫视束引起同向偏盲。颈内动脉床突上段动脉瘤可压迫一侧视神经而出现鼻侧偏盲或单眼失明。

3. 其他定位症状

颈内动脉海绵窦段动脉瘤会引起前额和眼部疼痛、血管杂音、突眼及第Ⅱ、Ⅳ、Ⅵ和Ⅶ对脑神经损害所致的动眼障碍，其破裂可引起颈内动脉海绵窦瘘。大脑中动脉瘤会出现偏瘫、失语和抽搐等症状，多提示动脉瘤位于大脑中动脉的第一分支处。大脑前动脉或前交通动脉瘤可能出现精神症状、单侧或双侧下肢瘫痪和意识障碍等症状。椎-基底动脉瘤可能出现枕部和面部疼痛、面肌痉挛、面瘫及脑干受压等症状。

（三）癫痫

因蛛网膜下腔出血或脑软化，有的患者可发生抽搐，多为癫痫大发作。

（四）迟发性缺血性障碍

迟发性缺血性障碍又称症状性脑血管痉挛，发生率为 35％左右，致死率为 10％～15％。脑血管造影或经颅多普勒超声检查显示有脑血管痉挛者不一定有临床症状，只有伴有脑血管侧支循环不良、局部脑血流量（rCBF）每分钟<18mL/100g 时才引起迟发性缺血性障碍。多表现为：①前驱症状，蛛网膜下腔出血的症状经过治疗或休息后好转后，又出现或进行性加重，外周血白细胞计数持续升高、持续发热。②意识由清醒转为嗜睡或昏迷。③局灶神经体征出现。上述症状多发展缓慢，经过数小时或数天到达高峰，持续 1～2 周后逐渐缓解。

（五）脑积水

颅内动脉瘤破裂出血后，因血凝块阻塞室间孔或中脑导水管，引起急性脑积水，导致意识障碍。颅内动脉瘤合并急性脑积水者占 15% 左右，如有症状应行脑室引流术。动脉瘤性蛛网膜下腔出血后 9%～36% 的患者及 37% 左右合并急性脑积水患者最终发展为慢性脑积水，并需要实施永久性脑脊液分流术。

三、辅助检查

（一）CT 检查

CT 检查是诊断动脉瘤性蛛网膜下腔出血及责任破裂颅内动脉瘤大致位置的主要影像学方法，具有良好的灵敏度。头部 CT 检查显示脑沟和脑池密度增高，出血量大者则形成高密度的脑池铸型，同时可能见脑（室）内血肿、脑积水、脑梗死和脑水肿等。CT 检查显示的出血部位，有助于临床医生判断动脉瘤的位置，特别有助于多发性动脉瘤确定责任动脉瘤的位置。

（二）腰椎穿刺检查

腰椎穿刺检查诊断蛛网膜下腔出血最灵敏的方法。对头部 CT 检查阴性，而怀疑蛛网膜下腔出血患者可行腰椎穿刺做脑脊液检查。但要注意因穿刺损伤而出现的假阳性。颅压增高者应慎用。

（三）CTA

CTA 具有经济、快速和风险低的优点，成为颅内动脉瘤早期诊断的首选影像学方法之一。CTA 检查是快速静脉推注碘造影剂后行 CT 扫描而获得的影像。CTA 检查发现最大径 ≥2.2mm 的动脉瘤的灵敏度达 95%，特异度达 83%，但对微小动脉瘤的检出仍存在漏诊情况，尚不能完全取代 DSA。CTA 检查可以显示动脉瘤位置、大小和同载瘤动脉的三维解剖关系等，对邻近颅底的动脉瘤可以同时显示动脉瘤同颅底骨性结构的关系，有助于手术方案的确定。对于一些简单的颅内动脉瘤，如果 CTA 检查提示的动脉瘤位置和 CT 检查显示的出血位置相符，可以考虑直接外科干预，对复杂性、多发性动脉瘤，或出血位置和动脉瘤位置不符的患者建议进一步行全脑血管造影。

（四）DSA

DSA 检查是确诊颅内动脉瘤的"金标准"，对辨明动脉瘤的位置、数目、形态、内径、瘤蒂宽窄，有无血管痉挛、痉挛的范围及程度，以及确定手术方案等十分重要。相比 CTA 等影像学检查，DSA 检查对最大径 <3mm 的微小动脉瘤及其周围小血管的显影有更高的灵敏度。对蛛网膜下腔出血患者应常规行双侧颈内动脉和双侧椎动脉 4 根血管造影，必要时应加行双侧颈外动脉造影。多方位投照，特别是行 3D-DSA 检查可避免遗漏多发动脉瘤和微小动脉瘤的存在。同时，造影影像应包括动脉期、毛细血管期、

静脉期和静脉窦期，以便临床医生全面判断和评估蛛网膜下腔出血的病因。

（五）MRI/MRA 检查

急性蛛网膜下腔出血后 24～48h 内 MRI 检查很难查出，可能由于出血少或经血液、脑脊液稀释，去氧血红蛋白表现为等信号所致。MRA 检查是无创脑血管成像方法，三维 MRA 检查可显示动脉瘤及与载瘤动脉的解剖关系。MRA 检查诊断颅内动脉瘤有很高的灵敏度，特别是探测不伴发急性蛛网膜下腔出血的动脉瘤。但是在显示最大径＜3mm 的微动脉瘤时，MRI/MRA 检查的可靠性较差。

四、诊断及治疗要点

（一）诊断

1. 确定有蛛网膜下腔出血

在出血急性期，CT 检查确诊蛛网膜下腔出血阳性率极高，安全、迅速、可靠。若怀疑蛛网膜下腔出血但头部 CT 检查出现阴性结果，可以行腰椎穿刺检查确认是否为血性脑脊液，或行液体抑制反转恢复序列、质子密度加权成像、扩散加权成像、梯度回波序列等多种 MRI 序列检查，以明确诊断。对于未破裂颅内动脉瘤，稍大的可以应用 CT 和 MRI 进行常规检查，确定是否为血管性病变，再进一步检查。但对于微动脉瘤，两个检查效果不佳。

2. 血管影像检查

目前诊断动脉瘤的"金标准"是 DSA，能够明确动脉瘤位置、形态、数目、尺寸，是否存在血管痉挛以及确定最终手术方案。

（二）治疗要点

1. 颅内动脉瘤破裂出血后的非外科治疗

1）防止再出血：绝对卧床，床上大小便，保持大小便通畅，必要时予以缓泻剂。给予清淡、易消化饮食。保持患者安静，避免情绪激动。维持血压平稳，在动脉瘤处理前，控制血压是预防和减少动脉瘤再次出血的重要措施之一，但血压降得过低会造成脑灌注不足而引起损害。遵医嘱使用镇痛剂、镇静剂等。

2）降低颅压：蛛网膜下腔出血后如有颅压增高，可以用甘露醇等药物进行脱水治疗。

3）脑室引流：出血急性期在脑表面及脑内可有大量积血使颅压增高，也可因小的血肿或血凝块阻塞室间孔或中脑导水管，引起急性脑积水而出现意识障碍，需做急诊脑室引流。

4）防治脑血管痉挛：迟发性脑血管痉挛是导致患者死亡与残疾的原因之一，最新观点认为，微小血管痉挛在出血早期就已经存在，出血后 3～4 天开始出现症状，7～10 天达到高峰，11～14 天开始消退。目前脑血管痉挛的治疗主要围绕三个方面进行，早期使用钙通道阻滞剂，如尼莫地平；清除血性脑脊液；适当地提高血压。

2. 针对颅内动脉瘤的治疗

1）保守治疗：对于比较小的动脉瘤，或者年龄较大而动脉瘤未破裂的患者，可以定期观察随访，根据随访结果采取不同策略。对于没有变化的动脉瘤可以持续观察，若动脉瘤增大、形态改变或成为症状性动脉瘤，则建议治疗。

2）手术治疗：包括开颅手术和血管内介入治疗。手术目的是防止动脉瘤出血或者再出血，同时解除对周围神经结构压迫等占位效应。对于临床分级较低（Hunt-Hess 分级Ⅰ~Ⅲ级或 WFNS 分级Ⅰ~Ⅲ级）的动脉瘤应该早期（≤72h）处理。对于高级别（Hunt-Hess 分级Ⅳ~Ⅴ级或 WFNS 分级Ⅳ~Ⅴ级）者，经一般内科治疗后，若病情好转，符合手术治疗适应证，应尽快进行手术干预，并根据患者动脉瘤部位及形态、年龄、血肿情况、经济条件和手术医生经验水平选择不同的手术方式。对于某些特殊类型动脉瘤（巨大、严重钙化、假性、血泡样等），在充分做好术前准备后尽快手术。

（1）开颅手术治疗：根据病变采取不同术式。①动脉瘤颈夹闭或结扎，是最常用的方式，也是治疗动脉瘤的"金标准"，手术目的在于阻断动脉瘤的血液供应，并且保证载瘤动脉及穿支血管的通畅。②动脉瘤孤立术，是把载瘤动脉在瘤的远端及近端同时夹闭，使动脉瘤孤立于血循环之外。对于血管代偿不好者，可以同时采用搭桥结合动脉瘤孤立术。③动脉瘤包裹/瘤壁加固术，使用人工脑膜、自身肌肉或筋膜等材料加固动脉瘤，虽瘤腔内仍充血，但可减小破裂的风险。

（2）血管内介入治疗：随着介入技术和材料学的发展，尤其是大量介入治疗和手术治疗效果的对比研究，介入治疗已成为动脉瘤治疗的首选。在经济发达的地区，超过半数的动脉瘤采取血管内介入治疗。血管内介入治疗的目的是在瘤囊内填塞栓塞材料，防止血液进入，同时应用一些辅助措施，尽可能对血管塑形，重建血管壁结构。血管内介入治疗分为单纯瘤囊内栓塞、支架辅助栓塞、球囊辅助栓塞、血流导向装置植入、覆膜支架植入等。

五、观察要点

（一）术前观察

观察患者意识、瞳孔、生命体征的变化，有无剧烈头痛、喷射性呕吐、躁动不安等脑疝先兆，还需监测局灶性神经功能缺损症状、体征的变化。

（二）术后观察

密切监测患者的生命体征，尤其是血压。注意观察患者的意识、瞳孔、神经功能状态、肢体活动、切口及引流液等变化，观察有无颅压增高或再出血症状。血管内介入治疗患者还应观察穿刺部位和穿刺侧肢体，以及有无血栓栓塞造成的脑梗死表现。

六、护理措施

(一) 术前护理

1. 预防出血或再次出血

1) 休息与环境：抬高床头 15°～30°，以利于颅内静脉回流，减少不必要的活动。保持病房安静，尽量减少外界不良因素的刺激，稳定患者情绪，保证充足睡眠，预防再出血。有 40%～70% 的动脉瘤性蛛网膜下腔出血患者会出现发热，为避免发热引起的血管扩张和烦躁，可遵医嘱给予药物降温或物理降温。

2) 控制颅压：颅压波动可诱发再出血。①预防颅压骤降。颅压骤降将加大脑内血管壁内外压力差，诱发动脉瘤破裂，应维持颅压在 $100mmH_2O$ 左右。措施包括应用脱水剂时，控制速度，不能加压输入；行脑脊液引流者，引流速度要慢；脑室引流者，引流瓶（袋）位置不能太低。②避免颅压骤升的诱因，如便秘、咳嗽、癫痫发作等。

3) 控制血压：在血压管理方面，收缩压>160mmHg 是再出血的危险因素，但过度降压治疗也会增加继发性脑缺血的风险。由于目前尚无动脉瘤性蛛网膜下腔出血后血压控制对预后影响的高质量研究，对于动脉瘤性蛛网膜下腔出血患者的降压治疗仍存在争议，目标血压区间及降压药选择尚无统一标准。目前认为，动脉瘤获得确定性治疗前使收缩压<160mmHg 是合理的，急性高血压应在动脉瘤性蛛网膜下腔出血发生后得到控制并直至动脉瘤得到处理已成为共识，但血压控制范围尚未确定。此外，动脉瘤破裂可因血压波动引起，应避免血压骤升骤降。因动脉瘤出血后多伴有动脉痉挛，如血压下降过多可能引起脑供血不足，通常使血压下降 10% 即可。密切观察病情，注意血压的变化，避免血压偏低造成脑缺血。

2. 术前准备

除按术前常规准备外，血管内介入治疗者还应双侧腹股沟区备皮。动脉瘤位于 Willis 环前部的患者，应在术前进行颈动脉压迫试验及练习，以建立侧支循环。颈动脉压迫试验方法：可用特制的颈动脉压迫装置或手指按压患侧颈总动脉，直到同侧颞浅动脉搏动消失。开始时每次压迫 5min，以后逐渐延长压迫时间，直至持续压迫 20～30min 患者仍能耐受，不出现头晕、黑矇、对侧肢体无力和发麻等表现时，方可实施手术。

(二) 术后护理

1. 休息与环境

待患者意识清醒后抬高床头 15°～30°，以利于颅内静脉回流。血管内介入治疗术后穿刺点加压包扎，患者卧床休息 24h，术侧髋关节制动 6h。颅后窝手术患者为其翻身时，应扶持头部，使头颈部成一直线，防止头颈部过度扭曲或震动。

2. 饮食护理

术后当天禁食，评估无吞咽功能障碍后，次日给予流质或半流质饮食。昏迷患者经鼻饲提供营养。根据患者情况给予高蛋白质、高维生素、低脂、清淡、易消化食物。

3. 用药护理

遵医嘱使用扩血管药物、脱水剂、激素、抗癫痫药物等，注意观察药物作用效果及不良反应。输液时注意有无液体外渗。

4. 一般护理

保持呼吸道通畅，给氧。保持大便通畅，必要时给予缓泻剂。做好基础护理。加强皮肤护理，定时翻身，避免发生压疮。鼓励患者在床上进行肢体功能锻炼，尽早下床活动，预防 DVT。

5. 疼痛护理

严密观察患者生命体征、神志、瞳孔变化，有无恶心、呕吐，有无强迫体位，如果有异常立即报告医生。提供安静舒适的休养环境。减少外界刺激，分散患者注意力，如听音乐、深呼吸等。预防感冒，戒烟，以减少呼吸道分泌物，减少咳嗽。鼓励患者多吃新鲜水果、蔬菜，多饮水，避免用力排便增加疼痛。耐心倾听患者的感受，解释疼痛原因，与患者共同确认引发或增强疼痛的因素，与患者及其家属一起制订减轻疼痛的措施。低颅压时嘱患者卧床休息，腰椎穿刺后嘱患者去枕平卧 4～6h。进行翻身等护理操作时动作轻柔，避免碰撞患者使疼痛增加。对患者选择的正确镇痛方法给予支持，遵医嘱按时给予药物治疗，规范记录镇痛效果。

6. 并发症护理

1）脑血管痉挛：①血管内介入治疗或手术刺激脑血管，易诱发脑血管痉挛。②表现为一过性神经功能障碍，如头痛、短暂的意识障碍、肢体瘫痪和麻木、失语症等。③护理措施为早期发现、及时处理，可避免脑缺血、缺氧造成不可逆的神经功能障碍。临床上使用钙离子阻滞剂（尼莫地平）可以改善微循环。用药期间观察患者有无胸闷、面色潮红、血压下降、心率减慢等不良反应。

2）脑梗死：①可能由术后血栓形成或血栓栓塞引起。②表现为一侧肢体无力、偏瘫、失语甚至意识障碍等。③护理措施为嘱患者绝对卧床休息，遵医嘱予扩血管、扩容、溶栓治疗。

3）穿刺点局部血肿：常发生于血管内介入治疗术后 6h 内。①可能因动脉硬化、血管弹性差，或术中肝素过量、凝血功能障碍，或术后穿刺侧肢体活动频繁、局部压迫力度不足所致。②护理措施为血管内介入治疗术后穿刺点加压包扎，患者卧床休息 24h，术侧髋关节制动 6h，做好患者的健康教育。动态观察穿刺点渗血渗液情况，有无局部包块、血肿等，穿刺侧肢体的温度、颜色、足背动脉搏动等现象。

7. 健康教育

1）指导患者注意休息，合理锻炼，循序渐进，以不感到劳累为原则。

2）合理饮食，多食蔬菜、水果，保持大便通畅。

3）遵医嘱定时监测血压、血糖等。按时、按量服用降压药、抗癫痫药物，不可随意减量或停药。注意监测血常规、肝肾功能及血药浓度，根据复查结果及时调整用药。

4）注意安全，不要独处或锁门洗澡，以免发生跌倒等意外时影响抢救。

5）注意切口观察，保持头部清洁，避免用手抓切口，防止切口感染。切口愈合不良及时就医，出院带管者要做好健康教育防止导管脱出。

6）定期随访：首次影像学随访时间为治疗后 3~6 个月，以后分别在治疗后第1、第2、第3、第5年进行影像学随访，此后每 3~5 年进行一次影像学随访。影像学随访的"金标准"是 DSA，推荐广泛应用，因 DSA 有创、需要住院，也可使用 CTA/MRA 检查进行随访评价。告知患者如出现头痛、呕吐、发热、意识障碍、语言肢体活动障碍等应及时就近诊治。

第二节　脑动静脉畸形

一、概述

脑动静脉畸形（arteriovenous malformations，AVM）在颅内各部位均有可能发生，主要为颅内异常扩张的动静脉直接交通，无中间的毛细血管床，包括供血动脉、畸形血管团和引流静脉三个部分。脑 AVM 是脑血管畸形常见亚型之一，是最危险的先天性脑血管畸形，在人群中的患病率约 0.1％，发病年龄通常为 10~40 岁，男性稍多于女性，发病率约为颅内动脉瘤的 1/10。脑 AVM 的发病机制尚未明确，一般认为脑 AVM 是胚胎期血管生成的调控机制发生障碍所致。除先天性因素外，后天性特殊情况如能引发病理性脑血管生成机制也有可能成为脑 AVM 的病因。脑 AVM 的供血动脉和引流静脉均可能为单血管或多血管。常见胶质增生的脑组织与异常血管团混合，血管病灶内和周围脑组织可见钙化。高血流的动静脉交通使多种血流相关现象加强，造成的血流异常和"脑盗血"现象等被认为是导致脑 AVM 部分临床症状的原因。

按照大小，脑 AVM 分为小型脑 AVM（0~2cm）、中型脑 AVM（0~4cm）、大型脑 AVM（4cm 以上）。按照形态，脑 AVM 分为曲张型脑 AVM、树杈型脑 AVM 和动脉瘤型脑 AVM。按照血流动力学，脑 AVM 分为低阻力型脑 AVM、中阻力型脑 AVM 和高阻力型脑 AVM。

目前临床上常用的脑 AVM 分级系统是 Spetzler-Martin 分级量表（SM 分级），主要内容：①脑 AVM 直径，0~3cm 为 1 分、3~6cm 为 2 分、6cm 以上为 3 分。②脑 AVM 位于非功能区为 0 分、位于功能区为 1 分。③脑 AVM 表浅静脉引流为 0 分、深部静脉引流为 1 分。根据三项得分相加的结果分级，分级越高，手术并发症和神经功能障碍的风险越高。

二、临床表现

（一）出血

较为常见的临床表现，30％~65％的脑 AVM 首发症状是出血，高发年龄为 15~20

岁，可表现为蛛网膜下腔出血、脑（室）内出血或硬脑膜下出血。发病较突然，往往在患者进行体力活动或情绪波动时发病，出现剧烈头痛、呕吐，有时甚至出现意识丧失、颈项强直、Kernig 征阳性。年龄大、单支动脉供血、体积小、部位深及颅后窝的脑 AVM 易发生急性破裂出血。妊娠期妇女脑 AVM 出血的风险更高，但这一观点尚存争议。与颅内动脉瘤破裂出血相比，脑 AVM 出血特点：①出血的高发年龄小。②出血程度轻。③再出血率低，再出血时间间隔长且无规律。④出血后血管痉挛发生率低。

（二）癫痫发作

20%～45%的诊治患者有癫痫发作，其中 10%～30%以癫痫为首发症状，多见于较大的、有严重"脑盗血"现象的脑 AVM 患者。癫痫与神经胶质增生、血-脑屏障破坏、局部缺血、含铁血黄素沉积和微出血后形成的瘢痕相关。脑 AVM 等病灶相关性癫痫，在大脑不同功能区影响不同，常见于额叶和颞叶。位于皮质、出血、大型、多发、大脑中动脉供血区域、表浅引流的脑 AVM 更易出现癫痫发作。脑 AVM 患者最常见的发作类型是全面-阵挛性发作，在局灶性发作中，有一半会出现继发性泛化。位于颞叶的 AVM 倾向于出现复杂局部性发作，其中许多会扩散成全面性发作。

（三）进行性神经功能障碍

主要表现为运动或感觉障碍，约见于 40%的患者，其中有 10%左右为脑 AVM 的首发症状。引起神经功能障碍的主要原因：①"脑盗血"引起的 TIA，常见于较大的脑 AVM 患者，多于患者活动（如跑步、驾车等）时发作，持续时间短暂，但随着发作次数增多，神经功能障碍持续时间也延长，瘫痪程度亦越趋严重。②脑水肿或脑萎缩所致的神经功能障碍见于较大的脑 AVM，特别是当病变有部分血栓形成时，这种瘫痪常长期存在，且随着时间进行性加重，临床上有时可疑为颅内肿瘤。③出血所引起的脑损害或血肿压迫多出现于一次出血后，当出血逐渐被吸收后，瘫痪可逐步减轻甚至完全恢复正常。

（四）头痛

60%以上患者有长期头痛史，为局部或全头痛，呈间断性或迁移性。伴发于脑 AVM 的头痛没有特异性表现，也可能是脑 AVM 偶然与头痛同时出现。头痛可能与供血动脉、引流静脉及静脉窦扩张有关，或与小量出血、脑积水及颅压增高有关。常局限于一侧，类似偏头痛，头痛的部位与病变的位置无明显关系。脑 AVM 出血时头痛的性质及程度会有改变，变得比原有的头痛更为剧烈，且多伴有呕吐。

（五）智力减退

见于巨大型脑 AVM 中，由于"脑盗血"的程度严重，导致脑部弥漫性缺血及脑发育障碍。有时因癫痫频繁发作，患者受到癫痫样放电脑组织缺氧及抗癫痫药物的双重影响，亦可使智力减退。轻度的智力减退在脑 AVM 切除后常可逆转，但较重的智力减退则不能逆转。少数患者以痴呆为首发症状就诊。

（六）其他

脑 AVM 的临床表现还包括颅内血管杂音、三叉神经痛、头晕、耳鸣、颅压增高、眼球突出、精神症状、共济失调及脑干症状，儿童还可因颅内血管短路出现心力衰竭等。

三、辅助检查

（一）CT 检查

在没有急性出血的情况下，CT 平扫检查脑 AVM 和血管异常的灵敏度不如 MRI 检查。脑 AVM 在 CT 平扫检查时表现为等密度或稍高密度影，增强扫描脑 AVM 可以明显强化，表现为不规则的混杂高密度影，大脑半球中线结构无移位，无明显的占位效应。出血急性期，CT 检查可以确定出血部位及程度。

（二）CTA 检查

CTA 检查操作简便、快速和创伤小，可提高 CT 在急性期对脑 AVM 的识别能力。CTA 检查诊断颅内血管畸形的灵敏度和特异度分别为 95％和 99％，有一定的应用价值。

（三）MRI/MRA 检查

MRI 检查对确定脑 AVM 病灶的位置非常灵敏，为脑 AVM 诊断与治疗所需的重要检查手段，能够更清晰地显示复杂畸形血管团与毗邻神经血管结构关系。这是脑血管造影图像无法实现的。与 CTA 检查一样，MRA 检查诊断颅内血管畸形的灵敏度和特异度很高，分别为 98％和 99％。

（四）DSA

DSA 是确诊脑 AVM 的"金标准"，可以确定畸形血管团位置、大小、范围、供血动脉、引流静脉、血流速度、是否合并动脉瘤或静脉瘤和"脑盗血"现象。脑 AVM 的 DSA 图像具有特征性。在动脉期摄片可见一堆不规则、扭曲血管团，有一根或数根粗大而显影较深的供血动脉，引流静脉早期出现于动脉期摄片上，扭曲扩张，导入颅内静脉窦。病变远侧的脑动脉充盈不良或不充盈。

（五）经颅多普勒超声检查

经颅多普勒超声检查对脑 AVM 有初步的定性、定位诊断能力。可显示脑 AVM 供血动脉血流速度增快、血管阻力指数下降和搏动指数下降，还能显示引流静脉流速较快和独特的搏动性低阻力血流图形。但经颅多普勒超声检查对小型脑 AVM 不灵敏。

（六）脑电图检查

多数患者脑电图出现异常，多为局限性不正常活动，包括 α 节律减少或消失、波率减慢、波幅降低，有时可出现弥漫性 θ 波。近 50% 有癫痫发作的患者可出现癫痫波形，如棘波和尖波。癫痫患者进行术中脑电图监测，切除癫痫病灶，可减少术后抽搐发作。

四、诊断与治疗要点

（一）诊断

1. 临床表现和神经系统查体结果

年龄在 40 岁以下的突发蛛网膜下腔出血，出血前有癫痫史或轻偏瘫、失语、头痛史，却无明显颅压增高者，应高度怀疑脑 AVM。

2. 影像学检查

1）DSA 检查：灵敏度最高，是诊断脑 AVM 的"金标准"，可准确分辨供血动脉（含血流相关性动脉瘤）、畸形血管团和引流静脉（含静脉球），对指导治疗可提供有价值的信息。

2）CT 检查：诊断急性出血的最佳影像学检查，未出血脑 AVM 的 CT 平扫检查常为阴性，粗大的供血动脉、引流静脉或静脉球可表现为高血管信号，巨大型脑 AVM（广泛的供血动脉、畸形血管团和粗大的引流静脉、静脉球）可造成局部脑组织移位、脑室受压或脑积水。

3）MRI 检查：病变的检出率明显高于 CT 检查，可精确定位病变的解剖位置，可检出相关动脉瘤，对开颅切除病变有很好的指导意义。

4）CTA/MRA 检查：灵敏度高于 CT 检查和 MRI 检查，无创、便捷，但对于手术治疗的指导性不如 DSA 检查。

（二）治疗要点

脑 AVM 治疗的主要意义在于降低破裂出血风险，部分以控制癫痫及局灶神经功能障碍进展为目的。脑 AVM 的主要治疗方式包括保守/对症治疗、微创手术治疗、立体定向放射治疗、血管内介入治疗及多种方式综合治疗。对脑 AVM 的治疗方式的选择需根据患者的年龄、全身状况、既往出血史、病灶分级、病灶弥散程度、是否合并动脉瘤、血流量的高低、治疗获益及风险比和患者的意愿等多方面进行综合评估。手术治疗是根本的治疗方法，可以去除病灶出血危险，恢复正常脑的血液供应。对位于深部重要功能区的脑 AVM 不适宜手术切除。直径小于 3cm 或手术后残存的脑 AVM 可采用立体定向放射治疗或血管内介入治疗，使畸形血管形成血栓而闭塞。治疗后需进行 DSA 复查，了解畸形血管是否消失。

1. 保守/对症治疗

对于年龄较大、仅有癫痫症状且能通过药物有效控制，病变位于脑重要功能区、脑深部或病变广泛的患者，可考虑临床随访观察及保守/对症治疗。

2. 微创手术治疗

微创手术因其可以完全消除病灶，合并出血时可以清除血肿，减少血肿对周围脑组织的压迫损伤，及具有长期稳定性，目前仍是治疗脑 AVM 的重要方法。该治疗方法的步骤：①开颅充分暴露 AVM，包括其供血动脉和引流静脉。②分离并孤立供血动脉。③围绕畸形血管团分离相邻脑实质和周围神经血管结构。④切断引流静脉。⑤关闭切口。但微创手术治疗存在创伤大、康复时间长和有关神经功能缺损风险高的缺点。目前显微外科辅助手段蓬勃发展，如功能 MRI 检查、弥散张量成像示踪技术和立体定向神经导航技术等，有效提高了手术的安全性和有效性。

3. 血管内介入治疗

脑 AVM 的血管内介入治疗是通过栓塞材料栓塞畸形血管团达到治疗目的。

1）治愈性栓塞：完全栓塞畸形血管团，使畸形血管团和早期静脉引流不再显影，从而达到解剖学治愈，且有远期影像学（DSA 检查）随访证据。

2）选择性部分栓塞：治愈性栓塞困难的脑 AVM，如体积大、多支动脉供血、过路型供血、细小的脑膜侧支供血，治疗上可以栓塞血管构筑上的薄弱环节，主要针对病灶内伴发的假性动脉瘤、供血动脉末端动脉瘤、动静脉瘘致静脉压力增高（静脉瘤形成），从而恢复脑组织血液循环，减少"脑盗血"，控制癫痫发作，降低脑 AVM 发生破裂出血的概率，同时也可以为其他治疗创造有利条件。

3）联合治疗的组成部分：微创手术或放射治疗前，通过选择性部分栓塞 AVM 中的深部供血动脉、栓塞高流量动静脉瘘、栓塞伴发动脉瘤，从而缩小病灶体积、降低术中出血风险、提高治疗安全性、降低患者的致残率和死亡率。巨大型、高流量的脑 AVM 外科手术切除宜在血管内介入治疗 1~3 周后进行，放射治疗宜在血管内介入治疗 2~3 个月内进行。

4. 立体定向放射治疗

利用现代立体定向技术和计算机技术，将单次大剂量高能质子束从多个方向和角度聚集到治疗靶点上，导致脑 AVM 产生局灶性坏死，以达到治疗疾病的目的。目前，临床中用于治疗脑 AVM 的立体定向技术主要有伽玛刀、X 刀和粒子刀等。伽玛刀由于创伤小、无出血、并发症少，应用最为广泛。伽玛刀治疗脑 AVM 的原理是放射线引起的畸形血管内皮增生、血管壁结构破坏，逐渐被胶原物质代替，最后血管壁增厚硬变，进行性血管腔狭窄及随之而出现的血流速度缓慢，最终导致血栓形成和脑 AVM 栓塞。

5. 综合治疗

对于大型、SM 分级高、位于重要功能区且结构复杂的脑 AVM 很难依靠单一的治疗手段达到治愈目的，综合治疗可结合各种治疗方案的优点，避开单一治疗方案的缺点，拓展了可治疗病变的范围，明显提高治愈率，降低致残率和病死率。根据治疗顺序，保守/对症治疗可分为：①手术＋放射治疗。②手术＋血管内介入。③血管内介入＋放射治疗。④放射治疗＋手术。⑤血管内介入＋手术＋放射治疗等。临床上，结合具体病变情况，采取个体化治疗方案。

五、观察要点

（一）术前观察

观察患者意识、瞳孔及生命体征的变化，注意有无癫痫发作、肢体功能障碍及失语等症状，有无出血或再出血的体征。

（二）术后观察

观察患者意识、瞳孔及生命体征的变化，尤其注意血压与颅压，观察有无癫痫发作、神经功能变化，有无一过性运动性失语和脑内出血等正常灌注压突破综合征的表现，进行血管内介入治疗的患者还需观察足背动脉搏动、肢体温度、切口敷料有无渗血等情况。

六、护理措施

（一）术前护理

1. 环境与休息

保持病房安静，卧床休息，避免各种不良刺激，保持情绪稳定。

2. 病情观察

患者意识水平是反映病情轻重的重要指标，严密观察患者意识、瞳孔及生命体征的变化，注意有无癫痫发作、肢体功能障碍及失语等症状，必要时复查头部CT，以便掌握病情变化，及时发现出血和再出血的体征，如脉搏慢而有力、瞳孔不等或散大、呼吸由快变慢、血压升高等，因此要加强巡视，保障患者安全。

（二）术后护理

1. 环境与休息

保持病房安静，患者绝对卧床休息。对于躁动患者可使用床栏和适当约束，过于烦躁患者可遵医嘱使用镇静剂。

2. 饮食护理

术后6~8h无恶心、呕吐等不适，能经口进食的患者，给予高热量、高蛋白质、高维生素、易消化的半流质饮食，避免进食冷、硬、刺激性食物，多食新鲜蔬菜水果、鱼类、豆类及富含纤维素的食物，保持大便通畅。对于无法自主进食的昏迷患者，建议早期（48h内）启动肠内营养。对于存在肠内营养禁忌的患者或肠内营养在48~72h内无法达到60%目标能量及蛋白质需要量时，推荐尽早实施肠外营养支持。

3. 术后并发症护理

1）出血：密切观察血压及颅压变化情况，遵医嘱控制血压和颅压，预防颅内出血及再出血。观察临床症状、体征的改变，如视、听、运动等功能有逐渐弱化趋势，提示可能发生脑出血或脑水肿。

2）窒息：加强呼吸道管理，保持呼吸道通畅，清除呼吸道分泌物。床头抬高 15°～30°并将头偏向一侧，改善脑缺氧。加强翻身拍背，促进患者咳嗽排痰。

3）正常灌注压突破综合征：脑 AVM 手术切除畸形血管团后可能并发难以预料和控制的病灶周围脑组织恶性水肿或自发性出血，是脑血管病术中或术后的严重并发症。在术后 2～72h 为正常灌注压突破综合征发生的时间窗，注意观察有无一过性运动性失语、脑内出血等正常灌注压突破综合征的表现。目前解释该现象主要有两种理论：①正常灌注压突破理论。由于脑动静脉短路产生脑出血，造成畸形血管周围的正常脑组织供血动脉长期处于低灌注状态，失去自动调节能力，不能随灌注压升高而自动收缩。当手术切除畸形血管后，原来被盗取的血液重新流入病理性扩张的血管，无收缩能力的动脉将压力直接传递到毛细血管，使毛细血管急性扩张、渗出、进裂，导致血管源性脑水肿、脑实质出血。②静脉闭塞性充血理论。机制包括脑 AVM 供血动脉及其脑实质分支的血流停滞，导致现有的低灌注和缺血进一步恶化。此外，由于引流静脉端狭窄、栓塞或血栓形成，AVM 周围脑组织静脉回流障碍，导致病变脑组织被动充血和供血动脉进一步停滞，最终导致肿胀及残腔充血。

4）癫痫发作：①病情观察。遵医嘱监测意识、瞳孔、生命体征等，及时发现病情变化。充分了解患者发作特征，如发作的诱因、场所、时间、先兆、持续时间等。严密观察发作特点，主要观察是以抽搐为主还是以意识丧失为主，抽搐部位，有无大小便失禁、咬伤和外伤等。观察发作后的表现，如有无头痛、乏力、恶心、呕吐等。②用药护理。遵医嘱按时按量服药，不可私自停药或减量。应用抗癫痫药物的过程中，应定期检测血药浓度，以指导合理用药。有些抗癫痫药物对肝肾功能有损害，应注意观察患者有无药物不良反应，定期检查肝肾功能、血常规。③发作时护理。抽搐发作时迅速解开衣领、衣扣，头偏向一侧保持呼吸道通畅，及时给氧。尽快地将外裹纱布的压舌板或筷子、毛巾、小布卷等置于患者口腔的一侧上、下磨牙之间，以防咬伤舌和面颊部。对抽搐肢体不能用暴力按压，以免骨折、脱臼等，拉好床栏，以防止坠床。④心理护理与健康教育。鼓励患者正确认识疾病，努力消除诱发因素，以乐观心态接受手术，按时服药。避免长时间使用电脑或手机。避免使用刀等尖锐的利器，防止意外损伤，尽量避开危险场所及危险物品，避免摔伤和烫伤。不宜从事高空作业及精力高度集中的工作，如登山、游泳、开车、骑自行车。外出需有人陪同。

4. 血管内介入治疗的护理

术后穿刺点指压 2h 后予 1kg 盐袋或沙袋压迫 6h。压迫期间严密观察穿刺点有无渗血渗液，切口敷料是否固定、干燥，切口周围皮肤颜色、温度等，扪足背动脉搏动情况，判断肢端循环。按压局部皮肤，检查有无包块、硬结、波动感。

术后以压迫器压迫穿刺处时，2h 后逆时针旋转压迫器一圈，继续压迫 6h 后即可去除。观察要点与沙袋压迫止血一样。

弹力绷带和纱布压迫止血时，穿刺点肢体制动 6～8h，术后第 2 天去除弹力绷带和纱布，观察要点与沙袋压迫止血一样。

5. 其他护理措施

详见第十三章第一节"颅内动脉瘤"相关内容。

6. 健康教育

1）鼓励患者早日并坚持进行康复训练，保持乐观的情绪和平静的心态。无功能障碍或轻度功能障碍的患者，尽量从事一些力所能及的工作，协助患者恢复自理能力。

2）遵医嘱按时、按量服药，如抗癫痫药物，不可擅自停药、改药，以免加重病情。

3）若再次出现头痛、呕吐、神经功能障碍、切口愈合不佳等，应及时就诊。

4）对于已经通过术后 DSA 检查证实栓塞完全的脑 AVM，建议在治疗后第 1、第 3、第 5 年及此后每 5 年进行一次 DSA 检查。DSA 检查可有效检测残留或复发，并评估栓塞率。CTA 和 MRA 检查可以作为提示性初筛方法，也可以作为拒绝 DSA 检查患者的替代检查方法。

第三节　颈动脉狭窄

一、概述

颈动脉狭窄（carotid artery stenosis，CAS）是缺血性脑卒中的常见病因，可以分为无症状性颈动脉狭窄和有症状性颈动脉狭窄。发病的相关危险因素包括高血压、吸烟、糖尿病和高脂血症等。

颈动脉狭窄的主要病因是动脉粥样硬化，其他病因包括慢性炎症性动脉炎、纤维肌性发育不良、颈动脉迂曲等，其中慢性炎症性动脉炎是我国中青年发生颈动脉狭窄的较为常见原因。动脉粥样硬化所致颈动脉狭窄占 90% 以上，斑块累及颈动脉导致动脉狭窄甚至闭塞而引起脑缺血及脑卒中症状，是全身性动脉硬化在颈动脉的表现，病变特点是主要累及颈动脉分叉及颈内动脉起始部，可导致相应器官血运障碍。

颈总动脉分为颈内动脉和颈外动脉，由于湍流和剪切应力改变，特别容易形成斑块，其引起脑缺血症状主要通过下述机制：动脉粥样硬化部位血栓形成引起的动脉-动脉栓塞；胆固醇结晶或其他动脉粥样物质碎屑栓塞；斑块破裂导致颅外动脉的急性血栓性闭塞；动脉壁结构破坏导致夹层或内膜下血肿而致血管重度狭窄或闭塞；重度狭窄或闭塞引起脑灌注降低。

二、临床表现

（一）无症状性颈动脉狭窄

既往 6 个月内无颈动脉狭窄所致的 TIA、脑卒中或其他相关神经症状，只有头晕或轻度头痛的临床表现视为无症状性颈动脉狭窄。无症状性颈动脉狭窄的患者还可能出现反应迟钝、记忆力降低，甚至认知功能障碍。

（二）有症状性颈动脉狭窄

既往 6 个月内有 TIA、一过性黑矇、患侧颅内血管导致的轻度或非致残性脑卒中等临床症状中一项或多项的颈动脉狭窄称为有症状性颈动脉狭窄。

三、辅助检查

对于怀疑由颈动脉狭窄导致一过性视网膜缺血或半球定位症状的患者及无症状筛查患者，建议首选无创性影像学方法（超声）进行检查。如果不适合用超声检查或者结果不清楚难以确诊，可以应用 MRA 或 CTA 检查来评估颈动脉狭窄。经导管血管造影术对一些病例的确诊是必要的，尤其是当多种无创性影像学检查结果不一致时。

（一）双功能超声

推荐在症状性颈动脉狭窄和无症状筛查患者中首先使用。

（二）MRA 检查

常用检查诊断方法，可显示颈动脉狭窄的解剖部位和狭窄程度。现在倾向于使用增强 MRA 检查，通过放大流动血液与周围组织之间的相对信号强度，从而对颈动脉做出更准确的评估。

（三）CTA 检查

CTA 检查借助计算机软件对颈动脉血管进行三维重建和成像，提供主动脉弓、病变的解剖和形态学信息，对斑块的稳定性判断起到一定的帮助，亦可通过脑动脉系统显像了解颅内血管和脑实质病变。

（四）DSA

DSA 是目前诊断颈动脉狭窄的"金标准"。造影部位包括主动脉弓、颈动脉的颅外段和颅内段，是一种有创检查。

（五）颈动脉狭窄斑块性状的评估

斑块的形态学和易损性可通过多种方法进行评估，如超声、CT 检查和 MRI 检查。超声检查斑块的回声反射性和病理结构有关，低回声或不均匀回声说明斑块内出血和脂质成分多，而高回声和均匀回声多认为是纤维性斑块。

四、诊断及治疗要点

（一）诊断

颈动脉狭窄的诊断需结合病史采集、体格检查和相关特殊检查来确立。部分颈动脉狭窄患者颈动脉搏动减弱，提示近心端病变，易被常规超声检查遗漏。在双侧颈三角及锁骨上方听诊，部分患者可闻及血管杂音。一般来说，音调高、时间长的杂音提示狭窄严重，但轻度狭窄和完全闭塞前可由于血流速度变慢而没有杂音。眼底检查可在眼底动脉分叉处看到微栓，多为胆固醇结晶。所有颈动脉狭窄患者都要进行神经系统体格检查，包括表情、面部是否对称、语言、意识、运动功能、肢体张力、共济失调试验、感觉功能等，部分患者可有脑卒中的体征，偶可发现精神和智力异常。

目前国际上评价颈动脉狭窄程度的方法为欧洲颈动脉外科试验法（European Carotid Surgery Trial，ECST）和北美症状性颈动脉内膜切除试验法（North American Symptomatic Carotid Endarterectomy，NASCET）。根据狭窄程度将其分为四级：＜50％为轻度狭窄，50％～69％为中度狭窄，70％～99％为重度狭窄，＞99％为极重度狭窄或次全闭塞。

（二）治疗要点

1. 药物治疗

根据相关诊疗规范和指南推荐意见，使用抗血小板聚集药物、他汀类药物治疗。

2. 颈动脉内膜切除术（carotid endarterectomy，CEA）

目前是颈动脉狭窄的首选治疗方法。

1）绝对手术适应证：症状性颈动脉狭窄患者的无创检查狭窄度≥70％或血管造影发现狭窄度超过50％。

2）相对手术指征：①无症状性颈动脉狭窄，且无创检查狭窄度≥70％或血管造影发现狭窄度≥60％。②无症状性颈动脉狭窄，且无创检查狭窄度＜70％，但血管造影或其他检查提示狭窄病变处于不稳定状态。③症状性颈动脉狭窄，无创检查狭窄度处于50％～69％。同时要求该治疗中心症状性颈动脉狭窄患者预期围术期脑卒中发生率和病死率＜6％，无症状性颈动脉狭窄患者预期围术期脑卒中发生率和病死率＜3％，患者预期寿命＞5年。④对于高龄患者（如70岁或以上），与颈动脉支架血管成形术（carotid arterystenting，CAS）相比，采用CEA可能有较好的预后，尤其当动脉解剖不利于开展血管腔内治疗时。对于较年轻患者，在围术期并发症风险（如脑卒中、心肌梗死或死亡）和同侧发生脑卒中的长期风险上，CAS与CEA是相当的。⑤有手术指征的患者中，术前的相关检查综合评估为不稳定斑块者倾向于行CEA，稳定性斑块者则CAS与CEA均可选择。⑥对于符合治疗指征的症状性颈动脉狭窄的患者，多数国际指南推荐首选CEA，因为有充足证据证明CEA可以更好地降低围术期乃至远期脑卒中发生率及死亡率。符合治疗指征的无症状性颈动脉狭窄患者，多数建议行CEA，将CAS作为备选治疗。

3）禁忌证：①12个月内发生过颅内自发出血。②30天内发生过大面积脑卒中或心肌梗死。③3个月内有进展性脑卒中。④伴有较大的颅内动脉瘤，不能提前处理或同时处理。⑤慢性完全闭塞，无明显脑缺血症状。⑥凝血功能障碍，对肝素及抗血小板聚集药物有禁忌证。⑦无法耐受麻醉。⑧重要器官如心、肺、肝和肾等严重功能不全。⑨严重痴呆。

3. CAS

CAS 被视作是 CEA 的有效替代方法，虽与 CEA 对比仍存在争议，但在我国确实已得到广泛开展。

1）手术适应证：①症状性颈动脉狭窄患者曾在 6 个月内有过非致残性缺血性脑卒中或 TIA（包括大脑半球事件或一过性黑矇），通过无创性成像或血管造影发现同侧颈内动脉直径狭窄超过 50%，预期围术期脑卒中发生率或死亡率<6%。②无症状性颈动脉狭窄患者通过无创性成像或血管造影发现同侧颈内动脉直径狭窄超过 70%，预期围术期脑卒中发生率或死亡率<3%。③颈部解剖不利于行 CEA 的患者应选择 CAS。④TIA 或轻型脑卒中患者，如果没有早期血管重建术的禁忌证，可以在事件出现 2 周内进行干预。对于大面积脑梗死仍保留部分神经功能的患者，应在脑梗死至少 2 周后再进行 CAS 治疗。⑤CEA 术后再狭窄，症状性或无症状性狭窄度>70%。⑥CEA 高危患者，包括年龄>80 岁、心排血量低、未治疗或控制不良的心律失常、心功能不全、近期心肌梗死病史、不稳定心绞痛、严重 COPD、对侧颈动脉重度狭窄或闭塞、串联病变、颈动脉夹层、假性动脉瘤等。⑦急诊患者，如假性动脉瘤、急性颈动脉夹层、外伤性颈动脉出血。

2）绝对禁忌证：无症状性颈动脉慢性完全性闭塞或已严重残疾的脑梗死患者。

3）相对禁忌证：①3 个月内发生过颅内出血。②2 周内心肌梗死或大面积脑梗死。③伴有颅内动脉瘤，不能提前处理或同时处理者。④胃肠道疾病伴有活动性出血。⑤难以控制的高血压。⑥对肝素及抗血小板聚集药物有禁忌证。⑦对造影剂过敏。⑧重要器官如心、肺、肝和肾等严重功能不全者。

五、观察要点

（一）术前观察

1. 密切观察病情变化

观察患者有无头晕、肢体无力和（或）麻木、发作性失语、复视或偏盲等症状，注意患者的症状有无减轻或加重，有无其他脑功能受损的表现。预防 TIA 等潜在并发症的发生，若有发作的情况，观察并记录每次发作的持续时间、间隔时间和伴随症状，警惕完全性缺血性脑卒中的发生。

2. 注意受伤的危险

注意患者由于疾病发作导致视物不清、肢体无力、跌倒等，预防意外受伤。应加强巡视，注意观察患者周围环境，采取保护措施。

（二）术后观察

1）严密监测生命体征、意识状态和瞳孔等。尤其注意观察血压及心率变化，及时对症治疗。

2）制定相关护理目标，密切关注并发症相关情况。

六、护理措施

（一）术前护理

1. 控制危险因素

护士应积极进行健康教育，嘱咐患者采取健康的生活方式。高血压、高脂血症、糖尿病等慢性病必须得到严格控制，尤其是他汀类药物的使用。

2. 围术期药物治疗

1）进行 CEA 的患者，推荐术前单一药物抗血小板聚集治疗，如阿司匹林（100mg/d）或氯吡格雷（75mg/d），降低血栓形成风险，不建议大剂量应用抗血小板聚集药物。围术期还可以根据患者的情况，选用西洛他唑、沙格雷酯、贝前列素钠片等药物。

2）进行 CAS 的患者，建议术前至少 5～7 天使用阿司匹林（100～300mg/d）加噻吩吡啶类进行双联抗血小板聚集治疗。对于不能耐受或氯吡格雷抵抗的患者，可用其他药物如替格瑞洛替代。

3. 控制血压和心率

计划进行 CAS 的患者，建议使用降压药有效控制血压。但对术前 TIA 反复发作、收缩压在 180mmHg 以内的患者，术前不建议强烈降压，以防止低灌注诱发脑梗死。术前心率低于 50 次/分或有重度房室传导阻滞的患者，可考虑术中植入临时起搏器。

（二）术后护理

1. 环境与休息

患者安静休息，减少探视。CAS 常规在局部麻醉下进行，患者按照局部麻醉相关措施进行护理。若患者精神高度紧张、不能很好配合手术治疗、病变复杂、预计手术难度大、Willis 环等侧支循环代偿较差、双侧颈内动脉狭窄，需要严格调控血压者选择全身麻醉进行手术，需按照全身麻醉的护理要点进行照护。

2. 饮食护理

给予低盐、高蛋白质、高维生素、高纤维素饮食，控制血压、血糖，防止便秘。全身麻醉清醒后，指导患者从少量流质饮食开始逐步锻炼吞咽功能，避免因呛咳导致误吸等意外发生。

3. 术后并发症护理

1）颈部血肿：多数与 CEA 的局部止血不彻底、动脉缝合不严密有关。多数颈部血肿发生在 CEA 术后 6h 内，多伴随未能良好控制的高血压。术后严密观察患者颈部手术切口，注意观察切口敷料有无渗血。嘱患者避免用力咳嗽、打喷嚏，保持情绪稳定，以免增加颈部压力引起出血。如发生切口局部疼痛、吞咽困难等情况，应注意是否发生血肿，及时通知医生予以处理。如患者出现喘鸣音或气管移位，需立即协助医生行气管插管并切开清除血肿。护士应当关注术腔留置负压引流的情况，保持引流装置和管道的清洁和无菌，定时观察引流管是否通畅，严密观察并记录引流液的颜色、性状和量。

2）神经系统并发症：①脑神经损伤。CEA可能造成患者脑神经损伤，最常见舌下神经、迷走神经、副神经等损伤，多为暂时性，可能与手术牵拉水肿有关，一般在术后1～2周好转，个别患者可能延续到术后6个月，永久性损伤相对少见。多数患者在术后出现下颌周围或耳后麻木，一般在术后6个月左右会有不同程度改善。观察患者伸舌、鼓腮、进食呛咳等情况，判断患者的神经功能变化。②过度灌注综合征。主要临床表现为严重的局限性头痛、局限性和（或）广泛性痉挛、手术侧半球脑出血，发生的危险因素有长期高血压、管腔重度狭窄、侧支循环较差等。可遵医嘱预防性应用降压药及脱水剂（如甘露醇等）减轻脑水肿。

3）血流动力学障碍：需关注患者颈动脉窦压力反射，包括心动过缓、低血压和血管迷走神经反应。CAS的围术期患者多数为一过性的、无需后续治疗。若出现持续低血压，应当立即通知医生，可以静脉内给予多巴胺等血管活性药物进行缓解。CEA患者可能出现术后高血压，可能与颈动脉球去神经化、脑去甲肾上腺素升高和（或）中枢神经系统生成肾素增加有关，可以通过静脉给药或口服降压药进行治疗，建议将收缩压持续保持在180mmHg以下，对颈动脉高度狭窄、狭窄远端侧支循环较差者，扩张后要适当控制血压，收缩压维持在基础血压的2/3，以降低颅内出血或过度灌注综合征发生的可能性。

4）脑卒中和死亡：在最初的NASCET研究中，重度症状性颈动脉狭窄患者术后30天内的脑卒中发生率和死亡率为5.8%，而在ACAS研究中，重度无症状性颈动脉狭窄患者的围术期脑卒中发生率和死亡率为2.1%。因此，围术期应当注重患者的个体化血压管理，加强抗血小板聚集治疗，密切监测患者病情，降低血流动力学障碍导致脑梗死的可能。

5）术后再狭窄：CAS和CEA均可能出现术后再狭窄。对于CEA后再狭窄的患者，优先推荐CAS，避免二次手术困难。术后需密切随访发现再狭窄患者。护士需提醒患者遵医嘱服药，不可轻易增减药物，糖尿病患者严格控制血糖，吸烟者需要完全戒烟。服用抗血小板聚集药物期间，应定期复查凝血功能，观察皮肤黏膜有无瘀斑、牙龈有无出血，注意大小便颜色。

4. 健康教育

1）养成健康生活习惯：指导患者采取低盐、低脂、清淡饮食。戒烟、戒酒，规律锻炼，适当进行有氧运动，避免过于劳累。

2）正确服用药物：包括抗血小板聚集药物、他汀类药物。除使用阿司匹林（100～300mg/d）外，还应常规使用氯吡格雷（75mg/d）至少4周，并加用他汀类药物。护士应嘱患者按时服用抗血小板聚集药物，有胃溃疡史的患者需加服胃黏膜保护剂，定期复查凝血功能。规律服用降压药，术后若不合并其他血管狭窄，建议血压控制在140/90mmHg以下。患有糖尿病、冠心病、代谢综合征的患者，应当前往对应专科门诊继续治疗。

3）长期随访：最常用的连续随访评估方法是超声，应当在术后 1 个月、6 个月、12 个月和之后每年进行监测以评估再狭窄情况。

第四节 脑出血

一、概述

脑出血（intracerebral hemorrhage，ICH）指原发性非外伤性脑实质内自发性出血，占急性脑血管病的 20%～30%，发病率为每年（60～80）/10 万。2017 年，我国城市居民脑血管病病死率为 126.48/10 万，农村居民为 157.00/10 万，急性期病死率为 30%～40%，是病死率最高的脑卒中类型，也是我国居民死亡和残疾的主要原因之一。脑出血常见于 50 岁以上，男性略多于女性，冬春季易发。脑出血的最常见病因是高血压合并细小动脉粥样硬化，其他病因包括动静脉畸形、脑淀粉样血管病变、血液病（白血病、再生障碍性贫血、血小板减少性紫癜、血友病、红细胞增多症和镰状细胞病等）、抗凝及溶栓治疗、夹层动脉瘤、梗死后脑出血等。

脑出血可分为高血压性脑出血和非高血压性脑出血。高血压性脑出血的主要发病机制是长期高血压的作用下脑内细小动脉发生慢性病变而破裂。脑细小动脉由于长期高血压而形成玻璃样变性、纤维素样坏死，甚至形成微动脉瘤或夹层动脉瘤，在此基础上血压骤然升高时血管容易破裂出血。发病部位以基底节区最多见，主要原因是供应此区的豆纹动脉等深穿支动脉自脑底部的动脉直角发出，承受压力较高的血流冲击后容易导致血管破裂，血液进入脑组织形成血肿。非高血压性脑出血由于其病因不同，因此发病机制也有所差异。

高血压性脑出血最常见的受累血管是大脑中动脉深穿支豆纹动脉，其次是基底动脉脑桥支、大脑后动脉丘脑支、供应小脑齿状核及深部白质的小脑动脉分支、顶枕交界区和颞叶白质分支。非高血压性脑出血的出血灶多位于皮质下。高血压性脑出血的病理学检查可见出血灶形成不规则空腔，血肿中心充满血液或紫色葡萄浆状血块，周围为坏死脑组织、瘀点状出血性软化带和明显的炎症细胞浸润。血肿周围脑组织受压、水肿明显，血肿较大时可引起脑组织和脑室移位、变形，甚至脑疝形成。急性期后血肿溶解，吞噬细胞清除含铁血黄素和坏死脑组织，胶质增生，小出血灶形成胶质瘢痕，大出血灶形成椭圆形卒中囊。

二、临床表现

（一）一般表现

脑出血患者通常在情绪激动或活动时发病，发病后临床症状常在数分钟至数小时达到高峰，发病后血压明显升高，重症患者由于颅压增高，出现剧烈头痛、呕吐和不同程度的意识障碍，如嗜睡或昏迷等。前驱症状一般不明显。

（二）常见临床类型及特点

1. 基底节区出血

壳核和丘脑出血是高血压性脑出血的两个常见部位，尾状核头出血较为少见。

1）壳核出血：占脑出血的 50%～60%，系豆纹动脉破裂所致，最常累及内囊而出现"三偏征"，即病变对侧中枢性面瘫及肢体瘫痪、偏身感觉障碍和同向性偏盲，优势半球受累可有失语。壳核出血可分为局限型出血和扩延型出血，其区别主要在于血肿是否局限于壳核内。

2）丘脑出血：占脑出血的 10%～15%，系丘脑膝状体动脉和丘脑穿通动脉破裂所致。通常感觉障碍重于运动障碍，常有对侧偏瘫、偏身感觉障碍。大量出血使中脑上视中枢受损，可出现特征性眼征，如上视不能或凝视鼻尖、眼球向下偏斜或分离性斜视等。丘脑出血亦可分为局限型出血和扩延型出血，其区别主要在于血肿是否局限于丘脑。

3）尾状核头出血：较少见，多系高血压动脉硬化和血管畸形破裂所致，多经侧脑室前角破入脑室，一般出血量不大。常有头痛、呕吐、颈项强直、精神症状，神经系统功能缺损不多见。

2. 脑叶出血

占脑出血的 5%～10%，多系脑动脉畸形、烟雾病、脑淀粉样血管病变和肿瘤所致。顶叶出血最为常见，可出现偏身感觉障碍、空间构象障碍等。额叶出血可见偏瘫、Broca 失语、强握反射等。颞叶出血可见 Wernicke 失语、精神症状、对侧上象限盲等。枕叶出血可见视野缺损。

3. 脑干出血

1）脑桥出血：约占脑出血的 10%，脑干出血的最常见类型，多由基底动脉脑桥支破裂所致。大量出血（血肿>5mL）累及脑桥双侧，常破入第四脑室或向背侧扩展至中脑，患者于数秒至数分钟内陷入昏迷，迅速出现四肢瘫痪和去大脑强直发作、双侧针尖样瞳孔、呕吐咖啡色胃内容物、中枢性高热、中枢性呼吸障碍和眼球浮动等，通常在48h 内死亡。少量出血表现为交叉性瘫痪或共济失调性偏瘫，两眼向病灶侧凝视麻痹或核间性眼肌麻痹，可无意识障碍，恢复较好。

2）中脑出血：少见，常出现头痛、呕吐和意识障碍。轻症表现为一侧或双侧动眼神经麻痹、眼球不同轴、同侧肢体共济失调，也可表现为 Weber 或 Benedikt 综合征。重症患者表现为深昏迷、四肢弛缓性瘫痪，可迅速死亡。

3）延髓出血：更为少见，可突然意识障碍，生命体征不稳，继而死亡。轻症患者可表现为不典型的 Wallenberg 综合征。

4. 小脑出血

约占脑出血的 10%，多由小脑上动脉分支破裂所致。患者常出现头痛、眩晕和共济失调，可伴有枕部疼痛。

5. 脑室出血

占脑出血的 3%～5%，分为原发性脑室出血和继发性脑室出血。患者常有头痛、呕吐。重症患者出现意识障碍、昏迷、脑膜刺激征、四肢弛缓性瘫痪、去大脑强直发作、高热、呼吸不规则和脉搏血压不稳定等症状。临床上与蛛网膜下腔出血容易混淆。

三、辅助检查

（一）CT 和 CTA 检查

颅脑 CT 检查是临床疑诊脑出血时的首选方法，显示圆形或卵圆形均匀高密度血肿，边界清楚，并可确定血肿部位和形态、出血量大小、是否冲破脑室、血肿周围有无低密度水肿带和占位效应等。1 周后血肿周围有环形增强，血肿吸收后呈低密度或囊性变。脑室积血多在 2～3 周内完全吸收，而较大的脑实质内血肿一般在 6～7 周才可彻底消散。脑出血后动态 CT 检查还可以发现进展型脑出血。增强 CT 扫描发现造影剂外溢（如点征）是提示患者血肿扩大高风险的重要证据。

（二）MRI 检查

可发现 CT 检查所不能确定的脑干和小脑的出血灶，监测脑出血的演进过程，能分辨病程 4～5 周后 CT 检查不能辨认的脑出血，区别陈旧性脑出血和脑梗死，显示脑血管畸形、血管瘤等病变。可以根据血肿信号的动态变化判断出血时间。MRI 检查在发现慢性出血、脑肿瘤及脑血管畸形方面优于 CT 检查，但其耗时较长、费用较高，一般不作为脑出血的首选影像学检查。

（三）DSA 检查

一般无需 DSA 检查，除非疑有血管畸形、血管炎或烟雾病，又需外科手术或介入治疗才考虑进行。DSA 检查能清晰显示脑血管各级分支，可以明确有无动脉瘤、动静脉畸形及其他脑血管病变，并可清楚显示病变位置、大小、形态及分布。

（四）腰椎穿刺检查

一般不进行腰椎穿刺检查，以免诱发脑疝。如需排除蛛网膜下腔出血和颅内感染，可谨慎进行。

（五）其他常规检查

对疑似脑出血的患者都应进行常规的实验室检查排除相关系统疾病，协助查找病因。建议同时完成各项手术前检查，为一旦需要的紧急手术做好准备工作，包括血常规、血生化、凝血功能、血型、交叉配血、心电图及胸部 X 线或 CT 检查等。根据具体情况，部分患者还可选择动脉血气分析、血栓弹力图、毒理学筛查等检查。

四、诊断及治疗要点

（一）诊断

根据突然发病、剧烈头痛、呕吐、神经功能障碍等临床症状和体征，结合头颅CT等影像学检查，可以迅速明确诊断。

1. 高血压脑出血

一定要排除各种继发性脑出血疾病，避免误诊，最后诊断需符合以下全部标准。

1）有确切的高血压病史。

2）典型的出血部位，如基底核区、丘脑、脑室、脑干、小脑半球等。

3）DSA/CTA/MRA检查排除继发性脑血管病。

4）排除各种凝血功能障碍性疾病。

5）早期（72h内）或晚期（血肿全部吸收2~3周后）行增强MRI检查排除脑肿瘤或海绵状血管畸形等疾病。

2. 脑淀粉样血管病变相关脑出血

病理学检查对脑淀粉样血管病变相关脑出血的诊断具有重大价值，淀粉样病变组织经刚果红染色后，在偏振光显微镜下可见特异的苹果绿色双折光现象。目前国内外临床上广泛使用改良的波士顿诊断标准，结合病理学检查及影像学特征，按照淀粉样血管病变相关脑出血可能性大小进行诊断。

（二）治疗要点

1. 内科治疗

1）一般治疗：安静卧床，避免情绪激动和血压升高。维持水、电解质平衡，预防吸入性肺炎和早期积极控制感染。对于明显头痛、过度烦躁不安患者，可酌情适当给予镇静剂、镇痛剂。便秘患者可选用缓泻剂。

2）降低颅压：

（1）颅压增高者应卧床，适度抬高床头约30°，头位于中线且避免过度屈伸颈部，以增加颈静脉回流，降低颅压。同时严密观察生命体征、瞳孔大小及对光反射等。

（2）气道管理：对需要气管插管或其他类似操作的患者，视具体情况可应用镇静剂。镇静剂应逐渐加量，尽可能减少疼痛或躁动，以免引起颅压增高。常用的镇静剂有丙泊酚、咪达唑仑、右美托咪定等。镇痛剂有芬太尼、瑞芬太尼等。

（3）药物治疗：若患者具有颅压增高的临床或影像学表现，或实测颅压$\geqslant$290mmH$_2$O，可应用脱水剂，首选20%甘露醇（每天1~3g/kg），也可考虑使用甘油果糖、利尿剂、白蛋白、高渗盐水等，用量及疗程依个体情况而定。密切监测肾功能、电解质和血容量，并注意维持内环境稳定。必要时可在颅压监测下指导脱水治疗。

（4）监测颅压和脑灌注压：相关指南推荐对GCS评分为3~8分的患者进行颅压监测，并维持颅压<290mmH$_2$O和脑灌注压在60~70mmHg。

3）血压管理：急性脑出血患者常伴有明显血压升高。血压升高的幅度与死亡、残疾、血肿扩大、神经功能恶化等不良预后密切相关。脑出血早期应综合管理患者血压，分析血压升高的原因，再根据血压情况决定是否进行降压治疗。降压治疗需避免长期重度高血压患者血压下降过快、血压过低而发生脑血流量下降的情况。因脑缺血反应或中枢性原因引起的异常血压升高，则要针对病因进行治疗，不宜单纯盲目降压。

对于收缩压>220mmHg的脑出血患者，应积极使用静脉降压药进行降压治疗。对于收缩压为180～220mmHg的脑出血患者，可考虑使用静脉降压药进行降压治疗，并根据患者临床表现调整降压速度。临床上常将160/90mmHg作为降压目标参考值。降压治疗期间应严密观察血压的变化，每隔5～15min进行一次血压监测。

4）止血治疗：止血药物如氨基己酸、氨甲环酸和巴曲亭，具有抗纤溶的作用，但存在增加迟发性脑缺血及其他血栓事件的风险，总体上并不能改善患者的预后。由于止血药物治疗脑出血的临床疗效尚不确定，且可能增加血栓栓塞的风险，不推荐常规使用。如患者有凝血功能障碍，可针对性给予止血药物治疗。

5）血糖管理：脑出血急性期存在应激性高血糖反应，入院时的高血糖预示脑出血患者死亡和转归不良的风险增高。而低血糖可导致缺血性脑损伤及脑水肿，也需积极预防和治疗。因此，应密切监测血糖，控制血糖值在7.7～10.0mmol/L，避免血糖过高和过低。

6）体温管理：脑出血患者可能出现中枢性高热，亚低温治疗是脑出血的辅助治疗方法，可能有一定效果，可以在临床试用。同时，患者也可能因为感染等原因引起发热，应针对病因治疗。

7）其他治疗：对于下肢深静脉血栓形成高危患者，一般在脑出血停止、病情稳定和血压控制良好的前提下，给予小剂量的低分子量肝素预防性抗凝治疗。有临床癫痫发作的脑出血患者应使用抗癫痫药物治疗。对于疑似癫痫发作者，应考虑持续脑电图监测。若脑电图提示存在癫痫性放电，应给予抗癫痫药物治疗。此外，脑出血后最常见的内科并发症为误吸、肺炎、呼吸衰竭/窘迫、DVT、肺动脉血栓和脓毒血症等，应做到以预防为主，尽早确诊，及时治疗。

2. 外科治疗

1）外科治疗目标：及时清除血肿、解除压迫、缓解严重高颅压及脑疝，挽救患者生命，并尽可能降低由血肿压迫、细胞毒性物质释放导致的继发性脑损伤。

2）外科治疗原则：①对于大量血肿压迫并伴有严重高颅压甚至脑疝的患者应紧急进行血肿清除手术，以挽救生命。②对于严重高颅压已出现脑疝的患者，或清除血肿后颅压下降不满意的幕上脑出血患者，可进行去骨瓣减压术，以挽救患者生命。③对于伴有高颅压的脑积水患者，可行脑室外引流以降低颅压。④伴有神经功能进行性恶化或脑干受压和（或）脑室梗阻致脑积水的小脑出血患者，应尽快进行血肿清除手术，并根据患者的具体情况，同时行幕上侧脑室外引流术，但不主张不清除血肿而单纯行幕上侧脑室外引流术。⑤开颅血肿清除手术原则上应在显微镜或内镜下操作，解除占位效应的同时尽量保护正常脑组织。有条件的单位推荐术中放置颅压探头，以便术后监测颅压和脑灌注压的情况，指导后续临床治疗决策。

3) 常见手术方法：①骨瓣开颅血肿清除术：适合血肿体积较大、颅压较高或已出现脑疝的患者，必要时扩大手术范围行去骨瓣减压术。②小骨窗开颅血肿清除术：主要适用于年龄较大、一般状况差、病情进展缓慢、意识障碍程度较轻、中等出血量的无脑疝患者。③内镜下血肿清除术。④硬通道锥颅穿刺血肿清除术。⑤定向穿刺置管血肿吸引术等。

4) 外科治疗的适应证、方法和时机：尚无定论，主要根据出血部位、病因、出血量及患者年龄、意识状态和全身状况确定。一般认为手术宜在早期（发病后24h内）进行。出现以下情况可考虑手术治疗：①基底核区中等量以上出血（壳核出血≥30mL，丘脑出血≥15mL）。②小脑出血≥10mL或血肿直径≥3cm，或合并明显脑积水。③重症脑室出血。④合并脑血管畸形、动脉瘤等血管病变。

3. 康复治疗

当脑出血患者生命体征平稳、病情不再进展时，宜尽早进行康复治疗。

五、观察要点

脑出血患者病情危重，护士应严密观察患者的病情变化，定时监测生命体征、瞳孔、意识状态等。

（一）意识状态

密切观察患者有无意识障碍加重或出现烦躁不安，注意是否出现再出血、血压升高、高颅压、高热等情况，如有变化应立即通知医生。

（二）瞳孔

密切观察患者双侧瞳孔是否等大等圆及对光反射情况。双侧瞳孔不等大，常提示小脑幕裂孔疝。瞳孔大小不随光刺激而变化，常提示患者病情危重或处于深昏迷状态。

（三）体温

通过观察体温变化和病情分析，判断是中枢性高热还是感染性高热。当出血影响下丘脑体温调节中枢时，患者可出现中枢性高热，表现为躯干热而四肢不热。

（四）血压

持续监测患者血压，若血压呈持续性升高，应结合其他观察指标分析有无颅内继发性出血。

六、护理措施

（一）术前护理

完善术前检查，向患者及其家属讲解手术相关注意事项，完成术前准备；行心理护理。

（二）术后护理

1. 环境与休息

急性期患者应绝对卧床休息，抬高床头，以促进颈内静脉回流和降低颅压。尽量避免移动患者和不必要的操作，严格限制探视，保持室内安静。谵妄、躁动的脑出血患者经评估后适当约束。

2. 饮食护理

意识障碍、消化道出血者应禁食 24～48h，必要时排空胃内容物。评估可进食后，给予低盐、低脂、高蛋白质、高维生素、高热量饮食，限制钠盐摄入（<3g/d），因为钠盐潴留过多会加重脑水肿。昏迷不能进食者给予肠内营养支持，喂养速度由慢到快，喂养温度适宜。加强口腔护理。

3. 保持呼吸道通畅

全身麻醉未清醒患者取平卧位，头偏向无切口一侧。置入口咽通气管并将患者肩部抬高使头后仰，防止舌后坠。应密切监护气管插管患者，以防气管插管脱出或因不耐受而拔管。脑出血患者应保持呼吸道通畅，达到有效呼吸形态，护士密切观察呼吸频率和幅度，有无呼吸困难、痰鸣音等。当患者出现呼吸道分泌物堵塞、喉痉挛、舌后坠引起突发梗阻性呼吸暂停时，应立即气管插管或做环甲膜穿刺，并进行气管插管机械通气治疗。侧卧位及使用口咽通气管有助于重症脑出血伴舌后坠患者有效排痰、肺通气功能改善。

4. 切口与引流的护理

观察切口敷料有无渗血渗液，若有明显渗出应通知医生更换敷料。注意脑室引流、硬膜外引流、皮下引流和腰大池引流对引流量、引流瓶（袋）高度的要求不同。术后引流管妥善固定，翻身时动作轻柔，避免引流管牵拉、扭曲、折叠。注意观察引流液的颜色、性状和量，正常情况下术后 1～2 天引流液呈淡血性，颜色逐渐变淡，若发现引流出大量新鲜血液或术后血性液逐渐加深，常提示有出血发生，应立即通知医生积极处理。倾倒引流液或更换引流瓶（袋）时应注意无菌操作，切勿污染。若引流管不慎脱出，应检查引流管头端是否完整拔出，并立即通知医生处理。

5. 用药护理

应正确输注药物，密切观察药物的效果和不良反应。①积极控制脑水肿、降低颅压是脑出血急性期治疗的关键环节，甘露醇输注方案包括连续输注或脉冲式给药，后者效果更好，常规推荐方案为 0.25～1.00g/kg 经外周或中心静脉导管在 10～20min 内静脉输注。可能出现血浆渗透压过高、渗透性肾病和颅压反跳加重脑水肿等不良反应。颅内活动性出血患者慎用，需手术者除外。②使用降压药过程中，应严密观察血压变化，避免血压下降过快、过低，引起脑组织灌注不足，同时注意观察各类降压药的不良反应。③使用利尿剂时，应观察患者尿液的颜色、量和血电解质的变化。④使用抗生素时，应注意输注间隔时间，观察患者有无应激性溃疡等。

6. 并发症的预防和护理

1）颅压增高：①抬高床头 30°，保持颈部和躯干在同一轴线，通过增加静脉回流来降低颅压。②保持呼吸道通畅，及时清除口鼻腔分泌物，必要时行气管插管，翻身叩背吸痰时避免过度刺激。③遵医嘱给予脱水剂降颅压，应用露醇后需观察颅压变化，记录脱水剂使用后半小时的尿量，记录 24h 出入量。防止甘露醇应用后引起肾功能损害、心功能不全、电解质紊乱等。④监测血电解质变化。⑤对躁动患者遵医嘱给予适当镇静。⑥保持颅压监测导线干燥，避免打折，应与其他导联线区分，必要时予标识区别。

2）脑疝：脑出血患者常发生脑疝，这是脑出血患者的主要死因。严密观察患者有无剧烈头痛、喷射性呕吐、躁动不安、血压升高、脉搏减慢、呼吸不规则等脑疝先兆，一旦发生，应立即通知医生，及时抢救。保持呼吸道通畅，建立静脉通道，遵医嘱给予快速脱水、降颅压药物。

3）颅内出血：密切观察有无意识、瞳孔的变化。若引流液颜色逐渐加深，切口敷料有新鲜血液渗出，提示可能出血。遵医嘱使用脱水剂、止血药。保守治疗无效者应及时行二次手术。

4）颅内感染：脑出血患者术后 3 天持续性高热、腰椎穿刺脑脊液检查示白细胞计数升高、脑膜刺激征阳性则提示出现颅内感染。密切监测患者体温变化，遵医嘱调整抗生素治疗方案，高热时给予物理降温，必要时给予药物降温。

5）肺部感染：对有肺部感染征象的脑出血患者做痰培养，完成药敏试验后，选择敏感抗生素治疗。鼓励清醒患者多饮水，指导有效咳嗽，给予雾化吸入治疗，以利于痰液稀释和排出。对于机械通气或气管切开的患者应加强呼吸道湿化，每天更换湿化器的湿化液并及时添加。加强口腔护理，严格无菌操作。保持病房温度和湿度适宜，定期开窗通风。

6）应激性溃疡：常发生在脑出血后 2~11 天。早期留置胃－肠管，给予肠内营养支持，改善胃肠黏膜血液循环，保护胃黏膜的完整性，预防菌群失调。观察患者有无呃逆、呕吐、黑便。抽洗胃液观察其颜色和 pH 值，咖啡色胃液可能提示有出血。监测大便隐血试验结果。

7. 心理护理

关注患者及其家属的心理状态，他们常出现沮丧、愤怒、烦躁、悲观和失望等心理反应。应注意发病后心理障碍，在全面评估中应涵盖心理史，包括患者患病前的性格特点、心理疾病、患病前社会地位及相关社会支持等情况。可使用量表为脑出血患者进行心理障碍筛查和评估。护士应耐心解释病情，提高患者对疾病的认识，消除患者的消极情绪。注意态度温和、语言亲切、动作轻柔，鼓励患者建立和巩固信心，并积极乐观面对人生。

8. 康复治疗的护理

1）早期康复：患者病情稳定（生命体征稳定、症状和体征不再进展）后应尽早进行康复治疗。在超早期（发病 24h 内），不建议患者进行大量活动和高频率的训练，这样会降低 3 个月时获得良好功能转归的可能性。体位摆放应尽可能达到预防痉挛、使患者舒适且避免并发症的目的，推荐定时为患者进行翻身，并重新摆放体位。定期进行皮肤状态评估，卧床期间需预防皮肤出现压疮。训练强度应循序渐进，以经休息后次日早晨患者体力基本恢复、不觉得劳累为宜。

2）功能锻炼：可以采用以任务为导向的上肢功能性任务训练，并定期、逐步提高任务难度，给患者一定的挑战来提高患者完成训练的积极性。建议步态受限的患者进行多次重复的、强化移动性任务训练，利用有氧训练结合强化性训练改善步行和移动能力。结合神经生理疗法、传统中医疗法等方法，改善脑出血患者的运动功能。

3）肌痉挛康复：从发病早期开始，以提高患者的功能为主要目的。开始采用保守疗法缓解肢体痉挛，如抗痉挛体位的摆放、关节活动度训练、痉挛肌肉的牵拉和伸展、夹板疗法等。物理治疗方法（如神经肌肉电刺激或痉挛肌肉振动疗法）作为辅助性康复治疗可暂时改善痉挛状态。上肢局部肌肉痉挛患者可以靶向注射 A 型肉毒毒素，广泛痉挛性肌张力增高患者可口服解痉药，如巴氯芬、替扎尼定和丹曲林，但可能会导致一定的镇静或其他不良反应。

4）感觉训练和言语训练：脑出血患者的感觉障碍包括躯体感觉、视觉、听觉及其他感觉障碍。应进行感觉障碍评估，有针对性地使用各种感觉训练。失语症患者进行言语训练。

5）吞咽困难的康复：脑出血患者在开始进食、饮水或口服药物前均应进行吞咽功能评估。洼田饮水试验可作为脑出血患者误吸风险的筛选方法之一。对有吞咽困难的患者，建议应用口轮匝肌训练、舌运动训练、增强吞咽反射能力的训练、咽喉运动训练、吞咽训练、冰刺激等方法进行吞咽功能训练。也可以采用改变食物性状和采取代偿性进食方法（如姿势和手法等）改善患者吞咽状况。可考虑将针刺作为延髓麻痹患者吞咽困难的一种辅助治疗方法。

6）认知训练：脑出血患者最可能受损的认知领域是注意、执行、语言和记忆功能。认知训练的实施要优先考虑综合性的训练方案及不同认知域的可塑性和个体差异。

7）心脏和呼吸功能康复：脑出血卧床患者应尽早离床接受常规的运动功能康复训练，以提高患者的心血管功能。对于下肢肌群力量足够的患者，建议进行增强心血管适应性方面的有氧训练，如活动平板训练、水中运动等。对于重症脑出血合并呼吸功能下降、肺部感染的患者，建议加强床边的呼吸道管理和呼吸功能训练，以改善呼吸功能、增加肺通气和降低脑出血相关性肺炎的发生率和严重程度，改善患者的整体功能。

8）康复期并发症的防治：脑出血患者常出现挛缩、骨质疏松、中枢性疼痛、肩关节半脱位、肩痛、复合性区域疼痛综合征、大小便功能障碍、DVT、压疮、跌倒、癫痫、脑出血后疲劳和睡眠障碍等康复期并发症，应注意应用科学的方法正确防治。

9. 健康教育

1）定期复查：脑出血再入院率高，护士应指导患者定期随访复查。如出现肢体麻木、瘫痪、失语及突然头痛、呕吐、意识障碍加重等，必须及时到就近医院诊治。

2）用药指导：指导患者正确服用药物，切忌自行减药、断药，应按照医生指导规律服用药物。强化疾病控制知识，提高患者自我管理疾病的能力，使其积极配合医生控制血压，避免血压波动对血管的损害。积极治疗糖尿病、高脂血症等疾病，提高服药依从性。

3）避免诱因：脑出血的诱因主要为情绪激动、用力过猛等外在因素使得血压骤然升高。护士应指导患者尽量避免使血压升高的因素，如用力过猛、情绪激动等，保持心情愉悦，避免过度劳累，避免用力排便。控制体重，戒烟、戒酒。

第五节　蛛网膜下腔出血

一、概述

蛛网膜下腔出血是一种常见出血性脑血管病，指各种原因导致的颅内血管破裂，血液直接流入蛛网膜下腔，分为外伤性蛛网膜下腔出血和自发性蛛网膜下腔出血两类。外伤性蛛网膜下腔出血指颅脑损伤引起的出血。自发性蛛网膜下腔出血又分为原发性和继发性两种类型。原发性蛛网膜下腔出血指脑底部动脉瘤或脑动静脉畸形破裂后，血液直接流入蛛网膜下腔引起的一种临床综合征。继发性蛛网膜下腔出血指脑实质或脑室出血、硬膜外出血或外伤性硬膜下出血，血液流入蛛网膜下腔。本节重点介绍原发性蛛网膜下腔出血。

蛛网膜下腔出血占急性脑卒中的 10％左右，蛛网膜下腔出血的发病原因复杂，最常见的原因为颅内动脉瘤，占 70％～80％，其他原因包括血管畸形、烟雾病、颅内肿瘤、垂体卒中、血液病、硬脑膜动静脉瘘、血管炎、颅内静脉血栓、凝血障碍性疾病及抗凝治疗并发症等，部分患者病因不明。

二、临床表现

（一）一般症状

蛛网膜下腔出血起病突然，各个年龄段均可发病，以中青年居多。发病前常有情绪激动、剧烈活动、咳嗽、疲劳、用力排便等诱因。轻者无明显的症状体征，严重者可昏迷或死亡。

1. 头痛

突发剧烈头痛，为动脉瘤性蛛网膜下腔出血典型的临床表现，患者常常形容为"爆炸样疼痛"，头痛多不能缓解或进行性加重，多伴有恶心、呕吐、颜面苍白、全身冷汗。

2. 脑膜刺激征

多数患者在发病数小时后出现脑膜刺激征（颈项强直、Kernig 征和 Brudzinski 征），出血量少及年老、衰弱患者可无明显脑膜刺激征。

3. 意识障碍

半数患者出现短暂意识障碍，严重者可突发昏迷，甚至呼吸心搏停止。

4. 癫痫

少数患者有癫痫发作。

5. 精神症状

个别患者可出现烦躁不安、定向障碍、谵妄、幻觉等精神症状。

6. 眼部症状

约 20%患者眼底可见玻璃体膜下片状出血、视神经乳头水肿、视网膜下片状出血。

7. 神经功能损害

以一侧动眼神经麻痹常见，多提示同侧颈内-后交通动脉瘤或大脑后动脉瘤。其中 20%可有偏瘫。

（二）动脉瘤的定位症状

1. 颈内动脉-后交通动脉瘤

常见症状为动眼神经麻痹，其次为三叉神经第一支受累的前额部疼痛或感觉减退，滑车神经和展神经瘫痪，压迫视交叉和视束出现双颞侧偏盲和同向偏盲。

2. 大脑前动脉和前交通动脉瘤

该动脉瘤破裂后多出现意识障碍，部分患者由于血管痉挛引起内囊和额叶缺血，导致偏瘫和精神症状，少数有由视力障碍和视野缺损。

3. 大脑中动脉瘤

破裂前无症状，破裂后可产生偏瘫、癫痫，左侧者还可伴运动性失语。

4. 基底动脉瘤

定位症状多不明显，有时可见一侧动眼神经瘫痪或一侧动眼神经瘫痪伴双侧轻偏瘫的交叉性瘫痪，即 Weber 综合征。出血后多有意识障碍。

5. 大脑后动脉瘤

位于近端者常致动眼神经麻痹，远端者可致视野改变，大型动脉瘤可压迫脑干产生相应体征。

6. 椎动脉瘤

少见，产生疑似梅尼埃综合征、小脑征及延髓征。直径在 5mm 以上的动脉瘤，经造影剂强化后可能被 CT 发现，CT 影像中的"靶环征"是巨大动脉瘤的特征性表现。

（三）血管畸形的定位症状

症状包括失语、癫痫发作、视野缺损、偏瘫等。

（四）并发症

1. 再出血

再出血是脑出血患者最主要的急性并发症。经治疗病情稳定好转的情况下，突然发生剧烈头痛、恶心、呕吐、癫痫、意识障碍加重、原有局灶性症状和体征重新出现等。以首次出血后 5~11 天为高峰，81% 发生在 1 个月内。颅内动脉瘤首次出血后的 24h 内再出血率最高，约为 4.1%，至第 14 天时累计为 19%。

2. 脑血管痉挛

发生于蛛网膜下腔中血凝块环绕的血管，痉挛的严重程度与出血相关，可导致脑实质损害。临床表现取决于发生痉挛的血管，常表现为失语或波动性的轻偏瘫，有时也受侧支循环和脑灌注压的影响。发病后 3~5 天开始发生，5~14 天为迟发性血管痉挛高峰期，2~4 周逐渐消失。

3. 急性非交通性脑积水

急性非交通性脑积水指发病后 1 周内发生的急性脑室扩大所致的脑积水。其发生机制主要为血液流入脑室系统和蛛网膜下腔形成血凝块阻碍脑脊液循环。临床表现主要为嗜睡、头痛、呕吐、脑膜刺激征等，严重者可发生脑疝。亚急性脑积水发生于发病数周后，表现为隐匿出现的痴呆、尿失禁、步态异常。

4. 其他

癫痫发作、低钠血症。

三、辅助检查

（一）CT 检查

首选头颅 CT 检查，对早期出血灵敏度高，蛛网膜下腔呈现高密度影。出血量少时，CT 检查显示不清。CT 检查结果可初步判断动脉瘤的位置。动态 CT 检查可及时观察有无再出血、脑积水及继发性脑梗死，也可以观察血肿吸收情况。

（二）MRI 检查

对于出血早期不灵敏，发病数天后灵敏度增高。亚急性出血期，当出血位于大脑表面时 MRI 检查比 CT 检查灵敏。MRI 检查也可以提示动静脉畸形的存在。

（三）CTA 和 MRA 检查

可以显示动脉瘤整体情况，也可显示其与脑干、丘脑、基底节、较大脑动脉及脑神经的关系。

（四）DSA 检查

临床明确有无动脉瘤的"金标准"，可以明确颅内动脉瘤所在的部位、大小、数目、形态、有无血管痉挛等。病情允许的条件下应尽早行全脑血管 DSA 检查。当然也有少部分患者通过 DSA 检查也不能发现出血的原因及出血的来源。DSA 对确定手术方案有重要价值。

（五）腰椎穿刺检查

不作为常规临床检查。蛛网膜下腔出血伴有颅压增高的患者易诱发脑疝。

（六）经颅多普勒超声检查

动态检测颅内主要动脉流速是及时发现脑血管痉挛倾向和痉挛程度的最灵敏的方法，测定局部脑血流用以明确局部脑组织血流量的变化，可用于继发性脑缺血的检测。

（七）其他检查

心电图、血常规、凝血功能检查等。

四、诊断及治疗要点

（一）诊断

根据突发持续性剧烈头痛、恶心、呕吐和脑膜刺激征阳性，无局灶性神经缺损体征，可伴一过性意识障碍等特点，可诊断本病。CT 检查显示蛛网膜下腔及脑池、脑室积血，脑脊液呈均匀血性，颅压增高，眼底发现玻璃体膜下出血等支持临床确诊，DSA 检查可确定病因诊断。需要与下列疾病进行鉴别。

1. 脑出血

原发性脑室出血、小脑出血、尾状核头出血等因无明显肢体瘫痪，易与蛛网膜下腔出血混淆，头颅 CT 和 DSA 检查可以鉴别。

2. 颅内感染

各种类型的脑膜炎如结核性、真菌性、细菌性和病毒性脑膜炎等，虽有头痛、呕吐和脑膜刺激征，但常先有发热。脑脊液检查提示感染而非出血可以鉴别。

3. 脑肿瘤

依靠详细病史、脑脊液检查和 CT 可以鉴别。对于老年患者起病以精神症状为主，起病较缓慢，头痛、颈项强直等脑膜刺激征不明显，或意识障碍和脑实质损害症状较重者，容易漏诊或误诊，应注意询问病史及体格检查，并行头颅 CT 或腰椎穿刺检查以明确诊断。

4. 其他

如颈椎病、偏头痛、鼻窦炎、酒精中毒等部分症状与蛛网膜下腔出血相似，易造成误诊。

（二）治疗要点

急性期治疗目的是防止再出血、降低颅压、减少并发症、降低致残率和死亡率。

1. 一般处理

1）住院期间绝对卧床休息，头部稍抬高，保持病房安静、舒适和低亮度，保持生命体征稳定，密切监测神经系统体征和生命体征的变化。

2）保持情绪稳定，避免情绪激动，对于烦躁患者可予以镇静、镇痛治疗。保持大小便通畅，勿用力排便，便秘患者可使用缓泻剂和便软化剂。

3）蛛网膜下腔出血可引起脑水肿及颅压增高，严重者发生脑疝。应积极进行脱水降颅压治疗，如甘露醇、甘油果糖、呋塞米，也可根据情况选用白蛋白。

2. 预防再出血

1）绝对卧床 4～6 周。

2）控制血压：预防血压过高导致再出血，同时注意维持脑灌注压。在可监测血压的条件下选择安全的降压药。

3）抗纤溶治疗：由于蛛网膜下腔出血的出血部位无脑组织压迫止血，故可适当使用止血药物，用抗纤维蛋白溶解药抑制纤维蛋白溶解酶原形成，推迟血块溶解，防止再出血的发生。常用药物是 6－氨基己酸、氨甲苯酸、氨甲环酸，还可用巴曲亭、酚磺乙胺、肾上腺色腙片、凝血质和维生素 K_1 等。

4）破裂动脉瘤的血管内治疗及外科治疗：动脉瘤夹闭和血管内治疗是预防再出血的有效手段。

3. 防治脑血管痉挛

迟发性脑血管痉挛是动脉瘤性蛛网膜下腔出血的主要死亡和致残原因之一，机制不明，可能与蛛网膜下腔出血后脑血管周围炎症反应有关。推荐早期使用口服或者静脉泵入尼莫地平改善预后。

4. 处理脑积水

蛛网膜下腔出血急性期合并脑积水应进行脑脊液分流术。对于蛛网膜下腔出血合并慢性症状性脑积水患者，推荐行永久性脑脊液分流术。

5. 预防癫痫

蛛网膜下腔出血早期可预防性使用抗癫痫药物，预防癫痫发生。

6. 处理低血容量及低钠血症

部分患者需联合运用中心静脉压、肺动脉楔压、体重和液体平衡等来监测血容量的变化。避免过度使用利尿剂和大剂量低张液体。

7. 放脑脊液治疗

行腰椎穿刺放脑脊液，每次缓慢放出 10～20mL，每周 2 次，可缓解头痛和促进血肿吸收。应警惕诱发脑疝、颅内感染和再出血风险。

五、观察要点

（一）术前观察

观察患者意识、瞳孔、生命体征、肢体活动情况，头痛的性质、程度、时间及诱因。

（二）术后观察

严密观察并记录患者意识、瞳孔、生命体征、肢体活动情况，头部切口敷料有无渗血渗液，皮下引流管固定是否妥善，准确记录引流液的颜色、性状和量。

六、护理措施

（一）术前护理

1. 疼痛护理

密切观察患者疼痛情况，可采用深呼吸及引导想象、分散注意力等方法缓解疼痛。如患者疼痛不能耐受，遵医嘱合理使用药物治疗。250mL甘露醇应在半小时内输注完毕，做好尿量记录。预防血管痉挛药物（如尼莫地平）应使用微量泵泵入，控制好输注速度，应注意观察药物使用效果。

2. 病情观察及护理

1）绝对卧床休息，保持病房环境安静，减少声光刺激，减少探视。

2）保持情绪稳定，避免各种不良刺激，避免剧烈咳嗽、用力排便、情绪激动、躁动等引起再出血的诱发因素。

3）严密观察患者意识、瞳孔、生命体征的变化，肢体活动情况，尿量。

4）观察并记录血压情况，做好血压管理。

5）对昏迷患者做好口腔护理、皮肤护理及会阴部护理，预防感染。

6）保持大小便通畅，对便秘患者可遵医嘱予缓泻剂。

7）脑血管造影后的护理：严密观察股动脉穿刺处伤口情况。持续压迫器压迫动脉穿刺点，压迫3h后逆时针松解一圈，再压迫5h后拔除压迫器，注意观察压迫侧足背动脉搏动、皮肤温度及末梢血运情况。嘱患者穿刺侧肢体制动24h，肢体伸直，避免弯曲。

3. 心理护理

1）向患者介绍疾病的相关知识，使其树立治疗的信心。鼓励患者家属及朋友给予患者支持及关心。

2）耐心倾听，鼓励患者表达自己内心的感受，避免其过度担心、焦虑。

3）向患者及其家属解释手术必要性、术前注意事项、手术方式等，耐心解答患者的疑问，使患者保持平和的心态，积极配合治疗。

4. 营养护理

1）根据患者情况予以高蛋白质、高维生素、低盐、低脂、清淡、易消化饮食。

2）对于不能进食、昏迷患者，根据情况遵医嘱鼻饲营养液或给予肠外营养。

3）针对高血压、糖尿病、心功能不全的患者，给予相应饮食护理。

5. 胃肠道准备

术前8h禁食禁饮，术前2h进食专用营养粉。

6. 术前准备

1）术前积极完善相关检查，如心电图、CT、脑血管造影、交叉配血、血型、凝血功能、肝肾功能、电解质、血常规等。

2）根据医嘱准备手术带药，做好手术标识粘贴。

3）建立静脉通道，术晨更换清洁病员服，告知患者勿佩戴首饰，有活动义齿需取下。

4）术晨与手术室工作人员进行患者姓名、住院号、病历、影像资料、药物、手术标识核对，双方核对无误后，送患者入手术室。

（二）术后护理

1. 返回病房的护理

遵医嘱安置心电监护、低流量吸氧，保持呼吸道通畅，预防误吸。予以床栏保护，防止坠床，必要时保护性约束四肢。了解患者麻醉方式、手术方式、术中情况、切口和引流情况，严密观察患者的意识、瞳孔、生命体征的变化，并做好记录。观察切口情况，敷料有无渗血渗液，如出现渗血渗液，及时通知医生进行更换。

2. 管道护理

各类管道均需保持通畅，妥善固定，避免管道折叠、弯曲、压迫。

3. 饮食护理

清醒患者术后 6h 可先饮用温开水，无呛咳、恶心、呕吐的情况下可进流质饮食，逐步过渡至半流质饮食及普食。食物以高蛋白质、高维生素、低盐、低脂、清淡、易消化为主。

4. 疼痛护理

术后根据患者情况及疼痛的程度，遵医嘱合理使用镇痛剂、脱水剂。

5. 体位与活动

患者清醒后可抬高床头 30°，此体位可改善颈静脉回流和降低颅压。术后根据患者自身情况进行活动，应循序渐进，先从床上坐开始，逐渐过渡为床边坐，然后床边站立，无头晕、头痛后，可在家属搀扶下缓慢行走。避免突然改变体位引起脑供血不足，导致跌倒。

6. 预防血栓

术后适当活动肢体，防止血液瘀滞，预防静脉血栓形成。可进食后嘱患者多饮水，多进食蔬菜、水果等。患者根据情况尽早下床活动。对于使用抗凝药物的患者，应做好出血风险评估，严密观察患者有无出血倾向。

7. 并发症的观察及处理

1）颅内出血：患者出现烦躁不安、血压升高、意识障碍加重、瞳孔变化、引流液颜色加深、引流量突然增多，需警惕颅内出血，及时通知医生。根据医嘱使用脱水、止血药物。必要时复查头颅 CT 检查。

2）脑血管痉挛：患者可出现意识、瞳孔变化，脑血管痉挛引起迟发型缺血损伤、继发性脑梗死，患者可出现局灶性神经体征，如失语、轻度偏瘫等。遵医嘱使用钙离子阻滞剂，如尼莫地平。采用 3H 疗法：扩容、升压、血液稀释。

3）颅内感染：术后 3 天患者出现持续性高热、脑膜刺激征阳性、腰椎穿刺脑脊液检查显示白细胞计数升高。予以物理降温，安置腰大池引流管持续脑脊液引流，遵医嘱使用抗生素。

8. 健康教育

1）嘱患者多进食高蛋白质、高维生素、低盐、低脂、清淡、易消化食物，可多吃蔬菜、水果，避免便秘，养成良好的排便习惯。

2）肢体瘫痪的患者进行功能锻炼，保持肢体功能位，由被动运动到主动运动。失语症患者练习发音，先由简单的字到词组，再到简单句子。

3）针对生活不能自理的患者，出院前应指导家属学会基本护理方法，如定时翻身、皮肤清洁、肢体功能活动等。

4）嘱患者保持良好的生活习惯，保持睡眠充足、饮食规律、情绪稳定、大小便通畅，避免重体力活动或剧烈的体育运动。女性患者 1～2 年内应避免妊娠。

5）向患者及其家属做好疾病预后的相关知识宣教，做好心理护理。

参考文献

van Gijn J，Kerr R S，Rinkel G J. Subarachnoid haemorrhage［J］. Lancet，2007，369（9558）：306－318.

Macdonald R L，Schweizer T A. Spontaneous subarachnoid haemorrhage［J］. Lancet，2017，389（10069）：655－666.

Connolly E S Jr，Rabinstein A A，Carhuapoma J R，et al. Guidelines for the management of aneurysmal subarachnoid hemorrhage：a guideline for healthcare professionals from the American Heart Association/American Stroke Association［J］. Stroke，2012，43（6）：1711－1737.

Zhao B，Fan Y，Xiong Y，et al. Aneurysm rebleeding after poor－grade aneurysmal subarachnoid hemorrhage：Predictors and impact on clinical outcomes［J］. J Neurol Sci，2016，371：62－66.

Tanno Y，Homma M，Oinuma M，et al. Rebleeding from ruptured intracranial aneurysms in North Eastern Province of Japan. A cooperative study［J］. J Neurol Sci，2007，258（1－2）：11－16.

中国医师协会神经介入专业委员会，中国颅内动脉瘤计划研究组. 中国颅内破裂动脉瘤诊疗指南 2021［J］. 中国脑血管病杂志，2021，18（8）：546－574.

中国医师协会神经介入专业委员会，中国颅内动脉瘤计划研究组. 中国颅内未破裂动脉瘤诊疗指南 2021［J］. 中国脑血管病杂志，2021，18（9）：634－664.

Mohr J P，Kejda－Scharler J，Pile－Spellman J. Diagnosis and treatment of arteriovenous malformations [J]. Curr Neurol Neurosci Rep，2013，13（2）：324.

Spetzler R F，Martin N A. A proposed grading system for arteriovenous malformations [J]. J Neurosurg，1986，65（4）：476-483.

Garcin B，Houdart E，Porcher R，et al. Epileptic seizures at initial presentation in patients with brain arteriovenous malformation [J]. Neurology，2012，78（9）：626-631.

Al-Shahi Salman R. The outlook for adults with epileptic seizure（s）associated with cerebral cavernous malformations or arteriovenous malformations [J]. Epilepsia，2012，53（Suppl 4）：34-42.

Zhang C，Chau N，Ho H. Patient-specific blood flow analysis for cerebral arteriovenous malformation based on digital subtraction angiography images [J]. Front Bioeng Biotechnol，2020，8：775.

Kato Y，Dong V H，Chaddad F，et al. Expert consensus on the management of brain arteriovenous malformations [J]. Asian J Neurosurg，2019，14（4）：1074-1081.

贾建平，陈生弟. 神经病学 [M]. 8 版. 北京：人民卫生出版社，2018.

陈茂君，樊朝凤. 漫话神经外科疾病 [M]. 北京：人民卫生出版社，2021.

中华医学会外科学分会血管外科学组. 颈动脉狭窄诊治指南 [J]. 中华血管外科杂志，2017，2（2）：78-84.

中华医学会神经外科学分会，中国医师协会急诊医师分会，中华医学会神经病学分会脑血管病学组，等. 高血压性脑出血中国多学科诊治指南 [J]. 中国急救医学，2020，40（8）：689-702.

中华医学会神经病学分会，中华医学会神经病学分会脑血管病学组. 中国脑出血诊治指南（2019）[J]. 中华神经科杂志，2019，52（12）：994-1005.

黄清海，杨鹏飞. 中国动脉瘤性蛛网膜下腔出血诊疗指导规范 [J]. 中国脑血管病杂志，2016（7）：384-392.

王本艳，刘瑞兰，罗燕. 综合护理干预对蛛网膜下腔出血患者术后生活质量的影响 [J]. 疾病监测与控制，2018，12（4）：333-336.

陈凤，关颖. 综合护理干预对蛛网膜下腔出血患者的护理效果观察 [J]. 中国现代药物应用，2017，11（24）：153-154.

刘利华. 对蛛网膜下腔出血患者头痛干预的研究进展 [J]. 当代护士（上旬刊），2019，26（6）：6-8.

张兆侠，王丽，赵红梅. 动脉瘤性蛛网膜下腔出血患者给予细节化护理管理干预对并发症及预后的影响 [J]. 临床医学研究与实践，2017，2（14）：189-190.

小 结

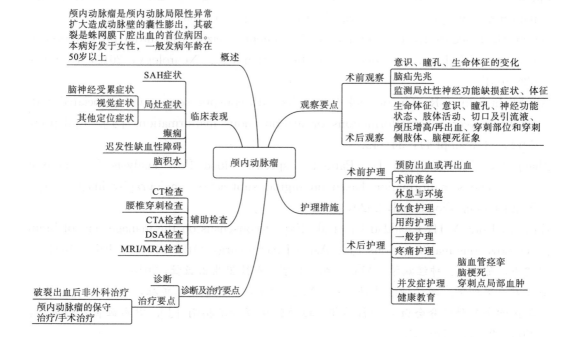

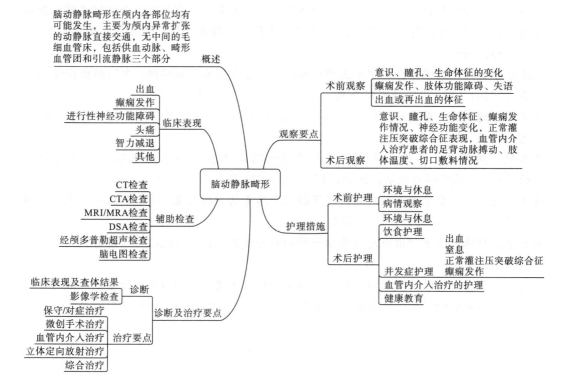

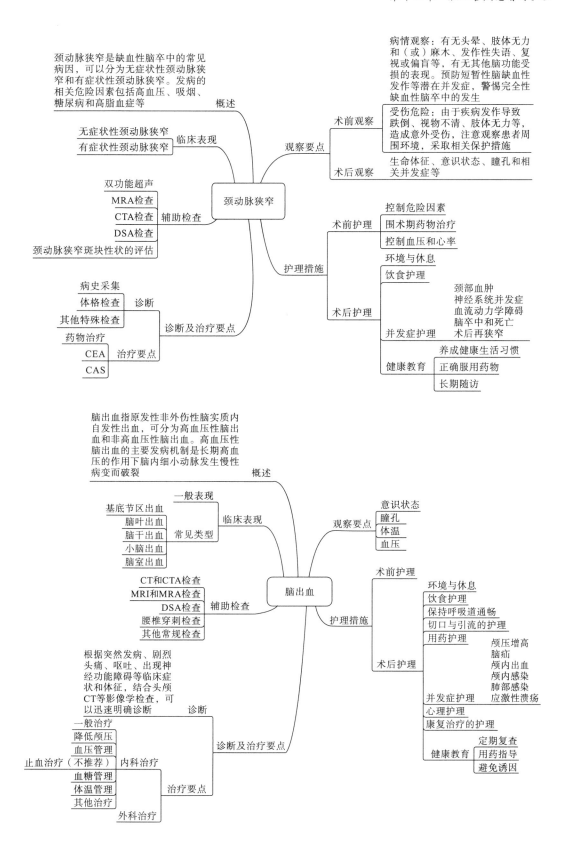

颈动脉狭窄是缺血性脑卒中的常见病因，可以分为无症状性颈动脉狭窄和有症状性颈动脉狭窄。发病的相关危险因素包括高血压、吸烟、糖尿病和高脂血症等 —— 概述

临床表现
- 无症状性颈动脉狭窄
- 有症状性颈动脉狭窄

辅助检查
- 双功能超声
- MRA检查
- CTA检查
- DSA检查
- 颈动脉狭窄斑块性状的评估

颈动脉狭窄

观察要点
- 术前观察
  - 病情观察：有无头晕、肢体无力和（或）麻木、发作性失语、复视或偏盲等，有无其他脑功能受损的表现。预防短暂性脑缺血性发作等潜在并发症，警惕完全性缺血性脑卒中的发生
  - 受伤危险：由于疾病发作导致跌倒、视物不清、肢体无力等，造成意外受伤，注意观察患者周围环境，采取相关保护措施
- 术后观察
  - 生命体征、意识状态、瞳孔和相关并发症等

护理措施
- 术前护理
  - 控制危险因素
  - 围术期药物治疗
  - 控制血压和心率
- 术后护理
  - 环境与休息
  - 饮食护理
  - 并发症护理
    - 颈部血肿
    - 神经系统并发症
    - 血流动力学障碍
    - 脑卒中和死亡
    - 术后再狭窄
  - 健康教育
    - 养成健康生活习惯
    - 正确服用药物
    - 长期随访

诊断及治疗要点
- 诊断
  - 病史采集
  - 体格检查
  - 其他特殊检查
- 治疗要点
  - 药物治疗
  - CEA
  - CAS

脑出血指原发性非外伤性脑实质内自发性出血，可分为高血压性脑出血和非高血压性脑出血。高血压性脑出血的主要发病机制是长期高血压的作用下脑内细小动脉发生慢性病变而破裂 —— 概述

临床表现
- 一般表现
- 常见类型
  - 基底节区出血
  - 脑叶出血
  - 脑干出血
  - 小脑出血
  - 脑室出血

辅助检查
- CT和CTA检查
- MRI和MRA检查
- DSA检查
- 腰椎穿刺检查
- 其他常规检查

脑出血

观察要点
- 意识状态
- 瞳孔
- 体温
- 血压

护理措施
- 术前护理
- 术后护理
  - 环境与休息
  - 饮食护理
  - 保持呼吸道通畅
  - 切口与引流的护理
  - 用药护理
  - 并发症护理
    - 颅压增高
    - 脑疝
    - 颅内出血
    - 颅内感染
    - 肺部感染
    - 应激性溃疡
  - 心理护理
  - 康复治疗的护理
  - 健康教育
    - 定期复查
    - 用药指导
    - 避免诱因

诊断及治疗要点
- 诊断：根据突然发病、剧烈头痛、呕吐、出现神经功能障碍等临床症状和体征，结合头颅CT等影像学检查，可以迅速明确诊断
- 治疗要点
  - 内科治疗
    - 一般治疗
    - 降低颅压
    - 血压管理
    - 止血治疗（不推荐）
    - 血糖管理
    - 体温管理
    - 其他治疗
  - 外科治疗

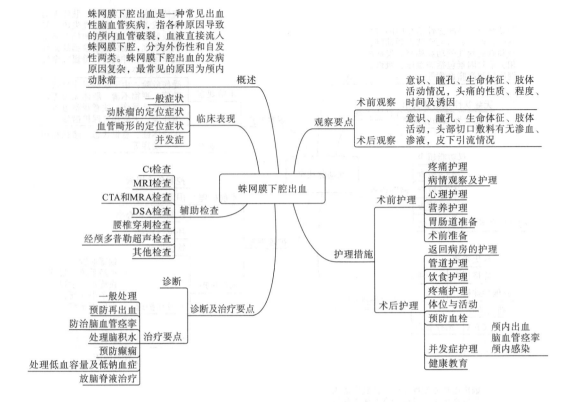

蛛网膜下腔出血是一种常见出血性脑血管疾病，指各种原因导致的颅内血管破裂，血液直接流入蛛网膜下腔，分为外伤性和自发性两类。蛛网膜下腔出血的发病原因复杂，最常见的原因为颅内动脉瘤 —— 概述

临床表现
一般症状
动脉瘤的定位症状
血管畸形的定位症状
并发症

辅助检查
Ct检查
MRI检查
CTA和MRA检查
DSA检查
腰椎穿刺检查
经颅多普勒超声检查
其他检查

蛛网膜下腔出血

诊断及治疗要点
诊断
治疗要点
一般处理
预防再出血
防治脑血管痉挛
处理脑积水
预防癫痫
处理低血容量及低钠血症
放脑脊液治疗

观察要点
术前观察 意识、瞳孔、生命体征、肢体活动情况，头痛的性质、程度、时间及诱因
术后观察 意识、瞳孔、生命体征、肢体活动，头部切口敷料有无渗血、渗液，皮下引流情况

护理措施
术前护理
疼痛护理
病情观察及护理
心理护理
营养护理
胃肠道准备
术前准备
术后护理
返回病房的护理
管道护理
饮食护理
疼痛护理
体位与活动
预防血栓
并发症护理 颅内出血 脑血管痉挛 颅内感染
健康教育

第十四章 癫痫患者的护理

一、概述

癫痫是一组由不同病因引起的，以反复发生的大脑神经元异常放电引起短暂性脑功能异常为特征的慢性脑部疾病。因异常放电神经元的部位和放电扩散范围不同，可表现为运动、感觉、意识、自主神经等不同的神经功能障碍。由神经元阵发性异常放电引起的短暂性脑功能异常称为癫痫发作（epileptic seizures）。一位癫痫患者可有一种或数种形式的发作。

癫痫根据病因分为原发性癫痫（primary epilepsy）和继发性癫痫（secondary epilepsy）。原发性癫痫又称特发性癫痫（idiopathic epilepsy），指病因未明的癫痫，尚未确定足以解释症状的结构变化或代谢异常，占 60% 左右，多与遗传、发育因素有关。继发性癫痫又称症状性癫痫（symptomatic epilepsy），指具有具体病因的癫痫，包括各种脑部疾病或影响代谢的全身疾病所致癫痫。癫痫发作只是某个疾病的一种症状。

癫痫是神经系统常见疾病之一，其发病机制尚难以通过单一途径说明，但其共同特点为某些神经元异常持续兴奋性增高和阵发性放电。然而，对于这些神经元兴奋性增高的原因和兴奋性如何扩散等，至今仍无统一解释。癫痫的全球患病率为（4~10）/10万人，年发病率为（50~120）/10万人。癫痫可见于各个年龄段，约 40% 在 16 岁以前发病，约 20% 在 65 岁以后发病。出生后第一年和老年期是癫痫发病的两个高峰年龄段。

二、临床表现

癫痫的临床表现形式多样，但均具有以下共同特征。①发作性：症状突然发生，持续一段时间后迅速恢复，间歇期正常。②短暂性：每次发作持续时间为数秒钟或数分钟，很少超过 30min（癫痫持续状态除外）。③刻板性：每次发作的临床表现几乎一样。④重复性：第一次发作后，经过不同间隔时间会有第二次或更多次的发作。

1. 部分性发作

部分性发作是由脑皮质某一区域的病灶造成的，由于损害的区域不同而出现不同的表现类型。根据发作期间是否伴有意识障碍，以及是否继发全面性发作，又分为简单部分性发作、复杂部分性发作和继发全面性发作 3 种类型。

1）简单部分性发作：大脑皮质异常放电仅限于一侧大脑半球相对局限的区域，发作时无意识障碍，对发作经过能充分回忆，具体表现取决于异常放电的部位。

2）复杂部分性发作：也称精神运动性发作，因病灶大多在颞叶，故又称颞叶癫痫发作，但也可见于额叶等部分的病变。其主要特征是有意识障碍，发作时对外界刺激没有反应，发作后不能或部分不能复述发作的细节。多数患者从简单部分性发作开始，随后出现意识障碍、自动症和遗忘症，也有患者发作开始即有意识障碍。

3）继发全面性发作：任何类型的部分性发作都有可能发展成全面强直-阵挛发作、强直发作或阵挛发作。患者意识丧失、惊厥。

2. 全面性发作

1）全面强直-阵挛发作：过去称为"大发作"，发作前可有瞬间疲乏、麻木、恐惧或无意识动作等先兆表现。早期出现意识丧失、跌倒在地，其后的发作过程分为以下3期。

（1）强直期：表现为全身骨骼肌持续性收缩。眼肌收缩出现眼睑上牵、眼球上翻或凝视。咀嚼肌收缩出现张口，随后猛烈闭合，可咬伤舌尖。喉肌和呼吸肌强制性收缩致患者尖叫一声，呼吸停止。颈部和躯干肌肉的强制性收缩致颈和躯干先屈曲，后反张。上肢由上举后旋变为内收旋前，下肢先屈曲后猛烈伸直，持续10～20s后进入阵挛期。

（2）阵挛期：不同肌群收缩和松弛交替出现，由四肢延及全身。阵挛频率逐渐减慢，松弛期逐渐延长，在一次剧烈阵挛后发作停止，进入发作后期。此期持续30～60s。

（3）发作后期：此期尚有短暂阵挛，造成牙关紧闭和大小便失禁。呼吸首先恢复，心率、血压和瞳孔渐恢复正常。肌肉松弛，意识逐渐清醒。

2）失神发作：又称为"小发作"，多见于儿童期。发作时患者意识短暂丧失，停止正在进行的活动，呼之不应，双眼凝视不动，可伴咀嚼、吞咽等简单的不自主动作，或伴张力丧失如手中持物坠落等。发作过程持续5～10s，清醒后无明显不适，继续原来的活动，对发作无记忆。每天发作数次至数百次不等。

3）肌阵发作：呈突然、短暂的快速肌肉或肌群收缩，可能遍及全身，也可能限于面部、躯干或肢体。可单次出现，亦可有规律地重复，晨醒和刚入睡时最易发生。

4）阵挛性发作：几乎都发生于婴幼儿。特征为重复阵挛性抽动伴意识丧失，之前无强直期，持续1min至数分钟。

5）失张力发作：部分或全身肌肉张力突然降低导致垂颈、张口、肢体下垂和跌倒。持续数秒至1min。

3. 癫痫持续状态

超过"大多数患者发作持续时间"后，发作仍然没有停止的临床征象，或反复的癫痫发作，在发作间期中枢神经系统功能没有恢复到正常基线。在没有办法确定"大多数患者发作持续时间"的情况下，连续发作超过5min即为癫痫持续状态。

三、辅助检查

（一）脑电图

脑电图是诊断癫痫最重要的辅助检查方法。典型表现是棘波、尖波、棘-慢复合波或尖-慢复合波。长程脑电图可记录患者 24h 正常活动下的脑电图变化。视频脑电图对癫痫诊断和癫痫病灶定位最有价值。

（二）影像学检查

MRI 检查最为常用。国际抗癫痫联盟建议，对于局灶起源的发作、婴儿或成年起病、神经系统检查或神经心理检查有局灶病变、一线抗癫痫药物治疗失败或发作形式改变的患者，必须进行 MRI 检查，以排除脑部器质性病变。

四、诊断和治疗要点

（一）诊断

完整和详尽的病史对癫痫的诊断、分型和鉴别诊断都具有非常重要的意义。由于患者发作时大多数有意识障碍，难以描述发作情形，故应详细询问患者亲属或目击者。病史需包括起病年龄、发作的详细过程、病情发展过程、发作诱因、是否有先兆、发作频率和治疗经过。既往史应包括母亲妊娠用药史，围生期是否有异常，过去是否患过什么重要疾病，如颅脑外伤、脑炎、脑膜炎、心脏病或肝肾疾病。家族史应包括各级亲属中是否有癫痫发作或与之相关的疾病（如偏头痛）。详尽的问诊及全身神经系统查体是必需的。同时需要和以下疾病鉴别。

1. 晕厥

脑血流灌注短暂全面下降，缺血缺氧所致意识瞬时丧失和跌倒。多有明显的诱因，如久站、剧痛、见血、情绪激动和严寒等，胸压急剧增高，如咳嗽、哭泣、大笑、用力、憋气、排便和排尿等也可诱发。常有恶心、头晕、无力、震颤、腹部沉重感或眼前发黑等先兆。与癫痫发作比较，跌倒时较缓慢，表现为面色苍白、出汗，有时脉搏不规则，偶可伴有抽动、尿失禁。少数患者可出现四肢强直-阵挛性抽搐，但与癫痫发作不同，多发生于意识丧失 10s 以后，且持续时间短、强度较弱。单纯性晕厥发生于直立位或坐位，卧位时也发作多提示癫痫发作。晕厥引起的意识丧失极少超过 15s，不伴发作后意识模糊，除非脑缺血时间长。

2. 假性癫痫发作

假性癫痫发作又称癔症发作，是一种非癫痫性的发作性疾病，是由心理障碍而非脑电紊乱引起的脑部功能异常。假性癫痫发作可有运动、感觉和意识模糊等类似癫痫发作症状，难以区分。发作时脑电图上无相应的痫性发电和抗癫痫治疗无效是鉴别的关键。但应注意，10% 左右假性癫痫发作患者可同时存在真正的癫痫，10%～20% 癫痫患者伴有假性癫痫发作。

3. 发作性睡病

发作性睡病可引起意识丧失和猝倒，易误诊为癫痫。根据突然发作的不可抑制的睡眠、睡眠瘫痪、入睡前幻觉及猝倒症四联征可鉴别。

4. 基底动脉型偏头痛

因存在意识障碍，应与失神发作鉴别，但其发生缓慢、程度较轻，意识丧失前常有做梦样感觉。偏头痛为双侧，多伴有眩晕、共济失调、双眼视物模糊或眼球运动障碍，脑电图可有枕区棘波。

5. TIA

多见于老年人，常有动脉硬化、冠心病、高血压、糖尿病等病史，临床症状多为缺失症状（感觉丧失或减退、肢体瘫痪）、肢体不规则抽动，也无头部和颈部转动，症状常持续 15min 到数小时，脑电图无明显痫性放电。癫痫见于任何年龄，以青少年为多，前述危险因素不突出，多为刺激症状（感觉异常、肢体抽搐），发作持续时间多为数分钟，极少超过半小时，脑电图上多有痫性放电。

6. 低血糖

血糖水平低于 2mmol/L 时可产生局部癫痫样抽动或四肢强直发作，伴意识丧失，常见于胰岛 β 细胞瘤或长期服降糖药的 2 型糖尿病患者，病史有利于鉴别诊断。

（二）治疗要点

癫痫具有反复发作的特征，导致患者精神长期处于极度紧张状态。医护人员应该全面掌握患者的各项情况，加强对患者病情的观察，尽早发现癫痫前兆，以便积极地给予对症处理。

1. 药物治疗

70%~80%的癫痫患者通过抗癫痫药物治疗能够获得满意的效果，其中苯巴比妥、苯妥英钠、卡马西平、丙戊酸钠、左乙拉西坦是目前广泛应用的一线抗癫痫药物。

2. 手术治疗

20%~30%的癫痫患者所患的是药物难治性癫痫，可选择手术治疗。

1）切除性手术：切除性手术开展最多，也是最成熟的手术方式，是通过切除癫痫病源区和发作起始区以尽可能地达到手术后无发作的目的，如脑皮质癫痫病灶切除术。

2）姑息性手术：此类手术旨在阻断癫痫放电的传播通路，以达到减轻发作的目的，通常难以完全消除发作，如胼胝体切开术。

3）局部毁损手术：运用立体定向技术，精确毁损脑深部的异常放电结构。

4）神经调控手术：通过电或磁刺激改变神经系统功能而获得治疗效果，如迷走神经电刺激术。

5）颅内电极置入术：置入式长程颅内电极监测技术成为癫痫外科的一项重要的"金标准"技术，在全球范围内得到普遍应用。对患者怀疑区域的脑皮质进行开颅手术，行颅内电极埋藏。手术后患者返回脑电监测室进行 1~2 周的长程视频脑电图监测，在此期间对患者的发作脑电图进行分析，确定癫痫病源区和发作起始区的位置、时间，以及与重要功能皮质区的位置关系后，再行第二次开颅手术取出颅内电极，并切除相应的病源区和发作起始区脑皮质。

五、观察要点

（一）术前观察

密切观察患者生命体征及意识、瞳孔变化，注意发作过程有无心率增快、血压升高、呼吸减慢或暂停、瞳孔散大、牙关紧闭、大小便失禁等。观察并记录发作的类型、发作的频率与发作持续时间。观察发作停止后患者是否意识完全恢复，有无头痛、疲乏及行为异常。

（二）术后观察

注意观察患者呼吸道情况，是否发生窒息，是否发生外伤，如跌倒、骨折等。

六、护理措施

（一）术前护理

癫痫患者术前都在服用一些抗癫痫药物，而且癫痫发作具有突然性，因此术前及时准确地评估和观察病情至关重要。

1）患者入院后，重点对患者服药的种类和剂量，癫痫发作的次数及频率、先兆症状，以及癫痫对患者生活的影响程度给予评估。

2）根据评估结果对患者日常生活中相关护理内容进行指导。

3）加强术前监护，观察患者有无癫痫先兆及表现，及时通知医生并处理，观察并详细记录发作情况。

4）配合医生积极进行抗癫痫治疗。

5）通常在术前对患者进行脑电图监测来观察癫痫发作与特定的脑电图异常的关系，并很有可能辨别出癫痫病灶，这对手术具有指导意义。通常采用视频脑电图监测和颅内电极置入术监测。

（1）做脑电图监测前先了解患者发病情况，在服药期间经常发作的患者，做脑电图监测当天应停用抗癫痫药物，几周或几个月发病一次的患者可在术前 1 天或 2 天停药。

（2）做脑电图监测前用清水洗头，不用任何护发产品，使电极与头皮接触良好。

（3）做脑电图监测时嘱患者在床上休息、减少活动，将患者的两手放在被子外，大发时将被子拿掉，切勿强行按压患者、遮挡患者面部，便于监测录像上记录发作的整体情况。

（4）脑电图监测室保持适宜的光线及温湿度，一般温度控制在 22～26℃，相对湿度控制在 50％左右。

（5）监测过程中观察各个电极接触是否良好，导线放置是否适宜，脑电图的基线是否平稳。

（6）监测过程中密切观察患者情况及倾听患者的主诉，观察患者的临床表现及脑电波的改变，认真做好记录，以供医生分析结果、进行参考。

（7）做好患者家属陪护宣教工作：家属不能在患者床旁使用手机等移动设备，以免对仪器产生干扰。应保持监测室内安静，以免影响患者休息。发作时立即按下信号按钮，保护患者，并及时通知医护人员到场。

（二）癫痫发作的抢救及护理

癫痫发作时若抢救不及时，可能会导致患者受伤、窒息，甚至死亡，因此及时有效的抢救及护理极为重要。

1）癫痫大发作时的抢救以迅速有效地控制患者的抽搐、预防再次发作为原则。常规用地西泮 10mg 静脉注射，如不能控制抽搐，再静脉注射 10mg，多数抽搐可以得到满意控制。抽搐停止后，再以静脉泵入地西泮 100~150mg/24h 或丙戊酸钠注射液 400~1200mg/24h 维持，用药时注意观察患者呼吸形态，加大吸氧流量。

2）强直-阵挛发作和癫痫持续状态的患者，应取头低侧卧位或平卧头侧卧位。松开衣领和皮带。取下活动义齿，及时清除口鼻腔分泌物。癫痫持续状态插胃管鼻饲，防止误吸。必要时备好床旁吸引器和气管切开包。

3）如使用水银温度计测体温，应测量患者的肛温和腋温，禁止测量口温，防止患者突然癫痫发作而咬破温度计。给予高热量、高维生素、低盐、低脂、适量优质蛋白质的易消化饮食，戒烟戒酒，避免疲劳、饥饿、便秘、情绪激动等易导致癫痫发作的因素。

4）告知患者有前驱症状时立即平卧。如果是活动状态时发作，陪伴者应将患者缓慢置于平卧位，防止外伤。解开衣领、衣扣，保持呼吸道通畅。切忌用力按压抽搐身体，以免发生骨折、脱臼。防止舌、口唇和颊部咬伤。用棉垫或软垫对跌倒时易擦伤的关节加以保护。癫痫持续状态、极度躁动或发作停止后意识恢复过程中有短时间躁动的患者应由专人守护，放置床栏保护，必要时给予约束。禁忌掐人中、扇耳光等行为，更不要强行塞入手帕、手套、袜子等软物，以免堵塞患者呼吸道。

5）发作间歇期创造安全、安静的修养环境，减少声光刺激，床旁桌上不放置热水瓶、玻璃杯等危险物品。床旁备口咽通气管或牙垫等用具，防止患者在癫痫发作时发生舌咬伤。

（三）用药护理

向患者及其家属强调遵医嘱长期甚至终身用药的重要性，告知患者及其家属少服或漏服药物可能导致癫痫发作，有成为难治性癫痫或发生癫痫持续状态的危险性。向患者及其家属介绍用药的原则、所用药物的常见不良反应和注意事项，必须在医护人员的指导下增减剂量和停药。药物于餐后服用，以减少胃肠道反应。用药前进行血、尿常规和肝肾功能检查，用药期间监测血药浓度并定期复查相关项目，及时发现肝损伤、神经系统损害、智力和行为改变等严重不良反应。向患者及其家属说明能否减量及停药取决于所患疾病的类型、发作控制时间及减量后反应等。勿自行减量、停药和更换药物。

（四）术后护理

1. 高颅压的护理

术后患者需要维持正常的脑灌注压，保护脑组织，而颅压增高可引起一系列生理紊乱，甚至脑疝，最终导致患者死亡。因此观察患者有无颅压增高、及时识别及处理高颅压可以改善患者预后，挽救患者生命。

1）严密观察患者意识、瞳孔、生命体征的变化和肢体活动情况。

2）抬高床头 15°～30°，以利于颅内静脉回流，减轻脑水肿。

3）准确记录患者出入量，维持出入量平衡，避免发生电解质失衡。

4）合理运用药物治疗，包括渗透性利尿剂（如甘露醇、甘油果糖等），必要时联合运用呋塞米。

5）评估患者有无头痛、呕吐等症状，提供安静舒适的环境，警惕高颅压的发生。

2. 切口及引流管的护理

术后颅内出血是严重的并发症之一，切口敷料情况及头部引流管观察对于评估颅内出血、切口渗血、切口愈合情况有重要的意义。

1）观察切口敷料情况及头部引流液颜色、性状和量。

2）防止患者躁动，对于躁动的患者给予四肢约束带保护。

3）引流瓶（袋）妥善固定在床边，保持引流管通畅。

4）患者翻身时夹闭引流管，防止引流液反流，预防逆行感染。

5）记录引流量，当发现引流管无引流液引出时，要观察敷料渗血渗液情况，及时通知医生并协助处理。

6）必要时复查头部 CT，有手术指征者应积极进行手术治疗。

3. 癫痫发作的护理

术后患者常会出现癫痫发作，癫痫发作的预防和护理对于患者的预后意义重大。

1）术后一定要准时、准剂量给予抗癫痫药物，防止术后早期癫痫发作。

2）观察患者有无癫痫发作先兆及表现，及时通知医生并处理。癫痫发作先兆除明显的贫血、乏力，严重的恶心、呕吐，水、电解质、酸碱失衡外，还包括一系列神经精神症状，如头晕、头痛、记忆力减退、注意力难以集中、睡眠障碍等非特异性的全身症状，进一步可出现意识障碍、反应淡漠、言语减少。重症患者出现谵妄，并可伴幻觉、木僵、昏迷。最典型的体征是扑翼样震颤，即手腕部有弹性地扇动。

3）癫痫发作的抢救及护理：同术前。

（五）健康教育

1. 疾病知识指导

向患者及其家属介绍疾病及其治疗的相关知识和自我的护理方法，告知患者避免劳累、睡眠不足、饥饿、饮酒、便秘、情绪激动、妊娠与分娩、强烈的声光刺激、惊吓、外耳道刺激等诱发因素。

2. 生活指导

指导患者充分休息。环境安静、适宜。养成良好的生活习惯，注意劳逸结合，避免长时间看电视、洗浴，禁忌游泳和蒸汽浴等。室内放置警示牌，提醒患者、家属和医护人员做好防止发生意外的准备。告知患者室外活动或外出就诊时应有家属陪伴，独自外出时应携带写有姓名、住址、联系电话及疾病诊断的个人信息卡，以备发作时及时联系与急救。告知患者饮食宜清淡，少量多餐，避免辛辣、刺激性食物，戒烟酒，勿从事攀高、驾驶等在癫痫发作时有可能危及生命的工作。特发性癫痫且有家族史的患者婚后不宜生育。

3. 用药指导

术后1~2年还需遵医嘱继续服用抗癫痫药物，不能自行停药或减量。停药或减量需要专科医生指导，一般是在癫痫发作消除和脑电图好转的情况下实施。长期服药应定期测定血药浓度，以便及时调整抗癫痫药物剂量，预防药物中毒。

4. 定期复查

癫痫患者术后需要长期药物治疗，医护人员应重视患者的出院指导，确保患者定期随访复查。由于抗癫痫药物会加重肝负担，易损伤肝细胞，应当每3~6个月复查一次肝功能，必要时辅以保肝药物。

参考文献

郭爱敏，周兰姝. 成人护理学 [M]. 北京：人民卫生出版社，2017.

贾建平，陈生弟. 神经病学 [M]. 8版. 北京：人民卫生出版社，2018.

中国抗癫痫协会. 临床诊疗指南 癫痫病分册 2023版 [M]. 北京：人民卫生出版社，2023.

刘芳，王晓英，陈卫碧，等. 成人癫痫持续状态护理专家共识 [J]. 中华现代护理杂志，2023，29（6）：701−709.

中华医学会神经病学分会脑电图与癫痫学组. 卒中后癫痫诊治的中国专家共识 [J]. 中华脑血管病杂志（电子版），2022，16（2）：80−83.

中国抗癫痫协会药物治疗专业委员会. 终止癫痫持续状态发作的专家共识 [J]. 解放军医学杂志，2022，47（7）：639−646.

金玲. 神经外科术后早期癫痫发作的危险因素及护理措施 [J]. 中国医药指南，2019，17（24）：274−275.

刘召英. 临床护理路径在癫痫患者中的应用及效果观察 [J]. 齐鲁护理杂志，2012，18（31）：40−41.

小 结

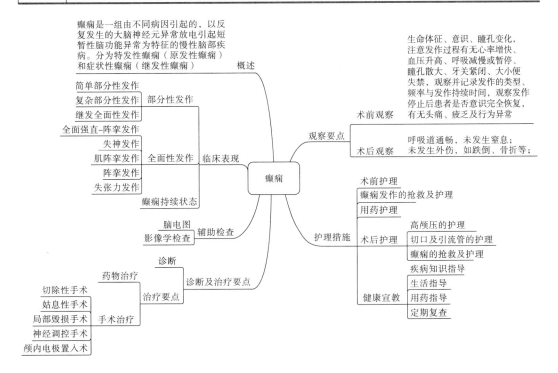

第十五章　脊柱脊髓疾病患者的护理

第一节　脊髓损伤

一、概述

脊髓损伤（spinal cord injury，SCI）是由于各种因素引起的脊髓结构、功能的损害，造成损伤水平以下出现运动障碍、感觉障碍和自主神经功能障碍，是一种严重的致残性疾病。脊髓损伤常见于交通伤、高坠伤、运动伤、暴力伤等。近几十年来，随着基础和临床研究的深入，人们对脊髓损伤有了新的认识。目前认为，大多数急性脊髓损伤为非离断性损伤，表现为挫裂伤、出血、水肿和微循环障碍。一方面，损伤的程度与脊髓瞬间受力所致的原发性损伤有关，可产生脊髓震荡、不完全损伤、完全损伤和脊髓休克。另一方面，损伤程度与脊髓原发性损伤后产生的继发性损害有关，这些继发性损害在某种程度上是可以干预的。针对继发性损害因素进行研究、治疗是目前的重点。

脊髓损伤根据损伤后硬脊膜是否破损分为闭合性脊髓损伤和开放性脊髓损伤；根据脊髓损伤的程度分为完全性脊髓损伤和不完全脊髓损伤；根据脊髓损伤的部位分为上颈段脊髓损伤、下颈段脊髓损伤、胸段脊髓损伤、腰胸段脊髓损伤和腰骶段脊髓损伤；按照病理分为脊髓震荡、脊髓挫伤或断裂伤、脊髓蛛网膜下腔出血、脊髓内血肿、脊髓缺血、脊髓受压，以上脊髓损伤类型可单独发生也可合并发生。

二、临床表现

在结构上无论是否完全横断，脊髓损伤在急性期均可表现为伤后立即出现损伤平面以下的感觉障碍、运动障碍和括约肌功能障碍。具体临床表现如下。

（一）脊髓震荡

伤后脊髓功能出现暂时性障碍，表现为受伤后立即出现损伤平面以下的感觉障碍、运动障碍及反射丧失，随着时间推移可自行得到缓解而完全恢复。一般持续数小时至数周后恢复正常。

（二）脊髓休克

脊髓受到外力损伤后，失去高级中枢控制，损伤平面以下立即发生感觉完全消失，肢体弛缓性瘫痪，尿潴留，大便失禁，生理反射消失。一般 1 天后开始恢复，完全度过休克期需 2~8 周。脊髓休克时间越长表示脊髓损伤程度越重，预后也越差。

（三）完全性损伤

脊髓休克期过后，脊髓损伤水平呈下运动神经元损伤表现，而损伤水平以下为上运动神经元损伤表现。脊髓各节段完全性损伤的临床表现如下。

1. 上颈段脊髓损伤

四肢瘫痪，可出现不能自主呼吸或呼吸困难，死亡率高。若无明显脊髓损伤症状，患者常主诉颈部疼痛、麻木、活动受限，可伴有头晕。

2. 下颈段脊髓损伤

双上肢表现为下运动神经元瘫痪，肌肉萎缩，腱反射减弱，下肢呈痉挛性瘫痪。

3. 胸段脊髓损伤

有明确的感觉障碍平面，双下肢呈痉挛性瘫痪。

4. 胸腰段脊髓损伤

感觉障碍在腹股沟的上方或下方，双下肢呈痉挛性瘫痪，膀胱及肛门括约肌失控，大小便失禁。

5. 马尾神经和脊髓圆锥损伤

马尾神经和脊髓圆锥损伤，支配区肌肉下运动神经元瘫痪，表现为弛缓性瘫痪；支配区所有感觉丧失，骶反射部分或全部消失；膀胱和直肠呈下运动神经元瘫痪，大小便失禁。

（四）不完全性损伤

可出现于脊髓休克期后，也可在伤后立即出现感觉、运动和括约肌功能的部分丧失，病理征可为阳性。根据损伤部位不同，临床表现如下。

1. 急性脊髓前部损伤

表现为损伤后立即出现损伤节段以下的完全性瘫痪，自主运动和痛温觉消失。由于脊髓后柱无损伤，患者的触觉、振动觉、运动觉和深感觉完好。

2. 急性颈髓中央损伤综合征

多见于颈髓损伤时。伤后出现四肢瘫，表现为上肢运动功能丧失，但下肢运动功能存在或上肢运动功能丧失比下肢严重。损伤平面的腱反射消失而损伤平面以下的腱反射亢进。

3. 脊髓半侧损伤综合征

表现为损伤平面以下的对侧痛温觉消失，同侧的运动功能、位置觉、运动觉和两点辨别觉丧失。

4. 后脊髓损伤

表现为损伤平面以下的深感觉障碍，出现神经根刺激症状。少数患者出现锥体束征。

三、辅助检查

（一）X 线检查

X 线检查可发现脊柱骨折、脱位、错位、结核、骨质增生及椎管狭窄，可判断有无脊髓损伤及脊柱骨损伤。

（二）脊髓造影检查

脊髓造影检查有助于了解椎管内有无脊髓压迫现象。

（三）CT 检查

CT 检查能精确定位损伤，判断椎体及其附件的骨折，显示脊髓受压、碎骨片和椎间盘等的移位情况。

（四）MRI 检查

MRI 检查能直观显示脊柱骨损伤及脊柱的稳定性，椎管的形态与大小，脊髓的损伤程度与水肿、出血、空洞等继发改变，以及是否存在蛛网膜下腔梗阻和脊髓受压，对于制订治疗方案有极大帮助。

（五）脑脊液检查

脑脊液检查有助于判断患者是否存在脊髓受压、脊髓出血等。

四、诊断及治疗要点

（一）诊断

根据损伤病史及伤后出现的四肢瘫或截瘫，损伤平面以下的感觉障碍等，做出诊断并不困难。需要与以下疾病进行鉴别。

1）脊柱内肿瘤、椎管内肿瘤，均可刺激和压迫脊髓，出现脊髓损伤表现。

2）脑出血、脑梗死等颅内疾病，也可出现肌力下降、感觉减退、瘫痪等症状，但多为一侧肢体感觉、运动异常。

（二）治疗要点

治疗原则是尽早去除对脊髓的压迫，恢复脊柱的稳定性。脊髓损伤患者的治疗包括急救处理、手术治疗和非手术治疗。

1. 急救处理

1）保证有效呼吸：呼吸困难者要立即清除呼吸道的分泌物、异物，开放呼吸道。颈椎损伤者开放呼吸道时禁止使用仰头抬颌法，以免造成或加重脊髓的损伤。急性呼吸麻痹者可行机械通气，昏迷者预防窒息，必要时给予气管插管、气管切开。

2）预防休克：对于急性脊髓损伤患者，应予以氧气吸入，控制体温。出现心动过缓、低血压时，应保持头低足高位。出现休克征象时，立即建立静脉通道，保证有效循环血量，积极抗休克治疗，防止发生继发性损害。

3）搬运：搬动患者前先评估疼痛部位、肢体活动情况及感觉障碍情况。多人搬动及木板运送，固定好头颈部。禁忌单人搬动患者，因其易引起骨折、脱位部位移位加重，导致继发性损害。

2. 手术治疗

手术治疗包括切开复位和固定、椎板切除术、脊髓前方减压术等。手术时应尽量避免牵拉脊髓和损伤脊髓血管。

3. 非手术治疗

1）脱水治疗：应用脱水剂可消除脊髓损伤性水肿，避免部分脊髓神经元进一步损害。

2）皮质类固醇治疗：在脊髓损伤 8h 内开始大剂量甲泼尼龙冲击疗法，可有效预防脂质过氧化反应，从而保护损伤的脊髓组织，促进运动障碍的恢复。

3）神经节甘酯：能促进神经发育和塑形，减少伤后神经变性，稳定细胞膜结构和功能，减少损伤组织的继发性损害。

4）脊柱骨折脱位必须整复，同时还需固定，以去除对脊髓的压迫，恢复脊柱的稳定性，为后期康复创造条件。

5）其他治疗：除药物治疗，还有颅骨牵引、手法复位、姿势复位及颈胸支架等。

五、观察要点

（一）术前观察

对不同部位脊髓损伤患者做好针对性的观察，并对症处理和护理。

（二）术后观察

严密观察患者意识、瞳孔、生命体征、心理状况，预防及处理各类并发症。

六、护理措施

（一）术前护理

1. 保持呼吸道通畅

予以低流量吸氧，密切观察患者呼吸频率、深度，判断有无呼吸困难、咳嗽无力，听诊气管、肺部有无痰鸣音，血氧饱和度是否正常。痰鸣音明显时鼓励患者有效咳痰，可予以翻身、拍背、雾化吸入等，必要时予以吸痰，注意做好口腔护理。舌根后坠的患者可安置鼻咽通气管或口咽通气管，同时予以吸痰保持呼吸道通畅。若出现呼吸困难，应立即通知医生，开放呼吸道，做好气管插管、气管切开的准备，准备好呼吸机及负压吸引装置等抢救物品及抢救药物。

2. 心理护理

脊髓损伤多数为突发意外导致，伤后引起肢体活动及运动障碍，甚至瘫痪，给患者及其家属带来巨大的打击。患者常表现出沮丧、焦虑、恐惧等。在护理过程中应给患者提供疾病相关知识，鼓励患者正确认识疾病、准确对待疾病，多与患者交流，鼓励患者说出自己的感受，消除患者的焦虑、恐惧心理，增强患者战胜疾病的信心。

3. 生活护理

协助患者洗漱、进食、穿脱衣物、如厕等，满足患者的基本生活需求。指导患者家属给患者翻身时应采用轴线翻身法，使患者头、颈、肩在一条直线。嘱患者活动时避免牵拉躯体，也可采用颈托、腰带保护脊柱。

4. 大小便异常的护理

1）排尿异常：包括尿失禁和尿潴留。应注意观察患者排尿的方式、次数及量，膀胱是否膨隆，也可使用超声监测膀胱情况，以判断尿失禁的同时是否伴有尿潴留。对排尿异常者，可听流水声或采取热敷等方式诱导排尿，如无效或存在尿潴留，可安置导尿管。每天行尿道口护理，保持会阴部清洁，定期更换导尿管。必要时可行尿流动力学检查，评估排尿障碍原因。

2）排便障碍：包括大便失禁和便秘。大便失禁的患者宜选择易消化吸收的高营养饮食，指导患者练习腹肌加压与肛门括约肌收缩，掌握排便规律，放置排便用品，排便后做好肛门周围皮肤清洁。便秘的患者，则需保证水分及高纤维素食物的摄入，养成定时排便习惯。当患者有便意时，可指导患者通过增加腹压来促使排便，也可行腹部按摩促进肠蠕动，或遵医嘱使用缓泻剂。

5. 皮肤护理

1）预防压疮：保持患者皮肤清洁、干燥，保持床单元整洁，定时翻身，对骨隆突或易受压部位，可使用多层硅酮泡沫敷料予以减压。二便失禁患者，应及时清理排泄物，保持会阴部、肛周皮肤清洁、干燥。定期检查皮肤，注意观察皮肤有无发红、破溃。

2）预防失禁性皮炎：保持会阴部皮肤清洁、干燥，至少每天一次或在每次大便失禁之后清洗皮肤，以清除皮肤上的刺激物，使用皮肤保护膜等保护层来防止尿液和（或）粪便直接接触皮肤。

3）预防药液外渗和烫伤等皮肤损伤：液体输注宜选上肢，输注过程中注意观察局部皮肤情况，避免因感觉障碍药液外渗导致严重损伤。禁用冷水袋或热水袋，以避免过冷或高温刺激导致皮肤损伤。

6. 瘫痪肢体的功能训练

1) 保持肢体功能位，防止关节变形。协助患者进行肢体全方位的关节运动，防止关节强直。

2) 每天 2~3 次按摩瘫痪肢体，促进血液循环，预防肌肉萎缩。

3) 行物理治疗。

4) 半身瘫痪患者坐起时，可穿弹力袜，以增加静脉回流，预防 DVT。坐位的角度从低到高逐渐过渡，预防发生低血压。

7. 用药护理

使用药物治疗时，注意观察药物的作用及不良反应。

8. 不同部位脊髓损伤的护理

1) 高颈段脊髓损伤：可出现体位中枢失调。出现中枢性高热时，应给予冰毯治疗或物理降温。患者有呼吸肌麻痹时，应保持呼吸道通畅，负压吸引清理呼吸道分泌物，雾化吸入稀释痰液，加强翻身、拍背。

2) 胸段脊髓损伤：应注意观察有无血胸、气胸。

3) 腰骶部脊髓损伤：

(1) 观察有无腹胀、大小便失禁、尿潴留、便秘等。对于大小便失禁患者应及时清理排泄物，保持会阴部、肛周皮肤清洁、干燥，预防失禁性皮炎。

(2) 对于出现排尿障碍的患者，应予以保留导尿或间歇性导尿。

(3) 对于腹胀患者可予以腹部按摩刺激肠蠕动，也可使用小茴香热敷，热敷时注意避免烫伤。便秘患者应保持大便通畅，必要时遵医嘱使用缓泻剂。

9. 术前准备

1) 术前积极完善相关检查。

2) 根据医嘱准备手术带药，做好手术标识粘贴。

3) 禁食禁饮。

4) 建立静脉通道，指导患者更换清洁病员服，告知患者勿佩戴首饰、取下活动义齿。

5) 与手术室工作人员进行患者姓名、住院号、病历、影像资料、药物、手术标识核对，双方核对无误后，送患者入手术室。

（二）术后护理

1. 病情观察

严密观察患者意识、肌力、呼吸频率、呼吸方式。若发现呼吸频率、呼吸方式改变，呼吸无力时，及时报告医生。

2. 体位管理

术后睡硬板床，取仰卧位，减少切口渗血，1~2h 后改侧卧位，避免伤口长时间受压影响血液循环。定时翻身，高段颈脊髓损伤患者术后应采用轴线翻身法，防止脊髓扭伤引起呼吸障碍。

3. 疼痛管理

准确评估患者疼痛的时间、部位及性质，必要时遵医嘱合理使用镇痛剂，使用药物后应注意观察药物的效果及不良反应并做好记录。

4. 管道护理

观察引流管是否妥善固定，引流是否通畅，引流液的颜色、性状和量等。留置针应妥善固定，保持输液通畅，观察穿刺部位有无红肿、渗液。导尿管妥善固定，保持通畅，观察尿液的颜色、性状。

5. 肢体活动

术后密切观察肢体活动及肌力恢复情况和感觉平面下降位置。如出现异常，立即通知医生进行处理。

6. 预防 DVT

鼓励患者床上活动，加强下肢主动或被动活动。术后发现肢体肿胀、疼痛、麻木不适、活动受限和沉重感，轻度发绀，腓肠肌或大腿肌肉压痛，股青肿、股白肿等情况，应怀疑 DVT。术后应指导患者早期进行四肢及各关节的运动，促进下肢静脉血液循环，抬高下肢，促进下肢静脉血液回流。若患者出现 DVT 倾向，但未明确诊断时，要告知家属切勿按摩双下肢，可适度抬高下肢，注意保暖。若已诊断为 DVT，应立即抬高下肢、制动，以防栓子脱落，遵医嘱使用抗凝血药物，如低分子量肝素等治疗。突然发生的呼吸困难、发绀，高度提示肺栓塞，应立即使患者平卧，避免做深呼吸、咳嗽、剧烈翻动，同时给予高浓度氧气吸入，积极配合抢救。

7. 预防皮肤损伤

定时协助患者翻身，避免同一部位长时间受压。避免拖拉患者增加皮肤损伤。保持皮肤及床单元的清洁、干燥。因患者有感觉障碍，故应避免使用过冷或过热物品，防止冻伤、烫伤。对骨隆突或易受压部位，可粘贴多层硅酮泡沫敷料予以减压。对于大小便失禁患者，应及时清理排泄物，保持会阴部、肛周皮肤清洁、干燥。

8. 其他并发症的预防与处理

1) 中枢性高热：常由上颈髓损害引起，体温可达 39～40℃。给予物理降温或冰毯降温。

2) 呼吸衰竭：急性颈髓损伤患者易发生呼吸衰竭，表现为呼吸频率>30 次/分，呼吸表浅，呈叹气样或双吸气样呼吸，痰多且不能自行咳出。应注意观察患者有无发绀、血氧饱和度低等缺氧表现。如出现以上表现，应配合医生尽早行气管切开，必要时予以呼吸机支持呼吸。

3) 肺部感染：长期卧床患者易发生肺部感染，应保持呼吸道通畅。可采取侧卧位或半卧位，同时注意保暖，避免受凉。定时翻身、拍背，及时排痰，指导患者咳嗽或做深呼吸运动，改善肺泡通气功能。在病情允许的情况下，鼓励患者多活动。

4) 尿路感染：鼓励患者多饮水，做好会阴部及尿道口护理，正确放置引流瓶（袋）

位置，防止尿液反流引起逆行感染。

5）肌肉萎缩：进行肢体被动运动，防止肌肉萎缩，根据患者病情及早制订功能锻炼方案。

9. 健康教育

神经功能障碍患者术后无法短时间内恢复，出院时往往还存在肢体功能障碍和括约肌功能障碍，部分患者需长期卧床或依靠轮椅生活。因此，教会患者自我护理对提高生活质量有很大帮助。

1）加强肢体功能锻炼和日常生活活动能力锻炼，增强体质，可做力所能及的工作及家务。指导卧床患者主动及被动运动的方法，预防肌肉萎缩。锻炼过程中应注意安全，预防跌倒、坠床。

2）告知患者及其家属膀胱充盈及尿路感染的表现、感觉等，保持会阴部清洁。对于尿潴留的患者，指导家属学会清洁导尿，以防泌尿系统感染。

3）鼓励患者进食高热量、高维生素、高蛋白质、易消化食物，多饮水，多食蔬菜、水果，刺激肠蠕动，减轻腹部胀气及便秘。

4）鼓励患者保持乐观的心态，正确对待疾病，树立康复的信心。

5）告知患者定期复查的时间。

6）开展延续性护理服务，定期随访，对患者出现的问题进行针对性指导。

第二节　脊髓血管病

一、概述

脊髓血管病（spinal vascular diseases）指供应脊髓的血管阻塞或破裂出血导致脊髓所支配的运动、感觉、括约肌功能障碍的一组疾病。脊髓血管病的发病率远低于脑血管病，但和脑血管病一样，也可发生血栓形成、栓塞、出血、畸形、炎症等，由于脊髓内部解剖结构紧密，较小的血管损害亦可导致严重的后果。

脊髓血管病分为缺血性脊髓血管病、出血性脊髓血管病及脊髓血管畸形三大类。脊髓血管病起病急、症状突出、诊断困难、预后较差。

（一）病因

脊髓血管畸形及动脉瘤破裂即可引起脊髓出血，自发性出血见于脊髓动静脉畸形、动脉瘤、血液病、肿瘤及抗凝治疗后。手术或心血管疾病引起的脊髓动脉粥样硬化、肿瘤、动脉炎、蛛网膜下腔粘连及严重低血压等导致缺血性脊髓血管病。外伤也是导致椎管内出血的主要原因。

（二）病理

脊髓缺血可导致神经细胞变性、坏死，血管周围淋巴细胞浸润，晚期血栓机化，血管可再通。脊髓内出血常侵犯数个脊髓节段，引起周围组织水肿、瘀血及继发神经组织变性。血管畸形可发生于任何脊髓节段，包括扩张迂曲的异常血管团、供血动脉及引流静脉。

二、临床表现

（一）缺血性脊髓血管病

1. 脊髓短暂性缺血发作（spinal TIA）

突然发作的间歇性跛行是本病的典型表现，持续数分钟至数小时，可完全恢复，不遗留任何后遗症。也可表现为自发性下肢远端发作性无力，反复发作，可自行缓解，休息或使用血管扩张剂可缓解，间歇期症状消失。

2. 脊髓梗死（spina infarction）

呈脑卒中样起病，脊髓症状常在数分钟至数小时达到高峰。因发生闭塞的供血动脉不同又分为几种类型。

1）脊髓前动脉综合征：脊髓前动脉供应脊髓前 2/3 区域，易发生缺血性病变，以中胸段或下胸段多见。首发症状常突发病损水平相应部位根性痛或弥漫性疼痛，短时间内发生弛缓性瘫痪，脊髓休克期过后转变为痉挛性瘫痪，传导束型分离性感觉障碍，痛温觉消失而深感觉保留（后索未受累），二便障碍明显。

2）脊髓后动脉综合征：脊髓后动脉极少闭塞，因有良好侧支循环，即使发生症状也较轻且恢复较快。常见表现为急性根性痛，病变水平以下深感觉消失和感觉性共济失调，痛温觉和肌力保留，括约肌功能常不受影响。

3）中央动脉综合征：病变水平相应节段的下运动神经元性瘫痪、肌张力减弱、肌肉萎缩，多无锥体束损害和感觉障碍。

（二）出血性脊髓血管病

1. 脊髓蛛网膜下腔出血

表现为突发的严重颈背痛，可局限于出血平面，于数分钟内疼痛弥漫，脑膜刺激征明显。也可能出现多神经根和脊髓受累。头痛、脑神经症状和意识障碍见于血液弥漫至枕骨大孔以上。脑脊液呈肉眼血色，颅压常增高，也可见到视神经乳头水肿。

2. 脊髓硬膜外、硬膜下出血

均为急性发病，表现为脊髓受压症状。开始症状为出血平面的严重、局部背痛，较短的时间内症状迅速加重且范围进行性扩大，发生不同程度的截瘫及感觉障碍。

3. 脊髓内出血

急性剧烈背痛，数分钟或数小时后迅速出现病变水平以下的运动、感觉障碍及括约肌功能障碍。

（三）脊髓血管畸形

临床不常见。绝大多数为动静脉畸形，多见于胸腰段，其次为中胸段，颈段少见，动脉畸形及静脉畸形罕见。动静脉畸形分为四种类型：硬脊膜动静脉瘘、髓内动静脉畸形、髓周动静脉瘘和混合型。多在 45 岁前发病，约半数在 14 岁前发病，男女之比为3∶1。缓慢起病者多见，亦可为间歇性病程，有症状缓解期。畸形血管破裂导致突然发病，多以急性疼痛为首发症状，表现为脑膜刺激征、不同程度截瘫、根性或传导束性感觉障碍。如脊髓半侧受累，表现为脊髓板切综合征，括约肌功能障碍早期为大小便困难，晚期为大小便失禁，也有少数患者表现为单纯脊髓蛛网膜下腔出血。

三、辅助检查

（一）脑脊液检查

脊髓蛛网膜下腔出血腰椎穿刺压力高，脑脊液呈血性。血肿形成导致不同程度梗阻时，脑脊液蛋白质增高、压力降低。

（二）MRI 检查

可显示脊髓局部增粗、出血或梗死。增强后可能发现血管畸形。

（三）脊髓造影检查

可确定血肿部位，显示脊髓表面畸形血管位置和范围，但不能区别病变类型。

（四）DSA 检查

可明确显示畸形血管的大小、形态、位置、范围、类型、供血动脉及引流静脉，对选择治疗方法有所帮助，同时对确诊脊髓血管畸形最有价值。

四、诊断及治疗要点

（一）诊断

根据急性发病、脊髓损伤的临床特点，结合影像学检查、脑脊液检查可予以临床诊断，但确诊相对困难。常需与下列疾病鉴别。

1）其他原因所致的间歇性跛行。

（1）下肢动脉粥样硬化导致的间歇性跛行，表现为下肢间歇性疼痛、无力、皮温低、足背动脉搏动减弱或消失。多普勒超声检查有助于鉴别。

（2）腰椎椎管狭窄导致的马尾性间歇性跛行，常有腰骶区疼痛，运动症状较感觉症状轻；腰后仰时症状加重，前屈时症状可减轻；行走后症状加重，休息后症状减轻或消失。

2）脊髓血管病的横贯性损伤症状常需与脊髓炎急性起病的脊髓横贯性损伤相鉴别。脊髓炎病前多有前驱感染史或接种史，起病不如脊髓血管病急，脑脊液细胞数明显增加。

3）血栓性静脉炎导致的亚急性坏死性脊髓炎，表现为缓慢进行性加重的感觉障碍，严重者呈完全性截瘫。最易受累部位为腰骶段，胸段少见。脑脊液可见蛋白质增高，椎管造影见脊髓表面血管扩张。

（二）治疗要点

1）缺血性脊髓血管病的治疗原则与缺血性脑卒中相似。积极寻找、预防和处理危险因素，对症处理。对于低血压患者应纠正血压，做好血压管理。使用血管扩张药物及促进神经功能恢复的药物，对于疼痛明显患者可予以镇痛剂。

2）脊髓硬膜下或硬膜外血肿应行急诊血肿清除手术，以减除对脊髓的压迫。

3）脊髓血管畸形可行畸形血管结扎或切除，也可行介入栓塞治疗。

4）对于截瘫患者应加强护理，防止合并症如压疮、尿路感染等。急性期过后或病情稳定后应尽早开始肢体功能训练及康复治疗。

五、观察要点

（一）术前观察

观察患者意识、瞳孔、生命体征，有无出血/再出血症状，皮肤情况，疼痛的部位、性质及持续时间，感觉及运动功能及心理状况。

（二）术后观察

观察患者意识、瞳孔、生命体征，有无再出血症状，切口及引流管的情况，皮肤、肢体活动、疼痛、神经系统体征等情况。

六、护理措施

（一）术前护理

重点在于严密观察患者的病情，预防出血/再出血的发生，做好术前准备。

1. 一般护理

1）提供舒适、安静的病房环境，减少探视。

2）指导患者绝对卧床休息，尽量减少或避免刺激性操作和搬动。

3）给予吸氧，改善脑组织缺血、缺氧情况。

4）戒烟戒酒，指导并教会患者床上练习大小便。

2. 营养支持

1）根据情况给予高蛋白质、高维生素、低脂、易消化食物。

2）意识障碍不能进食者可遵医嘱静脉补充热量及其他营养，病情稳定后可予以鼻饲保证营养平衡。

3. 心理护理

1）向患者及其家属解释手术的必要性、注意事项、手术方式，鼓励患者家属及朋友给予患者关心和支持，同时也鼓励患者表达自己的感受。

2）了解患者的心理状态，积极关心，认真倾听，耐心解答患者的问题，消除其紧张、焦虑的不良情绪，告知患者保持情绪稳定的重要性。

3）针对个体情况进行针对性的心理护理，增强患者治疗的信心。

4. 对症治疗

1）感染患者应在病情允许的情况下，先控制感染再行手术治疗。

2）糖尿病患者术前应将血糖控制在 8.3mmol/L 以下再行手术治疗。

3）肝肾功能不全的患者应在病情允许的情况下，待肝肾功能恢复再行手术治疗，注意使用对肝肾无损害的药物。

4）对于营养不良的患者应予以营养支持。

5. 出血/再出血的预防

1）患者出血后及存在动脉瘤破裂危险时需绝对卧床休息。

2）做好出血/再出血的危险因素的评估，避免各种不良因素刺激，嘱患者安静休息，减少探视，保持情绪稳定及大小便通畅，勿用力咳嗽、用力大便，必要时遵医嘱使用镇静剂、缓泻剂等。

3）做好血压管理，保持血压稳定。

4）密切观察有无癫痫发作，发作的先兆、类型、持续时间，遵医嘱使用抗癫痫药物。

6. 病情的观察及护理

1）密切观察患者意识、瞳孔、生命体征及神经系统体征的变化。对于肌无力患者注意观察肌无力危象，保持呼吸道通畅。及时识别有无出血/再出血体征：脑血管病常表现为颅压增高所致的头痛、恶心、呕吐、意识障碍等，以及局灶体征如失语、偏瘫等。对于脊髓血管患者应做好肌力、感觉等监测记录，出现四肢及背痛、烦躁或感觉障碍平面上升、双下肢瘫痪加重，应高度怀疑出血/再出血。

2）观察并记录患者病变部位及肢体活动情况，对于瘫痪患者应注意观察皮肤情况并做好基础护理。对于轻度肢体功能障碍患者做好健康教育，预防跌倒、坠床、烫伤等。

7. 脑、脊髓功能障碍的相关护理

1）肌力减退、偏瘫或截瘫患者，应保持肢体功能位，进行肢体被动训练，防止肌肉萎缩。

2）感觉障碍的患者，防止烫伤、冻伤等意外发生。

3）由于患者肠蠕动减慢，易出现消化不良、腹胀等症状，应减少或禁食产气过多的食物，多食富含纤维素的食物。鼓励患者床上活动，按摩腹部。必要时使用缓泻剂，或遵医嘱予以肛管排气或胃肠减压等。

4）大小便护理：患者出现排尿困难或尿潴留时，先采取措施刺激排尿，若方法无效可予以导尿。大小便失禁患者，做好会阴、肛周护理，保持皮肤清洁、干燥，避免皮肤破损。

8. 介入术前护理

1）评估患者心理状态，做好心理护理及术前健康教育。

2）术前8h禁食禁饮，术区备皮（双侧腹股沟、会阴部及大腿上1/3处），术晨患者更换清洁病员服，于左侧肢体建立静脉通道，以免影响医生术中操作。

3）术前1~2天指导患者床上练习大小便，防止患者术后因体位改变而导致的充盈性尿失禁。

4）术前应记录患者肌力和双下肢足背动脉搏动情况，作为术后观察对照，便于及早判断是否有并发症发生。

9. 术前准备

1）皮肤准备：①胸腰段脊髓手术，超过病变椎体上下各5个椎体。②腰骶段手术，病变腰椎以上5个椎体至坐骨结节处。

2）术前医护共同核查双核表内容是否完善，如有遗漏，应及时通知医生整改。根据医嘱准备手术带药，做好手术标识粘贴。

3）术前积极完善相关检查，如心电图、CT检查、MRI检查、B超检查、交叉配血、血型、出凝血试验、大小便常规等。

4）术前8h嘱患者禁食禁饮，术前2h进食专用营养粉。

5）建立静脉通道，术晨协助患者更换清洁病员服，告知患者勿佩戴首饰，有活动义齿需取下。

6）术晨与手术室工作人员进行患者姓名、住院号、病历、药物、影像资料、手术标识核对，双方核对无误后，送患者入手术室。

7）昏迷或气管切开患者应吸净呼吸道分泌物，保持呼吸道通畅。术前有管道患者，应先夹闭管道，待进入手术室妥善固定管道后再打开。

（二）术后护理

重点在于严密观察患者的病情，预防再出血的发生，做好术后护理，减少并发症的发生。

1. 返回病房的护理

遵医嘱安置心电监护、低流量吸氧，保持呼吸道通畅，预防误吸。予以床栏保护，防止坠床，必要时保护性约束四肢。了解麻醉方式、手术方式、术中情况、切口和引流情况，严密观察患者意识、瞳孔、生命体征的变化，并做好记录。

2. 体位护理

1）平卧位，床头可抬高15°~30°，头颈和脊柱的轴线始终保持一致。

2）吞咽障碍患者需取侧卧位，防止误吸。

3）卧位时保持肢体功能位，预防关节畸形。

4）翻身时应采用轴线翻身法，使患者头、颈、肩在一条直线。指导患者活动时避免牵拉躯体。也可采用颈托、腰带保护脊柱。

3. 营养管理

清醒患者术后 6h 后可先进温开水，无呛咳、恶心、呕吐的情况下可进流质饮食，逐步过渡为半流质饮食及普食。饮食以清淡、易消化为主。偏瘫或后组神经受损者，进食时需注意预防误吸。对于存在营养风险的患者，应遵医嘱予以肠内或肠外营养支持。

4. 切口护理

观察切口敷料有无渗血渗液，如出现渗血渗液，及时通知医生进行更换。注意观察有无肢体运动、感觉障碍加重，如有需及时通知医生。

5. 管道护理

1）引流管的观察及护理。

（1）应妥善固定引流管，防止脱出，翻身或外出检查时避免引流管牵拉、扭曲。告知患者及其家属引流的目的及重要性，切勿自行拔除管道。

（2）观察引流液的颜色、性状和量，正常情况下手术当天引流液为暗红色，以后颜色逐渐变浅、变清。术后 24h 后若仍有新鲜血液流出，应及时通知医生予以处理，必要时行再次手术止血。

（3）观察引流管是否通畅，导致引流不畅的常见原因：①引流管折叠、压迫。②引流管过细，血凝块、破损脑组织堵塞。③脑组织肿胀及血肿，压迫引流管。④引流管安装位置导致管道侧孔贴附于脑组织。⑤颅压过低。发现管道引流不畅应及时通知医生进行处理，可采取适当降低引流管高度、自近端向远端轻轻挤捏、旋转引流管方向或适当退出引流管等方法进行处理。如仍不通畅，应行 CT 检查排除其他异常情况，警惕再出血的发生。

（4）预防引流液反流感染。更换引流装置时需按照无菌原则进行，遵医嘱合理使用抗生素。

（5）术后 2~3 天后即可拔管，拔管后注意观察患者意识、瞳孔、生命体征的变化，以及置管处有无脑脊液漏。

2）留置针应妥善固定，保持输液通畅，观察穿刺部位有无红肿、渗液。

3）导尿管妥善固定，保持通畅，观察尿液的颜色、性状。保持会阴部清洁，每天行尿道口护理，嘱患者多饮水，根据患者术后情况决定拔除导尿管时间。拔除导尿管后应关注患者自行排尿情况。

6. 用药护理

术后常输注尼莫地平及采用 3H 疗法，即高血压、高血容量、稀释血液，防止血管痉挛。用药过程中应注意观察药物的疗效、作用及不良反应。尼莫地平易引起颜面部潮红、心率加快、胸闷不适等反应，应使用微量泵 24h 静脉泵入。用药过程中注意监测血压，防止血压过低引起脑缺血，同时也要防止血压过高诱发出血。此药物对血管刺激大，输注过程中应注意观察穿刺处有无红肿、渗液，防止药物外渗引起组织坏死。

7. 疼痛护理

术后做好疼痛评估，提供舒适安静的环境，根据患者情况及疼痛的程度，排除其发生原因后可遵医嘱合理使用镇痛剂、脱水剂。

8. 压疮的预防

1）保持床单元、衣服清洁、干燥，污染时及时更换。

2）定时翻身，避免皮肤长期受压，翻身时动作轻柔，避免拖、拉、拽、推等动作。对于极度消瘦患者，可使用气垫床，也可在骨隆突处等受压部位贴多层硅酮泡沫敷料保护。

3）加强营养，增加蛋白质、维生素摄入，满足机体代谢需要，给予足够的营养支持。

4）对皮肤情况做好交接。

5）已发生压疮的患者，根据压疮分期，做好相应的处理。

9. 并发症的预防及护理

1）出血/再出血：表现为意识、瞳孔及生命体征变化，肢体运动、感觉障碍进行性加重。引流液的颜色加深，持续有新鲜血液流出，应警惕发生再出血。处理：使用药物止血治疗，如药物治疗无效应及时行手术治疗。

2）血管痉挛：突然出现肢体活动障碍、感觉消失。处理：遵医嘱使用扩血管、神经功能恢复药物。

3）感染：包括切口感染、颅内感染、肺部感染、泌尿道感染等。肺部感染为术后最常见的并发症，发生率高、死亡率高，为导致患者死亡的直接原因。处理：做好体温监测，勤翻身、拍背，必要时行雾化吸入，遵医嘱合理使用抗生素。

4）脑、脊髓功能障碍：如语言障碍、吞咽障碍、肢体活动障碍、感觉障碍等。处理：积极予以康复训练，保持肢体功能位，防止肌肉萎缩。做好肌力、感觉的监测并做好记录。

5）失用综合征：出现关节挛缩、肌肉萎缩、DVT、压疮、便秘、智力减退、肺功能下降等。因患者长期卧床，意识障碍、躯体移动障碍，引起全身或局部生理功能减退。处理：勤翻身，置肢体于功能位，做好肢体主动或被动活动，予以富含纤维素饮食。

6）上消化道出血：常见于急性期患者，呕吐咖啡色或鲜红色胃内容物，柏油样大便。处理：急性期予以禁食禁饮，必要时可置管予以胃肠减压。遵医嘱予以止血及抗酸药物。

10. 健康教育

1）饮食规律、少食多餐、营养均衡。忌烟酒，忌刺激性、坚硬及易胀气食物。

2）保持情绪稳定，避免情绪激动。

3）根据自身体力适当活动，避免劳累。

4）告知脊髓恢复的程序，增强患者的自信心，鼓励患者参与康复目标制定的全过程，告知他们只有积极主动的配合才能使康复取得最佳效果。对于服药患者，应做好药物用法、用量、不良反应等相关知识的介绍，告知其遵医嘱服药的重要性，不能随意减量或停药。

5）讲解本病常见症状及预防知识。术后定期门诊复查，告知患者如有不适，应立即就诊。

第三节　椎管内肿瘤

一、概述

椎管内肿瘤（intraspinal canal tumor）是发生于脊髓本身或椎管内脊髓邻近组织的原发性或继发性肿瘤的总称，又称为脊髓肿瘤。椎管内肿瘤可发生于任何年龄，发病高峰年龄为 20~50 岁。除脊膜瘤，椎管内肿瘤男性发病率高于女性。肿瘤可发生于脊髓的任何节段，发生于胸段者最多，约占半数，颈段约占 1/4，其余分布于腰骶段及马尾。椎管内肿瘤来源：可由椎管周围组织直接侵入椎管，如淋巴肉瘤；可源于脊髓外胚叶的室管膜和胶质细胞，如神经胶质瘤、神经纤维瘤；可源于脊髓的中胚叶间质，如脊膜瘤；来自身体其他部位恶性肿瘤的转移，如肺癌、鼻咽癌、乳腺癌、甲状腺癌等。

临床上按肿瘤与脊髓和硬脊膜的关系分为髓内肿瘤、髓外硬脊膜下肿瘤和硬脊膜外肿瘤三大类。

（一）髓内肿瘤

髓内肿瘤位于脊髓内，约占椎管内肿瘤的 24%，以室管膜细胞瘤、星形细胞瘤和血管母细胞瘤多见，也可见畸胎瘤、脂肪瘤等。髓内肿瘤多发生于 20~50 岁，以疼痛为最常见的首发病症，逐渐出现肿瘤节段以下的运动障碍和感觉异常，表现为肢体无力、肌肉萎缩和截瘫、肌张力和腱反射异常。

（二）髓外硬脊膜下肿瘤

髓外硬脊膜下肿瘤位于脊髓外、硬脊膜下，约占椎管内肿瘤的 51%，绝大多数为良性肿瘤，以神经鞘瘤、神经纤维瘤和脊膜瘤最常见，少见皮样或表皮样囊肿、畸胎瘤、脂肪瘤等。髓外硬脊膜下肿瘤多发生于 20~60 岁，病程较长，典型病症为根性痛，以后出现肢体麻木、酸胀感或感觉减退。随着病症的进展可出现瘫痪及膀胱、直肠功能障碍。

（三）硬脊膜外肿瘤

硬脊膜外肿瘤位于硬脊膜外，多为恶性肿瘤，约占椎管内肿瘤的 25%，多见转移瘤、淋巴瘤，也可见海绵状血管瘤和脂肪血管瘤。硬脊膜外肿瘤如转移瘤多见于老年人，病程进展快，疼痛是最常见的首发病症，很快出现严重的脊髓压迫症状。淋巴瘤常累及胸腰椎，主要表现为脊髓和神经根受压症状，以局部疼痛最为常见，逐渐出现下肢运动、感觉障碍和括约肌功能紊乱。

二、临床表现

（一）根性痛

根性痛是椎管内肿瘤早期最常见症状，疼痛部位与肿瘤所在平面的神经分布一致，咳嗽、打喷嚏和用力排便时加重，部分患者可出现夜间痛和平卧痛。

（二）感觉障碍

感觉减退和感觉错乱，神经根被破坏后则感觉丧失。

（三）肢体运动障碍及反射异常

肢体僵硬、无力、活动不便、肌肉萎缩和肌束震颤等。浅反射消失，深反射亢进。

（四）自主神经功能障碍

最常见膀胱和直肠功能障碍。不同脊髓节段及不同性质的肿瘤，可导致患者出现不同的症状和体征（表15-3-1）。

表 15-3-1　脊髓各节段肿瘤的临床表现

节段	临床表现
$C_1 \sim C_4$	枕颈区放射性痛，四肢痉挛性瘫痪，躯干、四肢感觉障碍，膈神经受损者可有呼吸困难，肿瘤在 C_2 以上可有枕骨大孔区受累症状
$C_5 \sim T_1$	肩部和上肢放射性痛，上肢弛缓性瘫痪，下肢痉挛性瘫痪，病灶以下感觉障碍，伴 Honer 征，局部可出现括约肌功能障碍
$T_2 \sim T_{12}$	胸腹部放射性痛和束带感，下肢痉挛性瘫痪伴感觉障碍，括约肌功能障碍多见
$L_1 \sim S_2$	下肢反射痛，弛缓性瘫痪及感觉障碍，会阴部感觉障碍，括约肌功能障碍明显
圆锥	根性痛不明显，感觉障碍明显，可有感觉分离，自主神经功能障碍发生较早
马尾	根性痛剧烈、明显肌肉萎缩，单侧下肢受累，各种感觉障碍，反射消失，自主神经功能障碍发生晚

三、辅助检查

（一）脑脊液检查和动力学试验

脑脊液检查常见蛋白质-细胞分离现象，蛋白质含量增高而细胞数下降。脑脊液动力学试验中椎管内肿瘤一般会引起不同程度的蛛网膜下腔梗阻。

（二）X线检查

椎管内肿瘤引起骨质改变。

（三）CT检查

CT检查可发现低密度脂肪瘤。增强扫描可显示血管丰富的肿瘤，如血管瘤等，表现为边界清楚的、明显增强的块状影。

（四）MRI检查

精确、安全、无痛苦。能直接显示肿瘤的部位、范围及其相邻结构的关系，也可显示水肿、空洞和出血等继发性改变。

（五）脊髓血管造影

可清楚显示肿瘤血管及其供应动脉和引流静脉。

四、诊断及治疗要点

（一）诊断

根据临床表现及影像学特点进行诊断，尽可能做到纵向定位诊断、横向定位诊断、解剖层次定位诊断和定性诊断。需进行鉴别的疾病包括脊髓蛛网膜炎、急性脊髓炎、运动神经元疾病和脑干脑炎、胸廓下口综合征、腰椎间盘突出症、脊髓积水症、脊髓血管畸形、肠源性囊肿等。

（二）治疗要点

1. 手术治疗

椎管内肿瘤尤其是髓外硬膜下肿瘤多为良性，一旦定位诊断明确，应尽早手术切除，多能恢复健康。

2. 放射治疗

恶性肿瘤在术后均可进行放射治疗，多能提高治疗效果。

3. 化疗

胶质细胞瘤用脂溶性烷化剂如卡莫司汀治疗有一定疗效。转移癌（腺癌、上皮癌）应用环磷酰胺、甲氨蝶呤等。

五、观察要点

（一）术前观察

观察患者意识、生命体征变化，尤其注意呼吸频率、幅度。评估感觉障碍平面或四肢活动度。

（二）术后观察

观察患者意识、生命体征及呼吸情况。观察切口、引流管情况。术后感觉障碍平面或四肢活动度与术前进行对比。评估患者对疾病的认识和心理反应。

六、护理措施

（一）术前护理

1. 术前健康教育

1）以通俗语言向患者及其家属讲解疾病发生原因、临床表现、治疗方式，术前有关检查项目及注意事项、麻醉方式、术后并发症的预防等，如根性痛、感觉障碍、运动障碍、自主神经功能障碍是此类疾病的主要特征。

2）对疼痛症状明显的患者，评估其疼痛的程度。取患者觉得舒适的体位，让患者缓解疼痛。必要时可遵医嘱使用镇痛剂。

3）对于肢体运动障碍的患者，为其提供基本的生活护理，准确进行评估。病房物品摆放整齐，环境布局合理。病房地面应保持清洁、干燥，防止患者滑倒及摔伤。避免患者裤脚过长，禁止患者穿拖鞋行走。卧床休息时，予以床栏保护，防止发生坠床。外出检查时需有专人陪护。

4）有感觉障碍的患者，禁止使用热水袋、冰袋，预防烫伤、冻伤，提高患者及其家属对烫伤、冻伤的重视程度。

2. 心理护理

评估患者心理状况，耐心向患者及其家属解释疾病相关知识、手术的必要性、手术的方式及治疗注意事项。鼓励患者正确认识疾病、对待疾病。多与患者交流，鼓励患者说出自己的感受，消除患者焦虑、恐惧的心理，增强患者战胜疾病的信心。

3. 术前训练

如咳嗽训练、排尿训练及翻身训练。

1）咳嗽训练：指导患者做深呼吸，吸气时间长于呼气时间，嘱患者在深吸气后屏气，然后稍用力咳嗽，使气体或痰液冲出。避免用力过猛引起疼痛不适。有效的咳嗽可增加肺通气量，预防术后坠积性肺炎的发生。

2）排尿训练：练习床上自然排尿。取合适体位，嘱患者放松会阴部及腹部，臀下放置便盆。对于排尿困难患者，可使用温热毛巾敷下腹部或听流水声，也可用温水冲洗会阴部等，反复多次训练，直至能躺在床上自然排尿，避免术后出现排尿困难及尿潴留。

3）翻身训练：教会患者及其家属轴线翻身的方法。让患者平卧，放松。一位协助者站于患者所需卧位侧，俯身，一手放于患者颈下，另一手放于患者外侧肩部，让患者双手分别放于协助者的颈后和一侧腋后。另一位协助者站于患者背后，双手分别托着患者臀部及大腿，两人一起缓慢沿脊柱轴线用力，将患者缓缓放于侧卧位。

4. 术前准备

1）皮肤准备：术前 2 天，每天使用洗发水和氯己定清洁头颈部及其他手术区域皮肤，减少术前皮肤定植细菌数量，预防手术部位感染。

椎管内肿瘤术前皮肤准备范围见表 15-3-2。

表 15-3-2　椎管内肿瘤术前皮肤准备范围

手术类型	皮肤准备范围
高位颈段手术	枕骨粗隆至双肩水平
腰胸段手术	以病变位为中心上下 5 个椎体
腰骶段手术	病变腰椎以上 5 个椎体至坐骨结节处

2）术前医护共同核查双核表内容是否完善，如有遗漏及时通知医生整改。

3）术前积极完善相关检查。

4）根据医嘱准备手术带药，做好手术标识粘贴。

5）术前 8h 禁食禁饮，术前 2h 进食营养粉。

6）建立静脉通道，协助患者更换清洁病员服。告知患者勿佩戴首饰，有活动义齿需取下。

7）术晨与手术室工作人员进行患者姓名、住院号、病历、影像资料、药物、手术标识核对，双方核对无误后，送患者入手术室。

（二）术后护理

1. 体位护理

1）术后全身麻醉未醒前取平卧位，搬动患者时要保持脊柱水平位，尤其是高颈段手术应颈部制动、颈托固定，注意颈部不能过伸过屈，以免引起脊髓损伤。全身麻醉清醒后可适当抬高床头。

2）每 2h 翻身一次，动作宜轻柔，翻身时使用轴线翻身法，使头、颈、脊柱保持在一条轴线，避免颈椎旋转、屈伸。平卧位时不宜垫枕或毛巾，过高或过低可能导致颈部扭曲，发生强烈不适甚至疼痛，侧卧位时保持枕头与肩同高。

3）颈段术后 2~3 天可佩戴颈托，抬高床头至半卧位休息。术后 4~7 天佩戴颈托，慢慢翻身，适当进行肢体活动锻炼，病情允许甚至可下床活动。

4）腰胸段术后 3~5 天病情稳定者可佩戴胸腰骶支具协助坐起，术后 7 天左右可佩戴胸腰骶支具协助下床。

2. 呼吸障碍的观察及护理

1）密切监测患者意识、瞳孔及生命体征。

2）准确评估患者呼吸情况，判断有无呼吸困难，观察呼吸的频率、幅度，监测血氧饱和度。评估患者有无后组脑神经受损引起的吞咽困难及咳嗽无力。

3）保持呼吸道通畅，防止误吸。予以低流量吸氧，对于痰液不宜咳出患者可予以吸痰，对于痰液黏稠患者，可予以雾化吸入。

4）对于严重呼吸困难患者，可行气管插管、气管切开，必要时予以呼吸机辅助呼吸。

5）病情稳定后进行呼吸训练，使用呼吸机患者可间断脱机，血氧饱和度维持在95％以上，嘱患者进行深呼吸及咳嗽训练。

3. 神经功能障碍肢体的观察及护理

1）麻醉清醒后严密观察四肢感觉、肌力、肌张力等，并与术前进行对比，以便及时发现并发症。注意呼吸情况，应特别注意观察切口周围有无肿胀、胸闷气紧、呼吸困难，以防发生血肿压迫颈部而影响呼吸功能。

2）运动障碍患者翻身后将肢体置于功能位，注意卧位姿势不得压迫患肢。下肢瘫痪患者防止关节畸形，足下垂者应穿"丁"字鞋，保持双足功能位。感觉麻木或感觉消失的肢体应预防烫伤或冻伤。

3）病情稳定后指导患者进行肢体功能锻炼，做到自主运动与被动运动结合。

4）对于长期卧床的患者，应指导患者进行主动或被动的踝关节屈伸，预防 DVT，必要时可穿着弹力袜。

5）每 2h 翻身一次，保持皮肤及床单元清洁、干燥，对于失禁患者应及时清理排泄物，保持会阴部及肛周皮肤清洁，避免压疮的发生。

4. 饮食护理

清醒患者术后 6h 可先食温水，如出现呛咳、呕吐应暂禁食禁饮。无呛咳、恶心、呕吐的情况下可予以流质饮食。饮食以高蛋白质、高维生素、低盐、低脂、清淡、易消化为主。多饮水，进食蔬菜、水果，保持大便通畅，防止便秘。

5. 切口及引流管的护理

1）早期皮下引流或创腔引流瓶（袋）高度应与头部保持一致。48h 后根据引流液的性质决定高度：若量多、色浅，应适当抬高引流瓶（袋）位置；若引流液呈血性、色深，引流瓶（袋）应低于创腔。

2）保持引流管通畅，避免折叠、扭曲、压迫管道。

3）引流管固定牢固。引流管长度适宜，确保患者头部有适当活动的空间。告知患者及其家属引流的重要性，避免意外拔管。若不慎拔出引流管，应立即通知医生进行相应的处理。

4）观察引流管处切口敷料情况，如出现渗血渗液，应立即通知医生处理。

5）观察引流液的颜色、性状和量，手术当天引流液呈暗红色，以后颜色逐渐变浅、变清。术后 24h 后若仍有新鲜血液流出，应及时通知医生予以处理，必要时行再次手术止血。

6）引流管一般在术后 2～3 天拔除。拔除引流管后应密切观察敷料有无渗液，若有渗出应观察渗出液的性状及量。当渗出液呈无色透明状时应考虑有脑脊液漏，立即通知医生更换切口敷料并缝合切口，动态监测患者体温，警惕感染的发生。

6. 高热护理（颈段椎管内肿瘤术后）

1）动态监测体温，早期发现高热。

2）保持病房通风，鼓励多饮水。若出现高热，及时撤除患者衣物、被盖。

3）加强营养，注意水、电解质平衡。

4）行物理降温，温水擦浴及冰袋冷敷，使用冰袋时防止冻伤。

7. 失禁护理（腰骶段椎管内肿瘤术后）

清洗皮肤时动作宜轻柔，避免用力摩擦皮肤，选择接近皮肤 pH 值的清洗剂。清洁皮肤采用一次性软布，不要用擦拭法，尽量采取冲洗或轻拍式清洁，水温不可过高。选择含有润肤剂的清洗剂，患失禁性皮炎时不需要太多水分，润肤剂比保湿剂更有效。使用皮肤保护剂，保护皮肤角质层不受刺激性液体的侵蚀。

8. 胃肠道护理（胸段椎管内肿瘤术后）

1）指导患者进食高蛋白质、富含纤维素的食物，避免活动减少引起便秘。

2）病情允许的情况下，应早期活动，可在床上进行四肢主动功能锻炼及脐周按摩，顺时针方向由慢到快进行按摩，并逐步扩大按摩范围。

3）对于腹胀患者，评估大小便情况，分析腹胀原因，必要时行腹部彩超。

4）对于便秘引起的腹胀，应给予缓泻剂，必要时可予以开塞露塞肛。

5）对于因胀气引起的腹胀，可采取小茴香热敷，热敷时注意避免烫伤。效果不明显者，可采用肛管排气。避免因腹胀引起患者呼吸困难。

9. 并发症的预防及护理

1）呼吸障碍：为颈段椎管内肿瘤术后严重的并发症，主要是颈髓受压引起，也可能是因切口疼痛不敢咳嗽和深呼吸以至排痰不畅或无力咳嗽引起的。护理中加强观察，对于痰液不易排出者，可行雾化吸入；对于严重呼吸困难者，可行气管插管或气管切开，必要时予以呼吸机辅助呼吸。

2）脑脊液漏：术后观察切口敷料有无渗血渗液，引流液颜色、性状和量，患者有无头痛等症状。当出现引流液颜色呈无色透明时应考虑有脑脊液漏，可拔除引流管，缝合切口。

3）椎管内血肿：若患者出现四肢疼痛进行性加重，感觉障碍平面上升，双下肢瘫痪加重，应考虑椎管内血肿形成压迫脊髓，应及时报告医生处理。

4）泌尿系统感染：每天 2 次尿道口护理，保持会阴部清洁。鼓励患者多饮水，以稀释尿液，减少细菌滋生，预防泌尿系统感染。病情稳定后，尽早拔除导尿管。

5）肺部感染：指导患者进行咳嗽训练，随着切口愈合、疼痛减轻，鼓励患者勤翻身、拍背，用力咳痰，必要时可行雾化吸入。

10. 健康教育

1）了解患者心理状态，给予心理疏导，增强患者及其家属康复的信心。

2）颈段椎管内肿瘤术后：指导患者适当活动，早期避免颈部过屈过伸的动作，讲解佩戴颈托的重要性。对于肢体运动障碍患者，指导进行自我功能锻炼。

3）胸段椎管内肿瘤术后：指导患者不做上身下屈及左右过度扭曲动作，半年内不提重物，禁止脊柱旋转运动。少取坐位，减少胸腰椎间盘承受的压力。避免做弯腰动作，取低物时应先蹲下再取。佩戴支具时活动被限制，一般坐和站立活动时佩戴，只能从事一般活动，禁止剧烈活动或从事重体力劳动。卧床时可去除支具。

4）对于尿潴留的患者，指导家属学会清洁间歇导尿，防止泌尿系统感染。

5）指导患者加强肢体功能锻炼及括约肌功能训练。

6）告知患者定期复查，开展延伸护理服务，定期随访，对患者出现的问题进行针对性的指导。

参考文献

曹宁，封亚平，谢佳芯.《脊髓损伤神经修复治疗临床指南（中国版）2021》解读［J］. 中国现代神经疾病杂志，2022，22（8）：655-661.

胡蓉，陈佳丽，宁宁，等. 脊髓损伤患者压力性损伤预防的最佳证据总结［J］. 护理研究，2022，36（2）：211-216.

曾莉，张建梅，蒋红英，等. 脊髓损伤患者自我感受负担与心理脆弱程度相关性分析［J］. 护理研究，2022，36（14）：2610-2613.

游潮，毛伯镛. 脑脊髓血管外科学［M］. 北京：人民卫生出版社，2012.

陈茂君，蒋艳，游潮. 神经外科护理手册［M］. 北京：科学出版社，2015.

游潮，毛伯镛. 脑脊髓血管外科学［M］. 北京：人民卫生出版社，2012.

陈茂君，樊朝凤. 漫话神经外科疾病［M］. 北京：人民卫生出版社，2021.

倪群. 脊髓血管畸形患者的围术期护理［J］. 全科护理，2018，16（8）：944-945.

彭秋菊，杨琴. 脊髓血管畸形［J］. 中风与神经疾病杂志，2015，32（10）：954-956.

陈茂君，段丽娟，李莉. 神经外科护理难点突破［M］. 成都：四川大学出版社，2020.

李建军，王方永. 脊髓损伤神经学分类国际标准（2011年修订）［J］. 中国康复理论与实践，2011，17（10）：963-972.

何磊，王芳，狄恒丹，等. 胸腰段椎管内肿瘤患者术后运动康复方案构建及应用［J］. 护理学杂志，2022，15（24）：71-74.

许爱虹，刘娟，章凯，等. 颈椎管内肿瘤患者的围术期护理［J］. 护士进修杂志，2007，22（23）：2159-2160.

小结

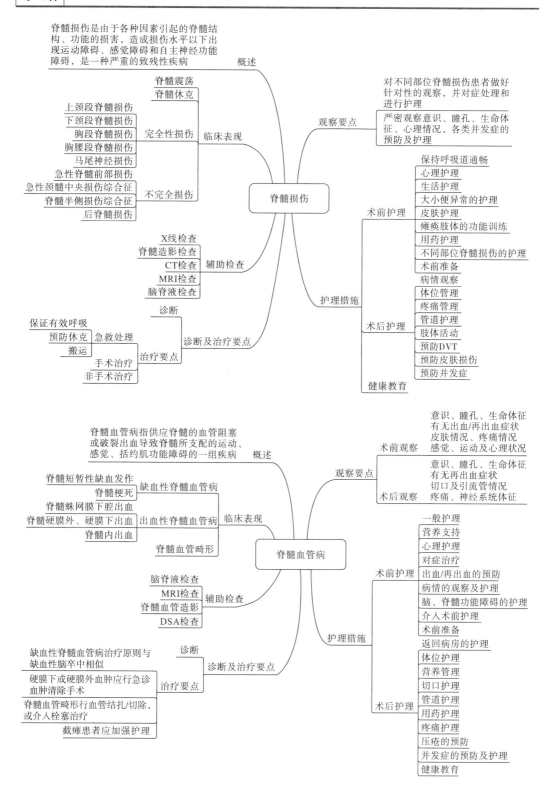

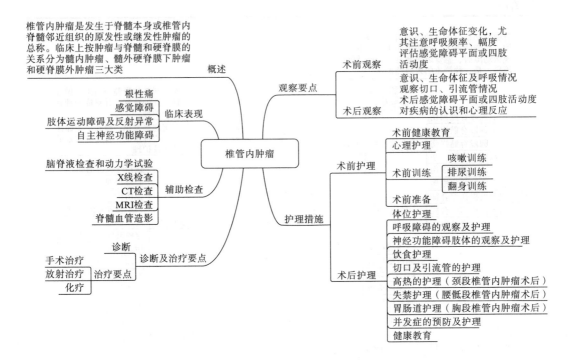

第十六章　功能性疾病患者的护理

第一节　帕金森病

一、概述

帕金森病（Parkinson disease，PD），又名震颤麻痹（paralysis agitans），是一种常见于中老年人的神经系统退行性疾病。临床上以静止性震颤、肌强直、动作迟缓和姿势平衡障碍为主要特征。我国 65 岁以上人群患病率为 1700/10 万，患病率随年龄增加而升高，男性稍高于女性。

帕金森病的病因目前仍不明确。高龄、生活环境、化学制剂、遗传等都有可能是帕金森病的致病原因。主要病理改变为黑质多巴胺能神经元变性坏死，但其机制尚未完全明了。

近年来，我国学者无论是对帕金森病发病机制的认识、对早期诊断生物标志物的发现，还是对治疗理念的更新及治疗方法和手段的探索，都有了显著的进步。中华医学会神经病学分会帕金森病及运动障碍学组分别于 2006 年、2009 年和 2014 年制定了第一、二、三版中国帕金森病治疗指南，对提高治疗效果均起到了重要的作用。近年来，国内外在该治疗领域都有了治疗理念的更新和治疗方法的进步。

二、临床表现

（一）运动症状

常常开始于一侧上肢，逐渐累及同侧下肢，再波及对侧上肢及下肢，呈"N"字形进展。

1. 运动迟缓

1）运动启动困难和速度减慢：日常生活不能自理，坐下后不能起立，卧床时不能自行翻身，解、系鞋带和纽扣，穿脱鞋袜或裤子，剃须、洗脸及刷牙等动作都有困难。重复运动容易疲劳。

2）多样性运动缺陷：表情缺乏、眨眼减少，"面具脸"为其特有面容。严重者出现构音、咀嚼、吞咽困难，因患者不能自然吞咽唾液，出现大量流涎。步行中上肢的伴随动作减少，甚至消失。

3）运动变换困难：从一种运动状态转换成另一种运动状态困难，出现运动中止或重复，如行走中不能敬礼、回答问题时不能扣纽扣、连续轮替动作常有停顿。患者上肢不能做精细动作，书写困难，所写的字弯曲不正，越写越小，称为"小写症"。

2. 肌强直

被动运动时关节阻力增高，且呈一致性，类似弯曲软铅管的感觉，故称为"铅管样强直"。在有静止性震颤的患者中可感到在均匀的阻力中出现断续停顿，如同转动齿轮，称为"齿轮样强直"。颈部、躯干、四肢肌强直可使患者出现特殊的屈曲体姿，表现为头部前倾，躯干俯曲，肘关节屈曲，腕关节伸直，前臂内收，髋及膝关节略为弯曲。

3. 静止性震颤

常为首发症状，多始于一侧上肢远端，静止位时出现或明显，随意运动时减轻或停止，紧张或激动时加剧，入睡后消失。典型表现是拇指与食指呈"搓丸样"动作，频率为 4～6Hz。令患者一侧肢体运动如握拳或松拳，可使另一侧肢体震颤更明显，该试验有助于发现早期轻微震颤。少数患者可不出现震颤，部分患者可合并轻度姿势性震颤。

4. 姿势平衡障碍

由于全身肌肉受到影响，患者会出现头前倾，改变体位如站立、迈步缓慢，不能及时转弯、停步。

（二）非运动症状

非运动症状也是帕金森病十分常见和重要的临床症状，可以早于或伴随运动症状而发生。

1. 嗅觉障碍和睡眠障碍

疾病早期即可出现嗅觉障碍或睡眠障碍。嗅觉障碍主要表现为嗅觉辨识、嗅觉识别和嗅觉阈值的异常。睡眠障碍包括失眠、睡眠片段化，尤其是快速眼动期睡眠行为异常。

2. 自主神经功能障碍

临床常见，如便秘、多汗、脂溢性皮炎等。吞咽活动减少可导致流涎。在帕金森病患者中，70%以上会出现不同程度的便秘。

3. 精神和认知功能障碍

近半数患者伴有抑郁，并常伴有焦虑。表现为持久的情绪低落、注意力难以集中、丧失工作和生活兴趣、睡眠障碍、冷漠、悲观、焦虑、敏感，有自杀念头。15%～30%的患者在疾病晚期发生认知功能障碍乃至痴呆，以及幻觉，其中视幻觉多见。疾病晚期也可出现性功能减退、排尿障碍或直立性低血压。

三、辅助检查

(一) 分子影像学检查

结构影像如 CT、MRI 检查无特征性改变。分子影像如 PET 或 SPECT 检查在疾病早期甚至亚临床期即能显示异常，有较高的诊断价值。

(二) 血、唾液、脑脊液检查

常规检查均无异常。在少数患者中可以发现血 DNA 基因突变，脑脊液和唾液中 α−突触核蛋白、DJ−1 蛋白含量有改变。

(三) 嗅觉测试及经颅多普勒超声检查

嗅觉测试可发现早期患者的嗅觉减退。经颅多普勒超声检查可通过耳前的听骨窗探测黑质回声，可以发现绝大多数帕金森病患者的黑质回声异常增强（单侧回声面积＞ 20mm^2 ）。

四、诊断及治疗要点

(一) 诊断

国际帕金森病及运动障碍学会、我国中华医学会神经病学分会帕金森病及运动障碍学组制定了帕金森病临床诊断标准。

1. 诊断标准

1) 运动迟缓：启动或在持续运动中肢体运动幅度减小或速度缓慢。

2) 至少存在下列 1 项：肌强直或静止性震颤。

2. 支持标准

1) 多巴胺能药物治疗有显著效果。在治疗初期，患者的功能可恢复或接近正常水平。在没有明确记录的情况下，初始治疗的显著应答可定义为以下两种情况：①药物剂量增加时症状显著改善，剂量减少时症状显著加重。以上改变可通过客观评分（治疗后 UPDRS−Ⅲ评分改善超过 30％）或主观描述（由患者或照护者描述的可靠而显著的病情改变）。②存在明确且显著的开/关症状波动，并在某种程度上包括可预测的剂末现象。

2) 出现左旋多巴诱导的异动症。

3) 临床体格检查观察到肢体的静止性震颤（既往或本次检查）。

4) 以下辅助检测阳性有助于特异性鉴别帕金森病与非典型帕金森综合征：存在嗅觉减退或丧失，或经颅多普勒超声显示黑质回声异常增强（单侧回声面积＞ 20mm^2 ），或心脏间位碘代苄胍（MIGB）闪烁显像法显示心脏去交感神经支配。

3. 排除标准

1) 存在明确的小脑性共济失调，如小脑性步态、肢体共济失调或者小脑性眼动异常（持续的凝视诱发的眼震、巨大方波跳动、超节律扫视）。

2）出现向下的垂直性核上性凝视麻痹，或者向下的垂直性扫视选择性减慢。

3）在发病后 5 年内，患者被诊断为高度怀疑的行为变异型额颞叶痴呆或原发性进行性失语。

4）发病 3 年后仍局限于下肢的帕金森样症状。

5）多巴胺受体阻滞剂或多巴胺耗竭治疗诱导的帕金森综合征，其剂量和时程与特发性帕金森综合征相一致。

6）尽管病情为中等严重程度（即根据 MDS-UPDRS，评定肌强直或运动迟缓的评分>2 分），但患者对高剂量（不少于 600mg/d）左旋多巴治疗缺乏显著的治疗应答。

7）存在明确的皮质复合感觉丧失（如主要感觉器官完整的情况下出现皮肤书写觉和实体辨别觉损害），以及存在明确的肢体观念运动性失用或进行性失语。

8）分子神经影像学检查显示突触前多巴胺能系统功能正常。

9）存在明确可导致帕金森综合征或疑似与患者症状相关的其他疾病，或者基于全面诊断评估，由专业医生判断其可能为其他综合征，而非帕金森病。

4. 警示征象

1）发病后 5 年内出现快速进展的步态障碍，以至于需要经常使用轮椅。

2）运动症状或体征在发病后 5 年内或 5 年以上完全不进展，除非这种病情的稳定与治疗相关。

3）发病后 5 年内出现球部功能障碍，表现为严重的发声困难、构音障碍或吞咽困难（需进食较软的食物，或通过鼻-胃管、胃造口进食）。

4）发病后 5 年内出现吸气性呼吸功能障碍，即在白天或夜间出现吸气性喘鸣或者频繁的吸气性叹息。

5）发病 5 年内出现严重的自主神经功能障碍，包括如下表现。

（1）直立性低血压，即在站起后 3min 内，收缩压下降至少 30mmHg 或者舒张压下降至少 20mmHg，并排除脱水、药物或其他可能解释自主神经功能障碍的疾病。

（2）发病后 5 年内出现严重的尿潴留或尿失禁（不包括女性长期存在的低容量压力性尿失禁），且不是简单的功能性尿失禁（如不能及时如厕）。对于男性患者来说，尿潴留不是由前列腺疾病引起的，且伴勃起功能障碍。

6）发病后 3 年内由于平衡障碍导致反复（>1 次/年）跌倒。

7）发病后 10 年内出现不成比例的颈部前倾或手足挛缩。

8）发病后 5 年内出现任何一种常见非运动症状，包括嗅觉减退、睡眠障碍（睡眠维持性失眠、日间过度嗜睡、快速动眼期睡眠行为障碍）、自主神经功能障碍（便秘、日间尿急、症状性直立性低血压）、精神障碍（抑郁、焦虑、幻觉）。

9）出现其他原因不能解释的锥体束征。

10）起病或病程中表现为双侧对称性的帕金森综合征症状，没有任何侧别优势，且客观体检亦未观察到明显的侧别性。

临床确诊的帕金森病需要具备：不存在排除标准，至少存在 2 条支持标准，没有警示征象。临床很可能的帕金森病需要具备：不存在排除标准。如果出现警示征象则需要通过支持标准来抵消。如果出现 1 条警示征象，需要至少 1 条支持标准抵消。如果出现 2 条警示征象，需要至少 2 条支持标准抵消。如果出现 2 条以上警示征象，则诊断不能成立。

（二）鉴别诊断

1. 继发性帕金森综合征

共同特点是有明确病因可寻，如感染、药物、中毒、脑动脉硬化、外伤等，相关病史是鉴别诊断的关键。继发于甲型脑炎后的帕金森综合征目前已罕见。多种药物均可引起药物性帕金森综合征，一般是可逆的。拳击手中偶见头部外伤引起的继发性帕金森综合征。老年人基底核区多发性腔隙性梗死可引起血管性帕金森综合征，这类患者多患有高血压、动脉硬化及有脑卒中史，步态障碍较明显，震颤少见，常伴锥体束征。

2. 伴发于其他神经变性疾病的帕金森综合征

不少神经变性疾病具有帕金森综合征表现。这些神经变性疾病各有其特点，有些有遗传性，有些为散发性，除程度不一的帕金森样表现外，还有其他征象，如早期出现且严重的痴呆和视幻觉（路易体痴呆）、角膜色素环阳性（肝豆状核变性）、皮质复合感觉缺失和锥体束征（皮质基底核变性）等。另外，这些疾病所伴发的帕金森综合征，常以强直、少动为主，震颤少见，一般以手双侧起病（除皮质基底核变性外），对左旋多巴治疗不敏感。

3. 其他

帕金森病早期患者尚需鉴别下列疾病：临床较常见的原发性震颤，1/3 有家族史，各年龄段均可发病，姿势性或动作性震颤为唯一表现，无肌强直和运动迟缓，饮酒或服用普萘洛尔后震颤可显著减轻。抑郁症可伴有表情贫乏、言语单调、随意运动减少，但无肌强直和震颤，抗抑郁药物治疗有效。早期帕金森病症状限于一侧肢体，患者常主诉一侧肢体无力或不灵活，若无震颤，易误诊为脑血管病，仔细体检易于鉴别。

（三）治疗要点

帕金森病患者可以先后或同时表现出运动症状和非运动症状。不仅运动症状会影响患者的工作能力和日常生活能力，非运动症状也会明显影响患者的生活质量。应针对帕金森病的运动症状和非运动症状采取全面综合的治疗，治疗方法包括药物治疗、运动与康复疗法、手术治疗等。

1. 药物治疗

根据临床症状严重程度的不同，将 Hoehn-Yahr 分级 1.0~2.5 级定义为早期。疾病一旦发生将随时间推移而渐进性加重，有证据提示疾病早期病程进展速度较后期快。因此一旦早期诊断，即应开始早期治疗，对于疾病的长程管理有重要作用。早期治疗可以分为非药物治疗（包括认识和了解疾病，补充营养，加强运动康复，坚定战胜疾病的信心，以及社会和家人对患者的理解、关心与支持）和药物治疗。一般开始多以单药治疗，但也可采用两种不同作用机制（针对多靶点）的药物小剂量联合应用，力求疗效最佳、维持时间更长，而急性不良反应和运动并发症发生率更低。

1）复方左旋多巴（多巴丝肼、卡左双多巴）：左旋多巴是治疗帕金森病的标准药物，是帕金森病最有效的对症治疗药物。补充多巴胺，对震颤、强直、运动迟缓等均有较好的疗效。服用后最常见的不良反应为异动症，表现为身体不自主运动。应根据病情逐渐增加药量，并维持在不出现不良反应的剂量。

2）抗胆碱能药（苯海索）：对脑内的胆碱有拮抗作用，可以治疗帕金森病伴有震颤的患者，而对无震颤的患者不推荐应用。对60岁以下的患者，长期服用可能会导致其认知功能下降。应定期复查认知功能，如果出现认知功能下降必须停用。60岁及以上的患者尽可能不用或少用，若必须用应控制剂量。

3）金刚烷胺：可能促进脑内多巴胺的释放，对少动、强直、震颤均有改善作用。肾功能不全、癫痫、严重胃溃疡患者慎用，哺乳期女性禁用。

4）吡贝地尔：作用于多巴胺受体，增强多巴胺作用，适用于早发型帕金森病程初期。不良反应轻微，但有的患者会出现昏睡。

5）恩他卡朋：抑制体内多巴胺的分解。疾病中晚期，当复方左旋多巴疗效减退时，可添加此药物改善症状。

2. 运动与康复疗法

对改善帕金森病患者运动和非运动症状，乃至对延缓病程进展可能都有一定的帮助，特别是帕金森病患者多存在步态障碍、平衡障碍、语言和（或）吞咽障碍等轴性症状，药物治疗疗效甚微，但是可以从运动与康复疗法中获益。临床上，可以根据不同行动障碍进行相应的康复或运动训练，如健走、太极拳、瑜伽、舞蹈、有氧运动、抗阻训练等。国外已证明有效的帕金森病康复治疗包括物理与运动治疗、作业治疗、言语和语言治疗及吞咽治疗。需要注意的是，在进行运动与康复治疗时，安全性是第一位。另外，需要针对不同的患者制订个体化和适应性康复和运动训练计划。同时需要确保长期依从性，若能每天坚持，则有助于提高患者的生活自理能力，改善运动功能，并能延长药物的有效期。

3. 手术治疗

目前手术治疗帕金森病有两种方法，分别为脑内核团毁损术和脑深部电刺激术（deep brain stimulation，DBS）。脑内核团毁损术是使核团组织受到小范围破坏，以改善患者症状。该手术后可能发生脑出血和脑水肿，加重病情，部分患者在术后一段时间内症状复发。DBS对脑组织无损伤，并发症少，术后生活质量大幅提高。最大缺点是刺激器价格昂贵。病程5年及以上的帕金森病患者建议行DBS。病程在5年以内，但符合原发性帕金森病临床诊断标准的患者，手术适应证明确，病程指标放宽至4年。以震颤为主的帕金森病患者，经规范的药物治疗，震颤改善不理想且严重影响患者的生活质量，经过评估后病程指标放宽至3年。

有"开关现象"，关期的Hoehn-Yahr分期（表16-1-1）为2.5~4.0期的患者可以考虑手术治疗。

表 16-1-1　Hoehn-Yahr 分期

分期	症状
0 期	无体征
1.0 期	单侧患病
1.5 期	单侧患病，并影响躯干中轴的肌肉，另一侧肢体可疑受累
2.0 期	双侧患病，未损害平衡功能
2.5 期	轻度双侧患病，姿势反射稍差，但能自己纠正
3.0 期	双侧患病，有平衡障碍
4.0 期	严重的残疾，但是能自己站立或行走
5.0 期	生活不能自理，在无他人帮助的情况下，只能卧床或局限于轮椅

五、观察要点

（一）术前观察

帕金森病患者多出现运动迟缓、慌张步态等现象，易发生意外跌倒、坠床等，应制订个性化防跌倒、坠床方案，进行针对性健康教育，确保患者安全。

（二）术后观察

为了避免出血及 DBS 装置损坏，对帕金森病患者术后的体位及活动有一定的要求。帕金森病患者多为中老年人，术后由于气管插管、意识不清、咳嗽反射减弱等，患者极易出现分泌物过多、呼吸道不畅、气道痉挛等情况，应及时观察并处理。严密观察患者的意识、瞳孔、生命体征、肢体活动等变化，如有异常，应立即通知医生。

六、护理措施

（一）术前护理

1）入院后评估患者整体情况，分别从年龄，认知能力，走动能力，自理程度，住院前跌倒、坠床史，目前使用镇静、镇痛、安眠、利尿、缓泻、降压、降糖等药物情况，双眼视力，依从性，其他特殊情况等方面进行评估。

2）嘱家属 24h 留陪一人，避免患者单独外出。

3）保持公共区域的清洁、干燥，病房地面避免出现水渍及油渍，走廊及公共卫生间应安装扶手，避免湿滑。夜间走廊及病房应将壁灯打开，避免光线原因导致患者跌倒。

（二）术后护理

1. 术后出血的护理

术后 24h 内取平卧位或健侧卧位，避免患侧卧位压迫胸部切口。术后活动应循序渐进，避免突然增大运动量、剧烈运动、手臂突然上举超过头部，避免突然、剧烈地伸展或重复扭转颈部等。

2. 呼吸道管理

术后麻醉清醒前可取平卧位，持续低流量吸氧，持续心电监护。对术后意识不清的患者，床旁备负压吸引装置，及时清除口腔、呼吸道分泌物，保持呼吸道通畅。患者出现血氧饱和度降低时，及时查找原因。舌根后坠可使用口咽通气管或鼻咽通气管，气道痉挛或患者呼吸微弱时应及时通知医生行气管插管。

3. 术后营养支持

老年患者胃肠功能下降较多，多合并胃肠蠕动无力、便秘。此外，本病会显著增加肌肉、身体的颤抖，相对增加能量消耗。有些患者有不同程度的痴呆、食欲不振等。应重视患者的营养支持。可根据患者的病情、年龄、活动量制订合理的饮食计划。总体原则是高热量、低胆固醇、多纤维素、少盐清淡饮食。平时多饮水、多进食水果，给患者足够的进餐时间。通常每天吃 300~500g 的谷类食物，如米、面、杂粮等。从谷类中能得到碳水化合物、蛋白质、纤维素和维生素 B 等营养，并能获取身体所需的能量。碳水化合物通常不影响左旋多巴的药效。在服用左旋多巴期间，适当限制蛋白质摄入量。饮食中过多的脂肪会延迟左旋多巴的吸收，影响药效。

4. 心理护理

对严重帕金森病患者要重视心理疏导、安抚和关爱，保证充足睡眠，避免情绪紧张、激动，以减少肌震颤加重。

5. 术后并发症的护理

1）颅内出血：术后予心电监测，严密观察患者生命体征、意识、瞳孔及肢体活动情况，一旦发现颅内出血的征象立即通知医生。本身有高血压病的患者，术后应将收缩压控制在 150mmHg 以内，避免因术后烦躁、疼痛等引起血压升高，遵医嘱使用降压药并观察用药后效果。

2）尿潴留：由于帕金森病患者以中老年人居多，术后拔出导尿管后可能会因切口疼痛、前列腺增生、不适应床上小便等发生尿潴留，因此拔出导尿管后应及时观察患者排尿情况，避免尿潴留及充盈性尿失禁的发生。拔出导尿管前夹闭导尿管以锻炼膀胱功能。拔出导尿管后可采用听流水声、热敷法、按摩法等诱导患者排尿。自行排尿后，观察尿量，评估患者膀胱充盈情况。

3）术后感染：由 DBS 装置引发的切口感染，往往再次手术就能有效解决，但必然会增加患者的经济和身体负担。

6. 健康教育

1）术后 1 个月内避免大幅度的肢体活动，如弯曲、扭转身体等，避免电极脱落或移位。不宜过早从事重体力活动，应逐步恢复正常生活。

2）因 DBS 装置在术后 2 周到 1 个月才开机，因此术后早期应继续服用抗帕金森病药物进行控制。术后 6 周内，每 2 周调整一次参数，以后每年随诊 1~3 次，进行程控检测。

3）当 DBS 装置在工作状态时患者可能会出现感觉异常、异动症、头晕等反应，并可能影响语言功能。

4）随时携带"植入卡"，避免到有探测器的场所。进行其他诊疗时应告诉医务人员颅内有神经刺激器，禁止做 MRI、超声检查，严禁做各种电治疗。

5）根据患者情况不同，DBS 装置使用年限存在差异，在电池耗尽时将停止工作，需及时更换 DBS 装置。

第二节　强迫症

一、概述

强迫症（obsessive compulsive disorder，OCD）是一种慢性神经障碍性疾病，从心理学上看，其属于焦虑障碍，主要症状是内心不断地产生莫名的烦恼，或是为了消除内心的不适感而主动采取重复行为。特点：有意识的强迫和反强迫并存，二者的强烈冲突使患者感到焦虑和痛苦。患者意识到观念和冲动来源于自我，但违反自己意愿，虽极力抵抗，却无法控制。患者意识到强迫症状的异常性，但无法摆脱。强迫症患者的额叶纹状体—丘脑系统和（或）眶额—丘脑系统处于过度兴奋状态。可开展双侧内囊前肢毁损术从而干扰额叶—丘脑通路或破坏眶额皮质，让两个系统再次达到平衡，以治疗强迫症。合理的围术期护理能够消除手术隐患，降低并发症发生率，加快患者的康复，提高患者的生活质量。

（一）遗传因素

家系遗传、双生子遗传、遗传分离分析和基因关联研究均认为强迫症具有明显的家族聚集性。

（二）神经病理学基础

皮质−纹状体−丘脑−皮质环路功能异常是强迫症的病理基础。神经生化学主要涉及中枢神经系统的 5−羟色胺（5−HT）、多巴胺、谷氨酸和 γ−氨基丁酸（GABA）能神经元的功能异常及其神经递质。

（三）社会心理因素

社会心理因素不可忽视，其对强迫症状的产生和维持影响很大，主要包括心理素质、负性情绪、生活事件及家庭因素等。

（四）心理学理论

与强迫症有关的心理学理论主要包括精神分析理论、行为主义理论和认知理论等。

二、临床表现

（一）强迫观念

强迫观念指某一种观念或者概念反复地出现在患者脑海里。患者自己知道这种观念没有必要，并力图加以摆脱，但现实常违背患者意愿，无法摆脱。强迫观念又包含强迫性穷思竭虑、强迫怀疑、强迫联想、强迫性回忆。

1）强迫性穷思竭虑：对日常生活中的一些事情或自然现象，寻根究底，明知这种行为缺乏现实意义。

2）强迫怀疑：对自己言行的正确性反复产生怀疑。

3）强迫联想：脑子里出现一个观念或看到一句话，便不由自主地联想起另一个观念或一句话。如果联想的观念或语句与原来的相反，就被称为强迫对立观念。

4）强迫性回忆：对过去的经历、往事等反复回忆，虽知毫无意义，但总是反复萦绕于脑中，无法摆脱。

（二）强迫行为

强迫行为是为阻止或降低焦虑和痛苦而反复出现的刻板行为或动作。往往是借此抵消强迫观念所激发的焦虑，但其缓解作用仅仅是暂时的。强迫行为通常与强迫观念有关，如患者认为"我的手是脏的"，由此激发起反复洗手；或反复想象自己的房子可能会烧成灰烬，因此激发起对电器或燃气用具的反复检查。大部分常见强迫行为是清洗或检查，其他行为包括对事物的计数、排列，或做事有特定的刻板次序。

（三）回避行为

回避行为是维持强迫症的一个重要行为，通常是针对恐惧的、患者无法控制自己的强迫行为，对此感到恐惧，所以会回避让自己发生强迫行为的情况。如果回避行为一直存在，会严重影响患者正常生活。

（四）其他

1）情绪反应包括明显的焦虑和（或）惊恐发作，强烈的厌恶感，对"不完美"感到痛苦或不安。

2）双手皮肤角质层受损。

3）病态的人际关系。

三、诊断和治疗要点

（一）诊断

1. 诊断要点

1）症状主要表现为强迫观念、强迫行为，或二者皆有。

2）强迫症状必须占据一定时间（如每天出现 1h 或以上）。

3）强迫症状引起患者明显的痛苦，或导致患者生活、家庭、社交、教育、职业等方面的损害。

2. 自知力

1）自知力良好：患者能够意识到强迫观念可能不是真的，或可以接受它们不是真的。

2）自知力较差：患者意识到强迫观念可能是真的。

3）自知力缺乏：在大部分或全部时间内，患者完全确信强迫观念是真的。

3. 评估

结构化访谈（如 SCID 或 ADIS－IV）用于诊断，耶鲁－布朗强迫量表用于评估症状严重程度和治疗效果。

（二）鉴别诊断

1. 精神分裂症

精神分裂症患者往往还会出现幻觉、妄想、言行紊乱等其他精神神经症状。

2. 抑郁障碍

鉴别主要根据哪种症状是原发的、占主要地位的而定。如果难分伯仲，建议采用等级诊断的思路，首先考虑抑郁障碍。

3. 广泛性焦虑障碍

广泛性焦虑障碍患者多关注日常生活的现实问题，忧虑的内容多含糊不清，无强迫行为。强迫观念的内容多是一些非同寻常的事情。

4. 恐惧症

1）强迫症缺乏明确的恐惧场所/事件。

2）恐惧症没有强迫行为，回避行为只针对一些明确的恐惧对象。

3）强迫症患者对强迫观念最常见的反应是强迫行为，常由内在思维所触发。

5. 脑器质性精神障碍

神经系统病史和体征，以及相关辅助检查有助于鉴别。

（三）治疗原则

1. 建立有效的护患治疗联盟

强迫症是一种需要药物和心理协同治疗并长期治疗的疾病，治疗过程包括急性期和维持期治疗，对患者治疗的依从性要求高。因此要保证治疗计划的实施，建立良好的护患治疗联盟是基础。

2. 定期随访和评估

定期随访和评估包括定期的全面精神状况检查，强迫症与共病的进展与严重程度，患者安全风险，疾病对患者功能和生活质量的影响，治疗的效应、不良反应及治疗依从性，治疗环境是否符合目前病情的严重程度，患者生存环境中的应激因素尤其是与强迫症相关的应激因素，患者的压力应对方式等。

3. 多种方法综合治疗

药物治疗和心理治疗均是强迫症的有效治疗方法。根据患者的临床症状特点、疾病严重程度、是否共患其他精神或躯体疾病及接受相应的治疗、既往治疗史、心理治疗方法的可及性、患者对治疗的意愿和经济承受能力及患者的治疗现况等因素，为患者选择适宜的药物治疗、心理治疗或者药物联合心理治疗的策略。

4. 个体化治疗

根据患者个体情况，如年龄、性别、病程、症状体征、既往病史、社会心理因素等，制订个体化的治疗方案。

5. 多学科联合制订治疗方案

对于共病患者、特殊人群患者，与其他相关专科医生一起联合制订治疗方案，提高治疗的效果和减少不良反应的发生。

6. 选择适宜的治疗环境、心理和（或）药物治疗方案，序贯治疗

选择药物应从推荐的一线药物足量足疗程开始，急性期治疗 10~12 周，维持期治疗 1~2 年。经 12 周急性期治疗疗效不佳者首先考虑增加药物至最大治疗剂量。仍无效者可考虑联合增效剂、换药治疗或者选用其他治疗方法。对于使用高剂量药物的患者，应密切监测包括 5-HT 综合征在内的不良反应。老年患者开始使用较低剂量的药物和更为平缓的剂量增加过程是有益的，如经过 1 个疗程的治疗无效，应考虑增加药物至最大治疗剂量，如仍无效，再考虑换药。如果换药后足量足疗程依然无效或者存在其他精神症状，建议联合治疗。同时，关注患者的治疗依从性。

（四）治疗方法

1. 药物治疗

1）急性期治疗：一般建议急性期治疗 10~12 周，药物应从推荐的一线药物中选择，足量足疗程开始。多数患者治疗 4~6 周后会有显著效果，有些患者 10~12 周方有改善。

2）巩固期和维持期治疗：时间为 1~2 年。

3）减药：1~2 个月减掉药物治疗剂量的 10%~25%。

2. 心理治疗

主要心理治疗方法有行为疗法、精神分析疗法、认知疗法、认知行为疗法、森田疗法、钟氏认知领悟疗法和支持性心理治疗等。

暴露疗法是治疗强迫症的有效认知行为疗法之一。具体做法：第一阶段，在安全的环境中，将患者置于严密监护之下，当患者出现强迫行为或强迫观念时，家人或治疗室应通过交谈或邀请参与活动的方式，及时分散其注意力，以预防强迫行为或强迫观念的发生。同时，建议邀请精神科医生为患者详细讲解治疗的原理，并在治疗过程中给予患者积极的鼓励和适当的奖励。第二阶段，患者将被引导逐步面对可能诱发强迫症状的刺激因素，在此过程中，治疗师会一方面阻止症状的出现，另一方面逐渐增加刺激因素的强度，以帮助患者适应并克服强迫反应。

实践表明，即使是对多种治疗无反应的强迫症患者，采用暴露疗法和反应预防也能取得良好的效果。对于以强迫观念为主的患者，当强迫观念出现时，立即使用声音干扰也是一种有效的应对策略。

3. 物理治疗

可供选择方法有经颅磁刺激（TMS）、改良电抽搐治疗（mECT）、脑深部电刺激术（DBS）、迷走神经刺激术（VNS）等。改良电抽搐治疗的适应证：强迫症合并严重抑郁和自杀念头，不能耐受药物治疗者。

4. 手术治疗

经上述治疗方法仍无改善，带来严重社会功能损害及严重而持久的精神病者可考虑外科治疗，目前国际上通用的外科治疗方法是双侧内囊前肢毁损术。双侧内囊前肢毁损术的具体方法：常规消毒，局部麻醉下平行 AC－PC 平面安装 Leksell－G 型立体定向头架。进行 MRI 薄层扫描定位，在 Surgi－plan 工作软件帮助下精确计算出靶点坐标及电击穿刺角度。再将患者转入手术室，常规消毒铺巾后安置立体定向手术弧架，于冠状缝后、矢状窦旁行颅骨钻孔。在 Leadpoint 引导下，精确置入损毁探针至靶点，通常靶点选择在前联合前 14mm、外 18mm 及前后联合平面下 5mm。术中测试电阻正常，使用 ELEKTA 射频仪给予 14mm、75℃、60s 热射频毁损。再使用同法置入对侧探针进行热毁损。

四、观察要点

（一）术前观察

观察患者的强迫症状表现，如强迫观念和强迫行为的内容、发生频率及持续时间；观察患者的自我生活能力，如进食、睡眠、清洁等日常活动是否受影响；还应关注患者的情绪变化和自伤、他伤倾向。

（二）术后观察

术后观察病情及并发症。

五、护理措施

（一）非手术治疗的护理

1. 认知行为疗法的护理

手术治疗前，可采取认知行为疗法缓解患者的症状。可以根据患者情况制定个性化护理计划，包括认知重构、应对技巧训练和情绪调节等。

2. 工娱疗法的护理

工娱疗法是用适当的劳动和文娱活动治疗疾病的一种方式，可以改善患者情绪、锻炼劳动能力、促进食欲和改善睡眠，对精神类疾病、慢性病有很大帮助。根据患者的病情选择手工劳动、文娱活动、体力劳动。将患者在活动期间出现的强迫症状记录下来，定期告知患者最近强迫症状出现的频率及频次。当患者有所进步时给予鼓励。

3. 失眠的护理

失眠会使患者紧张、焦虑的情绪加剧，而紧张、焦虑会进一步加重患者失眠症状，影响患者的治疗效果。因此，应采取有效措施改善患者的睡眠。

1）向患者讲解改善睡眠的方法：如睡前半小时泡脚、喝热牛奶、听舒缓音乐等，长期坚持，就会建立入睡条件反射。建立良好生活习惯，白天适度的体育锻炼有助于晚上入睡。

2）保持良好的睡眠习惯，如保持卧室安静，隔绝噪声，避免声光刺激，睡前避免饮用咖啡、浓茶、酒精等刺激性饮料。

3）保持乐观心态，避免因个人得失、社会竞争导致心理失衡。

4）遵医嘱使用助眠药物，并观察其疗效。

（二）手术治疗的护理

1. 术后病情观察

术后病情观察是术后护理的重点之一。对于麻醉未醒者可取平卧位，注意防止呕吐物误吸导致窒息。持续低流量吸氧，保持呼吸道通畅。持续心电监护，动态监测患者的生命体征及意识、瞳孔状况。观察切口敷料情况，如有渗血渗液应及时通知医生进行处理。

2. 术后并发症护理

1）感染的预防及护理：双侧内囊前肢毁损术是一种微创手术，在严格无菌操作的情况下，发生感染的概率小，一旦发生感染，将给患者带来严重的后果。

（1）监测患者生命体征，术后 3 天体温应保持在 38℃以下。如患者体温在 38.0～

38.9℃，可给予物理降温。如体温高于 39℃，可遵医嘱给予药物降温。

（2）嘱患者多饮水，清淡饮食，保证营养供应，避免营养失调及水、电解质失衡。

（3）遵医嘱合理使用抗生素，并观察疗效及不良反应。

2）运动障碍的护理：毁损灶周围组织由于水肿、损伤等原因，可能导致患者出现不同程度的运动障碍。轻者出现肢体活动不灵便，重者出现偏瘫，导致患者生活受到严重影响，因此应重视运动障碍的护理。

（1）对于肢体完全瘫痪无自主活动的患者，给予按摩、肢体被动活动、改变体位等措施促进血液循环，防止静脉血栓形成及压疮的发生。

（2）肌力 2 级的患者，进行主动运动加被动运动。

（3）肌力 3 级的患者，可练习坐位或立位。

（4）肌力 4 级及以上的患者，可下床锻炼。

3）呃逆的护理：由于双侧内囊前肢毁损术对神经的损伤，部分患者会出现反复呃逆，加重患者的不舒适感。应采取有效措施，减轻患者的症状。

（1）饮食护理：对于反复呃逆的患者，饮食护理尤其重要。食物过冷、过热、过硬、过辣都会刺激患者呃逆，因此护理过程中应做好健康教育，严禁烟、酒、茶、咖啡等刺激性物品。饮食清淡，以流质或软食为佳，并注意饮食温度要适当，指导患者在呃逆间隙进食。

（2）用药护理：遵医嘱使用药物，指导患者按时、按量服药并观察其效果及不良反应。

（3）病情观察：观察患者呃逆发作的时间、特点及频率，查找诱因。

3. 健康教育

1）鼓励患者树立信心，消除恐惧，积极配合治疗。

2）鼓励患者积极参加集体性活动及文体活动，多从事感兴趣的工作，培养生活中的爱好，以建立新的兴奋点去抑制病态的兴奋点。

3）指导患者注意心理卫生，学习应对各种压力的方法和技巧，增强自信，不回避困难，培养勇于面对挫折的心理品质。

第三节　三叉神经痛

一、概述

三叉神经痛（trigeminal neuralgia，TN）是脑神经疾病或神经源性疾病中较为常见的一种神经痛，以面部三叉神经分布区域内反复发作性的触电样短暂而剧烈的疼痛为特征。该病难以忍受的疼痛，可严重影响患者的生活质量。青年人至老年人均可发病，年发病率为（2.5～5.7）/10 万人，但以 40 岁以上中老年人居多，女性略高于男性，多为单侧发病。

三叉神经痛病因尚未完全明了，周围学说认为病变位于半月神经节到脑桥间的部分，是多种原因引起的压迫所致。中枢学说认为三叉神经痛为一种感觉性癫痫样发作，异常放电部位可能在三叉神经脊束核或脑干。其发病机制迄今仍在探讨之中。较多学者认为是各种原因引起三叉神经局部脱髓鞘产生异位冲动，相邻轴索纤维伪突触形成或产生短路，轻微痛觉刺激通过短路传入中枢，中枢传出冲动亦通过短路传入，如此叠加造成三叉神经痛发作。三叉神经感觉根切断术活检可见神经节细胞消失、炎症细胞浸润，神经鞘膜不规则增厚、髓鞘瓦解，轴索节段性裸露、扭曲、变形等。电镜下尚可见郎飞结附近轴索内集结大量线粒体，后者可能与神经组织受机械性压迫有关。

按照疼痛的特点，三叉神经痛可分为典型三叉神经痛和非典型三叉神经痛。前者的疼痛为阵发性反复发作，有明确的间歇期，且间歇期完全正常，有明确的诱发动作且三叉神经功能正常。按照病因可分为原发性三叉神经痛和继发性三叉神经痛。原发性三叉神经痛多为典型三叉神经痛。

1. 原发性三叉神经痛

原发性三叉神经痛又称特发性三叉神经痛。病因尚未完全明了，较为公认的发病机制是多种原因引起的血管搏动性压迫。多见于40岁以上的患者，是临床上最常见的类型。

2. 继发性三叉神经痛

继发性三叉神经痛又称症状性三叉神经痛，指有明确病因，如肿瘤等压迫或刺激三叉神经而引起面痛。多见于40岁以下患者。继发性三叉神经痛的病因包括以下几类。

1) 颅内病变：多发性硬化、颅内肿瘤（脑桥小脑角部、三叉神经根部、半月神经节肿瘤）、颅底蛛网膜炎、脑动脉瘤。

2) 感染：鼻窦炎、中耳炎、牙源性感染。

二、临床表现

三叉神经痛局限于三叉神经2~3支分支分布区，以上颌支、下颌支多见。发作时表现为上下颌及舌部明显的剧烈电击样、针刺样、刀割样或撕裂样疼痛，持续数秒或1~2min，突发突止，间歇期完全正常。患者口角、鼻翼、颊部或舌部为敏感区，轻触可诱发，称为扳机点或触发点。严重者可因疼痛出现面肌反射性抽搐，口角牵向患侧即痛性抽搐。

病程呈周期性，发作时间可为数天、数周或数月不等，间歇期如常人。随着病程迁延，发作次数逐渐增多，发作时间延长，间歇期缩短，甚至为持续性发作，很少自愈。

神经系统查体一般无阳性体征，患者主要表现为因恐惧疼痛不敢洗脸、刷牙、进食，面部、口腔卫生差，面色憔悴，情绪低落。

三、辅助检查

（一）神经电生理检查

通过电刺激三叉神经分支并观察眼轮匝肌及咀嚼肌的表面电活动，判断三叉神经的传入及脑干三叉神经中枢路径的功能，主要用于排除继发性三叉神经痛。

1. 感觉功能

用探针轻划及轻刺患侧三叉神经分布区内的皮肤黏膜，并与健侧比较，以检查触觉和痛觉的改变。若痛觉丧失，需再用试管盛冷水、热水以检查温度觉的改变。

2. 角膜反射

用棉絮由外向内轻触角膜，反射动作为双侧直接和间接闭眼。如一侧三叉神经受损造成角膜麻痹时，刺激患侧角膜则双侧均无反应，而刺激健侧角膜时，仍可引起双侧反应。

3. 腭反射

用探针轻刺软腭边缘，引起软腭上提。若一侧反射消失，表明该侧上颌神经的分支腭后神经或蝶腭神经损害。

4. 运动功能

三叉神经运动支功能障碍表现为咀嚼肌麻痹，咬紧牙关时咬肌松弛无力，下颌舌骨肌与二腹肌前腹麻痹，吞咽时患侧这两个肌肉松弛。

（二）定分支检查

目的是明确罹患分支，即查明发生疼痛症状的分支。由末梢分支向中枢端，在神经孔处行阻滞麻醉，以阻断相应的神经干后，如果疼痛停止，1h 内无发作，则可能定位相应分支的疼痛。阻滞麻醉：第一支痛为眶上孔，第二支痛为眶下孔、切牙孔、腭大孔、上颌结节、圆孔，第三支痛为颏孔、下压槽神经孔、卵圆孔。

（三）影像学检查

头颅 MRI 检查可排除器质性病变所致继发性三叉神经痛，如颅底肿瘤、多发性硬化、脑血管畸形等。

四、诊断及治疗要点

（一）诊断

典型的原发性三叉神经痛根据疼痛发生部位、性质、面部扳机点及神经系统无阳性体征，不难确诊。本疾病需与以下疾病鉴别。

1. 牙痛

牙痛常为持续性钝痛，局限于牙龈部，可因进食冷、热食物加剧。X 线检查可发现龋齿、肿瘤等，有助于鉴别。

2. 舌咽神经痛

较少见，常见于年轻妇女。表现为局限于扁桃体、舌根、咽及耳道深部即舌咽神经分布区的阵发性疼痛，性质类似三叉神经痛。吞咽、讲话、打呵欠、咳嗽常可诱发。在咽喉、舌根扁桃体窝等触发点用4％可卡因或1％丁卡因喷涂可阻止发作。

（二）治疗要点

首选药物治疗，无效或失效时选择用其他疗法。

1. 药物治疗

1）卡马西平：首选治疗药物，有效率可达70％～80％。首次剂量0.1g，2次/天，每天增加0.1g，至疼痛控制为止，最大剂量不超过1.0g/d。以有效剂量维持治疗2～3周后，逐渐减量至最小有效剂量，再服用数月。不良反应可见头晕、嗜睡、口干、恶心、消化不良等，停药后多可消失。出现皮疹、共济失调、再生障碍性贫血、昏迷、肝功能受损、心绞痛、精神症状时需立即停药。孕妇禁用。

2）苯妥英钠：初始剂量0.1g，口服，3次/天。如无效可加大剂量，最大剂量不超过0.4g/d。如产生头晕、步态不稳、眼球震颤等中毒症状即应减量至中毒症状消失为止。如仍有效，即以此为维持量。疼痛消失后逐渐减量。

3）加巴喷丁：第1天0.3g/d，一次口服，此后可根据疗效酌情逐渐加量，一般最大剂量为1.8g/d。常见不良反应有嗜睡、眩晕、步态不稳，随着药物的继续使用，症状可减轻或消失。孕妇禁用。

4）普瑞巴林：起始剂量为每次75mg、每天2次，或每次50mg、每天3次。可在1周内根据疗效及耐受性增加至每次150mg、每天2次。常见的不良反应有头晕、嗜睡、共济失调，且呈剂量依赖性。如需停用，建议至少用1周时间逐渐减停。

2. 封闭治疗

药物治疗无效期或有明显不良反应、拒绝手术治疗或不适于手术治疗者，可行无水酒精或甘油封闭三叉神经分支或半月神经节，破坏感觉神经细胞，可达镇痛效果。不良反应为注射区面部感觉缺失。

3. 经皮半月神经节射频电凝疗法

X线监视或CT导向下将射频针经皮刺入三叉神经节处。选择性破坏半月神经节后无髓鞘Aδ及C纤维（传导痛觉、温觉），保留有髓鞘Aα及β粗纤维（传导触觉），疗效达90％以上。适用于年老体衰、有系统疾病、不能耐受手术者。约20％应用此疗法的患者出现面部感觉异常、角膜炎、咀嚼肌无力、复视、带状疱疹等并发症。长期随访复发率为21％～28％，重复应用有效。

4. 手术治疗

1）三叉神经微血管减压术：通过微创开颅的方式，用一种绝缘材料，将责任血管与三叉神经分开。该手术对典型三叉神经痛合并神经血管压迫的有效率为90％～95％，是目前三叉神经痛手术治疗的首选方法，适用于年轻的原发性三叉神经痛患者。

2）经皮三叉神经球囊压迫术：全身麻醉下，在嘴角外侧处穿刺一个针眼大小的孔，将导管顺着颅底中天然存在的"卵圆孔"抵达麦氏腔，造影剂充盈球囊，压迫三叉神经半月神经节3～5min，就可以让三叉神经的痛觉纤维失活，达到镇痛效果。手术时间仅需10min。该手术是一种安全、简单有效的方法，约90％疼痛暂时缓解，不良反应为症状性味觉障碍、咬肌无力、面颊出血、角膜溃疡、感染和短暂复视等。该手术更适用于以下人群：①年龄＞70岁。②全身状况较差（合并心、肺、肝、肾或代谢性疾病等），无法耐受手术。③三叉神经微血管减压术后无效或复发的患者。④拒绝开颅手术。⑤带状疱疹和鼻咽癌相关性三叉神经痛患者。

3）立体定向放射治疗（伽马刀）：适应证同封闭治疗及射频电凝疗法。同一般伽马刀手术，选择的靶点位于三叉神经根入脑桥处，也有选择双靶点同时包含三叉神经半月神经节，通过对照射剂量的控制，阻断患者的感觉传导，达到控制疼痛的效果。

五、观察要点

（一）术前观察

1）疼痛是三叉神经痛患者最突出的表现，疼痛非常剧烈，发作频繁，病程一般较长，严重影响生活质量。严密观察患者疼痛的性质、程度、时间及引起疼痛的诱因。

2）疼痛的间歇性发作可影响生活质量，久治未愈时患者会感到无助，带来巨大的痛苦及心理压力。应及时识别患者的心理问题，给予针对性护理措施，使患者处于最佳心理状态。

（二）术后观察

术后应注意以下几方面：①病情的观察和护理。②术后疼痛评估。③术后并发症的观察。

六、护理措施

（一）术前护理

1. 疼痛护理

重视患者的疼痛，关心、安慰患者，按时给予镇痛剂如曲马多等。经常巡视病房，观察患者疼痛发生的频率、持续时间及间隔时间等，以便集中做好疼痛护理。保护患侧的面颊，避免发生破损感染。

2. 心理护理

评估患者的心理状况，及时识别心理问题，对患者进行针对性干预。患者办理入院手续后，向患者及其家属介绍病房环境、相关制度等，减轻患者对新环境的陌生感，缓解其焦虑、紧张情绪，建立良好的护患关系。向患者及其家属讲解三叉神经痛的相关知识，提高患者的认知水平，增强其对治疗疾病的信心。与家属沟通，使家属积极配合疾病的治疗，增强患者的社会支持系统。

（二）术后护理

1. 常规护理

患者返回病房后应立即取平卧位，防止呕吐窒息。持续低流量吸氧，保持呼吸道通畅，持续心电监护，动态监测患者的生命体征及意识、瞳孔状况。观察切口敷料情况，如有渗血渗液及时处理。注意引流管妥善固定，粘贴引流管标识，避免受压、折叠、牵拉。每天观察并记录引流液的颜色、性状和量。搬运患者时应及时夹闭引流管。引流管拔除后，病情稳定的患者可以早期下床活动，循序渐进，促进快速康复。

2. 疼痛护理

评估患者疼痛部位、性质、强度等，指导应对疼痛的措施，遵医嘱给予镇痛剂。切口部位避免受压，保持清洁、干燥。提供舒适环境，减少声光刺激。协助患者取舒适体位，保持床单元整洁。

3. 并发症护理

1）低颅压综合征：三叉神经微血管减压术中为了充分暴露手术视野，大量放出脑脊液可引发低颅压，患者主要表现为头痛、头晕、呕吐，变动体位时症状加剧。护士应当密切观察头痛的部位、性质、强度等，引导患者转移注意力，必要时给予镇痛剂。对于头晕的患者，指导患者取平卧位或头低足高位，卧床休息至少 2~3 天，尽量减少甚至不用脱水剂。如恶心、呕吐，应及时清理呕吐物，清洁口腔，鼓励进食，告知营养对身体恢复的重要性，必要时给予止吐剂和静脉营养支持。鼓励患者适当进行床上运动，使患者适应因体位改变导致的颅压的变化。

2）口唇疱疹：大多因手术时激活三叉神经半月神经节潜伏的单纯疱疹病毒而导致，也可发生于全身或局部免疫力下降时。患者的主要表现为术侧上下唇及口角周围出现红斑及疱疹，自感刺痒、灼痛。遵医嘱给予抗病毒治疗。保持患处清洁、干燥，避免用手触碰，预防细菌感染。调整饮食结构，多食新鲜蔬菜，补充维生素。保证充足睡眠，加强运动，提高免疫力。

3）颅内血肿：最严重的术后并发症之一，可引起严重的神经功能障碍，甚至危及患者生命。术中脑脊液放出过度，致使脑组织塌陷严重，桥静脉断裂或者小脑血管及皮质挫伤均可导致颅内血肿。患者表现为术后麻醉清醒后，突发意识障碍、瞳孔不等大、血压升高、脉搏及呼吸减慢。术后持续心电监测，每 30min 观察一次患者的生命体征、意识及瞳孔的变化，一旦发现颅内血肿的征象立即通知医生进行处理。对于高血压的患者，术后应将收缩压控制在 140mmHg 以内，避免尿潴留、情绪烦躁等引起血压升高的因素，遵医嘱使用降血压的药物并观察记录。术后协助患者进行功能锻炼时，避免头部大幅度运动，防止因颅内血管牵拉引起的颅内血肿。

4）脑脊液漏：术后常见的并发症之一，分为脑脊液切口漏及脑脊液耳鼻漏。前者多是因为术中硬脑膜和切口缝合不严密。后者多因乳突气房开放后密闭不严及术后骨蜡脱落。主要临床表现为手术侧脑脊液耳鼻漏或切口有脑脊液漏出。对于脑脊液切口漏的患者，及时修补漏口，并使其取半卧位，腰椎穿刺引流脑脊液，同时遵医嘱使用抗炎药，监测体温，预防感染。对于脑脊液耳鼻漏者，嘱患者卧床休息，抬高床头 15°~30°，保持鼻腔清洁，禁止行鼻腔填塞、冲洗、吸痰、插胃管等，必要时行腰椎穿刺持续引流。保持患者情绪稳定，防止便秘，注意保暖。

5）感染：多继发于脑脊液漏患者。常见临床表现包括体温超过 38℃ 或低于 36℃；

有明确的脑膜刺激征、相关的颅压增高症状或临床影像学证据；腰椎穿刺脑脊液检查可见白细胞总数$>500\times10^6$/L 甚至 1000×10^6/L，多核细胞占比>0.80，糖<4.5mmol/L（或者$<2/3$血糖水平），蛋白>0.45g/L，细菌涂片阳性发现，脑脊液细菌学培养阳性。同时酌情增加真菌、肿瘤、结核及病毒检查以利于鉴别诊断。遵医嘱使用能够通过血-脑屏障的抗生素，尽可能采用静脉途径，一般不推荐腰椎穿刺鞘内注射给药，必需时可增加脑室内途径。合并多重细菌感染或者合并多系统感染时可联合用药。

4. 健康教育

1）饮食指导：建议选择质软、易咀嚼食物。咀嚼诱发疼痛的患者，则进食流质食物，不建议吃辛辣刺激、过酸过甜、油炸和寒性食物等。且饮食要营养丰富，平时应多吃新鲜水果、蔬菜及豆制品。

2）术后早期尽量少说话，不能大笑。吃饭、漱口、刷牙、洗脸动作均应轻柔，避免诱发触发点而引起三叉神经痛。指导患者注意天气变化，避免风吹面部，避免局部受冻、受潮，不能用太冷、太热的水清洁面部。保持情绪稳定，不宜激动，不宜疲劳熬夜，常听柔和音乐，保持心情平和。预防感冒。养成良好的生活习惯，戒烟戒酒，适量运动，增强体质，提高生活质量。出现复发症状，及时就医。

3）出院指导：大多数三叉神经痛患者手术后，疼痛可以立即缓解，10%～20%患者的疼痛可能延迟缓解，需要继续服用卡马西平类药物1个月左右。术后2周查看切口情况并拆线，拆线后1～2天，切口无红肿、渗出等即可沾水。术后每3个月复查1次，半年后每半年复查1次，至少复查2年，复查内容包括疼痛缓解情况，面部感觉、面部肌肉运动、眼球运动等神经功能，必要时复查CT。

第四节　面肌痉挛

一、概述

面肌痉挛（facial spasm，FS）亦称面肌抽搐，是临床常见的一种良性功能性疾病，指一侧面部肌肉间断性不自主阵挛性抽动或无痛性强直。面肌痉挛的特点是抽搐呈阵发性且不规则，程度不等，可因疲倦、精神紧张及自主运动等而加重。起病多从眼轮匝肌开始，然后涉及整个面部。双侧面肌痉挛者甚少见，若有，往往是两侧先后起病，多一侧抽搐停止后，另一侧再发作，而且一侧轻另一侧重。双侧同时发病、同时抽搐者未见报道。本病病因未明，常由动脉或静脉异常、罕见基底动脉瘤、听神经瘤、脑干梗死或多发硬化所致。近年来国内外报道大多数面肌痉挛有错行血管压迫面神经根，行显微外科手术减压后可获治愈，提示其与三叉神经痛有类似的发病基础，少数患者也可为 Bell 麻痹后遗症表现。面肌痉挛的发病机制推测为面神经异位兴奋或伪突触传导。

国外文献报道该病的发病率为 11/100 万，多在中年起病，最小的年龄报道为 2 岁，女性略多于男性。面肌痉挛的病因较为复杂，目前绝大多数学者认为其病理变化是面神经根部受到责任血管压迫发生脱髓鞘病变，传入与传出神经纤维之间的冲动发生短路。

二、临床表现

面肌痉挛可分为原发性面肌痉挛和继发性面肌痉挛。原发性面肌痉挛在静止状态下也可能发生，痉挛可能持续数分钟后自行缓解，且不受患者意识控制。继发性面肌痉挛多是面瘫后遗症的一种表现，仅在患者进行特定面部动作，如眨眼、抬眉等时才会引发。

发病早期多为眼轮匝肌间歇性抽搐，后逐渐缓慢扩散至一侧面部其他面肌，以口角肌肉抽搐最为明显，严重时可累及同侧颈阔肌。紧张、疲倦、自主运动时抽搐加剧，入睡后停止，两侧面肌均有抽搐者少见。

按 Cohen 等制定的痉挛程度分级，面肌痉挛可分为 0~4 级。

0 级：无痉挛。

1 级：外部刺激引起瞬目增多或面肌轻度颤动。

2 级：眼睑、面肌自发轻微颤动，无功能障碍。

3 级：痉挛明显，有轻微功能障碍。

4 级：严重痉挛和功能障碍，患者因不能持续睁眼而无法看书、独自行走困难。

神经系统检查除面部肌肉阵发性抽搐外，无其他阳性体征。少数患者于病程晚期可有患侧面肌轻度瘫痪。

三、辅助检查

（一）肌电图检查

肌电图检查可见单侧的特征性高频放电，以及与眨眼反射等连带运动相关的特征性高频放电，有助于鉴别面肌痉挛与其他不自主运动。

（二）影像学检查

颅神经成像利用水成像方法，通过脑脊液的高信号勾勒出神经的信号，从而获得神经图像，可显示面神经明显受压。

四、诊断及治疗要点

（一）诊断

面肌痉挛的诊断可以依据病史及面肌阵发性抽搐、神经系统无其他阳性体征、肌电图可见肌纤维震颤及肌束震颤波。面肌痉挛需与以下疾病鉴别。

1. 功能性睑痉挛

常见于中老年女性患者，常为双侧性，表现为仅局限于眼睑肌的痉挛，无下部面肌抽搐。

2. 习惯性抽动症

常见于儿童和青壮年，有较为明显的肌肉收缩，多与精神因素有关。

3. Meige 综合征

Meige 综合征又称睑痉挛－口下颌部肌张力障碍，多见于老年女性，主要表现为双侧睑痉挛，伴口、舌、面肌、下颌、喉及颈肌肌张力障碍。

（二）治疗要点

1. 肉毒素 A（BTX－A）局部注射

目前治疗面肌痉挛的首选方法，安全有效，简便易行。在痉挛明显部位注射BTX－A，每次注射约 50U，3~5 天起效，注射 1 周后有残存痉挛者可追加注射，疗效可持续 3~6 个月，复发者可按原量或加倍量注射，但每次注射总剂量不应高于 200U。不良反应为短期睑下垂、视物模糊、流涎等，数天内可消失。BTX－A 可用于多种局限性肌张力障碍的治疗，是近年来神经疾病治疗领域的重大进展之一。

2. 物理治疗

用电刺激器产生脉冲电，以阈上 10~20V 的强度、1s 的时间间隔刺激面肌痉挛的最强运动点，一般是面神经分支支配眼、口区域。如以上两区经电刺激后痉挛强度无变化，再刺激耳上区面神经主干分支。其机制可能是电刺激抑制了过多的神经冲动，同时有规律的间断刺激矫正了不规律的兴奋冲动的传导。疗程 6~12 周，疗效较好，操作简单、可反复进行，一般无严重并发症。

3. 射频消融治疗

射频消融治疗是通过射频针尖的不同温度变化对面神经总干进行创伤、损伤和离断部分纤维，对中枢的神经冲动的传导起到了缓冲的作用。假定消融时间固定，温度越高对面神经的毁损越重，临床上止痉效果越好，但面瘫程度越严重。

4. 药物治疗

可选用多种镇静剂、抗癫痫药物，对某些患者可减轻症状。卡马西平 0.6~1.0g/d，约 2/3 患者有效，还可试用氯硝西泮、加巴喷丁等。

5. 手术治疗

BTX－A 注射疗效不佳患者，如血管压迫所致面肌痉挛，可采用面神经微血管减压术，周围神经切断术也可能有效。面神经微血管减压术是目前国际上神经外科常用的方法。在全身麻醉下，采用枕下或乙状窦后入路，切除枕骨做 3cm×4cm 骨窗，切开脑膜，进入桥小脑角，找出第Ⅶ、Ⅷ对脑神经，如发现占位性病变或蛛网膜粘连即可进行切除和分解，如有压迫性血管，可在显微镜下利用显微器械分离，如果分不开，可用 Silicone 或 Teflon 片隔垫开，亦可用肌肉片填塞在血管与神经之间。这些血管多是小脑前下动脉绊，是脑干的主要供血者，手术中如有损伤出血或诱发血管痉挛、血栓形成，都将引起脑干缺血水肿，造成严重不良后果。内听动脉痉挛或血栓形成可导致全聋。

1）手术治疗的适应证：

（1）面肌抽搐发作频繁而严重，影响日常工作和生活者。

（2）本病经其他疗法效果不理想，或减压后又复发者。

2）手术治疗的禁忌证：

（1）症状轻，发作不频繁者。

（2）意向性面肌抽搐大多为两侧性。

（3）合并严重高血压和心、肾疾病者，以及严重的癫痫患者。

五、观察要点

（一）术前观察

全面的术前评估有助于手术的顺利进行及患者的术后恢复。长期的面部不自主表情可影响患者的人际交往，因病程迁延及反复的针灸和（或）药物治疗，患者承受着巨大的痛苦及心理压力。应及时识别患者的心理问题，给予针对性护理措施，使患者处于最佳治疗状态。

（二）术后观察

观察患者的生命体征、意识、瞳孔变化。

六、护理措施

（一）术前护理

1. 术前评估

除神经外科手术的术前常规检查，面肌痉挛的术前检查还包括听力检查、心电图检查、肌电图检查、核素扫描等，此外还需评估患者发作频率、强度、持续时间等，为术后评估疗效及护理提供依据。对于有糖尿病、高血压的患者，应将血糖及血压控制在正常范围内，避免影响术后恢复。此外，还应训练患者床上大小便，避免术后尿潴留的发生。

2. 心理护理

评估患者心理状况，及时识别心理问题，对患者进行针对性干预。患者办理住院手续后，向患者及其家属介绍病房环境、相关制度、主管护士，减轻患者对新环境的陌生感，降低其焦虑紧张情绪。护士应和蔼可亲，操作认真仔细，以建立良好的护患关系。向患者及其家属讲解疾病的相关知识，提高患者的认知水平，增强其治疗疾病的信心。与家属沟通，使家属积极配合疾病的治疗，增强患者的社会支持系统。

3. 一般护理

急性期应适当休息，注意面部的持续保暖。外出时可戴口罩，睡眠时勿靠近窗边，以免再受风寒，注意不能用太冷的水洗脸，避免直吹冷风。注意天气变化，及时添加衣服防止感冒。

4. 局部护理

急性期患侧面部用湿热毛巾外敷，水温 50～60℃，每天 3～4 次，每次 15～20min。并于早晚自行按摩患侧，按摩用力应轻柔、适度、稳重、部位准确。患者可对镜进行自我表情动作训练：进行皱眉、闭眼、吹口哨、示齿等运动，每天 2～3 次，每次 3～10min。

5. 饮食护理

饮食应营养丰富，选择易消化食物。戒烟戒酒，忌刺激性食物。

6. 用药护理

遵医嘱服用药物，如服用泼尼松者要严格遵医嘱执行，不得随意增减药量，并注意观察有无胃肠道等不良反应。避免在此期间进行创伤性大、刺激性强的治疗，以减轻对患侧肌肉及神经的损害。出现咽部感染时应遵医嘱使用抗生素治疗。

7. 眼部护理

由于眼睑闭合不全或不能闭合，瞬目动作及角膜反射消失，角膜长期外露，易导致眼内感染，损害角膜。在睡觉或外出时应佩戴眼罩或有色眼镜，并用抗生素滴眼、眼膏涂眼，以保护角膜及预防眼部感染。

8. 口腔护理

进食后要及时漱口清除患侧颊齿间的食物残渣，保持口腔的清洁。

（二）术后护理

1. 常规护理

参见本章第四节"三叉神经痛"。

2. 疼痛护理

参见本章第四节"三叉神经痛"。

3. 并发症护理

1) 脑脊液鼻漏：是术后常见的并发症之一，可能引起严重的中枢神经系统感染而产生不良后果。术中乳突气房打开，切开的硬脑膜缝合不严密，术后患者憋气、用力咳嗽等，都会导致脑脊液外漏而进入乳突气房，经咽鼓管流入鼻咽腔。护理措施：①嘱患者卧床休息，抬高床头 15°～30°，保持鼻腔清洁。禁鼻腔填塞、冲洗、吸痰和插胃管等。遵医嘱腰椎穿刺持续引流。②遵医嘱使用抗炎药物，甘露醇降低颅压，监测体温，预防感染。③指导患者保持情绪稳定，预防便秘，注意保暖。

2) 听力障碍：文献报道听力障碍发生率为 3%，而且大部分为暂时的。部分患者听力障碍恢复较为困难，其发生可能与术中运用电凝所产生的热量损伤邻近血管及听神经、术中吸引器及神经剥离不适当对听神经的机械性损伤、继发动脉损伤、脑脊液耳漏引起中耳声波传导异常等有关。护理措施：①加强心理护理，关心、体贴患者，告诉患者绝大部分并发症都是暂时的，经积极治疗、护理可以痊愈，但需要保持良好的情绪。②遵医嘱给予维生素类及营养神经的药物，促进神经功能恢复。③护士应和蔼可亲，必要时可提高音量，尽量在患者健侧与其交流，避免噪声刺激。④饮食上以高蛋白质、富含维生素食物为宜，避免进食过咸或刺激性食物。

3）低颅压综合征：术中手术部位的长时间暴露、大量脑脊液的放出、麻醉药物的影响、术后颅内渗血等，均会导致脑脊液分泌减少而出现低颅压。一般发生在术后24h内。护理措施：①严密观察患者意识、瞳孔及生命体征的变化，一旦发生低颅压，应及时通知医生，遵医嘱减少脱水剂的用量。②及时取平卧位或行头低足高位。血压偏低时适当加快补液速度。③对能进食者鼓励多饮淡盐水以减轻症状。④鼓励患者适当进行床上运动，使其适应因体位改变所致的颅压变化。

4）感染：参见本章第四节"三叉神经痛"。

5）短暂性面瘫：是微血管减压术术后常见的并发症之一。其原因可能与术中将责任血管、面神经分离，影响面神经有关，临床表现为同侧面部出现麻木，严重者出现面肌无力。护理措施：①向患者耐心解释，给予关心，同时遵医嘱给予营养神经的药物，配合针灸治疗，促进面神经的恢复。②由于颊肌瘫痪，食物残渣容易滞留在颊部、齿龈之间，患者易发生口腔炎，因此应加强口腔护理。③对于眼睑闭合不全的患者，白天可使用眼药水滴眼，夜间可使用眼膏涂抹眼睑，避免角膜炎的发生。对于重度眼睑闭合不全的患者，必要时可行眼睑缝合术。④注意心理护理，向患者解释面瘫只是暂时的，经积极治疗会逐渐恢复，缓解患者的焦虑。

4. 健康教育

1）饮食指导：加强营养，多进食高热量、高蛋白质、低盐、低脂、易消化的食物。

2）出院指导：手术仅解除血管对面神经根部的压迫，而面神经功能需要一定时间才能恢复正常，坚持治疗及定期随访对疾病的发展及转归极为重要。指导患者定期门诊复查，3个月复查1次，半年后每半年复查1次，至少复查2年。指导患者遵医嘱口服营养神经药物如吡拉西坦、奥拉西坦、胞磷胆碱钠等，促进神经功能恢复。指导患者保持良好的心态，充足的睡眠、适当的体育运动有益于康复，避免过度疲劳诱发痉挛发作。指导患者改变生活习惯，勿抽烟、喝酒、剔牙，改变咀嚼习惯，避免单侧咀嚼导致颞下颌关节功能紊乱。

参考文献

Raslan A M, Burchiel K J. 功能神经外科与神经调控［M］. 刘如恩，译. 北京：人民卫生出版社，2020.

李世亭，潘庆刚，刘宁涛，等. 微血管减压术治疗三叉神经痛的预后影响因素研究［J］. 中国神经精神疾病杂志，2004，30（3）：169-172.

王雷波，刘清军. 三叉神经痛的治疗方式研究进展［J］. 继续医学教育，2022，36（2）：149-152.

郝伟，陆林. 精神病学［M］. 8版. 北京：人民卫生出版社，2018.

杨宝峰，陈建国. 药理学［M］. 9版. 北京：人民卫生出版社，2018.

化振，杨来启，马文涛，等. 森田疗法在强迫症中的临床应用［J］. 国际精神病学杂志，2018，45（3）：417-418.

战玉华，王旭梅. 谷氨酸系统相关药物在难治性强迫症治疗中的应用进展［J］. 医学综述，2019，25（14）：2872-2878.

刘月龄，陈璐，朱春燕. 经颅磁刺激技术治疗强迫症研究进展［J］. 中国神经精神疾病杂志，2022，48（3）：178-182.

李世亭，王旭辉. 面肌痉挛的诊断与治疗［J］. 中华神经外科疾病研究杂志，2011，10（6）：481-484.

于萍. 面肌痉挛的病因及治疗进展［J］. 临床合理用药杂志，2011，4（30）：162-163.

陈姣红，张红波，熊晓星. 三叉神经痛微血管减压术后疼痛观察及护理［J］. 中国临床神经外科杂志，2017，22（12）：854-855.

中华医学会神经病学分会帕金森病及运动障碍学组，中国医师协会神经内科医师分会帕金森病及运动障碍学组. 中国帕金森病治疗指南（第四版）［J］. 中华神经科杂志，2020，53（12）：973-986.

张森，赵晓悦，梁宇，等. 帕金森病致病因素及发病机制研究进展［J］. 药学学报，2020，55（10）：2264-2272.

中华医学会，中华医学会杂志社，中华医学会全科医学分会，等. 帕金森病基层诊疗指南（2019 年）［J］. 中华全科医师杂志，2020，19（1）：5-17.

小结

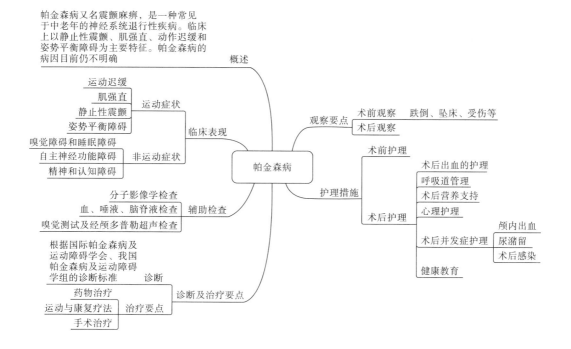

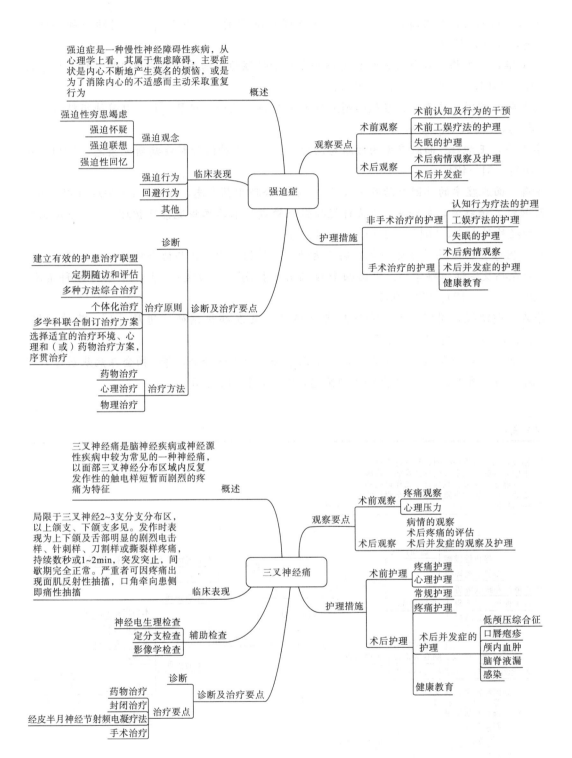

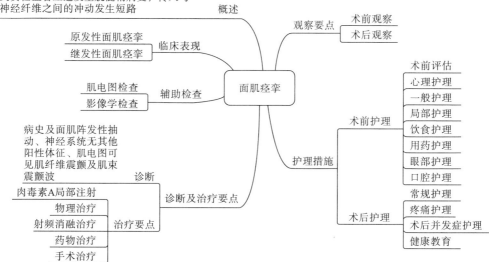

面肌痉挛亦称为面肌抽搐，是临床常见的一种良性功能性疾病，指一侧面部肌肉间断性不自主阵挛性抽动或无痛性强直。病因较为复杂，目前绝大多数学者认为其病理变化是面神经根部受到责任血管压迫发生脱髓鞘病变，传入与传出神经纤维之间的冲动发生短路 —— 概述

第十七章 先天性疾病患者的护理

第一节 先天性脑积水

一、概述

先天性脑积水（hydrocephalus）指因先天性因素导致脑脊液分泌过多、循环受阻或吸收障碍，导致脑脊液在脑室系统和（或）蛛网膜下腔过多积聚的状态，常伴有脑室扩大、脑实质体积相应减少和颅压增高，多见于 2 岁以内婴幼儿。

脑脊液是充满于脑室系统、脊髓中央管和蛛网膜下腔内的一种无色透明的液体，总量在成人约 150mL，人体每天分泌脑脊液约 500mL（0.35mL/min），因此脑脊液每天要更换 3~4 次。脑脊液处于不断产生、循环和吸收的平衡状态，对维持中枢神经系统的稳定发挥着重要的作用。一旦此平衡状态被打破，脑脊液在颅内过多积聚，即导致脑积水。先天性脑积水的发病率为 0.9‰~1.8‰。

先天性中脑导水管狭窄引起的脑积水有家族遗传倾向，属于 X 性染色体隐性遗传病，女性携带，男性发病。先天性脑积水多由于发育异常，如中脑导水管狭窄或闭塞、小脑扁桃体下疝畸形、第四脑室正中孔和侧孔闭塞、先天性脑池发育不良、先天性蛛网膜颗粒缺失等。

脑积水有多种分类方法，传统的分类方法是按脑室系统和蛛网膜下腔是否相通分为：①交通性脑积水，其特点是全脑室扩大，脑室系统和蛛网膜下腔是相交通的。②梗阻性脑积水（也称非交通性脑积水），其特点是梗阻发生在脑室系统或第四脑室出口，使脑脊液全部或部分不能流入蛛网膜下腔，梗阻部位以上的脑室扩大。

二、临床表现

（一）颅缝未闭合的婴幼儿脑积水

1. 症状

①易激惹。②喂养困难。③频繁呕吐。④活动减少。

2. 体征

1）头颅增大：出生后数周开始出现头颅增大，少数出生时头颅就明显大于正常。头颅异常增大，与面颅及身体其他部位不成比例。

2）头皮变薄发亮、静脉扩张：颅压增高导致颅内静脉回流受阻，颈外静脉回流代偿性增加，表现为额颞部静脉扩张。

3）颅骨骨缝分离：视诊或触诊可发现颅骨骨缝分离，叩诊头部（额颞顶交界处）可有"破壶音"。

4）前囟扩大、张力增高：前囟饱满、突出，其他囟门也有扩大。

5）"落日征"：第三脑室后部的松果体上隐窝显著扩张，压迫中脑顶盖，导致眼球垂直运动障碍，表现为上视困难，加之眶顶受压，眼球下移，巩膜外漏，形同落日。

6）单侧或双侧展神经麻痹：由于展神经颅内段较长，容易受到颅压增高的影响而麻痹，表现为复视、眼球内斜、眼球外展受限。

7）肌张力增高：脑室扩大，锥体束受到压迫和牵拉，引起痉挛性瘫痪，以双下肢更明显。

8）其他：早期颅压增高表现不明显，无视神经乳头水肿。但当脑积水严重或进展较快时，可出现视神经乳头水肿、视神经萎缩甚至失明。如病情继续进展，可出现嗜睡、惊厥，甚至脑疝、死亡。少数患者在一段时间后，病情进展，头颅不再增大，颅压也不增高，成为静止性脑积水。

（二）颅缝已闭合的儿童脑积水

1. 症状

1）头痛：早晨明显。

2）频繁呕吐。

3）视物模糊。

4）颈部疼痛：提示小脑扁桃体下疝。

5）复视：单侧或双侧展神经麻痹。

6）行走困难：双下肢痉挛性瘫痪。

7）精神发育障碍。

8）内分泌异常：生长发育迟缓、肥胖、性早熟等。

2. 体征

1）头颅增大：颅缝虽已闭合，但慢性颅压增高也可以引起头颅增大。

2）Macewen 征阳性：头部叩诊有"破壶音"，提示颅骨骨缝又分离。

3）上视困难。

4）视神经乳头水肿：严重者视神经乳头水肿伴有视网膜出血，如果颅压增高得不到治疗，会引起视神经萎缩甚至失明。

5）单侧或双侧展神经麻痹。

6）肌张力增高：双下肢痉挛性瘫痪。

三、辅助检查

（一）头围的动态观察

头围测量是儿保的常规项目。正常新生儿头围（周径）为 33~35cm，出生后前半年增加 8~10cm，后半年增加 2~4cm，1 岁时头围平均为 46cm，第 2 年增加 2cm，第 3~4 年增加 2cm，5 岁时到达 50cm，15 岁时接近成人头围，达到 54~58cm。头围一般测量 3 个径：①周径，自眉间至枕外隆突间的最大头围。②前后径，自眉间沿矢状缝至枕外隆突的连线。③横径，双侧外耳道经前囟连线。

如果出现以下情况时，需要查找原因：①头围超出正常上限。②头围连续每周增长超过 1.25cm。③与身体其他部位比例失衡。

（二）X 线检查

婴幼儿可见头颅增大、颅骨变薄、板障结构稀少甚至完全消失、血管沟变浅或消失、颅缝分离、囟门扩大及颅面骨的比例失衡等。在儿童则可见蝶鞍扩大、后床突吸收、脑回压迹加深等颅压增高的表现。部分患者可见额骨孔。

（三）CT 和 MRI 检查

CT 和 MRI 检查是诊断脑积水主要和可靠的方法，有助于明确病因、分类和区别其他原因引起侧脑室扩大，而且可以观察分流术后脑室变化情况，以评估分流术的效果。CT 或 MRI 检查还可以显示扩大的脑室周围白质内的间质性水肿，CT 为低密度，MRI T2WI 为高信号。MRI 检查还有助于诊断中脑导水管狭窄和判断脑脊液循环通路受阻的部位。

四、诊断及治疗要点

（一）诊断

根据典型的临床表现，不难诊断本病。上述辅助检查有助于进一步了解脑积水的原因、种类、梗阻部位和严重程度。

（二）治疗要点

1. 药物治疗

药物治疗主要是减少脑脊液的分泌和增加机体水分排出，一般使用的有利尿剂和脱水剂，如甘露醇、呋塞米等，乙酰唑胺同时具有抑制脑脊液分泌的作用。药物治疗是一种延缓手术的临时治疗方法。慢性脑积水长期使用药物治疗无效，且容易引起水、电解质和酸碱失衡。

2. 手术治疗

手术治疗是脑积水的首选治疗方法。手术应以恢复最佳的神经功能为目标，不强调恢复正常的脑室大小。早期手术效果较好，晚期因大脑皮质萎缩或出现严重的神经功能障碍，手术效果差。常见的手术方法如下。

1）解除梗阻：对梗阻性脑积水，解除梗阻病因是最理性的治疗方法。例如，中脑导水管成形术或扩张术，第四脑室正中孔切开或成形术，枕大孔先天畸形者做颅后窝及上颈椎板减压术，切除引起脑脊液循环通路受阻的肿瘤、囊肿等。

2）脑脊液分流术：将脑室或腰大池的脑脊液分流至其他部位。①脑室－腹腔分流术是目前最常用的分流方式，将可调控的分流管植入脑室内和腹腔内，将脑室内的脑脊液引流到腹腔，并根据颅压的变化，调控分流管的引流量。适用于治疗各种类型及原因的脑积水，是一种适用性广、创伤小、操作简单及安全可靠的手术。②腰池－腹腔分流术就是在腰大池放一个分流管，经过腰部皮下隧道到达腹腔，把腰大池的脑脊液引流到腹腔。适合于交通性脑积水和正压性脑积水，但小脑扁桃体下疝为禁忌证。③脑室－心房分流术将侧脑室的脑脊液经颈静脉、上腔静脉分流至右心房，适用于存在脑脊液分流至腹腔禁忌证的患者，但有败血症、心律失常或其他器质性心脏病的患者禁忌使用。④脑室外引流术是在颅骨钻一个孔，将一个引流管放置到脑室，将脑室内的脑脊液及一些血液等成分引流到外界。主要用于梗阻性脑积水，作为紧急减压措施为下一步治疗创造条件。

3）减少脑脊液形成：侧脑室脉络丛电灼术或脉络丛切除术，曾被用于治疗交通性脑积水。

4）脑室底造口术：主要适用于梗阻性脑积水，梗阻部位在第三脑室、中脑导水管这些位置，在脑室底造口，重建脑脊液循环通路。

五、观察要点

（一）术前观察

观察患者进食情况，有无频繁呕吐，四肢活动有无减少，头围，囟门的张力，眼球运动是否正常，视力，颅骨骨缝，头皮静脉，有无头痛、疼痛时间及引起疼痛的诱因，生命体征、瞳孔、意识、语言等。

（二）术后观察

严密观察并记录患者的生命体征（重点观察体温）、意识、瞳孔、肢体活动情况、疼痛、进食情况、囟门的张力、眼球运动，呕吐等有无较术前缓解，术后复查头部CT，了解脑积水有无改善。

六、护理措施

（一）术前护理

1. 饮食护理

无呕吐症状的患者根据患者的年龄按照辅食添加顺序进行营养补充。术前一晚在正常饮食后加餐高蛋白质营养制剂，6 个月以下以母乳和奶粉为主，为患儿补充能量以降低术中应激反应。术前 2h 可饮用含糖的清凉液体（不含茶、咖啡及酒精），如白开水、糖开水、不含渣的果汁及术前 2h 使用碳水化合物营养制剂等。患儿饥饿哭闹可以给予棒棒糖含化缓解不适，增加患儿舒适度，减少术前因口渴、饥饿烦躁，减少低血糖等不良反应。

2. 休息与活动

对于有活动障碍、肌力下降或者视力、视野障碍的患者，需要及时、准确进行术前评估。床上活动的患者予床栏保护，行跌倒、坠床预防宣教，外出活动或检查应有专人陪伴，避免意外发生。合理布置病房环境，保持地面干燥、清洁，避免患者滑倒或摔伤。

3. 药物护理

遵医嘱按时、按剂量服用抗癫痫药物如左乙拉西坦（开浦兰）等。告知患者及其家属，患者在使用任何药物时出现不良反应，应及时告知医护人员。

4. 术前准备

术前准备按神经外科手术术前常规进行，完善相关检查。

5. 备皮

术前 2 天，每天用洗发水洗头后，再用氯己定清洁消毒手术部位。行脑室－腹腔分流术的备皮范围包括头部、颈部、胸部及腹部的皮肤。

（二）术后护理

1. 饮食护理

麻醉清醒后若口渴可饮用少量温水，对于婴幼儿要观察其吮吸能力，可使用滴管防止呛咳与窒息。若饮水无恶心、呕吐、呛咳，可以适量进食母乳、配方奶、术后营养制剂、稀饭、蒸蛋等流质、半流质易消化食物，然后逐渐过渡为普食。

2. 疼痛护理

患儿由于缺乏必要的认知能力和表达能力，患儿的行为、生理参数、体格检查、父母的陈述是评估患儿疼痛的主要依据。可采用 FLACC 量表法。患儿出现面部表情扭曲、踢腿、哭闹不止，可以结合有无呕吐、生命体征、意识、囟门张力，判断有无高颅压或低颅压引起的头痛，必要时复查头部 CT。高颅压可给予降低颅压的方法处理。低颅压可以控制引流的速度、多饮水、静脉补液、头低足高体位缓解头痛。切口疼痛可给予布洛芬混悬液口服镇痛。

3. 术后并发症护理

1）分流装置故障：常见分流装置故障包括堵塞、连接脱落、管道打折或破裂等。术后早期按压分流泵储液囊，促进脑脊液引流通畅，了解分流装置功能是否完好。避免头部剧烈活动，防止分流管断裂。密切观察皮下隧道有无积液。一旦发生分流装置故障、脑脊液分流不足，患者的脑积水症状和体征就会复发，体格检查可发现部分患者分流管周围有积液。

2）感染：分流术后早期感染率为 3%～20%。患者年龄过小、手术时间过长、合并有开放性神经管缺陷等因素，会增加分流术后感染的风险。50% 以上的感染在术后 2 周内出现，感染多来源于患者的皮肤，最常见的病原菌是表皮葡萄球菌。密切观察患者有无发热、头痛或腹痛、分流管皮下红肿、血象增高甚至癫痫，术后保持切口敷料清洁、干燥，严密监测体温，体温高时给予物理或药物降温，遵医嘱合理使用抗生素。

3）分流过度：分流过度可引起低颅压、裂隙脑室、硬膜下血肿或积液等。

（1）低颅压：观察患者有无体位性头痛，如直立时头痛加重，平躺后缓解。分流过度引起的体位性头痛通常具有自限性。若保守治疗后仍持续存在应检查阀门。若压力低，则需要更换高压阀门和可调阀门。若压力不低，则需要加用抗虹吸装置。

（2）裂隙脑室：观察患者有无间歇性头痛、恶心、呕吐、昏睡等，出现上述症状应及时复查 CT 并对症处理。

（3）硬膜下血肿或积液：分流过度导致脑组织塌陷引起桥静脉撕裂出血。观察患者有无头痛、恶心、意识加深，及时复查 CT，轻度的硬膜下血肿或积液，可以保守治疗，明显的或有症状的硬膜下血肿或积液，应进行手术治疗，治疗期间因减少活动。

4）癫痫：侧脑室分流术后癫痫发生率约为 5.5%。癫痫发作时，协助患者平卧，防止跌伤或伤人。立即解衣领、腰带，有呕吐物及时清除，保持呼吸通畅。以软物垫塞上下齿之间，以防舌咬伤。抽搐时，保护大关节，不可强行按压肢体，以防引起骨折和脱臼。遵医嘱使用药物，严格遵循治疗方案，避免停药、减药诱发癫痫发作。

5）腹部并发症：密切观察患者腹部情况，早期会有腹胀、腹痛、恶心、呕吐或食欲下降等症状，一般 7 天左右消失。如果有腹膜刺激征、压痛、反跳痛、腹肌紧张等，应立即报告医生。

4. 健康教育

1）观察有无腹胀、腹痛，警惕引流管腹腔端周围出现炎性水肿。

2）注意保护切口及引流管行走区域皮肤，避免感染。身体活动时不可用力过猛，尤其颈部与肋缘，避免扭曲拉断分流管。

3）复查 MRI 时，最好用小于 1.5T 场强的设备，避免分流管压力改变。远离磁性物体。

4）正常分流管一般可使用大约 10 年，由于身高增长，儿童第一根分流管短了以后需更换。

5）关注胃肠功能，如果经常肠胀气、胃肠蠕动不好、消化不好、不能定时排便，甚至发生阑尾炎、肠梗阻，会导致分流管堵塞和感染。

6）安置分流管者 6 个月内不能从事重体力劳动及运动。

7）回家后注意患儿的精神状态和囟门下陷程度，如有头晕、头痛、恶心、呕吐、嗜睡等不适，及时就诊。

8）尽早进行肢体康复训练。

9）术后 2 周，在伤口门诊或前往当地医院门诊由医生查看切口愈合情况后拆线。拆线后 1～2 天，切口无红肿、渗液等即可沾水。

10）术后随访：出院 2 周后病理科打印病理报告，术后（1、3、6、12 个月）复查头颅影像学检查（CT 或 MRI），携带出院证明书、术前术后影像学资料、病理报告至门诊随访。

第二节　蛛网膜囊肿

一、概述

蛛网膜囊肿（arachnoid）指颅内蛛网膜内充满脑脊液样液体的囊性占位性病变，为非肿瘤性。据统计，蛛网膜囊肿在人群中的发病率为 0.1％左右，然而有症状的病例却很少见，提示大多数病例终身无症状。蛛网膜囊肿多为单发和散发的，男性多于女性，左侧多于右侧。可见于任何年龄。临床中报道的成人蛛网膜囊肿多位于幕上，小儿蛛网膜囊肿位于颅中窝占 42％、颅后窝占 24％、鞍上占 10％、四叠体区占 7.5％、纵裂占 7.5％、大脑凸面占 5.7％、其他部位占 3.5％。临床报道的多为有症状的蛛网膜囊肿，与实际的蛛网膜囊肿的分布可能有差异。

蛛网膜囊肿通常位于脑脊液丰富的脑池如鞍上池、四叠体池、侧裂池、纵列池、桥小脑角池和颅后窝中线池，并向周边扩散。大的蛛网膜囊肿可引起邻近的硬膜和颅骨变薄。对蛛网膜囊肿的发病机制尚存争议，普遍被接受的解释是蛛网膜囊肿属于先天发育异常性疾病，而不是继发于其他病理改变，蛛网膜囊肿的形成被认为是蛛网膜下腔胚胎发育异常的结果。

蛛网膜囊肿按病因可分为原发性蛛网膜囊肿和继发性蛛网膜囊肿。原发性蛛网膜囊肿是由胚胎发育异常而形成的囊肿，与蛛网膜下腔、脑池关系密切。继发性蛛网膜囊肿又称为假性蛛网膜囊肿，是由颅内感染、颅脑外伤和出血引起蛛网膜下腔炎症反应，导致脑脊液病理性聚集而形成的囊肿。

对于蛛网膜囊肿不断增大的原因目前亦无统一意见，可能是：①囊肿壁有小孔与蛛网膜下腔相通，脑脊液自此孔不断流入囊内，小孔起到单向活瓣作用，因颅底动脉搏动使囊肿逐渐增大。亦可能是某种因素致小孔堵塞而引起颅压增高。②囊内有异位脉络丛，分泌过多的脑脊液，不能被吸收所致。③有的病例囊肿与蛛网膜下腔不相通，囊液中蛋白质浓度较高，囊内、外渗透压差异引起囊肿逐渐增大。④囊内或囊壁上静脉出血，使囊腔迅速增大。

二、临床表现

大多数颅内蛛网膜囊肿患者无症状，偶然被发现，随访过程中大多数囊肿大小保持不变，少数出现临床症状，罕见地自发消失。有症状的蛛网膜囊肿大多数在儿童期出现临床表现，其临床表现因部位和年龄不同而有差异，一些巨大的囊肿临床症状可以很轻微。蛛网膜囊肿常见的临床表现为颅压增高：头痛、恶心、呕吐、癫痫发作、运动迟滞及局灶性神经功能缺失。儿童还可出现头颅增大、局部颅骨隆起、生长发育迟缓、智力障碍、偏瘫、小脑共济失调、视力减退、双侧偏盲、感觉减退、听力下降等。

1）颅中窝蛛网膜囊肿可有患侧眶上、颞部头痛，颅骨局部膨隆，癫痫发作，注意缺陷多动障碍和言语发育迟缓，对侧肢体轻瘫，眼球活动障碍等症状。

2）鞍区蛛网膜囊肿可有脑积水、内分泌功能障碍、视力下降、视野缺损、"玩具样点头"综合征、步态共济失调、角弓反张等。

3）婴幼儿四叠体区蛛网膜囊肿最常见的表现是进行性头颅增大，是由于肿囊压迫中脑顶盖，导致中脑导水管狭窄，引起梗阻性脑积水。还可能出现眼球震颤、Parinaud综合征、听力下降、滑车神经麻痹、窒息发作等症状和体征。

4）纵裂蛛网膜囊肿最常见的症状是巨颅症和颅骨不对称性生长，可引起颅压增高、生长发育迟缓、肌张力增高或减低、肢体轻瘫、癫痫发作等。

5）大脑凸面蛛网膜囊肿的主要临床表现为头痛和癫痫，不同年龄、大小和部位，临床表现有所不同。局灶性囊肿多见于成人，表现为颅骨局部膨隆，颅压增高、癫痫发作和局灶性神经功能障碍。半球形囊肿多见于婴幼儿，表现为头颅不对称性扩大、颅缝增大、脑实质和侧脑室受压向对侧移位。

6）颅后窝蛛网膜囊肿按部位又分为第四脑室蛛网膜囊肿、桥小脑角蛛网膜囊肿和小脑蛛网膜囊肿。①第四脑室蛛网膜囊肿以颅压增高和脑积水为主要表现。②桥小脑角蛛网膜囊肿表现为听力下降、耳鸣、面瘫、面部感觉减退、眩晕和共济失调，少数患者可出现面肌痉挛或三叉神经痛。③成人小脑蛛网膜囊肿表现为颅压增高、小脑受累征（如眼球震颤、共济失调等）。

三、辅助检查

（一）CT检查

蛛网膜囊肿在CT中表现为均匀低密度影，且与脑脊液密度相似，其囊壁无钙化，增强后无强化，边界清楚、边缘光滑。可见邻近的颅骨变薄、局部膨隆、邻近的脑组织受压移位或合并脑室扩大。

（二）MRI检查

蛛网膜囊肿的信号和脑脊液相似，T1WI低信号、T2WI高信号，增强后无强化，邻近的脑组织信号异常。MRI检查可显示小的蛛网膜囊肿和颅后窝蛛网膜囊肿的边界、大小和内容物，三维成像可显示囊肿与周边脑池、脑血管的关系，更清晰地显示邻近脑组织的形态。

（三）CT脑池造影检查

CT脑池造影检查有助于判断蛛网膜囊肿与周边蛛网膜下腔是否相通，经腰大池脑室注入造影剂，若两者相通，囊腔和周边蛛网膜同时显现造影剂，若两者不相通，造影剂推挤在囊肿周边的蛛网膜下腔，形成一个晕环，囊腔内延迟显现造影剂。

（四）相位对比 MRI 检查

通过检测脑脊液的流动，判断蛛网膜囊肿与周边蛛网膜下腔是否相通，其结果与 CT 脑池造影检查结果、手术所见相符。

四、诊断及治疗要点

（一）诊断

根据典型的临床表现和 CT、MRI 检查，即可诊断本病。CT 脑池造影和相位对比 MRI 检查可以帮助评估蛛网膜囊肿与周边蛛网膜下腔是否相通。

（二）治疗

1. 保守治疗

对于多数囊肿保持大小不变、无症状的患者，少数可自发消失的患者可采取保守治疗。

2. 手术治疗

手术指征：①有症状的蛛网膜囊肿。②合并有囊内或硬膜下血肿的蛛网膜囊肿。③影像学检查显示占位明显。

主要的手术方法如下。

1）开颅囊肿切除术和开窗术：使用显微外科手术技术将囊壁切除，使囊肿与蛛网膜下腔、脑池和脑室之间相交通，但因囊壁与正常的神经结构、血管之间粘连紧密，很少能全切囊壁。术后复查，多见囊肿缩小，少见囊肿完全消失，主要以症状的改善和脑积水的缓解来判断手术疗效，长期随访手术成功率达到 75%。手术成功的患者可以避免永久性植入分流装置。囊肿复发往往是由于手术过于保守，囊壁切除过少，囊腔再次闭合。该手术方式存在突然减压导致颅内出血的风险。

2）囊肿－腹腔分流术：由于部分患者在开颅囊肿切除和开窗术后，症状无改善或囊肿复发，仍需要行囊肿－腹腔分流术，因此有作者建议直接行囊肿－腹腔分流术。该术式的优点是创伤小、复发率低。缺点是需要永久性植入分流装置和分流手术的相关并发症。单纯的囊肿－腹腔分流术通常采用低压阀门。合并脑积水的患者，可通过"Y"形接头，行囊肿－脑室－腹腔分流术，建议采用高压阀门或流量限制阀门，以降低分流过度的风险。

3）神经内镜引导开窗术：该术式的优点是创伤小，但面临的困难是蛛网膜囊肿与邻近脑池之间的隔膜经常有增厚和纤维化。

五、观察要点

（一）术前观察

观察患者进食情况、有无频繁呕吐、四肢活动、头围、囟门的张力、视力，有无头痛、疼痛时间及引起疼痛的诱因，生命体征、瞳孔、意识、语言等。

（二）术后观察

严密观察患者的生命体征、意识、瞳孔、肢体活动、疼痛、进食，有无恶心、呕吐，囟门的张力等，追踪各项检查结果。

六、护理要点

（一）术前护理

1. 安全护理

蛛网膜囊肿患者常伴有癫痫发作、视野改变、偏瘫、感觉障碍，需做好患者的安全护理。

1）行生活自理能力、压疮、跌倒、坠床危险因素评估，评估结果高危的患者需对其行健康教育，采取预防压疮、跌倒、坠床等的护理措施。

2）对有视觉障碍、感觉障碍、运动障碍者预防跌倒。

3）病房布局合理，物品摆放整齐。

4）病房地面保持清洁、干燥，非干燥地方放提示牌防止患者滑倒及摔伤。

5）卧床患者，予床栏保护，对于年龄小的患儿可以加用被子做好保护措施，防止坠床。

6）外出活动或检查应避免穿拖鞋，并且有专人陪伴。

7）避免半开房门，防止视野缺损患者撞到房门。

8）如厕时应有家属陪同并恰当使用夜间照明灯。

9）指导患者使用呼叫器，如需要帮助及时呼叫。

2. 癫痫护理

癫痫发作常为蛛网膜囊肿患者的首发症状，做好癫痫的预防及护理，对确保患者的安全有重要的意义。

1）密切观察患者有无癫痫发作的先兆，一旦发现，应立即通知医生并协助进行处理，预防癫痫的发生。

2）额叶蛛网膜囊肿患者可能会发生无先兆的癫痫大发作，一旦癫痫发作，应立即通知医生并协助进行抢救，确保患者的安全。

3）当癫痫发作时，应专人守护，预防口腔分泌物误吸，解开患者衣服衣扣。注意不要硬塞物体于患者上下齿之间，以防口腔受伤；不要强力按压强直肢体，以防受伤。予床栏保护，防止坠床。

4）肢体抽搐时要保护大关节，以防脱臼和骨折。

5）护理操作要轻柔，保持室内安静，避免声音、强光对患者的刺激。

6）密切观察癫痫发作时的情况，详细记录全过程，特别注意患者意识、瞳孔的变化，以及抽搐部位和持续时间、间隔时间等。

7）对于口服镇静剂、抗癫痫药物者，应指导、督促患者服药并告知其注意事项。

8）术前必须常规口服抗癫痫药物，预防癫痫的发生。

3. 心理护理

向患者及其家属解释手术相关事宜，提高患者手术的耐受力，维护患者安全。针对个体情况进行针对性心理护理，抑郁患者给予心理支持和适当护理。

4. 饮食护理

根据情况给予高蛋白质、高热量、高维生素、低脂、易消化、少渣食物。不能进食者遵医嘱静脉补充热量及其他营养。保证充足的休息和睡眠。准备患者喜爱的食物，利于增进食欲，恢复体力，增加机体抵抗力，提高手术耐受力。

5. 术前准备

按神经外科手术术前常规进行，完善相关检查。

6. 患儿检查的护理

患儿在检查舱的陌生环境下，难免会哭闹、反抗，部分患儿经常无法配合 CT、MRI 检查，为了避免反复检查，我们可以这样做：①能沟通的患儿，给予鼓励安慰，帮助其克服恐惧，建立安全感。②确保检查室环境安静。③患儿夜间或午间熟睡时做检查。④必要时使用镇静剂如 10％水合氯醛口服。⑤推注造影剂时缓慢推药，避免引起疼痛刺激。

7. 备皮

术前 2 天，每天用洗发水洗头后，再用氯己定清洁消毒头部。

（二）术后护理

1. 体位护理

术后患者因脑组织水肿，常伴有颅压增高，适当的体位有助于维持颅压，确保足够的脑灌注量，保证脑组织血液供应。长期卧床易增加压疮、肺部感染等的风险，应逐步指导患者进行康复训练。全身麻醉未清醒患者，取平卧位，应逐步指导患者康复训练。全身麻醉清醒后抬高床头 30°，有利于静脉回流，减轻脑水肿。健侧卧位，切口部位尽量不受压。每 2h 翻身一次，保持受压部位完好，皮肤清洁。

2. 低颅压的观察及护理

由于采取的手术方式不同，有些患者术后常有头痛、恶心、呕吐等低颅压表现，要密切观察患者病情变化，提供针对性护理。

1）明确头痛的性质：头痛多位于额部和枕部，且症状较轻，症状和体位有明显的关系，坐位和站立时加重，平卧时症状很快消失和减退。

2）当出现低颅压时，嘱患者绝对卧床休息，从头低脚高位逐渐过渡到卧位，避免过早下床或者突然改变体位，并向家属交代保持体位的必要性。

3）遵医嘱给予补液以减轻不适症状，嘱患者多饮水。

3. 颅内出血的观察及护理

术后由于囊肿切除，脑组织塌陷导致桥静脉撕裂、术腔出血、硬膜下血肿等，可出现颅内出血，具有极高的致残率、致死率。因此颅内出血的预防和护理与患者的预后密切相关。

1）严密观察患者是否有剧烈头痛、喷射性呕吐、意识障碍逐渐加重、一侧瞳孔逐渐散大、对侧肢体瘫痪进行性加重等颅压增高的表现。

2）密切观察引流液的颜色、性状和量，如果颜色呈鲜红色、量多，应高度警惕是否为颅内出血，及时通知医生，必要时复查 CT。

3）若患者出现躁动，积极分析躁动的原因，排除颅内血肿、颅压增高和颅外因素引起的躁动，才能适当地给予镇静治疗。

4）既往无高血压的患者，若出现血压升高，脉搏、呼吸减慢等症状，不能盲目使用降压药，应复查 CT 排除颅内血肿后再遵医嘱对症处理。

4. 高热的观察及护理

术后多数患者出现短暂的一过性发热，不伴有脑膜刺激征，多因手术中对脑室壁冲洗刺激或蛛网膜下腔少量积血、积液所致，应注意区别一过性发热与感染性发热，给予及时、有效的处理，确保患者安全。

1）发热一般于手术后短时间内出现，体温高于 38℃，应严密观察患者的热型、持续时间，意识、瞳孔及生命体征。

2）体温＞39℃时，做好物理降温，多采用温水擦浴。物理降温时注意保护颈部及胸腹部，防止冻伤。

3）遵医嘱给予柴胡、复方氨林巴比妥等肌内注射，也可口服布洛芬（美林）、对乙酰氨基酚（泰诺林）等退热药。

4）密切监测体温，监测血常规、降钙素等指标，以便区别感染性发热。

5）加强营养支持，可进高蛋白质食物，新鲜的蔬菜、水果，多饮水，保持水、电解质平衡。

5. 疼痛护理

术后短期剧烈头痛是因为某些感染和外伤原因形成囊肿的囊液中，含有炎症细胞或含铁血黄素，当手术切开囊壁，囊液溢出刺激周围脑组织且部分囊液流入被打通的脑室、脑池及蛛网膜下腔，还有可能是囊液被排空后突然减压，脑组织复位不好，导致牵拉性头痛。应积极消除头痛的原因，提高患者的舒适度。

1）评估患者的疼痛部位、性质及伴随症状，密切观察患者的意识、瞳孔、生命体征，警惕高颅压的发生。

2）视个人情况遵医嘱给予脱水剂、激素或镇痛剂等。

3）提供安静舒适的环境，避免声光刺激。

6. 切口的观察及护理

1）观察切口敷料是否妥善固定，有无渗血渗液，切口周围皮肤有无红、肿、热、痛现象，记录并报告医生。

2）保持切口敷料清洁、干燥，嘱患者及其家属保持切口敷料固定，切勿自行为切口涂抹药物。

3）避免切口受压，予健侧卧位。

4）加强营养，促进切口愈合。

5）遵循无菌原则更换切口敷料。

第三节 狭颅症

一、概述

狭颅症（craniostenosis）又称为颅缝早闭，是由于一条或多条颅缝过早闭合导致的头颅畸形，并出现颅压增高、精神发育障碍及视力损害等症状。人类的颅腔是由多块颅骨构成的，而颅骨与颅骨之间的连接处就是颅缝，颅缝与颅缝相交形成囟门。颅缝包括矢状缝、冠状缝、额缝及人字缝，囟门包括前囟和后囟。

颅缝的主要作用是分娩胎儿经过产道时，使胎儿头颅可以变形以利于顺利娩出，以及为以后的大脑发育提供生长空间。正常额缝约在出生后 6 个月闭合，冠状缝、矢状缝及人字缝在出生后 12~18 个月闭合，前囟在出生后 12~18 个月闭合，后囟约在出生后 4~6 个月闭合。如果出现单个或多个颅缝过早闭合，形成特殊的头颅外观，称为狭颅症。狭颅症后会影响患儿大脑的正常发育，约 20% 的患儿会出现高颅压的表现，从而导致严重的脑功能障碍。特殊的头颅外观也会在患儿成长过程中影响他们正常的心理及精神发育。

狭颅症可发生于单一骨缝或累及多条骨缝。原发性狭颅症为独立发生，而继发性狭颅症则与地中海贫血、甲亢、黏多糖增多症和维生素 D 缺乏等疾病有关。原发性狭颅症分为非综合征性和综合征性两类，前者不伴有其他系统器官异常，后者则伴有累及心血管系统、泌尿生殖系统、肌肉骨骼系统等多系统的畸形。

狭颅症的流行病学报道各有不同，发病率在 1/2000~1/3000。最常见的是矢状缝早闭，发病率为 190/10 万新生儿，男女之比约为 3.5∶1，72% 为散发病例，2% 具有家族性。冠状缝早闭发病率为 94/10 万新生儿，61% 为散发病例，男女比约为 1∶2。额缝早闭发病率为 67/10 万新生儿，男女比约为 3.3∶1。多发颅缝早闭远少于冠状缝早闭，额缝伴人字缝早闭非常罕见。

二、临床表现

（一）头颅畸形

因受累颅缝的不同而异。额缝早闭会形成三角头畸形，矢状缝早闭会形成舟状头或长头畸形，两侧冠状缝早闭会形成尖头畸形，双侧冠状缝早闭并累及颅底会形成短头畸形，冠状缝与矢状缝早闭会形成塔状头畸形。

（二）颅压增高

颅缝早期骨化闭合，颅腔的容积变小，不能适应脑组织生长发育的需要，进而产生高颅压。颅腔越小，高颅压就越明显。

（三）眼部症状

常见眼部症状包括眼球突出、视力下降和视神经萎缩等，常见于冠状缝早闭的患儿，主要因高颅压和眼眶发育异常所致。另有合并面部畸形的患儿可有眼距改变及斜视。

（四）其他

有的患儿出现精神发育迟缓，晚期可出现头痛、恶心、呕吐等症状，部分患儿可因大脑皮质萎缩而出现癫痫发作。

三、辅助检查

（一）CT检查

CT检查能够很好地显示颅骨的形态，除了评估颅骨和颅缝的异常，还能判断合并的脑内结构异常，如脑积水、先天畸形、脑萎缩和慢性硬膜下血肿等。三维和螺旋CT扫描的应用极大地提高了诊断的准确性，并且有助于复杂手术方案的设计及进行随访评估。尽管婴幼儿接受CT检查存在电离辐射致癌及导致发育迟缓的争议，但CT检查仍然是狭颅症影像学诊断的"金标准"。

（二）MRI检查

MRI检查可显示狭颅症伴随的脑组织异常，对综合征性狭颅症具有诊断价值，可发现中线病变、脑实质异常、脑积水、枕骨大孔疝及继发性脊髓空洞等。

（三）X线检查

X线检查可发现狭颅症的原发征象，如骨缝旁硬化、局限性裂痕、骨桥及骨缝消失，亦能提示高颅压引起的间接征象，如颅骨指压征等。但3个月以内婴儿颅骨钙化程度低，X线片很难发现颅缝融合的存在和进展。

（四）超声检查

可用于12个月以内婴儿狭颅症的诊断，当颅缝变窄和骨板增厚后，超声检查的可靠性下降。

四、诊断及治疗要点

（一）诊断

对于出现典型的头颅畸形表现者，诊断并不困难。但出生后发现头颅变形时，常常误诊为分娩所致，如头颅变形在出生后一定时期未消失，应行颅脑 X 线平片检查。主要表现为颅缝处密度增高、钙质沉着，有时可见脑回压迹增多、后床突脱钙等颅压增高征象。

（二）治疗要点

1. 手术治疗

目前为止，手术是治疗狭颅症唯一有效的方法。手术目的是在早闭颅缝的位置上再造新的人工颅缝，以增大颅腔，为大脑的发育提供正常的生长空间。同时可有效改善头颅形态，为患儿以后正常的心理及精神发育创造条件。

常见的手术方式有额缝再造术和冠缝再造术、带状颅骨切除术、全颅盖重塑术、微创内镜手术、后颅盖牵引或弹簧扩张术等。手术方式的选择主要依据患儿手术时的年龄、狭颅症的类型，以及头颅形态异常的程度和部位。局限性手术如微创内镜手术和带状颅骨切除术适合 3 个月以内、仅限于单一颅缝闭合或畸形程度较轻的患儿。对于伴有更严重的畸形，并累及多条颅缝的年长患儿，则倾向于采取全颅盖重塑术。

手术时机以出生后 6 个月内为佳，此后手术可能会出现精神发育迟缓。手术的并发症有失血、空气栓塞、硬脑膜撕裂、脑脊液漏、感染、颅骨缺损、脑损伤和术后头部外形不平整等。

2. 颅骨矫形器

颅骨矫形器用于巩固局限性手术治疗效果，但需长期使用至 1 岁。

五、观察要点

（一）术前观察

头颅形状、前囟门与后囟门有无闭合、眼部症状如眼球突出和视力下降、面部畸形、眼眶发育异常、进食状况、肢体活动、高颅压症状、精神障碍等。

（二）术后观察

意识，瞳孔，生命体征，切口及敷料，引流液的颜色、性状和量，引流管是否通畅，眼睑肿胀情况，皮肤，疼痛（患儿有无哭闹、烦躁、不安），进食状况，肢体活动等。

六、护理要点

（一）术前护理

1. 病情观察及护理

1）观察并记录患儿意识、瞳孔和生命体征。

2）观察高颅压的征象，警惕脑疝的发生。

3）遵医嘱使用脱水剂，注意观察电解质、出入量和脱水效果。

2. 安全护理

1）患儿由于颅缝早闭，颅腔变小及眼眶发育异常，导致眼球突出、视力低下，甚至颅压增高，存在发生跌倒、坠床的高危因素，及时行跌倒、坠床危险因素评估。

2）将患儿安置在靠墙的床位。患儿卧床时，予床栏保护，床栏缝隙较大时可予棉被、挡板等保护，防止患儿坠床。

3）告知家属患儿禁止在床上打跳、嬉闹等，患儿不能离开监护人的视线。

4）婴幼儿注意保护会阴部及褶皱处皮肤，勤清洗、勤更换纸尿裤，保持皮肤的清洁、干燥，避免皮疹。

3. 心理护理

1）面对陌生人及陌生环境，患儿常表现出恐惧、哭闹。患儿家属可能会因为患儿年龄小而担心预后、手术风险、术后并发症。应高度重视患儿及其家属的心理问题，并针对不同的人群采取不同的疏导措施，使患儿及其家属以最佳的心理状态接受手术。

2）评估患儿心理状况，及时识别心理问题，特别关注情绪极度恐惧的患儿，多与患儿接触，消除患儿对医护人员的抵触情绪。

3）向患儿家属解释手术的必要性、手术方式、术后的注意事项，降低患儿家属的焦虑，缓解他们的抑郁及恐惧情绪，使其树立战胜疾病的信心。

4. 术前准备

1）协助完善相关术前检查：①血常规、尿常规、血型。②凝血功能、肝肾功能、血电解质。③心电图、胸部 X 线检查。④头部 CT 检查。⑤头部 MRI 检查。

2）术前 2 天使用洗发水及氯己定清洁消毒手术部位，检查术区皮肤情况、剪指甲。

3）术前遵医嘱准备术中用药。

4）术前禁食 6h，禁饮 2h。

5）术晨协助患儿更换清洁病员服。

6）术晨与手术室人员进行患儿身份、术中带药、手术部位标识及术前医护双核表的核对，确认无误后将患儿送入手术室。

（二）术后护理

1. 高颅压的护理

术后患儿可能会出现颅压增高，甚至可能发生脑疝，最终导致患儿死亡，这是颅脑术后最危险的并发症之一，因此要做好病情观察。

1）密切观察患儿的瞳孔、意识、生命体征，是否有头痛及呕吐，评估头痛的程度及原因。患儿如哭闹频繁，且呈尖叫样哭闹，应警惕是颅压增高引起的剧烈头痛。

2）抬高床头 30°～40°，以利于颅内静脉回流。

3）慎用镇痛剂，遵医嘱合理使用脱水剂，观察用药后头痛缓解情况及尿量。

4）患儿发生呕吐时，观察呕吐物的颜色、性状和量。呕吐时将患儿头偏向一侧，防止呕吐物堵塞呼吸道引起窒息。必要时给予吸引、气管切开或气管插管，保持呼吸道通畅，遵医嘱给予止吐药。

5）必要时行头颅 CT 检查。

2. 切口护理

狭颅症患儿行颅缝再造术或颅骨切除术，术中需要暴露整个颅盖骨，手术创面大，手术时间长，增加了感染的概率，因此必须注意切口的护理。

1）术后严密观察切口敷料及引流情况，如有渗血及时通知医生并更换敷料，可以降低感染的发生风险。

2）观察绷带包扎的松紧度，不宜过紧，过紧易导致患儿皮肤破损。

3）引流瓶（袋）早期高度应与头部一致。48h 后若引流物呈血性、色深，引流瓶（袋）应低于头部。

4）保持引流管通畅，定时挤捏管道，确保引流管通畅。勿折叠、扭曲、压迫管道。

5）妥善固定引流管，确保引流管固定牢固。引流管长度应适宜，确保患儿头部有适当活动空间。

6）适当约束患儿双上肢，避免抓挠切口及引流管。

3. 疼痛护理

1）通过患儿的面部表情、四肢及身体的姿势、活动度、哭闹、可安慰性等评估患儿疼痛情况，注意辨别是高颅压引起的头痛还是切口疼痛。

2）高颅压引起的头痛遵医嘱给甘露醇等脱水剂降低颅压，用药半小时后进行疼痛评估，观察用药效果。用药过程中注意观察留置针穿刺点，预防渗液引起皮肤坏死等。

3）切口疼痛可遵医嘱给予对乙酰氨基酚、布洛芬等口服镇痛剂，1h 后再次评估疼痛程度。

4）术后疼痛不适，患儿可出现烦躁、不安，还需予跌倒、坠床危险因素评估，对高危患儿加强防护，必要时在取得家属同意后予保护性约束。

5）提供安静舒适的环境，为患儿提供喜爱的玩具或播放喜爱的音乐。

4. 眼部护理

因行颅缝再造术或颅骨切除术，术中需要暴露整个颅盖骨，手术创面大，术后头部水肿严重，其中眼睛水肿最严重。因为眼部组织疏松，导致液体聚集，很多患儿术后 2～3 天无法睁开眼睛，因此，术后需要加强眼部的护理。

1）术后抬高床头 30°～40°，有利于静脉回流，减轻头部及眼睑部位水肿。

2）24h 后给予热敷，活血消肿，减轻不适感。

3）使用眼保健操法按摩，增加眼眶周围的肌肉收缩与扩张，加强眼部细胞新陈代谢，加快局部血液循环，使细胞与组织之间营养物质交换加快，减少眼部组织积液，使水肿液被细胞吸收和随着血液循环而被吸收。

4）指导患儿睡前 2h 避免大量喝水，避免加重眼部水肿。

5）遵医嘱按量使用脱水剂，定时脱水，减轻头部水肿，密切观察出入量、电解质及肾功能。

6）眼部有发红者，多为球结膜水肿导致炎性水肿，需要局部抗菌治疗，配合热敷理疗。常用药物有左氧氟沙星滴眼液、氯霉素滴眼液和阿昔洛韦滴眼液等。热敷可以促进炎症的消散，从而促进水肿的吸收。

5. 体位护理

全身麻醉清醒前，患儿取去枕平卧位，头偏向一侧。全身麻醉清醒后，抬高床头 $30°\sim40°$。病情稳定后，可以指导家属抱着患儿下床活动。

6. 饮食护理

婴幼儿的新陈代谢明显高于成人，能量消耗大且体内储备少，术后为促进机体康复和防止患儿营养不良，需及时指导合理喂养。

1）患儿麻醉清醒后 2h 即可先试进少量的温水，观察 0.5h，如无恶心、呕吐，则可以进食术后营养粉。

2）术后 6h 可以母乳喂养或者予流质饮食，但必须注意观察有无恶心、呕吐、腹痛、腹胀等胃肠道反应。

3）术后第 2 天患儿无恶心、呕吐则可正常进食，若母乳不足或没有母乳则可喂养牛奶、配方奶粉、米糊、面条、稀饭、果汁等。

4）术后呕吐者分析呕吐原因，对高颅压者应遵医嘱给予降低颅压对症处理，对麻醉引起的呕吐者可遵医嘱给予止吐药如昂丹司琼等。对持续呕吐者密切观察出入量和电解质，必要时给予静脉补液和静脉补充营养液。

7. 并发症护理

1）肺部感染：患儿出现发热、咳嗽、气促，有鼻翼扇动、口唇青紫等现象，严重时由于呼吸困难造成重度缺氧，出现心率加快、面色苍白或青紫、烦躁不安、嗜睡等症状。因此要做好预防肺部感染的护理。

（1）密切监测 SpO_2，并保持在 95％以上。若 $SpO_2<90％$，应立即给予吸痰并调整氧流量。

（2）吸痰时为避免损伤黏膜，可选用小儿吸痰管。吸痰时动作轻柔、敏捷，时间不超过 15s。

（3）当患儿痰液黏稠不易吸出时，给予雾化吸入稀释痰液。

2）硬膜外出血：为术后最危险的并发症，多发生在术后 $24\sim48h$，引起患儿意识改变，麻醉苏醒后又逐渐出现嗜睡、反应迟钝甚至昏迷。

（1）保持病房安静，尽量少搬动患儿头部。

（2）术后持续床旁心电监护 $1\sim2$ 天，密切观察意识、瞳孔、前囟张力，有无头痛及头痛的部位、持续时间及严重程度，有无呕吐。

（3）若患儿前囟膨隆、张力高，呕吐呈喷射状且频繁剧烈，四肢肌张力高，是颅压急剧增高的表现，应立即通知医生及早处理。

3）切口感染：术后 3~5 天出现高热或术后体温持续升高，并伴有患儿吵闹、呕吐、意识障碍，血常规、脑脊液常规显示白细胞计数增加等，应警惕切口感染。术后密切观察体温，根据细菌培养及药物敏感试验选择抗生素，遵医嘱予抗感染治疗。注意观察切口情况。保持切口敷料清洁、干燥。

8. 健康教育

1）患儿病情平稳后，为了增强四肢的肌力，可在家长的搀扶下锻炼行走及进行上肢的功能训练。

2）语言锻炼可先教单音字、多音字的发音，以后逐渐将其连成句子，逐步达到能够正确进行语言交流的程度。

3）让患儿保持充足睡眠，大便通畅，避免剧烈咳嗽、打喷嚏，注意保护患处。如鼻腔或外耳道有淡黄色清亮液体流出，避免用手抠挖及用异物填塞，避免颅内感染。

4）避免跑、跳等激烈活动，防止头部受到外伤而加重病情。

5）各种功能锻炼一定要遵守循序渐进的原则，持之以恒。

6）患儿出现鼻腔或外耳道流出清水、发热等症状需及时就诊。

7）术后第 1 个月复查头部 CT 或颅骨 X 线片，达到治疗目标后，可每年复查一次头部 CT 或颅骨 X 线片。

第四节　颅裂及脑膨出

一、概述

颅裂（cranial bifida）是一类先天性的颅骨缺损，表现为颅缝闭合不全而遗留一个缺口。颅裂只有简单的颅骨缺失，面积很小，分布在从鼻根点至枕外隆凸的矢状线上，极少见。头颅表面无外观上的改变，临床上也无任何症状，多在头颅 X 线检查时偶然发现有颅骨局部缺损。以顶部好发，额部、枕部等处极少出现，故也称顶部隐性颅裂或矢状孔。

脑膨出（encephalocele）是一类先天性的颅骨缺损，并伴有颅内容物经缺损处向颅外疝出。脑膜膨出内容物为脑膜和脑脊液。脑膨出内容物为脑膜和脑实质，不含脑脊液。囊状脑膜脑膨出内容物为脑膜、脑实质和部分脑室，脑实质与脑膜之间有脑脊液。囊状脑膨出内容物为脑膜、脑实质和部分脑室，但在脑实质和脑膜之间无脑脊液存在。脑膨出的发生率低于其他类型的神经管闭合不全，在新生儿中的发生率为 0.08/10 万~0.4/10 万。根据脑膨出的部位，大致分为颅前部脑膨出和颅后部脑膨出。颅前部脑膨出包括前顶型脑膨出和前颅底型脑膨出两大类。前颅底型脑膨出穿透筛板或蝶骨体突入鼻腔，累及视神经、Willis 动脉环、垂体和下丘脑等重要结构，因此较前顶型脑膨出的临床症状严重。颅后部脑膨出有枕骨型、枕颈型和顶骨型三大类，枕骨型是最常见的颅后部脑膨出。

颅裂及脑膨出的病因目前尚不清楚，可能与胚胎时期神经管发育不良有关。推测是孕妇在妊娠早期照 X 线等放射线、接触有害物质，妊娠期叶酸摄入不足等使胎儿在胚胎时期神经管发育不良、中胚叶发育停滞，导致妊娠早期胎儿发育障碍，原始神经管头闭合不全，影响颅骨、脑膜及脑的发育，导致发生各种类型的颅裂及脑膨出。

二、临床表现

（一）局部症状

颅裂多无明显症状和体征。少数患者达到一定年龄后，可能因鼻塞、打鼾、张口呼吸就诊，可能有相应的局部及神经、脑受损表现。脑膨出的局部症状：可见头颅某处有囊性包块膨出，大小各异，表面皮肤正常或退行性变，局部可多毛。膨出囊的基底可宽或呈蒂状，包块表面软组织厚薄相差悬殊。薄者半透明易破溃，引起脑脊液漏，反复感染。厚者软组织丰满，触之软而有弹性。囊腔与颅腔相通，患儿直立时肿物可能变小，在卧位或哭泣时扩大。

（二）神经系统症状

一般无神经系统症状，但颅骨缺损大、膨出的内容物多时，可出现嗅觉丧失，颅底肿块突入鼻腔内可影响呼吸，颅盖部发生脑膨出可有肢体瘫痪、挛缩或抽搐等。其他神经系统症状主要有精神发育迟缓、腱反射亢进、皮质性视觉障碍、小脑和脑神经损害。

（三）邻近器官受压表现

发生脑膨出的部位不同，可有不同改变。位于鼻根者常引起面部畸形、鼻根扁宽、眼距增大、眶腔变小、双眼球外移、泪腺受压致泪腺炎。突入鼻腔者可影响呼吸。膨出至眼眶内者可有眼球突出和移位，眼眶增大。其他部位者可致头颅外形改变，还可有局部毛发异常。

三、辅助检查

（一）超声检查

对于囟门未闭合伴脑膨出的新生儿，可采用超声通过未闭合的颅缝对颅内畸形病变进行探查。

（二）X 线检查

头颅表面无外观上改变和特征，临床上也无任何症状者，多通过头颅 X 线检查偶然发现有颅骨局部缺损。

（三）CT 检查

CT 检查可清楚地显示颅骨缺损的部位、大小、膨出的内容物，同时还可以检查是否合并脑发育不全、脑积水等。

（四）MRI 检查

头部 MRI 检查可更清晰地显示脑部畸形和膨出的内容物，区分正常脑组织与囊内变性、坏死组织。

四、诊断及治疗要点

（一）诊断

1）产前通过高分辨率超声检查可发现脑膨出。孕 16～21 周时，检测母体血浆甲胎蛋白水平可以提示发生神经管畸形的风险。

2）妊娠时接触有害物质或营养不良、受到外伤，婴儿出生后头颅处出现囊性膨出，并出现随年龄持续生长的现象，可初步怀疑为颅裂。

3）根据病史、临床表现和肿物的部位、性质、外观、透光试验阳性等即可做出诊断。一般表现为出生时即存在枕部、前额或鼻根部局限软组织肿块，哭闹时明显，有张力，可存在搏动且透光试验阳性等，同时出现神经系统的症状，如眼球运动障碍、瘫痪、精神发育迟缓等可协助诊断本病。

4）经影像学检查可显示颅骨有局部缺损，或显示脑部畸形和膨出的内容物可确诊本病。

（二）治疗要点

1. 药物治疗

为预防术后中枢神经系统感染，一般在切开皮肤前常规应用抗生素。如果切口内无污染或感染存在，术后 24h 即可停用抗生素。

2. 手术治疗

手术治疗为主要治疗方法，手术治疗的目的是封闭颅骨缺损、切除膨出囊、还纳膨出的脑组织等内容物，防止发生进一步神经功能障碍。如果患儿膨出的囊肿内发育不良的脑组织占囊内脑组织的一半以上，手术后可能出现非常严重的神经功能缺失症状，或者患儿合并有严重的其他系统畸形、手术耐受力差或远期预后不佳时，需要慎重考虑是否进行手术治疗。对于有机会接受外科手术干预的患儿，应在其身体条件能够耐受的情况下，尽早地进行手术修复畸形，手术时间越晚，术后神经功能损害越重，并发症可能也越多。

手术多根据发生部位和膨出内容物的不同，或切开囊壁或开颅手术，进行还纳或切除内容物。如前颅底型脑膨出，多行额部冠状开颅。顶、枕等处脑膨出一般行囊壁梭形切开，处理脱出的内容物，尽可能将脱出的神经组织还纳到颅内。还纳内容物后，硬脑膜应严密缝合。硬脑膜缺损较多者，可行硬脑膜成形术。

对于颅骨缺损面积较小者，尤其是当缺损位于枕部肌肉丰富部位时，有自然成骨愈合的可能，可不做颅骨修补术。对于颅骨缺损面积较大者，应选用自体颅骨板或金属钛板做修补。合并严重脑积水的患儿，应先实施脑脊液分流手术，再处理膨出物。这样可以降低术中和术后的颅压。

五、观察要点

（一）术前观察

患者的意识、体温、呼吸、脉搏、颅骨缺损的大小、脱出包块大小、包块皮肤的完整性、包块被盖软组织薄厚、肢体活动、腱反射、嗅觉、呼吸状况、智力、有无合并其他部位畸形（唇裂、腭裂、多指畸形、先天性心脏病、脑穿通畸形、脊柱裂、畸形足、脑积水、潜毛窦等）、进食情况、局部毛发有无异常。

（二）术后观察

患者意识、体温、脉搏、呼吸、面色、吸吮、反应、哭声、囟门张力、切口及敷料、引流液、引流管是否通畅、皮肤、疼痛（患者有无哭闹、烦躁、不安）、进食、肢体活动、出入量等。

六、护理要点

（一）术前护理

1. 膨出物的皮肤护理

部分患者囊性膨出物大，张力高，表面皮肤菲薄，极易破溃，个别患者入院时已经破溃，维护膨出物表面皮肤的完整性及做好已经破溃的膨出物的皮肤护理，可以预防颅内感染的发生。①入院时评估膨出物的大小，表面张力，膨出物皮肤的完整性并准确记录。②保持病床的整洁，床上切忌放坚硬的物品，以防止物品触碰膨出物导致破溃。③如膨出物表面已有破溃，应对破溃处皮肤进行清创，表面覆盖无菌湿纱布或油纱。

2. 安全护理

1）将患者安置在靠墙的床位。患者卧床时予床栏保护，床栏缝隙较大时可予棉被、挡板等保护，防止坠床。

2）婴幼儿注意保护会阴部及褶皱处皮肤、膨出物处皮肤，勤清洗，保持皮肤的清洁、干燥，避免皮疹破溃。

3）患者发生呕吐时，观察呕吐物的颜色、性状和量。呕吐时将患者头偏向一侧，防止呕吐物堵塞呼吸道引起窒息。必要时给予吸引、气管切开或气管插管，保持呼吸道通畅，遵医嘱给予止吐药。

3. 心理护理

做好家属的健康教育工作，让他们了解疾病的发展、转归，用药的注意事项，安全防护，使其保持乐观、稳定的情绪，学习自我放松技巧。

4. 术前准备

1）协助完善相关术前检查。

2）术前 2 天使用洗发水及氯己定清洁消毒手术部位，检查术区皮肤情况、剪指甲。

3）术前遵医嘱准备术中用药，交叉配血，以备术中用血。

4）术前禁食 8h，禁饮 2h。

5）术晨协助患者更换清洁病员服，准备好病历、CT 片、MRI 片等以便带入手术室。

6）术晨与手术室人员进行患者身份、术中带药、手术部位标识及手术双核查表的核对，确认无误后送患者入手术室。

（二）术后护理

1. 全身麻醉术后护理常规

了解麻醉和手术方式、术中情况、切口和引流情况。持续低流量吸氧。持续心电监护。严密监测生命体征。

2. 病情观察

包括患者面色、吸吮、反应、哭声、口唇情况及指（趾）端是否发绀。若患者有呕吐，立即将头偏向一侧，必要时使用负压吸痰器，防止呕吐物吸入引起窒息和吸入性肺炎。密切注意头部和前囟的变化，如头颅异常增大、前囟隆起、张力高、脑搏动消失，则可能发生了高颅压或颅内感染，应及时通知医生，及时予以适当处理。

3. 切口及引流管的观察及护理

膨出物切除后切口边缘不整齐，手术创面大，增加了感染的概率。因此，术后严密观察切口敷料及引流情况，可以降低感染的发生风险，及早发现感染。①观察切口有无渗血渗液，并注意判断切口是否有脑脊液漏。如有脑脊液漏，应通知医生给予缝合。如有渗血及时通知医生并更换敷料。②引流瓶（袋）早期高度应与头部一致。48h 后若引流物呈血性、色深，引流瓶（袋）应低于头部。③保持引流管通畅，勿折叠、扭曲、压迫管道。④妥善固定引流管，确保引流管固定牢固。引流管长度应适宜，确保患者头部有适当活动空间。⑤适当约束患者双上肢，避免抓挠切口及引流管。

4. 其他管道观察及护理

输液管保持通畅，留置针妥善固定，注意观察穿刺部位皮肤。导尿管按照导尿管护理常规进行，一般术后第 1 天可拔除导尿管，拔管后注意关注患者自行排尿情况。

5. 疼痛护理

参见本章第一节"先天性脑积水"。

6. 饮食护理

颅裂患者以增加营养、增强抵抗力、降低感染等并发症的发生率为目标，合理、均衡地分配各种营养物质，丰富食物种类，宜食高蛋白质类食物。

7. 并发症护理

1）局部积液：如果脑脊液吸收障碍，液体会积聚在修补部位，影响切口愈合。表现为手术部位隆起，压之软，有波动感。协助医生通过间歇性抽液、加压包扎来控制，必要时行皮下引流。

2）脑积水：表现为患者头围增大、前囟饱满。经颅超声检查可见脑室进行性扩大。此时可以行脑室-腹腔分流进行治疗。如果在脑脊液通路上发生感染，必须先给患者行脑室外引流，待切口愈合、感染治愈后，再行脑积水分流手术。

3）感染：密切观察患者的感染征象，枕上垫无菌巾，保持切口敷料干燥、固定，如有渗出、污染及时更换。动态监测体温，保证营养供给，以增强机体的抵抗力。避免患者抓挠切口，患者体温高于 38.5℃，可以做切口分泌培养、脑脊液、血培养或痰培养等，予物理降温，口服布洛芬降温。一旦发现手术部位感染，应根据药敏试验选用合适的抗生素全身治疗，并做切口引流，必要时清创。

4）切口脑脊液漏：按无菌切口处理，头部垫无菌小巾或无菌棉垫，并随时更换。保持切口清洁，每天用艾力克消毒，尽早行脑脊液分流术，避免脑脊液漏，有利于切口的愈合。

5）癫痫：肢体突然抽动或全身抽搐、意识丧失，可伴有患者的肢体运动功能、语言功能及精神障碍。术后麻醉清醒、血压稳定后，将床头抬高 15°～30°，有利静脉回流，减轻脑水肿，降低颅压。同时，可给予如下处理：①加大吸氧流量，及时吸出呼吸道分泌物以保持呼吸道通畅。②采用缠有纱布的压舌板垫在上下牙齿间防止舌咬伤。③静脉缓慢推注地西泮，及时控制癫痫发作。预防性地给予抗癫痫药物如苯巴比妥钠，用药后注意观察患者呼吸、血压的变化，必要时可遵医嘱使用丙戊酸钠稀释液持续泵入或长期口服丙戊酸钠控制癫痫。④保持患者安静，护理操作尽量集中进行。⑤注意安全，设专人守护，拉起床栏，移开一切可导致患者受伤的物品，避免用力按压患者肢体以免引起骨折。⑥密切观察患者的意识、瞳孔变化，定时应用脱水剂。

第五节　脊髓空洞症

一、概述

脊髓空洞症（syringomyelia）是脊髓的一种慢性进行性病变。病因尚未十分清楚，通常继发于小脑扁桃体下疝，其病变特点是脊髓（主要是灰质）内形成管状空腔及胶质（非神经细胞）增生。本病多在 20～30 岁发生，男性多于女性，比例为 3∶1。起病较隐蔽，病程多缓慢，呈逐渐加重趋势。也有一部分患者进展较快。

脊髓空洞症的空洞多限于颈髓，其次为胸髓，腰髓及以下少见，累及延髓者称为延髓空洞症。空洞可连续，也可呈节段性，由厚薄不一的胶质纤维或正常脊髓组织隔开。最初空洞限于髓前连合，缓慢扩大累及后角，最终可影响单侧脊髓或整个脊髓。空洞内可有无色透明或淡黄色的液体，其成分似脑脊液，蛋白质含量高。

二、临床表现

脊髓空洞症起病隐匿，进展缓慢，因空洞大小和累及脊髓的位置不同，临床表现各异，主要表现有双上肢和胸背部痛温觉减退或缺失等感觉障碍，肌肉无力、肌肉萎缩、肌束颤动、肌肉张力下降等运动障碍，皮肤增厚、皮肤和手指苍白等神经皮肤营养性障碍。典型症状如下。

1. 感觉障碍

大多数患者以感觉障碍为首发症状。最早症状常为病变处自发性疼痛，继而单侧或双侧的手部、臂部或一部分颈部、胸部的痛温觉丧失。

2. 运动障碍

前角细胞受累出现相应节段支配区域肌无力、肌肉萎缩、肌束颤动、肌张力减低，颈膨大区空洞致双手肌肉明显萎缩，呈"鹰爪"样。

3. 神经皮肤营养性障碍

神经皮肤营养性障碍表现为皮肤增厚、过度角化，皮肤及手指苍白。痛觉缺失区的表皮烫伤、外伤可造成顽固性溃疡及瘢痕形成，甚至指（趾）节末端无痛性坏死脱落，称为 Morvan 征。关节痛觉缺失可引起关节磨损、萎缩、畸形、关节肿大、活动度增加，运动时有明显骨摩擦音而无疼痛感，称为 Charcot（夏科）关节，是本病特征之一。其他先天畸形如脊柱侧弯或后凸畸形、隐性脊柱裂、颈枕区畸形、小脑扁桃体下疝、颈肋和弓形足等常合并存在。

4. 其他症状

1）空洞累及延髓，三叉神经脊束核受损可出现面部痛温觉减退或缺失，呈洋葱皮样分布，由外侧向鼻唇部发展。

2）面神经核受损可出现周围性面瘫。

3）疑核受损可出现吞咽困难、饮水呛咳等延髓性麻痹症状。

4）舌下神经核受损可出现伸舌偏向患侧，同侧舌肌萎缩及肌束颤动。

5）前庭小脑传导束受损，可表现为眩晕、恶心、眼球震颤、平衡障碍及步态不稳。

6）晚期脊髓后索及脊髓丘脑侧束被累及，造成空洞水平以下各种传导束型感觉障碍。

7）晚期可有神经源性膀胱和小便失禁。

三、辅助检查

（一）颈椎 X 线检查

X 线检查不能发现脊髓空洞，但能了解颅颈交界区及颈椎骨性结构，有助于发现骨骼畸形，如脊柱侧变、隐性脊柱裂、颈枕区畸形和 Charcot 关节等，对于设计手术方案有帮助。

（二）脊髓 CT 检查

单纯 CT 检查对于本病帮助不大，但可协助诊断本病。

（三）延迟脊髓 CT 扫描（DMCT）

蛛网膜下腔注入水溶性造影剂，在注射后 6h、12h、18h、24h 分别进行脊髓 CT 检查，可清晰显示出高密度的空洞影像。

（四）MRI 检查

MRI 检查是诊断和定位本病的首选检查方法，能安全、无痛、无放射性地三维成像，直接显示脊髓内空洞的大小、范围，并能显示与脊髓空洞症并存的病理改变，如小脑扁桃体下疝等。

（五）脑脊液检查

常无特征性改变，较大空洞可引起椎管部分梗阻和脑脊液蛋白质含量增高。

（六）肌电图

可发现脊髓前角细胞的损害。

（七）体格检查

主要检查患者的肌力、反射、皮肤感觉等有无异常。

四、诊断及治疗要点

（一）诊断

病史结合痛温觉减退或缺失、肌肉无力、皮肤增厚等典型表现，以及体格检查、脑脊液检查、X 线检查、肌电图等辅助检查结果，多可做出明确的诊断。

（二）治疗要点

1. 药物治疗

1）出现周围神经症状，医生一般会选用神经营养药物，如 B 族维生素、辅酶 A、三磷酸腺苷（ATP）、肌苷等。

2）疼痛患者可在医生指导下服用镇痛剂，如布洛芬、萘普生、吲哚美辛。

2. 手术治疗

1）交通性脊髓空洞症：行脑室分流手术，如脑室-腹腔分流术，既可解除脑积水，多数也能缓解交通性脊髓空洞症。

2）非交通性脊髓空洞症：多数非交通性脊髓空洞症通过手术解除局部蛛网膜下腔脑脊液循环障碍，可使空洞消失，如 Chiari Ⅰ 型畸形颅后窝减压术、髓外肿瘤切除术等，因而这些手术方法为治疗非交通性脊髓空洞症的首选。另外，也有很多采用空洞-蛛网膜下腔分流术治疗非交通性脊髓空洞症的报道，但多数学者认为分流术为治疗非交通性脊髓空洞症的第二位选择。

3）脊髓实质空洞：首选切除局部蛛网膜瘢痕，并行局部硬脊膜扩大修补术。分流术为第二位选择。有人报道采用胚胎组织移植法缓解这种脊髓空洞症，但效果有待观察。

4）肿瘤性脊髓空洞症：手术治疗方法为肿瘤切除。

五、观察要点

（一）术前观察

观察患者生命体征，疼痛的部位、性质、持续时间、诱因等，肌力与肌张力，感觉，排泄能力（有无便秘、大便失禁、尿潴留、排尿困难、小便失禁等），心理和社会支持状况，患者及其家属对疾病的认识、心理状态、有无焦虑及焦虑的原因，家庭及社会对患者的支持程度。

（二）术后观察

患者肢体活动、肌力与肌张力、大小便、输液量、生命体征、切口、引流管及其他管道、疼痛、生活自理能力、跌倒/坠床风险、压疮风险、非计划拔管风险，观察有无术后出血、术后感染、呼吸暂停、血管痉挛、上消化道出血、坠积性肺炎、DVT、腹胀、肌肉萎缩、失用综合征等并发症及相关因素，观察有无焦虑、紧张、悲观、恐惧、猜疑等心理反应及其社会支持状况。

六、护理要点

（一）术前护理

1. 心理护理

解释手术的必要性、手术方式、注意事项，鼓励患者表达自我感受，教会患者自我放松的方法，鼓励患者家属和朋友给予患者关心和支持。

2. 体位护理

伴有脊髓损伤者应睡硬板床，翻身时应用轴线翻身法，即保持脊柱呈一条直线，防止再次脊髓损伤。

3. 饮食护理

指导患者进食高蛋白质、高热量、高维生素、低脂、易消化食物。对于昏迷者，遵医嘱静脉补充营养液、热量、水分等，早期肠内营养以保证营养供给。

4. 疼痛护理

教会疼痛患者分散注意力，必要时口服镇痛剂或使用镇痛针，并评估用药后效果。

5. 排便训练

术前指导患者练习床上大小便，有便秘者嘱多饮水，多进食蔬菜、水果，下床活动，必要时使用缓泻剂。有尿失禁或尿潴留者给予导尿。保持肛周皮肤清洁、干燥。

6. 用药护理

糖尿病、高血压患者需要血糖、血压稳定后再手术。感染的患者在病情允许情况下，感染控制后才可手术。血小板计数低的患者，应在血小板计数正常后再进行手术。

7. 术前检查

如心电图、X线检查、CT检查、MRI检查、脊髓血管造影、脊髓造影、血常规、肝肾功能、血型、输血全套、凝血功能等。

8. 术前准备

1）交叉配血，以备术中用血。

2）手术部位皮肤使用专用消毒液清洁消毒。

3）术前6h禁食，术前2h禁饮，术前2h可进食术前专用营养粉。

4）术前睡眠差及心理紧张者，遵医嘱给予镇静安眠药。

5）术晨遵医嘱测生命体征。协助患者更换清洁病员服，嘱患者取下身上佩戴的首饰及活动义齿。准备好术中用药，病历、CT片、MRI片等带入手术室，填写好手术前评估单并与手术人员进行患者、药物核对后，送患者进入手术室。

9. 术前健康指导

1）安全宣教：对于有肢体活动、感觉障碍者，告知家属予床栏保护，协助大小便。保持地面清洁、干燥，防止跌倒、坠床。对于感觉障碍者，告知家属禁止使用热水袋，避免烫伤。对于肢体瘫痪者，勤翻身，保持皮肤清洁、干燥，加强营养，适当按摩受压部位，预防压疮。

2）疾病知识宣教：向患者及其家属介绍疾病的病因、表现、术前有关检查项目及注意事项、麻醉知识、术后并发症的预防。

3）饮食指导：高血压患者进食低盐、低脂饮食，糖尿病患者进食低糖饮食，告知患者术前6h禁食、术前2h禁饮。

4）生活指导：告知戒烟戒酒，可练习吹气球，增加肺活量，指导床上练习大小便、翻身训练、咳嗽训练，鼓励病情允许者床上或下床活动。放松心情，保证充足的睡眠，为手术做最好的准备。

（二）术后护理

1. 引流管护理

1）引流瓶（袋）高度：引流瓶（袋）术后 24~48h 内与创腔位置一致，手术 48h 后可将引流瓶（袋）逐渐放低，以充分引流创腔内的液体。若与蛛网膜下腔相通，则可以适当提高引流瓶（袋）10~15cm。

2）通畅：勿折叠、扭曲、压迫引流管，每天倾倒引流液。

3）固定：妥善固定引流管，对引流管进行二次固定，确保牢固。引流管长度合适，保证患者有适当的活动空间。进行翻身等护理操作时先妥善固定引流管，避免意外牵拉脱落。告知患者及其家属引流的重要性，预防非计划拔管。

4）观察：观察引流液颜色、性状和量，一般手术当天引流液的颜色为暗红色，24h 后颜色逐渐变浅，若 24h 后仍有新鲜血液流出，应通知医生，给予止血药，复查 CT，必要时再次手术止血。

5）拔管：手术 2~4 天后即可拔管，拔管后密切观察切口敷料。

2. 呼吸道管理

保持呼吸道通畅。对排痰不畅者予翻身叩背，指导患者有效咳嗽排痰，必要时雾化吸入，吸痰。有口咽通气管或气管插管的患者注意呼吸频率和幅度、血氧饱和度，若呼吸困难，及时使用呼吸机辅助呼吸。

3. 体位护理

术后全身麻醉清醒者给予去枕平卧位，睡硬板床，翻身时脊椎的轴线始终保持一致，高颈段手术者不能过伸过曲颈部，卧位时保持肢体功能位。

4. 疼痛护理

评估患者疼痛情况，遵医嘱给予镇痛剂并观察用药效果。采取舒适卧位，并及时更换卧位。提供舒适安静环境。

5. 饮食护理

术后 2h 清醒患者可少量多次饮水及进食术后专用营养粉。术后 6h 后可进食流质饮食。术后 1~2 天可进食清淡、易消化、高蛋白质软食等。

6. 皮肤护理

截瘫患者皮肤失去感觉，血液循环差，容易发生压疮，协助患者至少 2h 翻身一次，避免皮肤长期受压。消瘦的患者在骨隆突等受压部位予泡沫敷贴保护，使用气垫床预防压疮。给予患者营养支持，增加蛋白质、维生素摄入。加强交接班，班班交接皮肤状况。

7. 排便护理

清醒、肢体活动正常患者，一般术后第 1 天可拔出导尿管。无法自行排尿者保持尿道口清洁，进行膀胱功能训练，可采取间歇式导尿，膀胱间歇性充盈与排空，有助于膀胱反射的恢复。嘱便秘者多饮水，多进食蔬菜、水果，尽早床上或下床活动，必要时使用缓泻剂或灌肠。

8. 功能康复训练

协助康复师制订肢体功能锻炼计划，教会家属学会瘫痪肢体被动运动方法。卧位时保持肢体功能位，预防关节畸形，防止肌肉萎缩。

9. 感知障碍护理

训练感知觉，如用冷水、温水刺激温度觉，用棉签刺激触觉，用针尖刺激痛觉。

10. 心理护理

对于肢体瘫痪者，鼓励其表达自身感受，解释功能恢复的各种可能性，增加其对疾病恢复的信心，告知家属多给予患者安慰和鼓励。

11. 术后并发症的预防与处理

1）呼吸衰竭：密切观察呼吸的幅度、频率，血氧饱和度，鼓励患者深呼吸，指导患者有效咳嗽。对于痰不易排出者，可行雾化治疗。对于严重呼吸困难者，可行气管插管或气管切开和给予呼吸机辅助呼吸。

2）肺部感染：定时开窗通风，保持室内空气清新。指导患者做深呼吸，扩胸运动促进肺复张。翻身拍背，促进痰液排出。密切观察体温，痰液的颜色、性状和量，复查胸部CT、血常规，痰细菌培养，必要时遵医嘱使用抗生素。

3）尿路感染：导尿时严格执行无菌操作，密切观察尿的颜色、性状和量，保持会阴部清洁。鼓励患者多饮水，增加尿量，减少细菌滋生。早期膀胱功能训练，保持膀胱的节律性。根据病情，尽早拔出导尿管。密切观察体温，检查小便常规，必要时遵医嘱使用抗生素。

4）下肢DVT：手术后行静脉血栓风险评估，对中高危者告知患者及其家属进行主动及被动运动如踝泵运动，促进血液循环。规范各类操作，避免下肢及瘫痪侧肢体静脉输液。告知患者进食低盐、低脂、易消化饮食，多饮水保持大小便通畅。建议双下肢截瘫或肌力下降的患者术后穿弹力袜或使用间歇性压力充气泵。观察患肢有无肿胀、皮温改变、疼痛等，若发生下肢DVT，应抬高并制动患肢，高出心脏20～30cm，禁止按摩、挤压、热敷患肢，避免血栓脱落。遵医嘱使用抗凝药物，并观察有无其他部位的出血，防止发生脑出血。

5）压疮：截瘫患者皮肤失去感觉、血液循环差，容易发生压疮。协助患者至少2h翻身一次，避免皮肤长期受压。对消瘦的患者在骨隆突等受压部位予泡沫敷贴保护，还可以使用气垫床预防压疮。给予患者营养支持，增加蛋白质、维生素摄入。加强交接班，班班交接皮肤状况，若发生压疮，根据分期对症处理。

6）失用综合征：协助康复师制订肢体功能锻炼计划，教会家属学会瘫痪肢体被动运动方法。卧位时保持肢体功能位，使用保护性矫正肢具，预防关节畸形。对肌力减退者予肢体被动运动，防止肌肉萎缩。

12. 术后健康教育

1）饮食指导：要少食多餐，饮食规律。选择易消化、营养丰富的食物。忌易胀气食物，忌烟酒，忌刺激性食物，忌坚硬食物。

2）活动指导：下床活动前应根据手术部位及手术方式遵医嘱佩戴颈托、胸围、腰围，保持脊柱的稳定性。指导患者肢体功能锻炼，主动运动与被动运动相结合，鼓励患者用健侧肢体辅助瘫痪侧肢体做被动活动，也可由家属帮助按摩活动。

3）安全指导：肌力下降者防跌倒、坠床。瘫痪者预防压疮，按时翻身。感觉障碍者防止烫伤、冻伤。

4）复查：术后定期门诊随访，每 3 个月复查 1 次，半年后每半年复查 1 次，至少复查 5 年。

参考文献

周良辅. 现代神经外科学［M］. 上海：复旦大学出版社，2015.

陈茂君，段丽娟，李莉. 神经外科护理难点突破［M］. 成都：四川大学出版社，2020.

陈茂君，樊朝凤. 漫话神经外科疾病［M］. 北京：人民卫生出版社，2021.

宁宁，侯晓玲. 实用骨科康复护理手册［M］. 北京：科学出版社，2016.

陈茂君，蒋艳，游潮. 神经外科护理手册［M］. 2 版. 北京：科学出版社，2016.

小 结

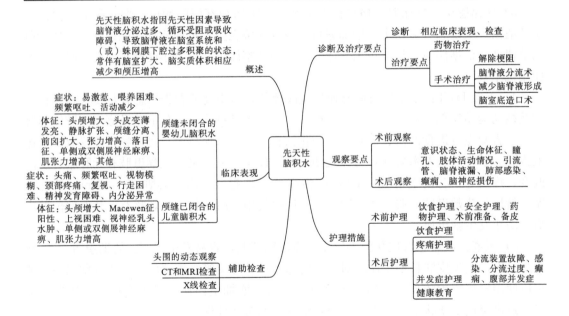

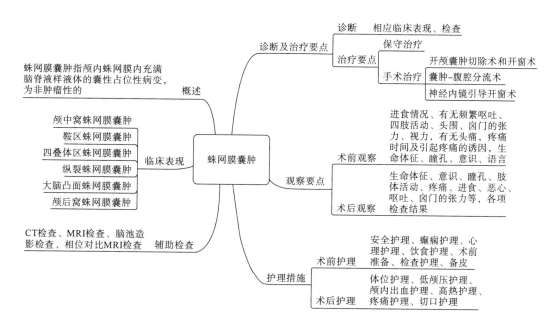

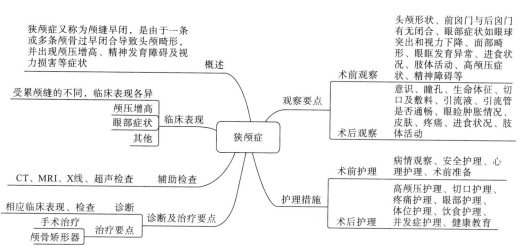

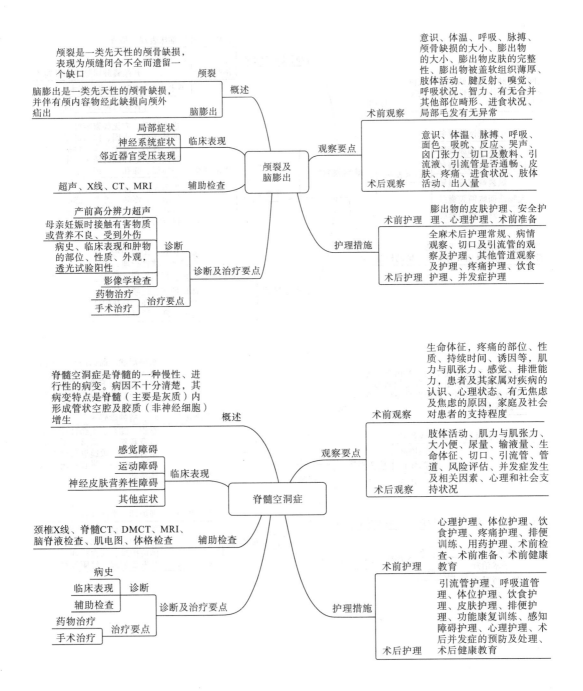